Inhaltsverzeichnis

W0190842

Dr. med. M. O. Bruker

5

Dr. med. M. O. Bruker
Rudolf Ziegelbecker

Vorsicht Fluor!

Das Kariesproblem
Fluoridtabletten, Fluoridlacke,
Kochsalzfluoridierung

Dies ist eine Sammlung von wichtigen
Materialien
zur Wahrheitsfindung für Eltern,
Zahnärzte, Ärzte, Apotheker, Krankenkassen, Behörden und Politiker

*Es soll hiermit den Mitarbeitern der Gesellschaft für
Gesundheitsberatung (GGB) Dank ausgesprochen
werden, die bei der Sammlung von wissenschaftlichem
Material geholfen haben, das dieser Dokumentation
zugrunde liegt. Dabei gebührt besonderer Dank Ilse
Gutjahr, die auch bei der Abfassung der Texte und
Auswahl des erdrückenden Materials mitgewirkt hat.
Weiterhin gilt der Dank den Zahnärzten Dr. E. Knellecken und H. Schöhl sowie Dr. Merkel, dem Direktor
des DVGW (Deutscher Verein des Gas- und Wasser-
faches e.V., Eschborn) und dem Physiker und Fluor-
experten Ing. Rudolf Ziegelbecker, Institut für Umweltforschung am Forschungszentrum Graz, für die
Beschaffung und Zurverfügungstellung wissenschaftlicher Literatur.*

ISBN 978-3-89189-013-4

9. Auflage, 2011

© 1986 Copyright by emu-Verlags GmbH,
56112 Lahnstein

Umschlaggestaltung: Martin Gutjahr-Jung
Gesamtherstellung: Kösel, Krugzell

Dr. med. M. O. Bruker

Die sogenannte Wissenschaft im Schlepptau wirtschaftlicher Interessen

> *Man kann einige Leute die ganze Zeit,*
> *alle Leute einige Zeit,*
> *aber nicht alle Leute die ganze Zeit*
> *zum Narren halten.*
> *A. Lincoln*

In der sogenannten Wissenschaft spielen sich vor unseren Augen, aber von der Masse unbemerkt, Geschehnisse ab, die so unglaublich sind, daß man sie eben nicht glauben kann. Eins davon ist die neu angefachte Frage der Fluoridierung. Im Rahmen der Prophylaxe wird zur angeblichen Verhütung der Zahnkaries Trinkwasserfluoridierung eingeplant bzw. durchgeführt, weiterhin Verabreichung von Fluoridtabletten, Speisesalzfluoridierung und lokale Applikation. Es geht dabei um die Möglichkeit der Mächtigen, Falschinformationen zu verbreiten und die wahren Ursachen, die zu Krankheiten führen – und die vermeidbar wären –, zu verschweigen. Diesen „gesunden Geschäften" und skrupellosen Vorgängen begegnen wir allerdings auf vielen Ebenen.

Früher wurden wissenschaftliche Streitfragen – in diesem Fall also Pro und Contra Fluoridierung – von unabhängigen Wissenschaftlern in These und Antithese zur Synthese geführt, bis man der Wahrheit so nahe wie möglich gekommen war. Die Einmischung von Außenstehenden mit interessengebundenen Motiven war undenkbar. Heute werden solche Fragen nicht auf Grund der wissenschaftlichen Tatsachen entschieden, sondern Meinung wird gemacht; sie wird von einflußreichen Interessengruppen dirigiert, gekleidet in das Gewand der Wissenschaftlichkeit. Bei der Fluoridierung geht es längst nicht mehr um wissenschaftliche Fragen. Wissenschaftlich ist das Thema gelöst. Es sind rein gesundheits- und wirtschaftspolitische Probleme.

Es ist höchste Zeit, daß der Verbraucher aufgeklärt wird, damit der Widerstand gegen diese Mißstände von ihm ausgeübt werden kann, denn von den dafür Verantwortlichen (Ärzte, Zahnärzte, Krankenkassen, Gesundheitsämter, Ministerien) geschieht so gut wie nichts in dieser Hinsicht, da sie in ihr System eingebunden sind und Sachzwängen unterliegen.

Gründliches Wissen ist also absolut unerläßlich. Der Einwand, daß durch Kenntnis der Zusammenhänge und der Gefahren unbegründete Angst entstünde, was wieder nachteilige Folgen hätte, widerspricht jeder Erfahrung. Im Gegenteil – Angst entsteht durch das unheimliche Gefühl, anonymen Gefahren hilflos ohne Möglichkeit eigener Gegenwehr ausgesetzt zu sein. Auch Halbwissen kann hier nicht ausreichen, der Angst zu begegnen. Nur gründlichem Wissen entspringt der Antrieb zu aktiven Gegenmaßnahmen und zur klaren Entscheidung. Mut aus Wissen ist der beste Überwinder der Angst.

Obwohl jedem Bürger im Grundgesetz die körperliche Unversehrtheit garantiert wird, ist die Frage der Fluoridierung in der Bundesrepublik in der letzten Zeit erneut angefacht worden. Es geht dabei aber nicht um die Gesundheit unserer Jugend, sondern um eiskalt geplante Geschäfte in Milliardenhöhe. Die Betreiber interessiert nicht die bereits seit Jahren bestehende toxische Gesamtsituation oder die schädliche Wirkung der Fluoride. Die oft gegebene Beruhigung, daß bei sachgemäßer Anwendung der Fluoride keine Gefahr für den Menschen bestehe, ist für den Kenner der Materie nichts als Ironie.

Die Empfehlungen, Fluoride gegen den Zahnzerfall einzusetzen, werden von Funktionären ausgesprochen, die zum Teil mit zahlreichen Firmen auf dem Dentalgebiet eng verknüpft sind und am Umsatz dieser „gesunden Geschäfte" starkes Interesse haben. Ahnungslose Zahnärzte sind die Ausführenden, unschuldige Kinder die Opfer. Daß die angeblich „harmlosen" Tabletten gefährlicher sind, als es die Experten bisher für möglich gehalten haben, zeigen die Meldungen, die bei den Vergiftungszentralen eingehen. Die österreichische Vergiftungszentrale in Wien meldet 2–3 Fälle pro Woche. In Österreich starb 1977 ein Kind „an einer von Natriumfluorid verursachten Atemlähmung" (Gerichtsmediziner Prof. Dr. Jarosch). Der Arzt, der zu dem Kind gerufen wurde, war über die Toxizität nicht informiert und erkundigte sich bei der Vergiftungsinformationszentrale in Wien. Dort erhielt er die Auskunft, daß eine Magenspülung genüge. Am Abend war das Kind tot. Daran sieht man, daß selbst Ärzte und Zahnärzte nicht ausreichend Bescheid wissen. Weitere Vergiftungsfälle sind bekannt.

Im Umweltprogramm der Bundesregierung heißt es, „Fluor wurde als Urheber vieler Schäden bei

9

Pflanzen und Tieren erkannt, die man bisher nur anderen Stoffen, besonders dem Schwefeldioxyd, zugeschrieben hatte". Trotzdem wird die absolute Richtigkeit und Notwendigkeit der Fluoridierung von den Befürwortern zum Dogma erhoben. Entgegenstehende Argumente werden ignoriert oder unsachlich, polemisch und abwertend beurteilt; Statistiken werden herangezogen, deren Unwert längst bewiesen ist.

Zahnkaries ist keine Fluormangelkrankheit und keine Krankheit, die durch Plaques entsteht, sondern das Primär- und Warnsymptom einer den ganzen Organismus erfassenden Stoffwechselkrankheit auf Grund falscher Ernährung. Zahnkaries und andere ernährungsbedingte Zivilisationskrankheiten sind mit einer vitalstoffreichen Vollwertkost ohne raffinierte Kohlenhydrate, also ohne Fabrikzucker und Auszugsmehle, risikolos verhütbar. Deshalb muß auch den Zahnärzten die Kompetenz abgesprochen werden, über eine Medikation zu entscheiden, die den ganzen Menschen betrifft, da sie als Spezialisten nur den lokalen Bereich am Zahn sehen. Das heißt: Die Fluoridierung ist in erster Linie ein ärztliches und nicht so sehr ein zahnärztliches Problem. Dies scheint den Befürwortern auch bewußt zu sein. Deshalb wird nach gesetzlichen Regelungen gesucht.

Aus ärztlicher Sicht können Fluoridierungsmaßnahmen nicht befürwortet werden, solange ernstzunehmende Wissenschaftler vor Folgeschäden warnen (s. S. 35, 42). Die Grundforderung der Hygieniker, nämlich der Nachweis der völligen Unschädlichkeit, ist bis heute nicht erfüllt worden. Die Aussage der Befürworter, daß nur die Dosis das Gift mache, gilt nicht für die Langzeitverabreichung und berücksichtigt nicht die kumulative Wirkung.

Eindrucksvoll ist der Gesinnungswandel einiger Institutionen, z. B. des Bundesgesundheitsamtes, das in den 70er Jahren auf Grund der vorliegenden erdrückenden Belege, die nicht nur die Nutzlosigkeit der Trinkwasserfluoridierung, sondern auch die Gefährlichkeit der Fluoride unter Beweis stellten, zu einer eindeutigen Ablehnung der TWF (Trinkwasserfluoridierung) kam. Heute plant es unter der von der Zuckerindustrie gesteuerten, aber hervorragend getarnten Werbung die Wiederaufnahme der TWF. Dies ist ein klassisches Beispiel, wie es wirtschaftlichen Machteinflüssen gelingt, amtliche Stellen in relativ kurzer Zeit umzustimmen, so daß selbst für die Gesundheit des Volkes verantwortliche Ämter Entscheidungen gegen die Gesundheit und für die Wirtschaft treffen. Zu Lasten des Steuerzahlers wird von seiten der Krankenkassen, Gesundheitsämter und Ministerien Werbung für ein Gift gemacht, deren Kosten eigentlich die Hersteller zahlen müßten.

Nur wer die wirtschaftlichen Verflechtungen kennt und weiß, wer hinter den Kulissen die Fäden zieht, begreift die Auseinandersetzungen um die Fluoridierung, die von den Befürwortern mit scheinbar wissenschaftlichen Argumenten geführt werden.

Es besteht jedoch bei der heutigen Einflußnahme der Wirtschaftsmächte keine Möglichkeit, die gesamte Bevölkerung darüber zu unterrichten, in welch raffinierter Weise sie fehlinformiert wird. Als Beispiel dafür, wie solche Ämter ihre Machtstellung mißbrauchen, werden u. a. in diesem Buch aktuelle Zeitungsartikel und Briefe veröffentlicht. Sie zeigen, mit welch harten Bandagen gekämpft wird, wenn es um wirtschaftliche Belange geht. Und bei diesen teilweise brutal geführten Kämpfen geht es eindeutig um wirtschaftliche Auseinandersetzungen, in die das Gros ahnungsloser Zahnärzte sich verwickeln läßt.

Es steht viel auf dem Spiel: Die Weltmacht Zuckerindustrie (92 Millionen Tonnen Zuckererzeugung im Jahr 1980) muß den Rückgang des Zuckerkonsums befürchten. Die Industrie, die Fluortabletten, Fluorpräparate, Zahnbürsten, Mundwässer usw. herstellt, erleidet ebenfalls Einbußen.

Der Zuckerindustrie ist jedes Mittel recht, die Fluoridierung durchzusetzen, um angeblich Zahnkaries zu verhüten, ohne daß der Zuckerverbrauch zurückgeht. Beispiel: die Aktivitäten des IME (Informationskreis Mundhygiene und Ernährungsverhalten), einer PR-Agentur der Zuckerindustrie.

Kein Staat, keine Regierung besitzt das Recht, durch eine Zuführung chemischer Substanzen in Form von Fluoridverordnungen die Gesundheit zu gefährden.

Der Bürger muß erkennen, daß er sich nicht nur der Bedrohung seiner Belange durch mächtige Interessengruppen ausgesetzt sieht, sondern daß er in den verantwortlichen Stellen vielfach deren Mitläufer findet, statt Hüter seiner demokratischen Rechte.

Die Fluoridierung, die in Form einer kollektiven Zwangsbehandlung angestrebt wird, ist zu einem Politikum geworden. Die Verantwortung dafür kann nicht an Eltern abgetreten werden, die ungenügend und wenig objektiv informiert werden. Un-

ter Ausschaltung der Eigeninitiative und Selbstver-
antwortung für die Gesundheit wird eine bequeme
Gesundheitsvorsorge aufoktroyiert.

Im Interesse der Volksgesundheit und aus der
ärztlichen Verantwortung dem einzelnen gegenüber
wurde diese Dokumentation von mir als ärztlichem
Leiter des Krankenhauses Lahnhöhe und 1. Vorsitzenden der Gesellschaft für Gesundheitsberatung
(GGB) erstellt. Die GGB wurde als erste Institution
dieser Art 1978 gegründet. Als gemeinnütziger Verein sieht sie ihre Aufgabe darin, die Bevölkerung
über die echten Ursachen der ernährungs- und le-
bensbedingten Krankheiten aufzuklären und Wege
zu einer naturgerechten Lebensführung aufzuzeigen.
Sie ist parteipolitisch und konfessionell neutral und –
was besonders wichtig und wohl einmalig ist – wirtschaftlich völlig unabhängig.

Lahnstein,
Oktober 1986   Dr. M. O. Bruker

An den o. g. Verflechtungen hat sich nichts geändert. Im Gegenteil, die Aufklärung der Bevölkerung ist notwendiger denn je.

Lahnstein,
November 2000   Dr. M. O. Bruker

13

Ursachen der Zahnkaries

Die Ursache der Zahnkaries (Zahnfäule), der Volksseuche Nr. 1, ist seit langem einwandfrei geklärt: Es
ist der Verzehr von Fabrikzucker. Selbst der Ernährungsbericht 1976 der Bundesregierung sagt aus:
Ohne Zucker keine Karies. Zahnkaries ist die
klassische Zivilisationskrankheit, die durch den
Genuß raffinierter Kohlenhydrate, also Fabrikzuk-
ker und Auszugsmehle, entsteht. Der raffinierte
Zucker steht dabei weitaus an erster Stelle. Es ist
statistisch erwiesen, daß 98% der 10jährigen Schüler
in der Bundesrepublik heute bereits von Zahnkaries
befallen sind. Da der Zahn der beste Gradmesser für
die Gesundheit des einzelnen ist, geht der katastro-
phale Gebißverfall mit der erschreckenden Zunahme
der anderen ernährungsbedingten Zivilisationskrankheiten parallel. Dieselben Ursachen wie bei der
Zahnkaries stecken nämlich auch hinter den Krankheiten des Bewegungsapparates, der Volksseuche
Nummer 2, dem Rheuma; sie treffen auch zu für die
Stoffwechselkrankheiten wie Zuckerkrankheit, Fett-
sucht, Steinbildung in Gallenblase und Nierenbek-
ken, Gefäßerkrankungen, Herzinfarkt, viele Lebererkrankungen u.a.m. Würde man also schon darauf
hinarbeiten, daß Kinder gesunde Zähne besitzen,
wäre dies zugleich das beste Vorbeugungsmittel gegen die anderen genannten Krankheiten.

Nicht nur im Fütterungsversuch an Tieren wurden diese Tatsachen einwandfrei erwiesen. Auch der Vergleich der verschiedenen Ernährungsarten der einzelnen Völker lieferte Wissenschaftlern genügend klassische Beweise. Erwähnt sei der amerikanische Zahnarzt *Price*, der die Welt vom Polarkreis bis zu den Tropen bereiste und den Beweis erbrachte, daß die ernährungsbedingten Zivilisationskrankheiten bei den Naturvölkern mit Veränderung und Denaturierung der ursprünglichen Kost parallel gingen. Genannt sei auch der dänische Arzt *Dr. Mikkel Hindhede*, der im ersten Weltkrieg die Ernährung in Dänemark so umstellte, daß sie praktisch frei von raffinierten Kohlenhydraten war. Erfolg: kaum Zahnkaries, weniger Herzinfarkte, weniger Sterblichkeit, höhere Lebenserwartung. Im zweiten Weltkrieg machte der Schweizer Arzt *Dr. Adolf Roos* ähnliche Erfahrungen im Gomser Tal.

Die intensiven Studien der englischen Wissenschaftler *Cleave* und *Campbell* machten in ihrem Buch deutlich, daß der Zeitfaktor eine entscheidende Rolle spielt, das heißt, daß zum Beispiel die Zuckerkrankheit einen erstaunlich einheitlichen Zeitraum braucht, ehe sie ausbricht. Diesen Zeitraum nannten die Forscher „Regel der zwanzig Jahre“. Dieser Zeitfaktor spielt auch bei anderen ernährungsbedingten Zivilisationskrankheiten eine Rolle. Lediglich die Zahnkaries macht eine Ausnahme. Sie kann innerhalb weniger Wochen entstehen.

In der Reihe der Forscher soll weiterhin genannt werden der bekannte Schweizer *Dr. Ralph Bircher*. Er studierte ebenfalls Naturvölker, die keinen Fabrikzucker kannten und demnach weder Karies noch Krebs oder andere Zivilisationskrankheiten. In ei-

16

nem fünfjährigen Versuch in Mönchweiler/Schwarzwald bewies der Zahnarzt *Dr. Schnitzer* die Möglichkeit der Kariesfreiheit bei fabrikzuckerfreier Ernährung.

Als Internist machte ich in der Anstalt Eben-Ezer in Lemgo an 1200 Pfleglingen jeden Alters über 20 Jahre lang Aufzeichnungen. Die dort verabreichte vitalstoffreiche Vollwertkost wirkte sich am Gebiß der Patienten signifikant in einem wesentlich geringeren Kariesbefall aus. Ich kann mich außerdem auf Erfahrungen an über 30 000 Patienten berufen, bei denen es durch fabrikzuckerfreie Ernährung zum Stillstand der Karies kam.

Es gibt noch weitaus umfassenderes Material. Jedoch schon die erwähnten Beispiele zeigen eindrücklich den Zusammenhang zwischen Verzehr von Fabrikzucker und Auszugsmehlen und daraus resultierender Zahnkaries auf. Von zahnmedizinischer Seite werden immer wieder Mundbakterien und Plaquesbildung (als Verschiebung des pH-Gehalts des Speichels) als Ursache der Zahnkaries genannt und entsprechende therapeutische Maßnahmen zur Beeinflussung der Mundflora und der Bekämpfung der Plaques empfohlen. Hier liegt wie so oft in der Medizin eine Verwechslung von Ursache und Wirkung vor. Die Veränderungen der Mundverhältnisse sind die Folgen der Ernährungsfehler. Der Versuch, sie zu beeinflussen, stellt also lediglich eine Symptombehandlung dar, der kein Erfolg beschieden sein kann.

Die besten Forschungsergebnisse hat die Zucker- und Süßwarenindustrie selbst geliefert. Sie hat Millionen in die Forschung gesteckt, um andere Ursa-

chen als den Fabrikzucker zu finden. Es blieb dabei:
Ohne Zucker keine Karies. Also mußte von dieser
Seite eine Lösung gefunden werden, um Zahnkaries
zu verhüten und den Zuckerumsatz zu halten. Die
angebliche Lösung heißt: Fluoridierung. Da Zahnkaries jedoch ohne jeden Zweifel auf Grund von
Fehlernährung entsteht, kann die logische Folgerung
nicht Fluoridierung sein, sondern eine weltweite un-
aufhörliche Aufklärungskampagne über die ursächlichen Zusammenhänge. Diese dringend notwendigen
Informationen wären vorrangig Aufgaben der Ministerien im Rahmen einer sinnvollen Gesundheitspro-
phylaxe. Sie werden behindert durch die Unterstellung der Fluorbefürworter, daß die Bevölkerung
angeblich nicht bereit sei, Verzehrsgewohnheiten zu
ändern. Professor *Naujoks,* ein Verfechter der Fluoridprophylaxe: „Nachdem alle Versuche einer Er-
nährungslenkung – selbst in überschaubaren Gruppen – bisher bestenfalls zu bescheidenen Erfolgen
führten und eine allgemeine Verbesserung der
Mundhygiene in der Bevölkerung auch nur langsam
zu erreichen ist, muß der Fluoridapplikation zur
Kariesprophylaxe noch für lange Zeit vorrangige
Bedeutung beigemessen werden."

Diese vorweggenommene Schlußfolgerung wäre
erst dann berechtigt, wenn in demselben Maße, in
dem die nutzlose Fluoridierung propagiert wird, pau-
senlos, systematisch und langfristig über die wirkli-
chen Ursachen des Gebißverfalls aufgeklärt worden
wäre. Eine solche Aktion fand bisher nicht statt.

Die Unterstellung, daß die Bevölkerung ihrer Gesundheit gegenüber gleichgültig sei, steht im Widerspruch zu den Ergebnissen von Meinungsumfragen,

18

wonach der Wunsch nach Gesundheit meist an oberster Stelle steht. Sie dient jedoch als Vorwand dafür, daß systematische Gesundheitsaufklärung über die wahren Zusammenhänge gar nicht erst durchgeführt wird.

Die ärztliche Erfahrung in Klinik und Sprechstunde zeigt täglich, daß nur ein verschwindend geringer Prozentsatz der Patienten weiß, wodurch Zahnkaries und die üblichen ernährungsbedingten Zivilisationskrankheiten entstehen. Es zeigt sich aber auch deutlich, daß der Bürger wißbegierig ist und bereit, krankmachende Ernährungsfehler zu meiden, wenn ihm die Zusammenhänge gründlich erklärt werden und er dadurch die Notwendigkeit der Koständerung einsieht. Das Haupthindernis liegt darin, daß eben eine solche Aufklärung im breiten Rahmen von offiziellen und eigentlich verantwortlichen Stellen nicht stattfindet.

Hier liegt ein weites Betätigungsfeld für Kindergärtnerinnen, Erzieher und Pädagogen, um mit einer sinnvollen Prophylaxe schon bei der Jugend zu beginnen. Stattdessen werden von seiten der Regierung große Summen für eine zweifelhafte „Prophylaxe-Trias" ausgegeben:

1) eine ausreichende und regelmäßige Fluoridzufuhr
2) eine richtige Mundhygiene
3) eine zweckmäßige Ernährung.

Die sogenannte „zweckmäßige Ernährung" sieht aber lediglich die Einschränkung besonders zuckerhaltiger Zwischenmahlzeiten vor. Schwerpunkte der Aktionen bleiben Fluoridverordnungen bzw. -empfehlungen und Zahnpflege.

Da der Zahn nicht nur örtlich durch den Verzehr von fabrikzuckerhaltigen Speisen geschädigt wird, sondern auch von innen her durch eine zivilisatorische Mangelernährung, ist neben der Vermeidung raffinierter Kohlenhydrate eine vollwertige Ernährung im Sinne einer vitalstoffreichen Vollwertkost nötig.

Mit folgenden einfachen Maßnahmen sind Zahnkaries und die anderen ernährungsbedingten Zivilisationskrankheiten absolut verhütbar.

Es sollten gemieden werden:
alle Fabrikzuckerarten und damit gesüßte Produkte
Auszugsmehle und Produkte daraus
raffinierte Fabrikfette
Säfte, gekochtes Obst
und ein Zuviel an denaturiertem tierischem Eiweiß.

Es sollten täglich gegessen werden:
Frischkornbrei bzw. Frischkorngerichte
Frischkost in Form von frischem Obst und Gemüse
Vollkornprodukte
naturbelassene Fette.

Da Honig auch Karies erzeugen kann (Trockenfrüchte übrigens ebenfalls), sollte er nicht täglich verwendet werden. Und wenn, dann eben möglichst in gelöster Form, im Getränk, Frischkornbrei oder Kuchen.

Mit diesen einfachen Maßnahmen ist nicht nur die

Volksseuche Zahnkaries einzudämmen, sondern ein Rückgang der ernährungsbedingten Zivilisationskrankheiten, die zur Kostenexplosion im Krankheitswesen geführt haben, wäre die zwangsläufige Folge.

Entscheidend ist, weshalb es nochmals wiederholt wird, daß Zahnkaries keine Fluormangelkrankheit ist, sondern Zeichen einer tiefgreifenden Stoffwechselstörung aufgrund von Fehlernährung.

Begriffsbestimmung: Fluor – Fluorid

Fluor gehört zu den Halogenen und ist ein äußerst aggressives Gas wie Chlor und Brom. Es gilt als Spurenelement. In der Natur kommt es in dieser Form nicht frei vor, sondern nur in Verbindung mit anderen Elementen z. B. als Fluoride. Es gibt organische und anorganische Verbindungen. Bei den anorganischen Fluorverbindungen sind zwei Gruppen zu unterscheiden: Einmal die Flußsäure (HF) und ihre Salze, die Fluoride. Calciumfluorid (CaF_2), das als Flußspat in der Natur vorkommt, ist in Wasser nahezu unlöslich. Zum anderen sind es besonders die Silicium-Fluorwasserstoffsäure (Fluorkieselsäure, Kieselfluorwasserstoffsäure) $H_2(Si F_6)$ und ihre Salze, die Silicofluoride, besonders das Natrium-, Ammonium- und Magnesiumsalz. Natriumsilicofluorid entsteht als Nebenprodukt beim Aufschließen von Phosphaten zur Superphosphatgewinnung. Es dient u. a. auch als Insektizid, Mäusegift und zur Abwehr von Ratten. Die Fluortabletten bestehen aus Natriumfluorid.

Die Herausstellung der Unterschiede zwischen Fluoriden und Silicofluoriden ist von Bedeutung, da das neue Lebensmittelgesetz nur den Zusatz von Fluoriden und nicht den von Silicofluoriden erlaubt. Säuren und Silicofluoride sind damit auch nach dem neuen Lebensmittelgesetz zur Trinkwasserfluoridierung nicht erlaubt.

Organische Fluorverbindungen sind sicherlich ganz spezifisch zu bewerten, unabhängig von ihrer teilweisen Aufschließung zu Fluorid-Ionen in Lebensmitteln.

Höchst bedenklich ist die pflanzliche Synthese von Fluoracetat in Immissionsgebieten und dessen Umwandlung im tierischen Körper zu Fluorcitrat, beides Verbindungen von außergewöhnlich hoher Enzymgiftigkeit.

H. Schöhl: „Unzulässig ist die Gleichsetzung von Natriumfluorid (NaF) und Calciumfluorid (CaF_2) in bezug auf Toxizität. Diese ist abhängig 1. vom F-Ion und 2. vom Restmolekül (BuuHoi 1961). Der Grad der Dissoziation richtet sich nach Löslichkeit und Affinität. CaF_2 hat eine Löslichkeit von 0,0017 g in 100 ccm bei 25° C und NaF von 4,210 g (Roholm 1937). Ferner ist die Affinität von F zu Na geringer als zum Ca des Blutes (als Lösungsmittel), so daß das Blut-Ca, an F gebunden, entweder ausgeschieden oder vorwiegend in Gefäßen, Knochen oder im Zahn abgelagert wird. Dementsprechend steht NaF unter ‚sehr giftig‘, CaF_2 unter ‚mäßig giftig‘, organische Verbindungen gelten als ‚ungiftig‘.“ (Zu den letzteren zählen natürlich nicht diejenigen, die als Gifte aus Emissionen der Schadstoffindustrien gespeichert werden.)

In der Diskussion um die Gefährlichkeit der Fluorverbindungen wird von den Befürwortern der Fluoridierung verstärkt darauf hingewiesen, daß von Gegnern die beiden Begriffe Fluor und Fluorid in der Öffentlichkeit durch Unkenntnis, Fahrlässigkeit oder absichtlich verwechselt werden, um die besondere Giftigkeit hervorheben zu können.

Es ist aber üblich, auch bei anderen Elementen von Calcium, Kalium, Quecksilber usw. zu sprechen, obwohl damit streng genommen chemische Verbindungen mit diesen Elementen gemeint sind. So bezeichnet z. B. das Bundesgesundheitsamt, das eigentlich exakt im Ausdruck sein müßte, in einem Gutachten vom 29. 11. 83 an das Bundesgesundheitsministerium als wichtige Versorgungsstoffe eine Reihe von Mineralstoffen wie Calcium, Phosphor, Zink, Fluorid und andere Spurenelemente. Wenn bei dieser Aufzählung Calcium, Phosphor und Zink genannt werden, dann müßte logischerweise auch Fluor und nicht Fluorid gesagt werden. Oder es müßte – wenn deren Verbindungen gemeint sind – von Calcium-, Phosphor- und Zinkverbindungen gesprochen werden, dann wäre die Bezeichnung Fluorid in dem Zusammenhang richtig. Die Ausdrucksweise Fluor hat sich eingebürgert, weshalb manchmal natürlich statt Fluorid Fluor gesagt wird. Dann sollte jedoch nicht mit zweierlei Maß gemessen werden und dieselbe Exaktheit, die man anwenden zu müssen glaubt, auch für Calcium, Phosphor, Zink und andere Stoffe gelten.

Wissenschaftlich exakter wäre es, von Fluor-Ionen, Calcium-Ionen usw. zu sprechen. Der Autor erlaubt sich daher, in dem kommenden Text auch manchmal den Begriff Fluor zu benutzen. Er findet sich dann in „guter Gesellschaft" mit der Wissenschaft, die bisher kaum einen Unterschied in der Bezeichnung machte.

Professor *Naujoks* gab erst 1979 eine gemeinsame Erklärung zusammen mit den Befürwortern *Bergmann*, *Newesely*, *Knappwost*, *Büttner*, *Ahrens*,

Schmidt, Büchs, Gülzow und Marthaler ab, in der es unter anderem heißt: „... Fluor sollte dem Organismus in ausreichender Menge zugeführt werden ..."

Dieses kleine Beispiel macht deutlich, daß es um unwesentliche Spitzfindigkeiten geht, mit dem Ziel, den Gegner abzuwerten.

Der Streit um die Bezeichnung Fluor oder Fluorid beruht auf einer sprachlichen Unkenntnis: Im englischen Sprachgebrauch werden *alle* Fluorverbindungen mit „Fluoride" bezeichnet, während das elementare Fluor „Fluorine" heißt. Im Deutschen bezeichnet „Fluorid" lediglich den Metallkomplex. Da zur Fluormedikation aber auch andere Fluorverbindungen verwendet werden, z.B. fluorsilizische Säure oder Fluorwasserstoff, ist die Bezeichnung „Fluorid" und „Fluoridierung" unkorrekt. Zudem ist bei den Fluorverbindungen der Fluoranteil unterschiedlich, so daß bei Mengenangaben stets auf den F-Gehalt zurückzugehen ist. Es ist also im Deutschen wissenschaftlich korrekter, von „Fluor" und „Fluormedikation" zu sprechen (auch von „Fluorierung", wie früher der Fall, doch hat sich das andere Wort bereits eingebürgert). Das war übrigens auch in USA der Fall, bis der Gesundheitsdienst die Fluormedikation propagierte. Gesundheitsbeamter Bull, Einpeitscher der Fluoridierung in Wisconsin, belehrte seine Kollegen: „Sagen Sie niemals Fluor, das kennen die Leute als Rattengift. Sagen sie Fluorid, das klingt harmloser." Aus den gleichen Gründen wurde die Bezeichnung Fluorid von unseren Befürwortern übernommen.

Zur Sache selbst ist noch zu sagen, daß die für die Fluoridierung verwendeten anorganischen Fluorver-

Die nachstehende Tabelle von Professor Schweigart zeigt, daß Fluor in allen Lebensmitteln vorkommt.

Tabelle 59 Fluorgehalt naturfrischer und verarbeiteter Lebensmittel (in y/100 g)

0–100 (y/100 g)		0–100 (y/100 g)	
Heidelbeeren	2	Weizenkleie	29
Aprikosen	2–6	Quitten, Kernhaus	29
Pflaumen, kl. Sorte	2	Erbsen	29
Haselnüsse	3	Kopfsalat	30
Zitrone, geschält	3	Rippenmangold,	
Apfel	5	Blattrippen	32
Zitrone, Schale	5	Rippenmangold, Blatteil	38
Birne	6	Winterspinat	44
Quitten, ohne Kernhaus	6	Basilikum	55
Kartoffeln, geschält	9	Rübkohl, geschält	
Blumenkohl, Blätter	8	(Br. rapa)	58
Mandeln	9	Roggen	61
Weißkohl	9	Mais, ganzes Korn	13–740
Tomaten	9	Reis, mit Silberhäutchen	61–78
Traubensaft	9	Weizen	70
Stachelbeeren	11	Selleriekraut	70
Traubentrester	11	Kohl, äuß. Blätt.	
Johannisbeeren	12	(Br. oleracea)	80
Blumenkohl, Blütenstand	12	Hirse	20–90
oKuhmilch	11–90	Weizenkeime	87–350
Kohl, eßbarer Anteil	15	Weizenkeime	88
Bohnen, grün	15	•Menschliches Blut	100
Zitronen, Kern	17		
Kirschen, schwarze	18		
Rübkohl, Rinde (Br. rapa)	18		
•Hühnereier	10–40	101–1000 (y/100 g)	
Karotten	22		
Linsen	23	Petersilie	134
Zwiebeln	14–48	Majoran	192
Kresse	24	Bohnenkraut	267
Hafer	25	Sojabohne	360–600
Weizenmehl	27	•Seefisch	500–1000
Weizenkleie	29–1070	Kartoffeln, Schale	150–1300

• = tierische Erzeugnisse   o = Milcherzeugnisse

Tabelle 60 Fluorgehalt einiger Nahrungsmittel in morphologischer Sicht (in y/100 g Frischsubstanz) (53)	Tabelle 61 Verteilung des Fluors in verschiedenen Organen in y/100 g (nach Analysen von H. Fabre und S. Bazelle)

Weizen:				
ganzes Korn	70		Geschlechtsorgan	630
Keim	88		Blut	1 430
Kleie	29		Harn	1 530
Mehl	27		Niere	1 650
Kartoffel:			Hirn	1 660
geschält	9		Leber	1 830
mit Schale	16–430		Lunge	2 530
Kohl:			Galle	6 030
äußere Blätter	80		Haare	6 800
eßbarer Anteil	15		Milz	10 010
Blumenkohl:			Knochen	13 600
Blütenstand	12		Nebenniere	41 500
Blätter	8		Hypophyse	52 600
Rübkohl (Br. rapa):			Zähne	149 000
geschält	58			
mit Rinde	18			
Rippenmangold:				
Blattrippen	32			
Blatteil	38			
Quitte:				
ohne Kernhaus	6			
mit Kernhaus	29			
Traubensaft	9			
Traubentrester				
Zitrone:	11			
geschält	3			
Schale	5			
Kerne	17			

bindungen dem Verbraucher/Laien von den Befürwortern ganz geschickt als „essentielle Spurenelemente" vorgestellt werden. Damit wird der Eindruck erweckt, als handele es sich bei dem synthetischen Natriumfluorid um denselben Stoff, wie er von Natur aus in fast allen Lebensmitteln in geringen Mengen vorkommt.

Ein isolierter, durch chemische Prozesse gewonnener Stoff zeigt auch im Organismus des Menschen ganz andere Wirkung als eine im natürlichen Verband eingebettete Substanz. Beispiel: Zucker in der Zuckerrübe oder anderen Früchten und isolierter, chemisch reiner Fabrikzucker.

Die Wirksamkeit der Fluoride ist unbewiesen

Kritische Betrachtungen zu Statistiken

Die Fluorbefürworter stützen sich in ihren Aussagen hauptsächlich auf den angeblich durch Statistiken belegten Erfolg des Zahnkariesrückgangs. Die erste große Studie des Amerikaners *Dean* wird auch heute noch herangezogen, die „eindeutigen" Befunde teilweise wörtlich zitiert. Dabei wird bewußt oder unbewußt verschwiegen, daß Dean Zahnfleckungen bei einem Teil der Testpersonen festgestellt hatte und vor überhasteter Einführung der Trinkwasserfluoridierung warnte, weil er intensivere Forschungen für notwendig hielt.

Es gibt genügend Beweise, daß in Gegenden mit höherem Fluoridgehalt des Wassers mehr kariöse Zähne vorkommen als in Gebieten mit geringerem oder unterschwelligem F-Gehalt, wo überhaupt kaum DMF-Zähne vorhanden sind.* In allen sogenannten „Erfolgsstatistiken" blieben wesentliche Punkte unbeachtet, so die Berücksichtigung der verschiedenen Wasserinhaltsstoffe, die verschiedenen Ernährungs- und Lebensgewohnheiten der Testpersonen sowie auch die Umweltbedingungen und die individuelle Verschiedenheit der Patienten nach Konstitution, Gesundheitszustand und Vorschädigung.

---

* DMF-Index = Zahl der decayed (zerstörten), missing (gezogenen) und filled (gefüllten) Zähne.

Die üblichen Kontrollvergleiche zwischen fluoridier-
ten und nicht fluoridierten Gebieten entbehren daher
jeder wissenschaftlichen Grundlage.

Man kann z. B. nicht – wie es geschehen ist – schematisch *gleichaltrige Kinder* fluoridierter Gebiete und nicht fluoridierter Gebiete vergleichen, da mit dem Fluoridgehalt des Wassers eine zunehmende Verzögerung des Durchbruchs der bleibenden Zähne zu beobachten ist. Man muß *Zahl und Alter der durchgebrochenen Zähne* zur Grundlage nehmen. Wo weniger Zähne durchgebrochen sind, ergibt sich statistisch natürlich auch eine geringere Zahl kariöser Zähne. Damit wird aber nicht eine prophylaktische Wirkung des Fluorids bewiesen.

Hier einige Urteile von Fachleuten, d. h. von Berufsstatistikern und nicht von Zahnärzten:

Professor *Dr. Gunzert,* Universität Frankfurt, Mathematiker und Statistiker:

„Von den bislang veröffentlichten Studien hatte ich zumeist die Original-Veröffentlichungen in der Hand. Allerdings wurde mir bislang *nicht eine einzige Arbeit* bekannt, die den Nutzen der Fluoridierung des Trinkwassers bewiesen oder zumindest glaubhaft gemacht hätte.

Man kann sich des Eindrucks nicht erwehren, daß Trinkwasserfluoridierung zu einem Glaubensbekenntnis oder zu einer politischen Überzeugung geworden ist. Für den Berufsstatistiker genauso erstaunlich ist die Tatsache, daß alle mir bekannt gewordenen Arbeiten der Anhänger der Fluoridierung methodisch äußerst leichtfertig mit der Statistik umgehen.

Der Berufsstatistiker erschrickt im übrigen, wenn er sieht, wie klein die absolute Zahl der Kinder ist, die in die Stichproben einbezogen wurden. Wenn dann auch nur noch ausschließlich die rechte Kieferhälfte untersucht wird, werden Schlußfolgerungen aus rein wahrscheinlichkeitstheoretischen Gründen zwecklos.

Die experimentelle Anordnung des statistischen Vergleichs kann deshalb beim besten Willen nicht als einwandfrei bezeichnet werden.

Für mich ist die Studie der Herren *Marthaler* und *König* ein weiterer Beweis dafür, wie oberflächlich auf dem Gebiet der medizinischen Statistik mitunter gearbeitet wird. Daß die fragliche Arbeit als klinischer Beweis für den Karies vorbeugenden Effekt des Fluors gilt, kann man nur damit entschuldigen, daß ‚schließende Statistik‘ sehr schwierige Probleme aufwirft und es für Nicht-Berufsstatistiker schwer ist, den Erkenntniswert zu beurteilen.

Abschließend darf ich für meine Person ausdrücklich feststellen, daß die fragliche Studie der Herren *Marthaler* und *König* keineswegs beweiskräftig ist. Wenn der Kollege *Marthaler* als Star unter den Statistikern der Fluor-Befürwortung gilt, scheint mir dies nur ein Beweis für das Sprichwort zu sein, daß unter den Blinden der Einäugige König ist.‟

Diese Feststellungen brachten Professor *Gunzert* heftige Angriffe ein. Einer davon lautete wie folgt:

„Von einem Gegner der Fluoridierung, einem medizinischen Laien, werden mit angeblichen mathematischen Beweisen ‚falsche Statistiken‘ aufgedeckt, wobei diese ‚Beweise‘ einer ernsthaften Prüfung durch Mathematiker nicht standhalten. Mit solchen mathematischen ‚Beweisen‘ gelingt es aber häufig, mathematische und medizinische Laien von der angeblichen Sinnlosigkeit der Fluoridierung zu überzeugen.

Was man jedoch mit eigenen Augen sehen kann, wenn man es sich nur ansieht – wozu man allerdings vielleicht einiger Fachkenntnis bedarf –, kann man nicht mit abstrakten Statistiken wegdisputieren.“

Hierauf antwortete Professor *Dr. Rudolf Gunzert:*

„... hat mich insbesondere der unterstrichene Teil Ihrer Aussage aufs tiefste erschüttert. Dies ist keine Redensart. Die hier vertretene Wissenschaftslogik entspricht dem Stand nach Ausgang des Mittelalters. Ich kann zwar mit eigenen Augen sehen, daß die Sonne im Osten aufgeht und im Westen untergeht, und muß – wie man dies auch durch lange historische Epochen hindurch getan hat – schließen, daß sich die Sonne um die Erde dreht.

Ihre Aussage ist zweifelsfrei ein Rückschritt hinter Kepler, Galilei, Newton usw. Im übrigen empfehle ich dringend, daß die Verfasser dieses fraglichen Papiers sich mit den Grundlagen der zeitgenössischen Wissenschaftstheorie und Wissenschaftslogik befassen. Ich empfinde es peinlich, wenn sich eine akademische Organisation schlechthin lächerlich macht.“

Professor *Dr. Geyer,* Zahnmediziner und Kariesforscher:

„Die vorgegebenen Erfolgsmeldungen über die Wirkung der Fluoride sind deshalb falsch, weil die Versuche nicht bis zum Ende des zweiten Lebensjahrzehntes der Jugendlichen durchgeführt und statistisch erfaßt und ausgewertet werden. Das ist jedoch

34

unabdingbare Voraussetzung, da es zwischen Kariesaktivität und Lebensalter statistisch gesicherte Abhängigkeiten gibt.

Die Befürworter der sogenannten Kariesprophylaxe mit Fluoriden haben es bewußt unterlassen, diese Gesetzmäßigkeit der Karies in ihren angeblichen Erfolgswertungen zu berücksichtigen. Es kann nicht ausgeschlossen werden, daß sich die Propagandisten der sogenannten Kariesprophylaxe mit Fluoriden einer absichtlichen Täuschung der Zahnärzte und der Öffentlichkeit schuldig gemacht haben. Es ist an der Zeit, daß solche Tricks unterlassen werden, da diese mit Wissenschaft nichts zu tun haben, sondern nur von der einschlägigen Industrie mit Wohlwollen zur Kenntnis genommen werden."

Anmerkung der Kassen-Zahnärztlichen Vereinigung Nordrhein: „Die Thompson-Werbeagentur, zu deren Auftraggebern die Zucker- und Süßwarenindustrie wie die Fluoridhersteller zählen, verwendet in ihren Werbebroschüren, so u. a. im ‚Edu-Med-Pressedienst' Nr. 61/76, den Namen von Professor *Dr. Klaus G. König* unter Anziehung seiner wissenschaftlichen Titel und seines wissenschaftlichen Arbeitsbereiches zur Zucker- und Fluoridwerbung."

Professor *Dr. Arnold,* USA, Mathematiker, Berufsstatistiker:

„Die von den Befürwortern der Kariesprophylaxe mit Fluoriden vorgelegten Erfolgsstatistiken verwende ich in meinen Vorlesungen als Anschauungsmaterial dafür, wie Statistiken nicht gemacht werden dürfen."

Professor *Dr. med. dent. Ewald Harndt,* langjäh-

riger Ordinarius für Zahn-, Mund- und Kieferheilkunde und Direktor der zugehörigen Poliklinik
und Klinik der Freien Universität Berlin, ebenso
Rektor der Freien Universität Berlin, ehemaliger
Präsident der Deutschen Gesellschaft für Zahn-,
Mund- und Kieferheilkunde und Leiter der zahnärztlichen Fortbildung für das gesamte Bundesge-
biet und Westberlin:

„Schlimm ist nur, daß die fehlerhaften Resultate
solcher Publikationen (gemeint sind die Pro-Fluor-
Statistiken) verantwortungslos weiterzitiert werden. Wenn ein Problem wie gerade die sogenannte
Fluor-Prophylaxe affektiv gläubig angegangen
wird, setzt natürlich die Selbstkritik aus und führt
zu so leichtfertigen Schlußfolgerungen."

Von weiteren Kritikern der Statistiken seien nur
folgende Wissenschaftler genannt: *Leimgruber*
(Schweiz), *Kantorowicz, Pazurek, Rost* (Deutschland).

Mit dem mathematischen Rüstzeug der Statistik
und Logik hat *Ziegelbecker* (Österreich) die alten
und neuen Daten und Kurven überprüft und kam
zu herber Kritik hinsichtlich der wissenschaftlichen
Methodik und der Interpretation nicht nur der
amerikanischen, sondern auch der Statistiken aus
Großbritannien, Holland, der Schweiz und der
DDR.

Verschiedene Bemühungen, seine Beweisführung
zu erschüttern, mißlangen; vielmehr fand er volle
Bestätigung in den unabhängigen Arbeiten des nor-
wegischen Mathematikers und Statistikers Professor *Ottestad,* der u. a. die Folgerung zog: „Niemand, der sich mit exakten Forschungen beschäf-

tigt und der daran gewöhnt ist, das Problem der Untersuchungsmethoden ernsthaft zu behandeln, kann die sog. wissenschaftliche Basis anerkennen, die für die Trinkwasserfluoridierung (TWF) in Anspruch genommen wird."

Anläßlich des Symposiums der Wissenschaftlichen Vereinigung für Zahnheilkunde Stuttgart im September 1973 hat *Ziegelbecker* die Kritik an den angeblichen Erfolgsstatistiken und an der Unbedenklichkeit der Fluormedikation vor prominenten Fluorbefürwortern *unwidersprochen* noch wesentlich ausgeweitet und verschärft.

Zusammenfassend seien die wichtigsten Ergebnisse der kritischen Überprüfung der Statistiken durch *Ziegelbecker* zitiert.

Er hat nachgewiesen,

„daß der Verlauf der Zahnkaries und der Zahnentwicklung sich durch mathematische Formeln beschreiben läßt;

daß erhöhte Fluoridzufuhr eine Störung des normalen zeitlichen Verlaufs der Zahnentwicklung verursacht;

daß die bisherige Interpretation der Kariesstatistiken ohne Berücksichtigung der Zahnentwicklung und der einzelnen kariesbeeinflussenden Faktoren wie Ernährung, Mundhygiene, Lebensgewohnheiten, Umweltbedingungen, zahnärztliche Versorgung, Zahnentwicklung, aus mathematisch beweisbaren Gründen unzulässig ist;

daß die TWF keine echte kariesprophylaktische Maßnahme darstellt und die Karies nach mehrjähriger TWF ab einem bestimmten Zeitpunkt beschleunigt zunimmt;

daß die postulierte Unbedenklichkeitsschwelle für Fluoride nicht begründet ist."

Einzelanalysen einiger Statistiken

Von den Fluorbefürwortern werden besonders gern einige beispielhafte „Erfolgsstatistiken" vorgestellt. *Vordingborg (Dänemark)* gilt dabei als Beweis für den angeblich karieshemmenden Effekt mit natürlich fluoridreichem Wasser. Ein Vergleich mit anderen dänischen Orten, deren Wasser die gleiche oder noch höhere Fluoridkonzentration hat, zeigt jedoch, daß dort wesentlich stärkerer Kariesbefall auftritt als in Vordingborg. Fluoridfremde Einflüsse müssen also eine Rolle spielen. In Vordingborg ist dies besonders leicht zu belegen, denn dort ist die Schulzahnklinik geradezu ein Demonstrationsobjekt für Zahnkariesprophylaxe mit Schwerpunkten Mundhygiene, Ernährungsaufklärung und zahnärztlicher Betreuung.

Wenn einerseits Vordingborg als Beispiel für relativ geringen Kariesbefall aufgrund des hohen Fluoridgehalts im Trinkwasser gilt, so müßten doch wohl andererseits dänische Orte mit hohem Kariesbefall und hohem Fluoridgehalt des Wassers in die Betrachtung mit einbezogen werden.

In *Grand Rapids (Michigan, USA)* wurde 1945 dem Trinkwasser erstmalig Fluorid zugesetzt. Bevor noch Beweise über die Auswirkungen vorliegen konnten (die bleibenden Zähne der fluoridierten Kinder waren noch gar nicht durchgebrochen), sprach sich der Public Health Service schon im August 1950 in einer von der amerikanischen Zahnärz-

38

tegesellschaft (ADA) publizierten Grundsatzerklärung für die allgemeine Einführung der TWF aus. Die erst 1953 veröffentlichten jährlich erhobenen Kariesbefunde zeigten in den ersten fünf Jahren bis 1950 dagegen keinen Rückgang der Karies nach Einführung der TWF.

Danach zeigt sich, daß der ausgewiesene geringere Kariesbefall eindeutig auf eine nicht repräsentative Stichprobenauswahl zurückgeht. Es zeigt sich, daß oftmals Kinder des gleichen Geburtsjahrgangs in einem bestimmten Alter durchschnittlich weniger oder nur unwesentlich mehr DMF-Zähne aufwiesen als im Lebensjahr zuvor. Zähne, die bereits einmal kariös waren, können jedoch später nicht heil sein, müssen also in einer Zählung immer enthalten sein. Anfangs wurden Kinder vom 5.–16. Lebensjahr untersucht, später wurde diese Stichprobenauswahl auf 12- bis 16jährige eingeschränkt. Auch hier wurde nach der TWF die zahnärztliche Betreuung wesentlich gesteigert. Alle angeblichen Erfolge wurden jedoch der Fluoridierung zugeschrieben und in tausenden Publikationen als beispielhaft übernommen.

In *Kassel* führten die Untersuchungen von Ziegelbecker zur Einstellung der TWF, weil die befürwortenden Statistiken desolat waren. Ein abschließender Bericht ist nach dem Abbruch in Kassel von der Seite der Befürworter nicht bekannt geworden.

Die Fluoridierung in *Basel* kann kein Beispiel sein, weil sie keinerlei nachweisbaren Erfolg liefert. Wohl aber ist dort die Zahl der Basler Schulkinder, die eine kieferorthopädische Behandlung benötigen, auf fast 25% angestiegen.

Auch die Erfolgsberichte für die Fluoridierung in

Tiel (Niederlande), Karl-Marx-Stadt (DDR) und Anglesey (England) leiden an ähnlichen Mängeln statistischer Methodik.

Damit muß die Trinkwasserfluoridierung, die von einer echten Kariesprophylaxe nur ablenkt, als wertlose, um nicht zu sagen schädliche Maßnahme für die Volksgesundheit bezeichnet werden.

z. Hd. Frau
G. Kuhn !

St. Martin, 23. 1. 18

S. g. Frau Kuhn !

Bitte, fragen Sie beim Ges-
Talk am 24. 1. 18, ob jemand
d. Buch „Vorsicht Fluor!" v. Dr.
med ⓒ. Bruker kennt.
Fluoride in Zahnpasten sollten
verboten werden !

Danke ! J. Hofer

PS. Bitte, um Rückmeldung !

JOSEF HOFER
Donaustraße 5
40   A - 4113 St. Martin I. M.
Telefon 07232 / 24 74

Gesundheitsschäden durch Fluoride

Professor *Dr. Schubert*, Hygiene-Institut der Universität Frankfurt:

„Die Verabreichung von Fluoriden kann nicht als Prophylaxe bezeichnet werden, sondern ist bei wohlwollender Betrachtung als Medikation anzusehen." Und:

„Die Grundforderung der Hygieniker kann bei den Fluoriden nicht erfüllt werden, nämlich der Nachweis ihrer völligen Unschädlichkeit!"

Professor *Dr. Carlsson*, Schweden:

„Die Unschädlichkeit der Fluoride wird von deren Befürwortern nur behauptet. Sie ist nicht bewiesen.

Epidemiologische Studien, die die Unbedenklichkeit der Fluoride wissenschaftlich belegen, gibt es nicht."

Professor *Douw G. Steyn*, Pharmakologe und Toxikologe, Department of Health der Südafrikanischen Republik, Fachgebiet Fluoridforschung:

„Fluoride bilden die stärksten Breitspektren-Enzymgifte, die uns bekannt sind. Sie hemmen noch in einer Konzentration von 1:15 Millionen die Tätigkeit 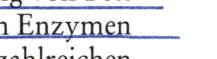 des Enzyms Lipase, das für die Verdauung von Fett absolut notwendig ist. Viele Tausende von Enzymen spielen eine wesentliche Rolle bei den zahlreichen normalen Stoffwechselvorgängen, die für die Gewinnung und Erhaltung der Gesundheit bestimmend sind. Störungen der normalen Stoffwechselvorgänge

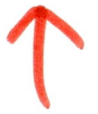

41

Krebs

in unserem Körper können die verschiedenartigsten Krankheiten auslösen und/oder verursachen, von denen einige sehr ähnliche Merkmale aufweisen wie die vielen sogenannten Zivilisationskrankheiten, z. B. Allergien, einfacher Kropf, Krebs, Erkrankungen des Herzens und der Blutgefäße, Arterienverkalkung, hoher Blutdruck, Thrombose, Schlaganfall und Erkrankungen des Knochensystems wie Arthritis, Osteoporose, Osteosklerose etc., der Leber, der Nieren einschließlich Nierensteine, des zentralen und der peripheren Nervensystems sowie rheumatische Erscheinungen, z. B. Schmerzen der Muskeln, der Gelenke, des Rückens und der Beine, Fötus-Mißbildungen."

Nach *H. Schöhl* seien noch folgende Krankheiten erwähnt, an denen die langfristige Fluorkumulation im Körper zumindest verschlimmernd mitwirken dürfte:

Sklerosen der Knochen und Weichteilgewebe, Arteriosklerose mit der Folge von Herzkranzgefäßerkrankungen, Chromosomenbrüche, Mongolismus, Haarverlust, Nagelveränderungen, Enzymschäden, Schwächung der Infektabwehr, Mißbildungen, conterganähnliche Schäden, die zu Mißbildungen führen mit Hasenscharte, Kropf, Gaumenspalten. Gebißschäden durch Fluor: gefleckte Zähne, Karies, Parodontose, Schmalkiefer.

Höchste Fluorkonzentration in den Geweben in ppm nach H. Schöhl:

42

Gehirn	6,1	Fett	145
Herz	8,1	Haar	171
Pankreas	8,2	Niere	181
Milz	16,7	Blase	185
Lunge	17,0	Nägel	186
Schilddrüse	23,5	Haut	290
Leber	61,0	Aorta	8 400
Linse, Auge	77,3	Knochen	22 700

In seinen elektrographischen Studien weist Taka Mori (Japan) einen direkten Zusammenhang zwischen Herzmuskelschaden und fleckigem Zahnschmelz bei Kindern nach, die Wasser mit einem Fluorgehalt von 0,5–6,2 ppm tranken:

„Fluor besitzt eine sehr starke Affinität zum Kalzium (gieriger Kalzium-Esser) und verbindet sich mit ihm zu dem relativ unlöslichen Kalzium-Fluorid, wobei es das Kalzium entionisiert und damit an der Ausübung seiner wesentlichen physiologischen Aufgaben im Körper, nämlich der Kontrolle der Reizbarkeit des zentralen Nervensystems sowie der Herztätigkeit – hier der Erhaltung des Rhythmus, der Elastizität und der Herzkontraktionen – hindert.

Fluor besitzt eine ausgesprochene Tendenz, sich im Körper anzusammeln, nicht nur in den Knochen und Zähnen, sondern auch in den weichen Geweben wie Arterienwänden, Schilddrüse u. ä.

Fluor dringt in die Gebärmutterwand ein und sammelt sich im Fötus an; das kann zu fetalen Mißbildungen führen."

Professor *Dr. Gottschewski,* ehemals Max-Planck-Institut für Immunbiologie in Freiburg und WHO-Experte für Toxikologie:

„In embryotoxischen Studien ergaben sich unter Fluorid-Behandlungen individuelle Nachwirkungen, die Schädigungen durch Fluorid mit einer Penetranz unter 10% nicht ausschließen. Im Vergleich dazu beträgt die Penetranz bei Contergan 3–5%. Tierversuche ergaben unter bestimmten genetischen Situationen bei Fluorid-Behandlungen eine Erhöhung der Lippen-, Kiefer- und Gaumenspalten um 15%. Ich werde mich hüten, zu sagen, eine Fluoridierung ist unschädlich."

Die mutagenen und embryotoxischen Wirkungen des Natrium-Fluorids wurden u. a. auch von Mitchell und Gerdes an Drosophila melanogaster nachgewiesen. Mohammed, Smith und Aplegate fanden zytogenetische Effekte von Natrium-Fluorid und Fluorwasserstoff bei Pflanzen.

Devoto, Perotto, Bordini und *Arias* fanden bei sämtlichen Versuchstieren einen höheren Prozentsatz von intrauterintoten Feten und eine nekrotische Plazenta durch Natrium-Fluorid.

Professor *Dr. An der Lan,* Universität Innsbruck, Zoologe:

„Es ist durch Versuche nachgewiesen, daß kleinste Mengen, weit unter dem sogenannten toxischen Grenzwert, ein einziges Mal von einem trächtigen Tier aufgenommen, genügen, um bei der Nachkommenschaft schwerste Schäden zu induzieren. Dies kann mit Mengen erreicht werden, die man nach bisherigen Ansichten vernachlässigen konnte."

Professor *Dr. Abderhalden:*

„Die meisten Krankheiten sind Folgen von Störungen des Enzymsystems. Schäden durch Fluoride konnten an 24 Enzymen nachgewiesen werden!"

Dr. W. Oelschläger, Universität Hohenheim:

„Die für die Trinkwasserfluoridierung vorgesehene Konzentration von 1,2 ppm ist zehnfach zu hoch. Gesundheitsschädigungen des Menschen, insbesondere von Kindern, Alten und Kranken, können darum bei Aufnahme von fluoridiertem Trinkwasser nicht ausgeschlossen werden.

Im September 1974 sind die VDI-Richtlinien 2310 ,Maximale Immissions-Werte für den Menschen' erschienen. Die Richtlinien wurden von Ärzten erstellt. Danach beträgt der F-Mittelwert (MIK) über ein Jahr 0,05 mg F pro Kubikmeter Luft. Nach Umrechnung mit dem Atemvolumen und der Verdaulichkeit läßt sich hieraus eine tägliche F-Aufnahme von maximal 0,1–0,3 mg F über die Atemluft berechnen. Bei der Trinkwasserfluoridierung liegt dieser Wert etwa zehnmal so hoch.

In der Präambel heißt es: ,Als Grundlage für die Festlegung von begrenzten Immissions-Werten dienen maximale Immissions-Werte, die darauf abzielen, eine Gesundheitsschädigung des Menschen, insbesondere auch von Kindern, Alten und Kranken, selbst bei langfristiger Einwirkung zu vermeiden'."

Professor *Dr. med. F. Schmidt,* Leiter der Forschungsstelle für präventive Onkologie der Klinischen Fakultät Mannheim der Universität Heidelberg:

„... Dies gilt insbesondere, weil Natrium-Fluorid ein ausgesprochenes Atemgift ist. Wenn Sie – z. B. bei manometrischen Messungen des Zellstoffwechsels – die Zellatmung unterbinden wollen, genügt der Zusatz einer winzigen Menge von Natrium-Fluorid. Wie Ihnen sicher bekannt ist, ist das Gehirn das

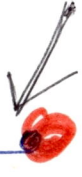

45

Organ mit dem höchsten Sauerstoffbedarf. 25% der Sauerstoffaufnahme wird durch dieses relativ kleine Organ verbraucht. Die Unterbindung der Sauerstoffzufuhr zum Gehirn führt schon nach wenigen Minuten zu irreversiblen Schädigungen, während andere Organe noch nach sehr viel längerer Zeit ohne bleibende Schädigungen wiederbelebt werden können. Schon liegen vereinzelte – wenn auch sicher nicht beweiskräftige – Beobachtungen vor, daß die geistige Entwicklung von Kindern durch die Dauermedikation mit Fluor beeinträchtigt werden kann. Dummheit tut bekanntlich nicht weh. Deshalb dürfte es sicher sehr schwer sein, hier einen exakten wissenschaftlichen Beweis zu führen. Da aber gerade das Gehirn sich im Säuglings- und Kindesalter besonders schnell entwickelt und demnach besonders viel Sauerstoff benötigt, sollte man sich – schon prophylaktisch – mit jeder Dauermedikation allergrößte Reserve auferlegen, welche die Zellatmung beeinträchtigt. Das ist beim Fluor ohne jeden Zweifel der Fall."

Waldbott: „Je nach Nierenfunktion werden 0,5–6,5% der aufgenommenen Fluoride im Körper gespeichert. Somit sind Kleinstkinder, Nierenkranke und alte Menschen am meisten gefährdet."

Baseler Nationalzeitung vom 6. 11. 1976:

„*Dr. Ali H. Mohammed,* Biologie-Professor der Universität von Missouri in Kansas City/USA, hat Anfang September auf dem Treffen der American Chemical Society seine aufsehenerregenden Versuchsergebnisse vorgetragen. Der Biologe kam aufgrund seiner Experimente zu dem Schluß, daß das Natrium-Fluorid, eine chemische Substanz, die

46

nicht nur in den USA, sondern zum Beispiel auch in Basel dem Trinkwasser zugesetzt wird, bei Versuchstieren genetische Schäden verursacht. Sogar die kleine Menge von 1 ppm (part per million) – das entspricht der bei uns üblichen Trinkwasserfluoridierungs-Konzentration von 1 Milligramm Fluorid pro Liter – bewirkte bei Mäusen anhaltende Chromosomenbrüche und -verletzungen. Diese Schädigungen der Erbsubstanz sind nach Prof. Mohammed eindeutig auf das direkte Einwirken der Fluorid-Ionen im genetischen Material, der DNS (Desoxyribonucleinsäure) zurückzuführen."

Professor *Dr. Schatz*, USA, Mitentdecker des Streptomycins:

„Als die chilenische Wissenschaftliche Gesellschaft 1967 in einer Resolution feststellte, daß die Trinkwasserfluoridierung höchst umstritten und die behauptete Wirksamkeit und Sicherheit nicht ausreichend erwiesen sei, machte der Argentinier *de Landa* darauf aufmerksam, daß unterernährte Menschen, die einen großen Teil der Bevölkerung ausmachen, besonders empfindlich gegen Fluorvergiftungen sind.

Ich sah in diesem Hinweis eine Erklärung für die auffällig hohen Todesfälle in der seit 1953 fluoridierten Stadt Curico und ging den Verhältnissen im einzelnen nach. Unter Verwendung der Daten, die den amtlichen Jahresstatistiken entstammen, konnte bestätigt werden, daß in Curico die Sterblichkeit unterernährter Kinder bis zu 104% höher als in geeigneten Vergleichsstädten liegt und sogar die allgemeine Sterblichkeit um 113% gegenüber dem Landesdurchschnitt erhöht ist.

Diese sehr eingehenden Untersuchungen belegen eindeutig den ursächlichen Einfluß der Trinkwasserfluoridierung. Für die 7 lateinamerikanischen Länder, in denen ein größerer Bevölkerungsteil fluoridiertes Wasser erhält, muß jährlich mit einem Plus von 36100 Todesfällen durch die Trinkwasserfluoridierung gerechnet werden."

British Medical Journal vom 12. 7. 1975:

Eine Doppelblindstudie, die an finnischen Altersheiminsassen durchgeführt wurde, brachte den Beweis, daß die Aufnahme von Fluoriden Knochenbrüche begünstigt.

„Unter den mehreren hundert alten Menschen, die täglich über 8 Monate 25 mg Fluorid erhielten, waren spontane Knochenfrakturen ungleich häufiger als in der Kontrollgruppe, der man täglich 30 mg Natrium-Bikarbonat als Placebo gab. Die Fluoridionen-Konzentration im Plasma stieg weit über den Wert der Kontrolle (0,8 +/− 1,6µ mol/1 gegenüber 0,8 +/− 0,02µ mol/1) und lag auch noch zwei Monate nach Beendigung des Versuches wesentlich darüber (1,8 +/− 0,31µ mol/1)."

Professor *Sir Robert Robinson,* Nobelpreisträger für Chemie:

„Fluoride sind gefährlich, und ihre karieshemmende Wirkung ist zweifelhaft; sicher ist jedoch, daß Fluoride toxische Substanzen erzeugen, die Gefahren im Verlauf des Stoffwechselprozesses mit sich bringen, und zwar direkt im Menschen und indirekt über die Nahrung.

Es ist bekannt, daß die Anwesenheit von Fluoriden zur Bildung von Fluor-Essigsäure führt, welche die normale Essigsäure ersetzt. In ausreichender

48

Konzentration kann das ein Anlaß zu ernsthaften toxischen Wirkungen sein."

Prof. *Dr. med. Dr. med. dent. Ewald Harndt,* Berlin, unter Hinweis auf „Praxiskurier" vom 5. 2. 1975:

„In den letzten Jahren wird eine Zunahme der perioralen Dermatitis vorwiegend – wenn auch nicht ausschließlich – an jüngeren Frauen beobachtet. Nach den Erfahrungen von Professor *Karl Wilhelm Kalkhoff,* Universitäts-Hautklinik Freiburg, kann bei diesen Patientinnen anamnestisch oft festgestellt werden, daß sie längere Zeit wegen anfangs gering ausgeprägter ‚Pickel' stark entzündungshemmende, fluoridierte Kortikoid-Zubereitungen angewendet haben. Nach dem Absetzen dieser zunächst erfolgreichen Behandlung sei jeweils ein schlimmerer Ausbruch der Krankheit erfolgt als vor Beginn der Therapie mit fluoridierten Kortikoid-Zubereitungen."

Professor *Dr. med. Karl-Heinz Wagner,* Akademie für Ernährungswissenschaften und Direktor des Instituts für Ernährungswissenschaft II der Justus-Liebig-Universität in Gießen:

„Bei Kenntnis der grundlegenden Arbeiten über Fluor-Karies-Prophylaxe von Marthaler und König, Büttner, Hornung, Ripke und deren kariostatische Auswertungen läßt sich eine Spezifität der Fluorverbindungen als Karies verhütendes Medikament nicht ableiten.

Wasserlösliche Fluoride werden kurzfristig resorbiert, teilen sich allen Geweben mit, reichern sich im Blut, in Frauenmilch, Organen und Knochen an und durchdringen die Placentarschranke. Schon in geringen Konzentrationen blockieren sie wichtige Enzymreaktionen, z. B. Enolase, Phosphorglykomutase, alkalische Phosphatase. Die gesamte Mineralisation wird durch das Fluoridangebot ungünstig beeinflußt, wobei es aufgrund der Komplexbildung mit Kalzium zu Hemmwirkungen in der Verkalkung der Knochen und Hypokalzämie kommen kann.

Die Aufnahme von Fluoriden kann somit zu Allergien, Herzmuskelschädigungen durch Enzymblockierungen, Knochenveränderungen und bei Kindern zu Schädigungen des Blutbildes führen.

Hinzu kommt, daß in Gebieten mit erhöhter Fluor-Emission der Gehalt von Fluor im Blut und Gewebe des Menschen bereits über den Normwerten liegt."

H. Schöhl
Tumorwachstum

Als Ergebnis umfangreicher Untersuchungen zur Krebserzeugung durch Fluorverbindungen ergibt sich, daß kleinere Dosen das Krebswachstum fördern, große Dosen dagegen im Experiment als Zytostatika wirken können. Dies ist kein Widerspruch, da bekannt ist, daß das Zellgift F das Zellwachstum hemmt, also auch das der Krebszelle.

In Industrien, in denen F als Staub oder Luftgift auftritt, ist Lungenkrebs stark erhöht. In einer Fluorspatmine in Neufundland starben in den Jahren 1933–1961 21,8% der Beschäftigten an Lungenkrebs, bei den Untertagarbeitern sogar 36,2% (de Villiers).

In Aluminiumfabriken sind Lungen-, Pankreas- und Lymphdrüsenkrebs erhöht. Hier käme zusätzlich Benzpyren als Krebs auslösend in Frage (Milkham, Litvinov).

Auch in der Umgebung von Stahlschmelzen ist die Krebsrate erhöht. In Hamilton liegt sie bei 65/100000 gegen 12 in entfernteren Teilen der Stadt und 25 für Ontario bzw. 23 in Kanada (Cecilioni). In Flußspatminen tritt Lungenkrebs fünfmal häufiger auf als bei Arbeitern in Uranminen in Colorado (Little).

Lloyd berichtet aus Schottland ebenfalls über erhöhtes Auftreten von Lungenkrebs in der Umgebung einer Stahlfabrik. Der F-Gehalt der Vegetation ist erhöht.

Hoher F-Gehalt von Reis wird in Japan in Verbindung mit dem Auftreten von Magenkrebs gebracht (Okamura). Ebenso mit hohem Tee- und Fischverbrauch, die stark F-haltig sind (Hirayama), wogegen Milch, die den HF-Gehalt im Magen senkt, günstig wirkt.

Im Experiment erzeugte Schepers mit Berylliumfluorid Lungentumoren bei Kaninchen. Die Möglichkeit, daß durch Beryllium und fluoridiertes Wasser ein Lungentumor entstanden sei, vermutet Waldbott. Der Lungentumor des Patienten entsprach dem Scheper'schen, mit Berylliumfluorid erzeugten. Auf der Suche nach krebshemmenden bzw. -verursachenden Stoffen prüfte der Biochemiker A. Taylor am RC-Mamma-Karzinom die Wirkung von NaF. In 54 Tests mit 991 Mäusen und in 58 Tests mit 1817 Eiern, ebenfalls mit Tumorimplantaten, zeigte sich eine statistisch signifikante Steigerung des Tumorwachstums bei vergleichsweise niedrigem Fluorspiegel. Das Trinkwasser der Mäuse enthielt 1 ppm Fluor. Bereits in Arbeiten 1952 und 1954 hatte Taylor über eine 9–10%ige Lebensverkürzung krebskranker Ratten berichtet, die 0,44 und 1 ppm fluoridiertes Wasser erhielten. Es wurden 12 Testreihen angelegt mit 645 Tieren.

Da diese Ergebnisse nicht in die Fluorpropaganda des Gesundheitsdienstes (PHS) paßten, wurde die Bittner-Armstrong Gruppe, wie auch in anderen Fällen, mit einem Gegenexperiment beauftragt, das, wie zu erwarten, keine Lebensverkürzung ergab. Benutzt wurden 31 Mäuse verschiedener Stämme! Auf Befragen äußerte sich *Taylor* dazu: „Da unsere Ergebnisse zeigen, daß fluoridiertes Wasser nicht jede Maus einer Gruppe krank macht, sondern nur die anfälligen, braucht man eine große Zahl von Tieren, um nicht Zufallsergebnisse zu erzielen. Eine Kontrollgruppe von 31 Mäusen ist völlig unzureichend."

In einem Brief vom 30. 11. 67 bestätigte er mir seine schweren Bedenken und wies auf die Möglichkeit von Nebenwirkungen hin, speziell bei fluorempfindlichen Personen.

Bei Untersuchungen der Tumorentstehung durch Benzpyren erhöhte sich die Zahl der Tumoren bei den mit 0,05 ppm Fluorid behandelten Tieren (Wagner).

Malignes Zellwachstum (Krebs) geht nach biochemischen Untersuchungen mit uneingeschränkter Endozytose einher *(Mitchell, Diringer, Castagna, Lank)*. Diese wird nach russischen Untersuchungen durch Fluoride stimuliert *(Kettner)*.

Das fluorhaltige Narkotikum Halothan steht im Verdacht, das Krebsrisiko zu erhöhen. Es ist bekannt, daß F eines der stärksten Luftgifte ist. Es steht an erster–dritter Stelle. Die schweren Unglücksfälle durch Luft zeigen typische Merkmale der Fluorvergiftung. Beckenkamp fand beim Vergleich der Karten über Bronchialmalignom-Häufigkeit und der Baumschadenskarte eine Korrelation.

Diese gleiche Übereinstimmung fällt zwischen Wasserfluoridierung und Krebshäufigkeit auf. So liegt Grand Rapids, die zuerst fluoridierte Stadt, 40% über Michigan Durchschnitt. Ebenso der am stärksten fluoridierte Staat Wiskonsin *(Perkins)*.

Yiamouyiannis und Burk vergleichen in einer Reihe von Arbeiten die Krebssterblichkeit in fluoridierten und nicht fluoridierten amerikanischen Großstädten und stellten fest, daß bei Fluoridierung die Krebssterblichkeit um 15% zugenommen hat. Man rechnet mit mindestens zusätzlich 30 000 Krebstoten im Jahr durch Fluoridierung. Die Arbeiten wurden Thema eines Hearings. Auch in Birmingham/England stiegen nach Fluoridierung 1964 die Krebstodesfälle stark an. Selbst in dem sehr mangelhaften Kinlen-Bericht, der zu dem Schluß kommt, es wäre kein signifikanter Unterschied zwischen fluoridierten und nicht fluoridierten Gebieten, liegt die Krebsrate bei Fluoridierung 5,3% höher. Er bezieht sich auf Anglesey, Watford und Birmingham, macht aber keine Angaben über den Krebsstand vor bzw. nach Fluoridierung und über die teilweise Auswahl der Orte und Gebiete, bei denen er auch solche des Auslandes einbezieht.

Entsprechende Manipulationen gelten für die

Ericson Untersuchung, auf die Waldbott näher eingeht. Die Int. Agency kommt zu dem Schluß, die vorhandenen Daten wären für den Nachweis erhöhten Krebsrisikos „ungeeignet", ohne alle Daten zu berücksichtigen. Aber selbst wenn dem so wäre, genügte dies nicht zum Nachweis erhöhten Krebsrisikos „ungeeignet", ohne alle Daten zu berücksichtigen. Aber selbst wenn dem so wäre, genügte dies nicht zum Nachweis der Sicherheit der Fluoridierung, sondern dieser muß positiv erbracht sein.

Die chronische Fluorvergiftung ist für die Industrieländer zu einem ständig wachsenden Problem geworden *(Marier, Czerwinsky)* und betrifft auch mit der Medikation die Entwicklungsländer, die für Fehlentwicklungen besonders anfällig sind. „Eine umfassende Verminderung der allgemeinen Fluorbelastung ist dringend erforderlich" *(Meiers).*

Zahnmedizinische Gesichtspunkte

Dentalfluorose als Zeichen toxischer Schädigung

Die als Zahnflecken bemerkbare Verkalkungsstörung beginnt – gelegentlich nach einem Stadium „schön schneeweißen" Aussehens der Zähne – mit kreidigweißen Stellen und führt infolge von Einlagerungen bis zu häßlichen Schwarzbraunverfärbungen, die man nicht als „lediglich kosmetische Schönheitsfehler", wie es Fluorfreunde sagen, ansehen kann, sondern als Zeichen einer Enzymschädigung erkennen muß.

Außer den Oberflächen kann auch die Form der Zähne verändert werden. Am bedeutungsvollsten ist aber die strukturelle Schwächung von Zahnschmelz und Zahnbein, weil die sog. Härtung zwangsläufig zu einer Versprödung führt, deren Folge ist, daß Füllungen sehr schwer zu verankern und Extraktionen nicht zu verhindern sind. In Basel will man stärkere Brüchigkeit von Fingernägeln beobachtet haben, ein ebenfalls typisches Fluorosesymptom.

Selbst unterhalb der „optimalen" Fluorkonzentration des Wassers wurden Zahnflecken beobachtet. *H. T. Dean,* „der Vater der Trinkwasserfluoridierung", hat dies für 10–20% der untersuchten Kinder zugegeben. Sein Mitarbeiter *Arnold* belegte dies an Hand zahlreicher Untersuchungen. Zahnärzte in Is-

rael haben betont, daß – im Hinblick auf die fragwürdige Kariesverminderung – mit dem verbreiteten
Vorkommen der Zahnfleckung ein zu hoher Preis
gezahlt wird.

Die Dentalfluorose ist ein Warnsignal für die Vergiftung des Stoffwechsels, die nicht auf dieses einzelne Symptom beschränkt bleiben kann.

⊛ Durchbruchsverzögerung der Zähne infolge Fluorintoxikation

Daß der Zahndurchbruch bei Kindern in Gebieten
mit fluorhaltigem Trinkwasser verzögert war, hatte
schon ein Mitarbeiter von Dean beobachtet. Inzwischen wurde diese Tatsache von zahlreichen Wissenschaftlern bestätigt. Die Verzögerungszeit beträgt
meist 1–2 Jahre, gelegentlich auch länger, was sich
natürlich bei den Statistiken als „Scheineffekt" erweist. Wo weniger Zähne vorhanden sind, können
auch nur weniger kariös werden!

Die angebliche Kariesminderung (durch Verzögerung des Zahndurchbruchs) erweist sich somit als
einer der größten Irrtümer.

Kariesentwicklung unter dem Einfluß der Fluoridierung

Der Gesamtbefall durch Karies nimmt in den fluoridierten Gebieten oftmals deutlich stärker zu als in
den nicht fluoridierten oder übersteigt diesen sogar.

Beispiele:

Vor dem New Yorker Legislature Hearing am 29. 2. 1956 gab *Dr. Forst,* Chef der New Yorker Division of Pupil Personnel Services, bekannt, daß die Newsburgher Kinder 33% mehr beschädigte Zähne sowie Fehlstellungen hatten als in der nicht fluoridierten Vergleichsstadt Kingston.

In Baltimore ist 1964 nach 12jähriger TWF von einem Experten des US-National Institute of Dental Research der Zahnzustand als „jämmerlich" bezeichnet worden.

In Ottawa/Kansas betrug vor Beginn der Fluoridierung die Zahl der kariesfreien Kinder 82,3%. Nach 3 Jahren TWF war die Zahl der kariesfreien Kinder auf 45% gesunken.

In Norrköping/Schweden wurde die TWF nach 10 Jahren eingestellt. Der Kariesbefall betrug 1955 bei den 7jährigen 28,3% und stieg bis 1963 auf 28,8%.

Weitere Beispiele liegen vor.

Parodontose und Kieferanomalien durch Fluoreinfluß

Anhand eines besonders großen Untersuchungsmaterials von jährlich 20 000 Kindern mußte die Folgerung gezogen werden, daß Fluor Zahnfleischentzündungen verursacht und die Zähne lockert. Weitere Untersuchungen an zahlreichen anderen Testpersonen zeigten parodontale Schäden (siehe auch „Dokumentation zur Frage der TWF", ZfGW-Verlag, Frankfurt).

Die häufigste Fehlbildung bei Kieferanomalien ist der Schmalkiefer. Über ca. 70% der Kinder haben einen zu schmalen Kiefer mit oder ohne Stellungsanomalien, verbunden mit pathologischer Akzeleration (Längenwachstum), zu schmaler Brust und Bekken. Diese durch die sog. „Luxusmangelkost", unserer Industriekost, hervorgerufene Schädigung wird *zusätzlich* durch die Fluormedikation verstärkt als Folge der Störung des Kalk-, Mineral- und Enzymhaushaltes. Dies führt in USA bereits zu 60% Entbindungen durch Kaiserschnitt.

Allgemeine medizinische Aspekte zur Trinkwasserfluoridierung (TWF)

Die Verabreichung eines Medikaments über die Wasserleitung ist etwas, was bisher in der Medizin nicht praktiziert wurde. Es war von jeher dem Arzt vorbehalten, dem einzelnen Kranken eine Arznei zu verordnen, und er war für seine Handlung verantwortlich. Bei der Massenbehandlung der gesamten Bevölkerung über die Wasserleitung wird jeder Bürger getroffen, gleich ob er gesund oder krank, alt oder jung ist, ob er für die unerwünschte oder erwünschte Arznei bezahlt oder nicht. Eigentlich ist dies schon eine groteske Situation.

Man kann die TWF auch nicht als Prophylaxe bezeichnen, da die Karies eben keine Fluormangelkrankheit ist, sondern Symptom eines Ernährungsschadens mit viel weitreichenderen Folgen.

Faßt man die TWF als Therapie auf, so fehlt als notwendige Grundlage jeder Arzneibehandlung die Indikation und die Gegenindikation, ob z. B. Arteriosklerose, Schwangerschaft, Nierenschäden und Allergie vorliegt. Alle diese Patienten würden zwangsweise miterfaßt.

Bei der TWF liegt auch kein übergeordnetes Interesse aus Notstand vor, wie er z. B. bei Seuchengefahren gegeben sein kann, wobei eine – vorübergehende – Einschränkung der persönlichen Rechte berechtigt wäre.

Da das Thema TWF ein so ausschließlich zahnärztliches Reservat ist, kam es nicht zu medizinischen Untersuchungen. So machte Professor *H. C. Hodge* von der Universität Rochester darauf aufmerksam, daß keine spezifischen epidemiologischen Studien auf breiter Ebene zum Vergleich des Gesundheitszustands in fluoridierten und nicht fluoridierten Städten vorgenommen wurden, was auch der Toxikologe *Carlsson* vermißt.

Von den vielen Wissenschaftlern, die auf die Schäden des Gesamtorganismus durch Fluoride hingewiesen haben, sei Professor *Burgstahler* von der Universität Kansas genannt, der als erster auf die negativen medizinischen Aspekte der TWF im Sinne des südafrikanischen Forschers *Steyn* hingewiesen hat. Er nennt vor allem die Störungen der enzymabhängigen Funktionen von Schilddrüse, Bauchspeicheldrüse, ferner die Überempfindlichkeiten und Allergien, wie sie durch Doppelblindversuche von Waldbott eindrucksvoll aufgezeigt wurden, sowie die spezielle Interferenz mit dem Calcium-Metabolismus, die zur Fluoransammlung in den Knochen und Geweben führt. Er gibt auch zu bedenken, daß weit mehr Effekte bekannt werden würden, wenn die Ärzte besser über Fluor Bescheid wüßten und die Patienten über verdächtige Symptome nach Einführung der TWF befragten.

Bemerkenswert ist jedenfalls, daß in der BRD nicht ein einziger namhafter Hygieniker bekannt ist, der für die TWF vorbehaltlos eintritt.

Der Grundsatz, daß die Dosis das Gift mache und daß unter einer bestimmten Grenzmenge jedes Gift harmlos sei, gilt nicht für die Fluorverbindungen, da

60

sie Konzentrations- und Kumulations-(Speicher-) gifte sind. Die Höhe der Dosis allein ist nur für die Unverträglichkeit und akute Vergiftung ausschlaggebend. Für die TWF ist jedoch in erster Linie die Langzeitwirkung und die chronische und allergische Reaktion von Bedeutung. Hier richtet sich die Wirkung nach der Regel: Gesamtdosis × Zeitfaktor × individuelle Reaktion + Synergismus − Ausscheidung.

Im Falle der Fluoride ist keiner dieser Faktoren bekannt oder bestimmbar. Eine Massenmedikation kommt daher nicht in Betracht.

Selbst bei Einhaltung einer Dosis von 0,8 bis maximal 1,2 mg/Tag ist die in der Pharmakologie übliche Sicherheitsmarge des 100- bis 500fachen nicht beachtet, ganz abgesehen davon, daß chronische Schäden bereits bei 0,3 bis 0,4 mg/l F-Gehalt im Trinkwasser auftreten können. Dies ist abhängig von individueller Reaktion, Ernährungszustand, Klima u. a. Das leicht lösliche Natriumfluorid, wie es bei der TWF verwendet wird, ist in Dosen von 200 bis 700 mg tödlich, bei Kindern evtl. schon bei 50 mg. Bei einem Sicherheitsfaktor von 500 käme man auf 0,4 bis 1,4 mg tägliche Gesamtaufnahme an Fluorid, was 0,2 bis 0,7 mg F entspricht. Die geforderte tägliche Aufnahme von 1 mg Fluoridion allein aus Wasser läge also formal bereits im akut toxischen Sicherheitsbereich. Die amerikanische FDA verlangt daher mit Recht Warnetiketten an Packungen von Tabletten mit mehr als 0,5 mg F-Gehalt.

Die Unsicherheit in der Dosierung kommt auch darin zum Ausdruck, daß von 1953 bis 1961 1,0–1,5 mg/l als „optimale Dosis" galt, während sie 1961 auf

0,8–1,2 mg/l herabgesetzt wurde, da das starke Auftreten von Dentalfluorose die Einführung der TWF bei der Bevölkerung erschwerte.

Fluoride sind Enzymgifte

Die Beeinflussung zahlreicher Enzyme durch Fluoride ist seit langem bekannt. Sie ist sowohl im Reagenzglas wie am Lebendigen nachgewiesen. Schon 1943 betont die American Medical Association die Wirkung der Fluoride als Enzymhemmer und allgemeines Protoplasmagift. Auf die Gefahren der Enzymvergiftung, die sich bei langzeitiger Zufuhr durch fluoridiertes Trinkwasser besonders bei Säuglingen und Jugendlichen ergeben, hat Geyer unter Zitierung namhafter Autoren hingewiesen. Diese Hemmung der Regulatoren aller Stoffwechselfunktionen tritt schon bei Fluoridgehalten des Trinkwassers weit unter 1 mg/l auf, ist von einer Person zur anderen verschieden und kann eine Schädigung der enzymabhängigen Organe zur Folge haben. Die Affinität der Fluoridionen vor allem zu Calcium-, Magnesium- und Mangan-Ionen erklärt die verschiedenartige Wirkung auf die Enzymfunktionen, die von diesen Ionen abhängig sind.

Als Beispiel für die große Unterschiedlichkeit der individuellen Reaktion seien Untersuchungen von Einwohnern der Stadt Newburgh, N.Y. angeführt, deren Trinkwasser auf 1,0 mg/l Fluoridgehalt gebracht war. Die Blutuntersuchungen ergaben von einer Person zur anderen Unterschiede bis zu 900%.

Besondere Gefahren drohen den Nierenkranken,

weil ihre Ausscheidung mehr oder weniger herabgesetzt ist, was übrigens auch auf gesunde Menschen über 50 Jahre zutrifft. Bedrohlich wird die Situation bei fluoridiertem Wasser mit 1 mg/l F-Gehalt für die Dialysebehandlung (künstliche Niere), da in der Regel den Patienten jedesmal 10–30 mg F zugeführt werden.

Ausführlicher sind Fälle von Dialyse, Allergien, Nesselausschlägen (Urticaria) durch Fluoride in der „Dokumentation zur Frage der Trinkwasserfluoridierung" beschrieben.

Fehlerhafte Vergleiche

Die Fluorbefürworter bringen zum Beweis der Unschädlichkeit der TWF vergleichende Untersuchungen zwischen fluoridierten und nicht fluoridierten Personen – bzw. Bevölkerungsgruppen. Eine gründliche Nachprüfung zeigt, daß diese Beweise nicht stichhaltig sind, nicht nur in bezug auf die Zahl der Untersuchten, sondern auch in methodischer Hinsicht. Als Beispiel unter vielen seien Untersuchungen von Leone et al. an 116 Personen aus Bartlett/Texas (8 mg/l F im Wasser) angeführt, die mehr als 10 Jahre ansässig waren, mit 113 Personen aus dem benachbarten Cameron (0,5 mg/l F). Die Autoren berichten über keine signifikanten Unterschiede in der Morbidität, woraus sie auf die Unschädlichkeit von Fluormengen bis zu 8 mg/l bzw./Tag schließen. Gegen diese Schlußfolgerung und die Methodik der Untersuchung sind folgende Einwände zu erheben:

1. Die Probandenzahlen sind zu niedrig. Wenn

nur einer von 115 Untersuchten einen Fluorschaden davongetragen hat, sind dies schon rund 1%, d. h. bei 100 Millionen ließe dies auf fast 1 Million Geschädigte schließen. Dies kann nicht Grundlage einer Massenmedikation sein.

2. Die Orte liegen so nahe beieinander, daß eine klare Trennung in der Fluoraufnahme, z. B. aus Nahrungsmitteln, nicht möglich ist. Die ganze Gegend ist außerordentlich fluorreich, so daß die Bewohner von Cameron durchaus ebenso hohe Gesamtfluordosen aufnehmen können wie die von Bartlett.

3. Diese Annahme wird durch die Tatsache bestätigt, daß in beiden Orten die für chronische Fluorintoxikation typischen Schäden gehäuft festzustellen waren, wie arthritische Veränderungen, Taubheit, grauer Star, Knochenveränderungen (21 Fälle). Die Sterblichkeit lag jedoch im fluoridierten Bartlett um 265% höher (betrug also das 3½fache) als in Cameron, weshalb in Bartlett – vermutlich aus diesem Grunde – seit 1953 das Trinkwasser entfluoridiert wird. Weitere Fälle solcher unkritischer Schlußfolgerungen s. in „Dokumentation zur Frage der TWF", ZfGW-Verlag, Frankfurt.

Die TWF in europäischen Staaten

Außerhalb der USA hat die TWF wenig Anklang gefunden. Wenn immer wieder behauptet wird, daß „viele Länder die TWF praktizieren", so sind es in Wirklichkeit durchweg nur kleinste Bevölkerungsanteile. Selbst in Irland, wo die TWF gesetzlich in begrenztem Umfange eingeführt wurde, erhalten nur 30% der Bevölkerung fluoridiertes Wasser. In rund 10 anderen europäischen Ländern handelt es sich um Prozentsätze, die zwischen 0,1% (Finnland) und 6% (Tschechoslowakei) liegen; insgesamt trinken nur knapp 2% der gesamten europäischen Bevölkerung fluoridiertes Wasser.

In manchen Ländern wurden Anlagen wieder stillgelegt, z. B. in Schweden, Norwegen, Schweiz, England.

Frankreich hat die gesetzliche Zulassung der TWF schon im Jahre 1955 abgelehnt. Der Conseil Supérieur d'Hygiène Publique hat betont, daß das öffentliche Leitungswasser nicht als Vehikel für Arzneimittel mißbraucht werden darf; außerdem sei die TWF keine sichere Maßnahme. Die ungenügende Kenntnis des natürlichen Fluoridgehalts der Lebensmittel sei ohnehin ein Hindernis. Professor L. Roquet nannte die TWF „nichts als eine Faulheitslösung".

Italien als Land mit endemischen Fluorosegebieten mußte schon immer an Entfluoridierung denken und lehnte die TWF ab.

Spanien hat ausgezeichnete Fluorforschungen betrieben, ohne sich für die TWF zu erwärmen.

England hat bis heute keine gesetzliche Regelung. 1974 wurde in Anglesey von ⅔ der Gemeinden die Einstellung der TWF gefordert. Nach amtlichen Zahlen hatten 9jährige Kinder vor Beginn der TWF 2,6, nach 19 Jahren TWF immer noch 2,5 DMF-Zähne.

In Dänemark ist 1964 die Fluoridierung des Trinkwassers verboten worden. Der bekannte Pharmakologe K. O. Møller (Kopenhagen) meinte: „Über jene, die dem Trinkwasser Fluorid zusetzen möchten, wird man später den Kopf schütteln."

In Belgien wurde 1965 auf Grund königlichen Dekrets die einzige Versuchsanlage wieder stillgelegt.

In Österreich wurde in Folge der hervorragenden Aufklärungsarbeit *Ziegelbeckers* die Fluortablettenaktion für die Schulkinder eingestellt. Die dafür bereitgestellten jährlichen 20 Millionen Schilling sollen in Zukunft „für vernünftigere Dinge" ausgegeben werden.

Niederlande: Am bekanntesten ist das seit 1953 laufende, aber 1973 eingestellte Experiment in Tiel/Culemborg. Schon 1970 wurde auf Grund der Ablehnung der Bevölkerung in drei Wasserwerken damit wieder aufgehört. In Amsterdam z. B. wurde ein durch alle Instanzen getriebener Prozeß prominenter Bürger mit Unterstützung von Wissenschaftlern und Rechtsexperten 1973 zu deren Gunsten entschieden. 1976 wurde die TWF mit königlichem Dekret untersagt und damit 4,2 Millionen Menschen endgültig von dieser Zwangsmedikation wieder befreit.

In Schweden ist der 1952 begonnene Versuch in Norrköping 1961 abgebrochen worden. Der Oberste Verwaltungs-Gerichtshof hatte die TWF als nicht vereinbar mit den Gesetzen erklärt. 1971 wurde die TWF vom Parlament wieder verboten.

In der Schweiz ist die vorübergehende TWF in Basel bekannt. Siehe auch Seite 181, 198, 199.

Als Resultat ergibt sich, daß die meisten europäischen Länder die TWF nicht oder in äußerst bescheidenem Maße anwenden.

Beim Europarat setzte das Gesundheitskomitee

unter der irrigen Annahme, daß die WHO die TWF eindeutig empfohlen habe, eine Arbeitsgruppe ein, die im November 1971 einen befürwortenden Bericht vorlegte. Das Komitee beschloß jedoch, diesen nicht an die Mitgliedsländer weiterzugeben. Man stand unter dem frischen Eindruck der offiziellen Ablehnung in Schweden. In der Bundesrepublik wurde dieser Bericht dennoch verbreitet. Im Juli 1974 erklärte die Europäische Kommission, keine Ermutigung zur Einführung der TWF geben zu wollen; die wissenschaftlichen Urteile über den Nutzen der Fluoridierung gingen auseinander.

Fluoridmedikation und das Grundgesetz

Professor *Dr. Eckard Rehbinder,* Jurist an der Universität Frankfurt/Main, schreibt in „Rechtliche Schranken der Trinkwasserfluoridierung":

„Die Zwangsmedikation mit Fluoriden über das Trinkwasser und in gleichem Maße die Kollektiv-Fluoridierung über Tabletten stellt einen Eingriff in das Grundrecht der körperlichen Unversehrtheit und einen Eingriff in das nach Art. 2 Abs. 1 GG gewährleistete Grundrecht auf freie Entfaltung der Persönlichkeit dar.

Nach ständiger Rechtsprechung schützt Art. 2 Abs. 1 GG als lex generalis zu den Spezialgrundrechten die allgemeine Handlungsfreiheit. Da der Staat durch Anordnung der TWF, verbunden mit der Monopolstellung des Wasserversorgungsunternehmens, einen sozialen Zwang zum Genuß fluoridierten Wassers ausübt, greift er auf jeden Fall in die allgemeine Handlungsfreiheit, nämlich die Freiheit, über die Aufnahme von Nahrung, Nahrungszusätzen und Arzneimitteln selbst zu bestimmen, ein."

Ausführliche rechtliche Gesichtspunkte über Lebensmittelrecht, verfassungsrechtliche Fragen, Rechtsfragen aus dem Bundesseuchengesetz, Rechtsfragen aus dem Wasserversorgungsverhältnis sind in der „Dokumentation zur Frage der Trinkwasserfluoridierung" aufgezeigt (ZfGW-Verlag, Frankfurt).

Geschichtliche Entwicklung der Fluoridierung

Die seit mehr als 30 Jahren umkämpfte Fluoridierung (Trinkwasser, Tabletten, Zahnpasten, Speisesalz) ist nicht das Ergebnis medizinischer Forschung, sondern der Interessengemeinschaft verschiedener Industriezweige. Allen voran die Zuckerindustrie, die ein Mittel suchte, die Zahnkaries zu verhüten, ohne den Zuckerkonsum herabzusetzen. Die weiteren Interessenten sind die fluorerzeugenden Industrien; davon Aluminium-, Stahl- und Phosphatindustrie in erster Linie (angeblich soll die Aluminiumindustrie seit den 60er Jahren infolge anderer Herstellungstechniken ausfallen) und die Pharma-Industrie, die mit der Drohung, die Anzeigen zu entziehen, Ärztezeitschriften an der Veröffentlichung kritischer Berichte zur Fluormedikation hindert.

Das gemeinsam geplante „Fluor-Prophylaxeprogramm", das natürlich von offizieller Seite abgesegnet werden mußte, ist einer der massivsten Angriffe auf die Volksgesundheit in der medizinischen Geschichte.

Die eigentliche Fluor-Welle kommt aus den USA und hatte schon eine Reihe von Ländern erfaßt, bevor sie auch in der Bundesrepublik aufgenommen wurde.

So wurde die Propagandamaschine in Gang gesetzt

Dr. Harvey I. Petraborg, Aitkin Minn., USA, schreibt in einem Artikel „Die Trinkwasser-Fluoridierung als gutes Geschäft?":

„Wenn eine Industrie auf Absatzschwierigkeiten stößt, kann sie sich, wie die Zeitschrift ‚Life' es beschrieben hat, an ein Institut, das *Mellon-Institut in Pittsburg,* wenden, um neue Absatzmöglichkeiten für ihre Produkte erforschen zu lassen. 1950 saßen die *Aluminium- und Stahlindustrien* Amerikas auf großen Mengen unabsetzbarer Fluorverbindungen. Eine Zeitlang konnten sie diese Abfälle loswerden, indem sie sie in Flüsse leiteten. Doch im Dezember 1950 wurde die Aluminiumindustrie nach einem großen *Fischsterben,* entstanden durch Natriumfluorid im Columbiafluß, zu einer hohen Strafe verurteilt. Sie mußte neue Verwendungen für ihre Fluoridabfälle finden, die sich täglich häuften. Ein Teil davon ließ sich für *Ratten- und Insektenvertilgung* absetzen; aber das war wenig und löste das Problem nicht. Es wurde daher ein Mann des erwähnten Mellon-Institutes, namens Gerald G. Cox, mit der Lösung des Fluorverwertungsproblems beauftragt. Er erinnerte sich, daß Fluor Zahnzerfall verhindern könne, und schlug eine entsprechende Verwendung der Fluoridabfälle vor. Um das zu verwirklichen, mußte er die wissenschaftliche Welt, in diesem Fall die Ärzte und Zahnärzte, davon überzeugen, *daß Fluor für die Zähne gut und für die Gesundheit harmlos sei.* Was man bis dahin in Fachkreisen an Tatsachen über die Wirkungen des Fluors wußte – Fluor war als *eines der schwersten Gifte bekannt* – mußte begraben werden, und es mußte dem Publikum beigebracht werden, Fluor sei kein Gift, sondern ein notwendiger *Nährstoff.* Das gelang in der Tat. Cox hatte Beziehungen zu führenden Leuten in der Zahnärzteschaft und im Nationalen Forschungsrat (NRC). Diese Leute erhielten von der Industrie namhafte *Forschungsbeiträge.* Es kam tatsächlich so weit, daß das Fluor als ein *Nährstoff* deklariert wurde.

Das *Food & Nutrition Board des Nationalen Forschungsrates* akzeptierte die These, daß das Fluor ein notwendiger Stoff insbesondere für die *Ernährung der Zähne* sei, dies ungeachtet der Tatsache, daß Bevölkerungen mit vollgesunden Zähnen bekannt sind in Gegenden, wo Fluor aus der Natur stammend fast gar nicht gefunden wird.

Es war nicht schwer, auch den *Nationalen Gesundheitsrat* (PHS) für die Sache zu gewinnen, denn die zahnärztliche Abteilung desselben suchte seit langem nach Entdeckungen, die jenen in der Allgemeinmedizin gleichkämen. Oscar Ewing, einer der Anwälte der Aluminium Company, war Direktor des Wohlfahrtsministeriums (Social Security) der USA und Leiter des Nationalen Gesundheitsdienstes (PHS). So gelang es leicht, den Fluoridierungsgedanken in die Tat umzusetzen und Geld für die Propagierung flüssig zu machen.

Wo es darum geht, für eine Neuerung die Zustimmung wissenschaftlicher Gremien und von Laienorganisationen zu bekommen, besteht der normale Weg darin, das Pro und Contra, das sich aus wissenschaftlichen Untersuchungsergebnissen ergibt, in Versammlungen und Fachjournalen zu diskutieren, bis die Auffassungen sich klären. Dieser Weg ist in diesem Falle umgangen worden. Stattdessen wurden *sogenannte Studienkomitees* gebildet. Diese entstanden unter der Leitung von 1–2 Werbefachleuten, die die übrigen Komiteemitglieder einseitig mit Informationen ausschließlich zugunsten der Fluoridierung versahen und jene, welche Zweifel äußerten, als unzuständig, uninformiert und geschäftlich interessiert bezeichneten. Keine dieser sehr vielen Körperschaften und Organisationen hat selbst wissenschaftliche Untersuchungen über die Wirksamkeit oder über die Unschädlichkeit des Fluors durchgeführt.

Dieses Vorgehen erfüllte seinen Zweck so gut, daß eine Lage entstand, in welcher man für die Fluoridierung eintreten mußte, wenn man nicht sein Ansehen verlieren wollte. Beamte des Nationalen Gesundheitsdienstes saßen auch in führenden Stellungen der Weltgesundheitsorganisation (WHO) und traten dort für die Fluoridierung ein. Sie erreichten, daß die WHO sich dafür erklärte, und das wurde zur Grundlage einer weltweiten Kampagne.

So wie die Tabakindustrie wissenschaftliche Untersuchungen für ihre Zwecke anregte und mit mehr als 7 Millionen Dollar Subventionen dotierte, um die Unschädlichkeit des Rauchens zu ‚beweisen‘, erhielten auch hier viele Wissenschaftler und Leiter wissenschaftlicher Körperschaften Forschungsgelder, um zu beweisen, daß die Fluoridierung unschädlich und gefahrlos ist.

Unser Zeitalter spaltet Atome, erforscht den Weltraum und gebiert Wundermittel. Das läßt leicht an die Möglichkeit glauben, daß auch der Zahnzerfall durch eine so einfache Maßnahme wie die Trinkwasserfluoridierung verhütet werden könne. Es wäre ja auch gar zu schön, wenn das wahr wäre, und jedermann würde es nur zu gerne glauben. Sicher haben die Zeitumstände zu der triumphalen Annahme der Fluoridierungsidee beigetragen. Indem überdies die Spitzenleute der führenden Organisationen dafür gewonnen wurden, schlossen sich auch die übrigen Mitglieder jeweils deren Meinungen an und stellten die Sache gar nicht mehr in Frage. Das ging so zu, von oben bis unten, und allenthalben wurde eine Menge Aufklärungsmaterial zur Verfügung gestellt, worin von 65% Kariesreduktion, vom ‚Nährstoff Fluorid‘, von ‚Fluormangel im Trinkwasser‘, von ‚Kontrollierter Fluoridierung‘ usw. beharrlich die Rede war.

Alle diese Behauptungen aber sind unbewiesene Konstruktionen. Das Schlagwort ‚unschädlich‘ stützt sich auf einseitige Untersuchungen von McClure.

Das Schlagwort ‚Nährstoff Fluorid‘ hat keine wissenschaftliche Grundlage, und man kann nicht von Fluormangel im Trinkwasser reden. Dean hat schon 1936 gezeigt, daß Kinder schon bei einem Drittel der empfohlenen Fluorkonzentration *gefleckte Zähne* bekommen können, und ähnliches hat sich neuerdings bestätigt.

Das Schlagwort ‚65% weniger Zahnfäule‘ in den Versuchsstädten Newburgh und Grand Rapids ist *endgültig widerlegt* worden durch Forscher der *Universität Melbourne* u. a.

Das Schlagwort ‚kontrollierte Fluoridierung‘ trügt. Zwar kann dem Trinkwasser die sogenannte optimale Dosierung von 1 ppm zugefügt werden, aber die getrunkenen Wassermengen schwanken sehr stark von Person zu Person. *In dem Augenblick, da das Fluorid im Wasser ist, hört die Kontrolle auf.*

Die Art und Weise, wie es in Amerika zur Trinkwasserfluoridierung kam, ist in der Geschichte der Medizin ohne Parallele.

Die Fluor-Entwicklung in der Bundesrepublik nach H. Schöhl.

„Aufsehenerregende Untersuchungen über den Schadfaktor Zucker in den 20er–40er Jahren (Ganzheitsmedizinische Phase) alarmieren die Industrie, einerseits wegen drohender Absatzeinbußen an Zukker, andererseits lohnender Absatzmöglichkeiten der chemisch-pharmazeutischen Industrie an Fluorpräparaten und Beseitigung eines lästigen Abfallprodukts, nachdem Fluor als Medikament gegen Karies propagiert worden war. Besonders die Aluminiumindustrie sieht darin ein lukratives Geschäft für schädliche Stoffe, deren Beseitigung ihr Schwierigkeiten macht. Es wird ein Plan ausgearbeitet, wie das Produkt Fluor (im Englischen ‚Fluoride‘) eingeführt werden kann, nach marktstrategischen Gesichtspunkten, indem ‚Meinungsbildner‘ der Zahnärzte gewonnen werden (das Papier wurde 1960 bekannt), angefangen beim staatlichen Gesundheitsdienst, Schriftleitern, Hochschullehrern, Verbänden.

Dieses Erfolgsrezept wurde in den 50er Jahren in die Bundesrepublik übertragen. Ende November 1953 gründete *H. J. Schmidt* die ‚Arbeitsgemeinschaft für Fluorforschung und Kariesprophylaxe‘ (ORCA) mit dem Ziel der Verbreitung der Fluormedikation und der Zeitschrift ‚Caries Research' (Editor König). Fördernde Mitglieder waren lt. Verzeichnis vorwiegend die Zucker-, Süßwaren- und Fluorindustrie.

1965 beschließt in Gießen in geheimer Sitzung eine Gruppe von Hochschullehrern, die Fluoridierung der öffentlichen Wasserversorgung (beschönigend ‚Trinkwasserfluoridierung' genannt) nach USA-Muster durchzusetzen. Auf der Tagung der Deutschen Zahnärztegesellschaft (DGZMK) 1967 in Wiesbaden sprachen erstmalig *ausschließlich befürwortende Referenten*, annähernd die gleichen wie in der ORCA und IME. (IME = Informationskreis Mundhygiene und Ernährungsverhalten, eine PR-Organisation der Zucker- und Ernährungsindustrie). Professor *Rheinwald* (‚Ich habe im letzten Augenblick davon erfahren') im Auditorium war der einzige, der darauf entgegnen konnte, wurde aber sogleich von 3–4 Kollegen am Vorstandstisch niedergeredet.

Gleichzeitig wurden maßgebliche Schriftleiter für die Fluoridierung gewonnen, so *Krönke* (Deutsche Zahnärztliche Zeitschrift), *Drum* (Quintessenz), *Hartlmaier* (Zahnärztliche Mitteilungen), der 1952 in seiner bekannt grobschlächtigen Art auf die ‚Fluoridisten' schimpfte, 1963 in gleicher Weise auf die ‚unbelehrbaren' Fluorgegner (Heilsapostel, Fanatiker usw.).

Damit ist der Zeitraum, in der die Fluorlobby erfolgreich tätig war, eingegrenzt.

Am 29. 11. 1971 schreibt Professor *E. Harndt:* ‚In unserer wissenschaftlichen Organisation, der Deutschen Gesellschaft für Zahn-, Mund- und Kieferheilkunde, wurde die positive Einstellung zur Trinkwasserfluoridierung durch Manipulation herbeigeführt, wobei die Masse der Anwesenden durch die Versammlungsleiter *(Krönke, Naujoks)* und durch die wirtschaftlichen Organisationen des Bundesverbandes gelenkt wurde.'

Ab 1965 ist die zahnärztliche Fachpresse für kritische Arbeiten weitgehend geschlossen. Auch von den Hochschullehrern wagt keiner mehr, gegen die Fluoridierung aufzutreten. 1971 wird *Gins*, Schriftleiter der ‚Zahnärztlichen Welt‘, von *Naujoks* gedroht, wenn er noch einen Beitrag von *Schöhl* brächte, würden die Hochschullehrer nicht mehr für ihn schreiben.

Bereits 1967 schließt der Bundesverband Deutscher Zahnärzte mit der Vereinigung Zucker ein Abkommen auf gegenseitige Unterstützung ab (ZM 20, 974 (1967) ‚Süßes Gespräch‘). In Veröffentlichungen der Tarnorganisationen (JWT, Edu-Med-Pressedienst, Wissenschaftlicher Informationsdienst) der im Auftrag der Zuckerindustrie arbeitenden Werbeagentur Thompson arbeiten zahnärztliche Hochschullehrer mit. Die ‚Prophylaxe-Trias‘ wird geboren und 1983 von BDZ und Freiem Verband akzeptiert. Die Folgen dieser wirtschaftlich so erfolgreichen Taktik im Gesundheitswesen sind verheerend.

Für die Zahnärzte ab den 60er Studienjahrgängen ist die Fluoridierung zum Dogma geworden, das nicht mehr auf den Wahrheitsgehalt überprüft wird, obwohl sich die Grundlagen der Fluoridierung – mathematisch überprüfbare Statistiken – als gefälscht herausgestellt haben.

Die ärztliche Seite der Zahnmedizin stagniert auf

dem Stand von vor hundert Jahren – der Millerschen Plaquestheorie von 1883, die *Miller* selbst in späteren Jahren abgelehnt hat – ungeachtet der wissenschaftlichen Ergebnisse betreffs des endogenen Faktors der Karies der 20er–50er Jahre.

Die Scheinprophylaxe der Karies verhindert eine kausale Behandlung der Krankheiten durch isolierte Kohlenhydrate einschließlich der Karies."

Wirtschaftliche Fakten

Wenn man weiß, daß maßgebliche Fluorexperten in der Werbung der Zucker- und Fluorindustrie eine bedeutende Rolle spielen, dann können ihre Fluorempfehlungen wirklich nicht mehr als neutral angesehen werden.

Hier einige markante Beispiele:

1) Der Fluorbefürworter Professor *Yngve Ericsson* besitzt Patent Nr. 209659 und 222895 für Fluorzahnpasten. Er verteidigt sich mit der Angabe, er hätte sie in eine Forschungsgesellschaft eingebracht. Inhaber dieser Forschungsgesellschaft ist *Yngvar Ericsson*. Eine Anfrage bei der Regierung zweifelt seine Objektivität an. Gleichzeitig wurde eine öffentliche Klarstellung verlangt über Höhe und Verwendung der Forschungsgelder, die *Ericsson* von US PHS und evt. anderen Interessenten erhalten hätte. In der Presse wurde er gefragt, ob seine Patentinteressen möglicherweise seine Ansichten als Wissenschaftler beeinflussen.

(Schwedisches Patentregister Nr. 209659, 222895) (Per Ragnar, Expressen vom 13. 1. 1970).

2) *Ericssons* Patent bei Pepsodent hält einen Marktanteil von 31%. In seinen Forschungsberichten über Untersuchungen an Schulkindern verbindet er Hinweise auf Pepsodent. (Svergies Tändläkarförbund

Nr. 1, 17, 1969, Nerikes Allehanda, 2. 12. 1969 und VI, Nr. 45, 1969).

3) Für Blendax fluor super gab Professor *Naujoks* als Direktor der Universitäts-Zahnklinik Würzburg schon in den 60er Jahren seinen Namen her (s. Anzeige S. 83).

4) Der 7. Jahresbericht der Zucker-Forschungs-Stiftung bezeichnet Zucker als Hauptursache des Zahnverfalls. Sie vergibt Forschungsaufträge an Havard School of Public Health (stave) und die Universität Rochester, N.Y. Die zahnärztliche Fakultät löst das Problem des Zahnverfalls ohne Einschränkung des Zuckerverbrauchs (d. h. indem sie für die Fluoridierung eintritt). Der Bericht bestätigt, daß diese Stiftung der Urheber der Idee ist, daß Fluoride Zahnverfall verhindern (s. Cox, VI K4, 8, 10, 13, 50, 55, 86) (Midwest Physicians VI K 21. Sugar Research Foundation 1950).

5) Die Aluminium Company of America (Alcoa) bietet Forschungsgruppen Gelder an zur Lösung ihrer Schwierigkeiten betreffs der Verwendung der Fluorabfälle, speziell der Aluminium-, Stahl- und Düngemittelindustrie, die die Atmosphäre vergiften und Vieh- und Pflanzenschäden verursachen. Da die PHS eng mit der Industrie zusammenarbeitet, sind Interessenkonflikte unvermeidlich (Seattle Times, 16. 12. 1952) (s. Welch 9).

6) Die Trinkwasserfluoridierung auf Basis staatlichen Zwanges (in USA) „wird von der chemischen Industrie als Hauptdurchbruch zur Erschließung neuer Märkte angesehen". Hauptlieferant ist die Phosphatindustrie. (Oil, Paint- and Drug Report, 30. 10. 1967).

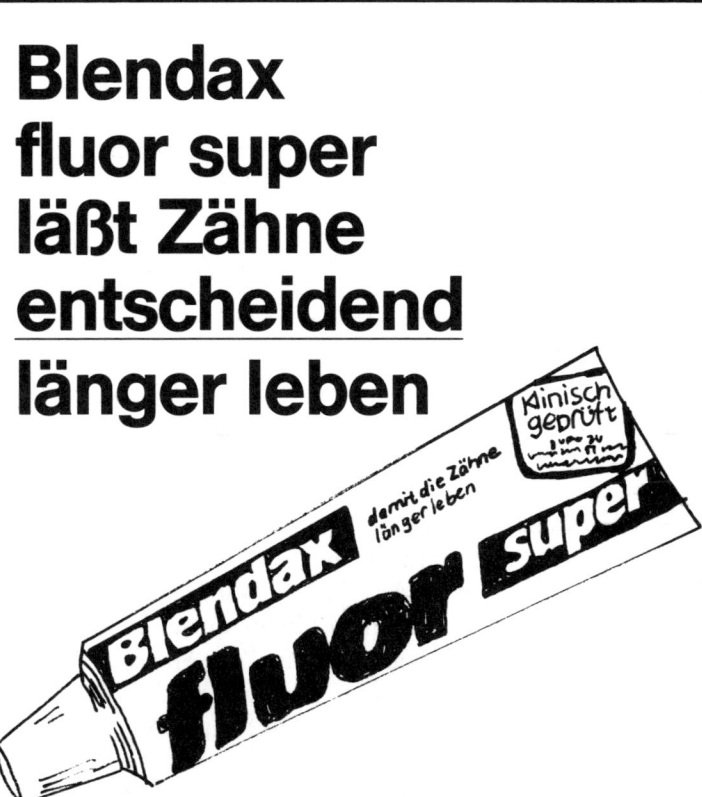

Durch die Wiedergewinnung des Fluors als fluor-silizische Säure machen die Phosphathersteller aus dem ein Geschäft, was andernfalls zur unzulässigen Luftverschmutzung beitragen würde (Black A. P.: Feasibility of Water Fluoridation. J. Amer. Dent. Ass. 65, 588–594, November 1962).

7) Bereits 1943, während die ärztliche und zahn-ärztliche Presse vor Fluor warnte, bereitete sich die Industrie auf den zu erwartenden Absatz vor.

„ERCO Fluoride schützen wachsende Zähne" – und Dunlop Gummi schützt ERCO's Fabrik. „Die Electric Reduction Co. von Kanada Ltd. hat eine Fabrik gebaut, die täglich über 60 Tonnen Hydro-fluorsilizium produzieren wird. Die Fabrik beliefert bereits die Wasserversorgungen von Toronto, Oak-ville, Belleville, Welland und Picton und exportiert an Städte wie Syracus, Rochester, Pittsburgh und Chicago in den USA. – Früher war Hydrofluorsili-zium nur ein gelegentliches Nebenprodukt der nor-malen Phosphorproduktion in Port Maitland. – Es wurde neutralisiert und einfach weggeschüttet. Jetzt wird es aufbewahrt in gummiverkleideten Spezial-Lagertanks. Es ist tatsächlich so korrosiv, daß die Stahltanks ohne den Gummischutz innerhalb von Stunden zerfressen wären. Die Zukunft für den Ab-satz von Hydrofluorsilizium sieht ausgezeichnet aus. Mit wachsender Nachfrage erkannte ERCO den Markt und baute die Fabrik." (Dunlop Dimension, März–April–Mai 1966, S. 5).

8) Al Imfeld: „Seit 1953 gibt es die Europäische Arbeitsgemeinschaft für Fluorforschung und Zahn-kariesprophylaxe (ORCA). Sie hat sich auf fast mis-sionarische Art für die Fluorwissenschaft eingesetzt.

Dahinter jedoch verbirgt sich eine Interessengruppe von Fluorherstellern und Süßwarenproduzenten (etwa Zyma-Blaes AG, Hauptlieferant von Fluor; Alcoa, Alcan, Alusuisse, Coca-Cola etc.). Mit ORCA arbeitet die Fédération Dentaire Internationale (FDI) eng zusammen. Deren Direktor, *Dr. J. E. Ahlberg,* arbeitet offen mit Dentalindustrien zusammen. Ein weiteres prominentes Mitglied der FDI, zugleich im europäischen Vorstand, *Dr. Th. Aggeryd,* wurde durch die Firma Medicodent bekannt. Diese zahnärztliche Dienstleistungsfirma ist wiederum mit mindestens vierzehn Aktiengesellschaften und Vereinigungen liiert. Die FDI ist eine beratende Organisation der Weltgesundheitsorganisation WHO. Die Regierungen der Mitgliedsländer haben Empfehlungen an die WHO über die Präsidenten der Nationalkomitees der FDI (z. B. betreffend Fluoridierung) weiterzugeben. Doch die Verfilzung geht bereits bis in die WHO hinein. Als Beispiel: Der Vorsitzende des Fluor-Experten-Komitees, Professor *Yngve Ericsson,* besitzt mehrere Fluorzahnpasten-Patente" (s. auch 1).

„Aber die Verfilzung ist global", schreibt *Al Imfeld* weiter. „In der Bundesrepublik wurde Ähnliches festgestellt. Und wenn es auch jeder weiß – gesagt darf es nicht werden, daß Universitätsprofessoren für eine der größten Werbeagenturen Europas, die Thompson AG, Texte zur Verfügung stellen."

Rudolf Ziegelberger, Mathematiker und Statistiker am Grazer Institut für Umweltforschung, der die gesamte Fluorforschung unter die Lupe nahm und dabei mehrere statistische Forschungsdaten als „glatten Schwindel" aufdeckte, schreibt: „Dieser Agentur sind u. a. auch der IME-Pressedienst, der Edu-Med-Pressedienst, der Deutsche Medizinische Informationsdienst (der mit dem Verein für Zahnhygiene der Fluorzahnpasten- und Präparate-Hersteller und der ORCA zusammenarbeitet), das action team Wirtschaft & Gesellschaft u.a.m. zuzuordnen."

9) Der Bundesverband Deutscher Zahnärzte hat, wie bereits angeführt, in einer Sitzung vom 21. 9. 1967 mit der Wirtschaftsvereinigung Zucker ein Übereinkommen auf gegenseitige Unterstützung abgeschlossen (Zahnärztliche Mitteilungen, 21. 9. 1967, S. 794, „Süßes Gespräch").

Einen entsprechenden Vorschlag machte die Süßwarenindustrie 1976 der Kassenzahnärztlichen Vereinigung Nordrhein, der einzigen KZV, die sich bis zum Ausscheiden ihres Vorsitzenden Knellecken für kausale Maßnahmen gegen die Gebißkrankheiten eingesetzt und kein derartiges Abkommen abgeschlossen hatte. Der „Mangel" soll inzwischen (1982) behoben sein.

10) Der „Verein für Zahnhygiene" wird von 13 Firmen der Zahnbürsten- und Zahnpastenindustrie getragen. Sein Geschäftsführer *Friedrich Römer* zeichnet 1976 als Redakteur im Edu-Med-Pressedienst. Der Verein befand sich in den Räumen der Werbeagentur Thompson, jetzt in Darmstadt. Der Verein ist Mitglied der Landesarbeitsgemeinschaft zur Förderung der Jugendzahnpflege in Bayern und unterstützt diesen finanziell. (Auskunft KZV Nordrhein vom 11. 1. 1977).

11) *Hartlmaier,* bis 31. 12. 1976 Hauptschriftleiter der „Zahnärztlichen Mitteilungen", dem Standesorgan der Deutschen Zahnärzte, und seit Jahrzehnten

einflußreichster Mann des BDZ, ist Leiter des „Deutschen Ausschuß für Jugendzahnpflege". *Hartlmaier* gehörte bis 31. 12. 1976 dem Vorstand des „Deutschen Medizinischen Informationsdienstes" an. Dieser befindet sich mehrheitlich im Besitz der Werbeagentur Thompson. Er hat 1976 für den „Edu-Med-Pressedienst" geschrieben. (*Kaufmann, G.*, Public Relations Service, Schreiben vom 5. 1. 1977. JWT Edu-Med-Pressedienst 58/76).

Professor *König* hat ebenfalls 1976 Beiträge im „JWT Edu-Med-Pressedienst" veröffentlicht. (JWT Edu-Med-Pressedienst 61/76 und 56/76).

Professor *König* verhinderte 1976 die Aufnahme der Ernährungsprophylaxe als Regelleistung in den Prophylaxeplan des Freien Verbandes.

König und *Marthaler* sind verantwortlich für den Prophylaxeplan des BDZ und Freien Verbandes 1982.

12) Vierzig Pfund *Süßigkeiten* im Jahr ißt der Bundesbürger im Durchschnitt – nicht gerechnet, was er sonst noch an Zucker und zuckrigen Getränken zu sich nimmt.

„Der Bundesverband des Süßwaren-Groß- und Einzelhandels hat den Vorschlag einer Süßwaren-Sondersteuer (des Freien Verbandes) schon mit Empörung zurückgewiesen und hat mit den Zahnärzten für Anfang September ein Gespräch verabredet. Das Ziel: Die Zahnärzte sollen nicht weiter den Zucker schmähen, und dafür wollen die Zuckerleute sich an einer gemeinsamen Aufklärungsarbeit beteiligen. Aufklärung heißt hier freilich nicht Aufklärung über die Schattenseiten des Zuckers, sondern heißt nur die Empfehlung zu regelmäßiger Zahnpflege, zu häufigem Ausspülen des Mundes und zur Einnahme von Fluortabletten."

„Einen ersten Vorgeschmack solcher Art von Aufklärung gibt es übrigens schon. Die Werbeagentur Thompson in Frankfurt verbreitet einen Pressedienst, in dem für ‚Zahnpflegeräume' in den Schulen plädiert und die Wichtigkeit der Mundhygiene beredt dargestellt wird und wo es von Fluortabletten heißt, sie böten die ‚Garantie' für einen ‚ausgezeichneten Schutz gegen Karies'. Als Texter für diese Werbeagentur arbeitet unter anderem ein Professor der Zahnmedizin aus dem niederländischen Nijmegen... Daß in diesem Pressedienst von Süßigkeiten und Ernährung nur pro forma am Rande die Rede ist und kein unfreundliches Wort gegen den Zucker fällt, dagegen viele freundliche über das Fluor, ist kein Zufall: Zu den Auftraggebern der Werbeagentur, also zu den Finanziers des Pressedienstes, gehören ein Zuckerkonzern und eine Fabrik für Fluortabletten. Da tarnt sich die Werbung mit Wissenschaft und sagt nicht dazu, von wem sie bezahlt wird."

„Den Zuckerbäckern kann es nur recht sein ... und wenn ihnen jemand entgegnet, daß süße Sachen auch schlechte Zähne machen, dann können sie auf die Mundhygiene und auf die Fluortabletten verweisen – und auf den Zahnprofessor aus Nijmegen, der es doch eigentlich wissen muß" (WDR 28. 8. 76).

13) *Thompson* gründet Tochterfirma.

J. Walter Thompson GmbH, Frankfurt. Die große internationale Werbeagentur hat unter dem Namen „JWT Corporate Communications GmbH" eine neue Tochtergesellschaft gegründet. Ihr Aufgabengebiet reicht von der Unternehmensberatung in

Fragen der Kommunikation bis zur Planung und Umsetzung derartiger Maßnahmen für Unternehmen, Verbände und Institutionen. Nach Ansicht von *Alexander Demuth,* Geschäftsführer der neuen Tochtergesellschaft, stelle in der Bundesrepublik eine Spezialagentur für Corporate Communications ein Novum dar. Er definiert diesen aus dem Amerikanischen übernommenen Begriff mit „strategisch aufgebauter Kommunikation", die das Ziel verfolge, die Einstellung der Öffentlichkeit gegenüber Unternehmen, Verbänden und Institutionen zu beeinflussen oder zu verändern. Als erster Kunde wurde die Deutsche Bank gewonnen. Die Muttergesellschaft entwickelt seit Jahren die Auslandswerbung für die größte deutsche Bank (FAZ 20. 10. 81).

14) Der Informationskreis Mundhygiene und Ernährungsverhalten (IME) forderte am 28. 10. 82 die bessere Zusammenarbeit von Zahnärzten und Kinderärzten betreffs Zähneputzen und Fluoridierung auf seiner Tagung in Frankfurt (Hess. Rundfunk 28. 10. 82).

Wie wird die Öffentlichkeit informiert?

Wir zeigen hier an einigen gravierenden Beispielen, die in ähnlicher Form unzählige Male existieren, wie die Öffentlichkeit über Zahnkariesprophylaxe informiert wird.

Informationsblätter dieser Art werden z. B. bundesweit an alle Eltern von Kindergartenkindern und Schulanfängern verteilt.

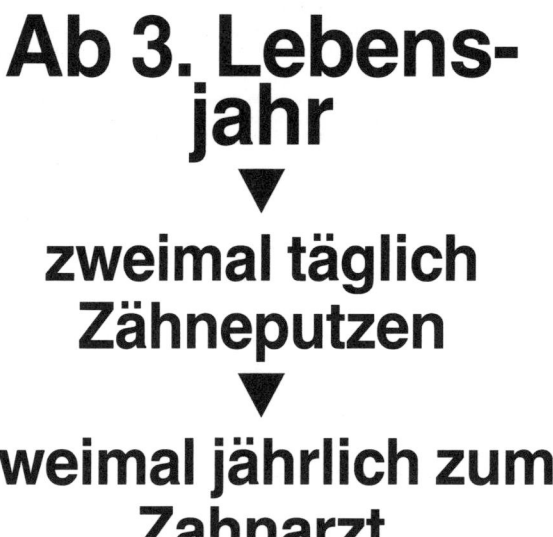

Ab 3. Lebens- jahr
▼
zweimal täglich Zähneputzen
▼
zweimal jährlich zum Zahnarzt

Schütze Dein Kind
vor drohendem Zahnverfall!

Liebe Eltern!

Die Gesundheit ist das höchste Gut Ihres Kindes!

Wir wissen, daß kranke Zähne nicht nur zu schmerzhaften, teilweise lebensbedrohenden örtlichen Komplikationen und Zahnverlust führen können, sondern daß auch schwere Allgemeinleiden, wie Rheumatismus, Magen-, Herz-, Nieren- und Gelenkerkrankungen vielfach als Folgekrankheiten von Zahnschäden anzusehen sind.

Die Zahnfäule — auch Karies genannt — ist heute die verbreiteste Krankheit bei unseren Kleinkindern und Jugendlichen. Ihre Ursache ist mannigfaltiger Natur. Die heute vielfach einseitige Ernährung führt bei vielen Menschen zu Krankheitserscheinungen, die auf einem Unterangebot von wichtigen Wirkstoffen beruhen. Zu diesen Wirkstoffen gehört u.a. auch das Spurenelement Fluor, das bei ausreichender Aufnahme für die Zahnhärtung verantwortlich zu machen ist. Es ist bekannt, daß dieses die Zahnfäuleanfälligkeit wesentlich mindert.

In der Vergangenheit erhielten Tausende von Kindern in vielen hessischen Schulen Fluoriddragees zur Vorbeugung gegen die Zahnfäule. Nach einer langjährigen Beobachtung hat sich bestätigt, daß bei vielen Kindern die Kariesanfälligkeit erheblich zurückging. Auf Grund dieser günstigen Erfahrungen, die auch im übrigen In- und Ausland gemacht wurden, beabsichtigt der Hessische Sozialminister, in Gegenden, in denen das Trinkwasser einen zu geringen natürlichen Fluorgehalt aufweist, auch weiterhin die Darreichung von Fluorid-Tabletten an Kinder in Kindergärten. Um wirksam zu sein, muß sich die Fluorzufuhr über einen längeren Zeitraum erstrecken.

Auch Ihr Kind kann künftig täglich im Kindergarten **kostenlos** die Fluoridtabletten erhalten. Diese haben einen angenehmen Geschmack und werden von den Kindern gern genommen. Da die Gaben genau abgestimmt sein müssen, um zum gewünschten Erfolg zu führen, beachten Sie bitte, daß von Ihrem Kind kein anderes fluorhaltiges Mittel **eingenommen** wird (z.B. fluorangereicherte Milch oder Salz oder Tabletten). Dagegen bestehen gegen eine Verwendung einer fluorhaltigen Zahnpasta zur täglichen Zahnpflege, die von außen auf die Zahnoberfläche einwirken soll, und/oder eine Behandlung der Zahnoberflächen mit einer Fluor-Lösung bzw. -Lack durch Ihren Zahnarzt keine Bedenken.

Achten Sie auch auf eine vitamin- und minerlsalzreiche Kost und denken Sie bitte stets daran, daß täglich zweimaliges Zähneputzen und eine halbjährliche zahnärztliche Kontrolluntersuchung ebenfalls wichtige Voraussetzungen für die Zahngesundheit sind.

Wenn Sie, liebe Eltern, mit der Teilnahme Ihres Kindes an dieser zur Gesunderhaltung der Zähne wichtigen Maßnahme, der Darreichung von Fluorid-Tabletten einverstanden sind, wollen Sie dies bitte durch Ihre Unterschrift auf dem anhängenden Abschnitt bestätigen und denselben von Ihrem Kind im Kindergarten abgeben lassen.

Stadt-
Kreis- Gesundheitsamt: ....

Stadt-
Kreis- Arzt: ....

Der Hessische Sozialminister

Im Auftrage:

gez. Dr. Kubitza

Bitte hier abtrennen!

- -

Vom Inhalt vorstehenden Merkblattes über die Darreichung von Fluorid-Tabletten gegen Zahnkaries haben wir als Sorgeberechtigte des Kindes Kenntnis genommen.

Wir sind einverstanden, daß unser Kind

Vorname:............................ Zuname: .... geb. am: ....

wohnhaft: Ort: .... Straße: ....

an der für uns kostenlosen Darreichung von Fluorid-Tabletten teilnimmt.

..............................., den .... 19 ....

....
(Vater) (Mutter)
Unterschrift der Sorgeberechtigten

Falls nur eine Unterschrift vorhanden ist, wird durch sie ausdrücklich bestätigt, daß der andere Sorgeberechtigte das Merkblatt zur Kenntnis genommen hat und ebenfalls die Darreichung von Fluorid-Tabletten an das Kind wünscht.

Anmerkung:
Aus technischen Gründen können außerhalb des vom Kindergarten gesetzten Termins eingehende Einverständniserklärungen nicht mehr berücksichtigt werden.

Selbst Krankenkassen wie die AOK beteiligen sich an unseriöser und unverantwortlicher Fluorpropaganda, die nicht zu Lasten der Versicherten gehen dürfte, sondern von den Herstellern der Fluoride selbst bezahlt werden müßte.

Beachten Sie, wie stark Fluorid herausgestellt wird. Es steht an 1. Stelle, dann kommt Mundhygiene und zum Schluß als Zugabe die Ernährung.

Unverantwortlich ist die Darstellung „Fluorid, das Rezept der Natur!"

Diese Aussage erinnert stark an die Werbung der Zuckerindustrie, die den chemisch reinen Fabrikzucker ja ebenfalls als ein „Produkt natürlichen Ursprungs" vorstellt. Juristisch ist gegen diese Aussage nichts einzuwenden. Der uninformierte Leser wird dadurch jedoch gezielt fehlinformiert.

Verhütet Zahnschäden — die Zivilisationskrankheit Nr. 1

Damit die Zähne Ihrer Kinder
lange gesund bleiben, muß der Zahnschmelz
widerstandsfähig gemacht werden.

Fluorid, das Rezept der Natur!

Fluorid ist ein natürlicher Bestandteil aller Lebewesen und kommt in Spuren überall in der Natur vor. Fluorid macht den Zahnschmelz widerstandsfähig. Fluorid ist die wirksame Waffe gegen Karies. Fluorid gibt es als Tabletten (in der Apotheke) und als Gelee (verschreibt der Zahnarzt).

Zahn um Zahn!

Nach jeder Mahlzeit müssen die Zähne gründlich geputzt werden. Nach dem Frühstück, nach dem Abendessen.

Zahn – Guten Appetit!

Mit Obst, Vollkornbrot, Quark, Käse, Schinken, Rohkost… Zuckerhaltige Nahrung u. Süßigkeiten schaden den Zähnen.

Wir möchten, daß Ihre Kinder gesunde Zähne haben.

Drei Dinge braucht der Zahn:

Regelmäßige Fluoridzufuhr.
Richtige Mundhygiene. Zahngesunde Ernährung.

Alle drei zusammen verhüten Zahnschäden maximal. Und wenn Sie außerdem mit Ihren Kindern regelmäßig zum Zahnarzt gehen, haben Sie viel dafür getan, daß die Zähne lange gesund bleiben.

Herrn
Dr. Detlef Balzer, Vorstandsvorsitzender
Wilhelm Heitzer, Stellvertretender Vorstandsvorsitzender

des
Bundesverbandes der Ortskrankenkassen

Kortrijker Straße 1   Zur persönlichen Kenntnisnahme
D-5300 Bonn 2
                                       EINSCHREIBEN!

Betr.: Irreführende AOK-Werbung in "Hör zu"   Graz, 12.Jänner 1984

Sehr geehrte Herren,

es dürfte erstmalig in der Geschichte der Krankenkassen sein, daß die
Krankenkassen auf einen ungeheuren "Medikamenten-Schwindel" hereingefallen
sind und selbst für dieses suspekte Medikament - es handelt sich um
"Fluorid, das Rezept der Natur!" - werben.

Wir gehen selbstverständlich davon aus, daß die Krankenkassen ernsthaft
um gesündere Zähne der Kinder bemüht sind.

Gerade deshalb vertrauen wir darauf, sehr geehrte Herren Vorsitzende,
daß unsere Argumente bei Ihnen nicht gleich im Papierkorb landen, sondern
angesichts Ihrer Verantwortung gegenüber den Versicherten und Steuerzahlern selbst dann, wenn Sie aus Gründen der Objektivität diese unseriöse
Fluor-Werbung stoppen und zurückziehen müssen, mit dem gebotenen Ernst
von Ihnen persönlich behandelt werden.

"Fluorid, das Rezept der Natur", wurde bisher nur durch die von ihm
verursachten Schäden bekannt:

in natürlich fluorreichen Gebieten durch seine Zahn- und Skelettschäden
(Zahnfluorose und Fluorose), durch Verkrüppelung der Gelenke (genu
valgum syndrom), durch das "Dorf der jungen Greise" (Türkei) u.v.a.m.

in Betrieben durch berufsbedingte Schäden (Fluorose ist als Berufskrankheit anerkannt) an den Arbeitern und durch die krebserregende Wirkung
vieler Fluorverbindungen und Arzneimittel (siehe z.B.: Chemie und Techno-
logie cyclischer Fluorverbindungen. Schiemann, G. & Cornils, B., Enke
Verlag Stuttgart 1969),

in der Umgebung von Aluminiumhütten und vielen anderen Fluoremittenten
durch sterbende Wälder, schwere Vegetationsschäden, verkrüppelte, lahme
und verendete Kühe, tote Bienen und Singvögel, etc.

in Industriegebieten durch Erstickungsanfälle deutscher Kinder (Pseudo-

95

Krupp, siehe z. B. "Spiegel" Nr. 2 vom 9. Jänner 1984) durch Schädigung des Blutbildes, etc.

in Fluor-gläubigen Familien durch mit Fluortabletten vergiftete Kinder, etc. Die WHO gibt selbst nur 6-9 mg/kg Kpgw. als tödliche Dosis für Fluorid an,

und Natriumfluorid (NaF), von der AOK Pfalz im "neutralen Emblem" der Arbeitsgemeinschaft Jugendzahnpflege zur Verschleierung der Gefährlichkeit von Fluorid geführt, wurde nicht nur durch seine blutgerinnungshemmende Wirkung (Gefahr für Bluter!), sondern auch durch seine Rolle im Militär- schrifttum als "Sabotagegift für perfekten Mord" (Deutsche Akademie für Ärztliche Fortbildung, Greifswald) bekannt.

Es mutet wie ein schlechter Scherz an, daß ausgerechnet die AOK in einem Großinserat in "Hör zu" für dieses "Rezept der Natur" und die Massenanwendung dieses Giftes (durch Gesunde und Kranke, Empfindliche und Unempfindliche, Fluor-Belastete und -Unbelastete, usw.) werben und diese Werbung aus öffentlichen Geldern auch noch finanzieren, während der eigentliche "Zahnkiller Zucker" in einem Nebensatz von sechs Worten an den Rand geschoben wird und Zahnkaries bekanntlich unbestritten gar keine Fluor-Mangelkrankheit ist.

So wie die AOK in ihrem Inserat schreiben, "Fluorid ist ein natürlicher Bestandteil aller Lebewesen und kommt in Spuren überall in der Natur vor", so könnten die AOK dasselbe auch für Blei und Cadmium und viele andere hochtoxische Elemente schreiben.

Sollte man deshalb auch Blei und Cadmium, Arsen und viele andere hoch- toxische Elemente zur täglichen Einnahme empfehlen, weil sie irgendeine Wirkung im Körper haben?

Sachlich völlig falsch ist jedenfalls die Behauptung der AOK: "Fluorid macht den Zahnschmelz widerstandsfähig. Fluorid ist die wirksamste Waffe gegen Karies."

Fluorid macht den Zahnschmelz keineswegs widerstandsfähig, sondern schädigt seine Struktur bei einem Teil der Kinder schon in der empfohlenen Dosis, ätzt ihn an, entkalkt und erweicht ihn destruktiv schon bei den für die Lokalapplikation angewandten Dosierungen, wie wissenschaftlich eindeutig nachgewiesen ist.

Fluorid ist auch nicht die "wirksamste Waffe gegen Karies", sondern überhaupt keine Waffe gegen Karies.

Wie wissenschaftlich eindeutig nachweisbar ist, beruht dieser propagandistisch ungeheuer aufgeblähte Irrglaube auf geradezu dilettantischen, von Zahngesundheitsbeamten und Zahnärzten produzierten "Erfolgsstatistiken", Datenmanipulationen bis hin zu Datenfälschungen, falschen und teils unsinnigen Vergleichen und falschen Schlußfolgerungen aus Experimenten mit unannehmbaren Voraussetzungen und Daten.

Daran ändert sich auch nichts, wenn Institutionen wie das WIdO zuerst eine völlig einseitig zusammengesetzte "wissenschaftliche Kommission" für zahnmedizinische Prophylaxe mit sogenannten "anerkannten Fluor-

96

Experten" einberufen und dann, einmal festgefahren, sich an Wirkungs-
Theorien von Fluorid, die im Grunde auf der Basis der falschen
"Erfolgsstatistiken" konstruiert wurden und nicht stimmen, anklammern,
und keine kritische Wertung ihres Berichtes mehr vornehmen wollen.

Sehr geehrte Herren, auf S. 36/37 dieser WIdO-Schriftenreihe 4 finden
Sie zwei Schaubilder mit "Erfolgen" der Trinkwasserfluoridierung in
Basel, die frei erfunden sind.

Die Tatsache ist in der Fachwelt längst bekannt und wird nicht einmal
vom Autor dieser Diagramme, dem ehemaligen Leiter der Basler Schulzahnklinik, Dr. Gutherz, dementiert.

Dr. Gutherz kann die Falschheit seiner beiden Diagramme (Abb. 3 und
4 im WIdO-Bericht) auch gar nicht bestreiten, da er selbst in der gleichen
Publikation (Sozialmedizinische Aspekte der Trinkwasserfluoridierung ...) zumindest für die 7jährigen Kinder auch die richtigen
Daten angegeben hat:

Danach hatten 1966/67 nicht 49% der Kinder gesunde Zähne, sondern nur
etwa 13%, also nicht um 45%, sondern um 7% mehr als 1960.

Korrekt wäre es daher gewesen, auch in der Abb. 4 des WIdO-Berichtes
so wie schon in der Ab. 3 "fast alles schwarz" zu zeichnen.

Ein weiterer, wissenschaftlich gesehen völlig unsinniger und irreführender
Vergleich findet sich in Abb. 2 des WIdO-Berichtes:

Dort wurden unter der täuschenden Überschrift "Die Auswirkungen von
natürlicherweise fluoridiertem Trinkwasser ..." an die Kariesbefunde
von Kindern, die in einer Basisuntersuchung (fast alle Kinder) 1944/45
in Grand Rapids, Mich., erhoben wurden (ca. 19.000 Kinder), kurzerhand
die Kariesbefunde von ein paar hundert Jugendlichen und Erwachsenen
die 1960/61 in Rockford, Ill., erhoben worden waren, angestückelt.

Desgleichen wurden an die Kariesbefunde aus selektierten Stichproben
von Kindern aus Grand Rapids, Mich., die 1954 (bis 10jährige), 1955
(11jährige) und 1959 (12-16jährige) erhoben wurden (ca. 3.000 Kinder),
wobei Grand Rapids seit 1945 künstlich fluoridiert war, die Kariesbefunde
von ein paar hundert Erwachsenen aus Aurora, Ill., mit natürlich fluorreichem Trinkwasser (1,2 ppm) aus dem Jahre 1946 angestückelt.

Auf solch unsinniger Vergleichsbasis, man kann diesen von Zahnärzten
(sogenannten "anerkannten Fluor-Experten") produzierten Vergleich wohl
nur als groben Unfug bezeichnen und das Vorstehende möge nur beispielsweise für viele solche Vergleiche stehen, wurden dann großartige
"Wirkungstheorien" zur "Erklärung" der aus solchen Vergleichen abgeleiteten "Kariesreduktionen" produziert, werden dann Empfehlungen für
die Beaufschlagung der Bevölkerung mit einer hochtoxischen Substanz
zur angeblichen Kariesvorbeugung abgegeben und "Fluorid, das Rezept
der Natur!".

Sehr geehrte Herren, bei diesem Sachverhalt schiene es uns überlegenswert,
ob nicht einmal einige der sogenannten "anerkannten Fluor-Experten"
für ihre falschen Gutachten gerichtlich zur Verantwortung gezogen werden

97

könnten und sollten.

Bezüglich der Abb. 1 im WIdO-Bericht über die Kariesentwicklung bei
den Schulkindern in Basel verweisen wir auf unseren beigeschlossenen
"Aufruf" mit dem Hinweis, daß die Kariesdifferenz zwischen 1977 und
1961 in Ab. 1 überhaupt nichts über die Ursache und den Einfluß der
Trinkwasserfluoridierung aussagt. Man kann aus dieser Darstellung allein
nichts über die Faktoren aussagen, die zu dieser Kariesdifferenz geführt
haben. Wohl aber ergibt sich aus der Analyse viel weiter gehender Daten
und Angaben über die Voraussetzung im Basler TWF-Experiment, daß die
TWF keinen nachweisbaren positiven Einfluß auf die Karies gehabt hat.

Sehr geehrte Herren Vorstandsvorsitzende, im Sinne der in dieser Sache
dringend gebotenen Objektivität erlauben wir uns, unseren "Aufruf zum
Widerstand gegen die programmierte Fluor-Verseuchung unserer Kinder,
Mütter, Schwangeren und unserer Umwelt" auch an Sie zu richten und
darauf hinzuweisen, daß wirksame Kariesprophylaxe ohne Fluoridierung
möglich und sinnvoll und die Zahnkaries ohne (Trinkwasser-) Fluoridierung
(auch in Berlin rückläufig ist, während Fluoridierung

1. die Gesundheitskosten nicht dämpft, sondern steigert,

2. zur Kariesvorbeugung und gegen den Zahnverfall nachweisbar unwirksam
   ist,

3. als Dauermedikation mit Sicherheit schädliche Nebenwirkungen hervorruft und betroffen macht.

Ergänzend zu unserem "Aufruf" erlauben wir uns darauf hizuweisen, daß
im Falle der Neueinführung der "Trinkwasserfluoridierung kurzfristig
mit durchschnittlich drei Krebstoten zusätzlich auf je 10.000 neu
fluoridierte Leute zu rechnen ist.
Ob bei diesen Menschen das Immunsystem durch das Zell- und Enzymgift
"Fluor" ausgeschaltet oder bereits vorhandener Krebs mobilisiert wird,
ist nicht geklärt.

Wir sehen Ihrer Antwort mit Interesse entgegen und zeichnen
mit freundlichen Grüßen

F.d. ARGE für alternative Gesundheitpolitik

Anlagen

98

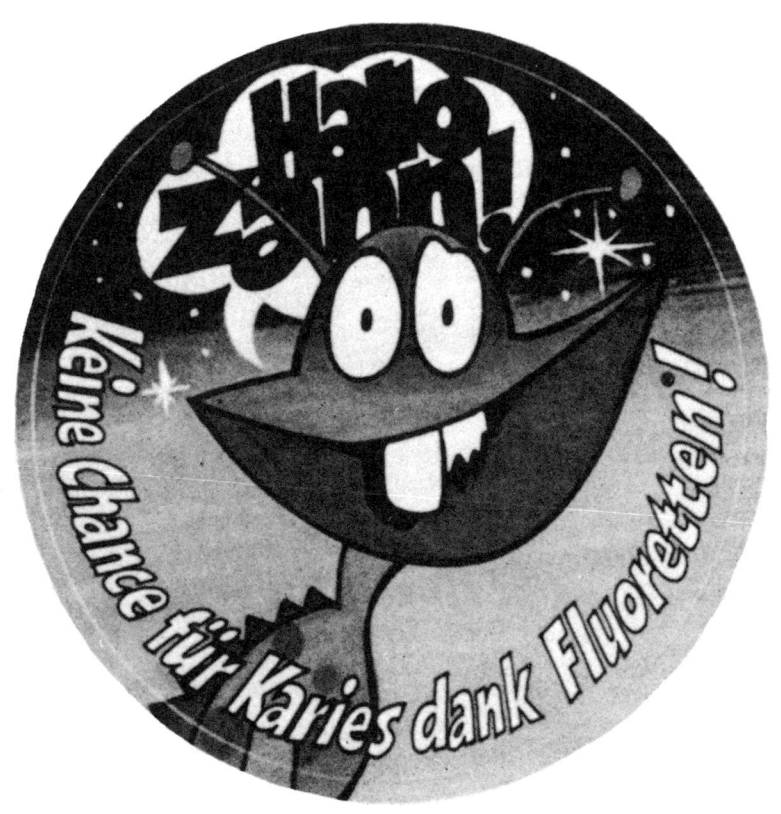

Informationen über die Tagespresse und Medien sind in dieser Form die Regel.

Bei der Darstellung „Hallo Zahn! Keine Chance für Karies dank Fluoretten!" handelt es sich um einen farbigen Aufkleber, der für Kinder sehr verlockend ist und ihnen schon rechtzeitig suggeriert, daß Zahngesundheit und Einnahme von Fluortabletten miteinander verknüpft ist.

Kinderärzte, Gesundheitsamt und Zahnärzte sind sich einig:

Fluoridpastillen-Verteilung in den Kindergärten unbedingt fortsetzen

Untersuchungen zeigen überall: Karies geht zurück

Landkreis Vechta (hjk) – Die in etwa der Hälfte aller Kindergärten des Landkreises Vechta verteilten Fluoridpastillen zur Vorbeugung gegen Zahnkaries sind für die Kinder in keiner Weise schädlich. Die Warnungen vor einer angeblichen „Giftigkeit" des Fluorids sind schon seit Jahren durch zahlreiche wissenschaftliche Untersuchungen eindeutig widerlegt. Kinder- und Zahnärzte im Landkreis Vechta, die Allgemeine Ortkrankenkasse, die Innungskrankenkassen und das Gesundheitsamt des Landkreises setzen sich sogar für eine Ausweitung der Verteilaktion auf die Grundschulen ein.

In einem Gespräch mit der OV bezeichnete der Leiter des Vechtaer Gesundheitsamtes, Medizinaldirektor Dr. ... ... und ...

tern ihren Kindern die Pastillen geben? Alle Erfahrungen haben ... daß die Pastillen nach ... den oder Wochen im Schr... den und dort verg... ... zu te...

Spektakuläre Erfolge bei der Kariesvorsorge

Schlagkräftiges Team verteilt regelmäßig Fluorpräparate

Nur noch jedes vierte Gebiß ist krank / Entwicklung wird sorgfältig beobachtet

VON HARTMUT KACZMAREK

Hochsauerlandkreis. Zufrieden blickt Dr. Schumacher auf die vor ihm liegenden Listen. Die Grafik die Turmchen ... Kurven signalisieren dem ... Gesundheitsamt...

...mäßig genommen werden, ist der Erfolg gesichert."

Die Zahlen, die ihm jetzt die Schulzahnärzte vorlegen, waren das Ergebnis einer sorgfältig vorbereiteten ... wird ...

wohnheiten, insbesondere der Süßigkeitenverbrauch, haben sich in den letzten zwei Jahrzehnten nicht verändert, erklärt Dr. Schumacher. Aller...

beugung gegen Zahnbelag bei. Sie werden sper... Kinderzahlen tätig. Mit seiner ...

Fluor gegen Volksseuche Karies

Zahnärzte und Kassen fordern Zusatz im Trinkwasser

MÜNCHEN (lb). Eine Anreicherung des Trinkwassers mit Fluoriden haben Zahnärzte und die gesetzlichen Krankenkassen in Bayern gefordert. Mit dieser vorbeugenden Maßnahme hoffen die in einer neuen Landesarbeitsgemeinschaft zusammengeschlossenen Ärzte und Kassenvertreter, die „letzte große Volksseuche" Karies flächendeckend im Freistaat eindämmen zu können.

Das bayerische Innenministerium meint dazu, es bestünde zwar die Möglichkeit, das Trinkwasser in Bayern im Alleingang mit Fluoriden anzureichern. Da aber Nutzen und Risiken fluoridierten Trinkwassers von den Wissenschaftlern sehr abweichend beurteilt werden, könne die Staatsregierung eine derartige Maßnahme nicht einleiten. Auch vom ... ... in dieser An... ... ...

ten München und Nürnberg 71 Prozent der Kindergartenkinder der Landeshauptstadt hatten keine Zahnbeläge, bei 50 Prozent der Nürnberger Vorschulkinder seien die Zähne gesund, zitierte König entsprechende Untersuchungen.

Scheurlen: Fluorid-Tabletten für Kinder völlig ungefährlich

er. Saarbrücken, 11. Mai (Eig. Ber.) Wirksamkeit und ... seit fast 20 Jahren in saarländischen Kindergärten zur Karies-Vorbeugung angebotenen Fluorid-Tabletten haben am Freitag Gesundheitsministerin Dr. Rosemarie Scheurlen (FDP) und Sanitätsrat Dr. Werner Röhrig, Vorsitzender der ... ... Zahnärzte der Ärztekammer der ... ..., unterstrichen.

worden sei. Die vorbeugenden Fluorid-Gaben kennzeichnete Röhrig ... Prozent der Schulanfänger [schon 80 Karies"] als „die Zahnärzte im Kampf der „Volksseuche" Karies. Die Bemühungen jetzt beispielsweise ... ... Zah... ...

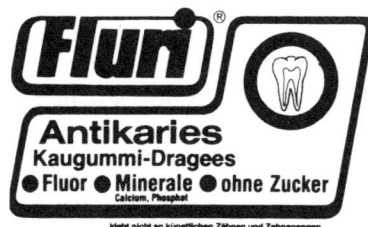

Fluri ®

Antikaries
Kaugummi-Dragees
● Fluor ● Minerale ● ohne Zucker
Calcium, Phosphat

klebt nicht an künstlichen Zähnen und Zahnspangen

98% der Bevölkerung leiden seit ihrer Kindheit unter Karies

Bereits 2 Minuten nach Genuß von Zucker (z. B. Marmelade) aber auch Kohlehydraten (z. B. Brot) setzt die zerstörende Wirkung der sich bildenden aggressiven Säure ein. Minerale (z. B. Calcium) werden dem Zahnschmelz entzogen.

Schluß mit total karieszerstörten Zähnen

Fluri-Antikaries-Kaugummi-Dragees sind nach den neuesten wissenschaftlichen Erkenntnissen der Zahnmedizin ein geeignetes Mittel, die Volksseuche Karies zu bekämpfen.

mindestens 2x täglich Zähne putzen
2x jährlich zum Zahnarzt
und die regelmäßige Anwendung von Fluri-Antikaries-Kaugummi-Dragees garantieren eine optimale Zahnpflege.

Anwendung:
● Bei Karies und zur Kariesprophylaxe
● Zur Desensibilisierung überempfindlicher Zähne
 – Zähne, die auf heiß und kalt oder süß und sauer schmerzhaft reagieren –
● Bei Zahnfleischentzündung (Gingivitis)
● Zur Gesunderhaltung des Zahnhalteapparates
● Zur Vorbeugung gegen Zahnsteinbildung

– Ein Rund-um-Schutz für Ihre Zähne –

Dosierung:
Kinder von 3–6 Jahren täglich 3 Stück
Kinder ab 6 Jahren und Erwachsene täglich 4 Stück
z. B. nach der Mahlzeit, auf dem Schulweg, auf dem Weg zur Arbeit, nach dem Kantinenaufenthalt, anstelle von Nascherein.

Fluri-Antikaries-Kaugummi-Dragees für gesunde Zähne

● Reinigt die Zähne gründlich
 – ein sauberer Zahn bekommt keine Karies –
● ersetzt durch Calcium und Phosphat den Mineralverlust
 – ein richtig ernährter Zahn bekommt keine Karies –
● härtet den Zahnschmelz durch Fluoreinlagerung
 – ein gehärteter Zahn ist gegen Säureangriffe widerstandsfähig –
● hemmt durch die bakteriostatische Wirkung von Fluor den Stoffwechsel der Bakterien
 – der Zahn muß in einem gesunden Zahnhalteapparat sitzen –
klebt nicht an künstlichen Zähnen und Zahnspangen (nicht für Totalprothesenträger)

Zusammensetzung:
1 Kaugummi-Dragee enthält:
0,553 mg Natriumfluorid (entsprechend 0,25 mg Fluorid)
150 mg Calciumcitrat
50 mg Tricalcium- bis orthophosphat

Originalpackung zu 15 Stück in Ihrer Apotheke

Fluri-Pharma GmbH · 8450 Amberg · Telefon (09621) 84244

So erfolgt Meinungsbildung und Standespolitik in der Deutschen Zahnärzteschaft. Die Einseitigkeit der Information ist trotz der wenigen Beispiele deutlich genug dargestellt. Die sogenannte Fachpresse, in diesem Fall die ZM (Zahnärztliche Mitteilungen), brachte allein in Heft 5/1984 sechs ausführliche Pro-Fluorid-Informationen und zusätzlich den Bericht über den Fluoridbefürworter Naujoks. Darstellungen dieser Art gelten dann als neueste Erkenntnisse „unabhängiger" Wissenschaftler.

Seit langem wird in den von zahnärztlichen und gewissen ärztlichen Standes- und Berufsorganisationen kontrollierten zahnmedizinischen und medizinischen Medien nur „positive" Meinung publiziert und jede kritische Stellungnahme zur Fluoridierung rigoros unterdrückt, so daß der einzelne Zahnarzt gar keine Möglichkeit hat, sich selbst ein unabhängiges Urteil zu bilden.

Anmerkung:

ZM ist Organ des Bundes der Deutschen Zahnärzte e.V., Bundes-Zahnärztekammer und der Kassenzahnärztlichen Bundesvereinigung. Mitarbeiter in der ZM-Redaktion ist Herr Römer.

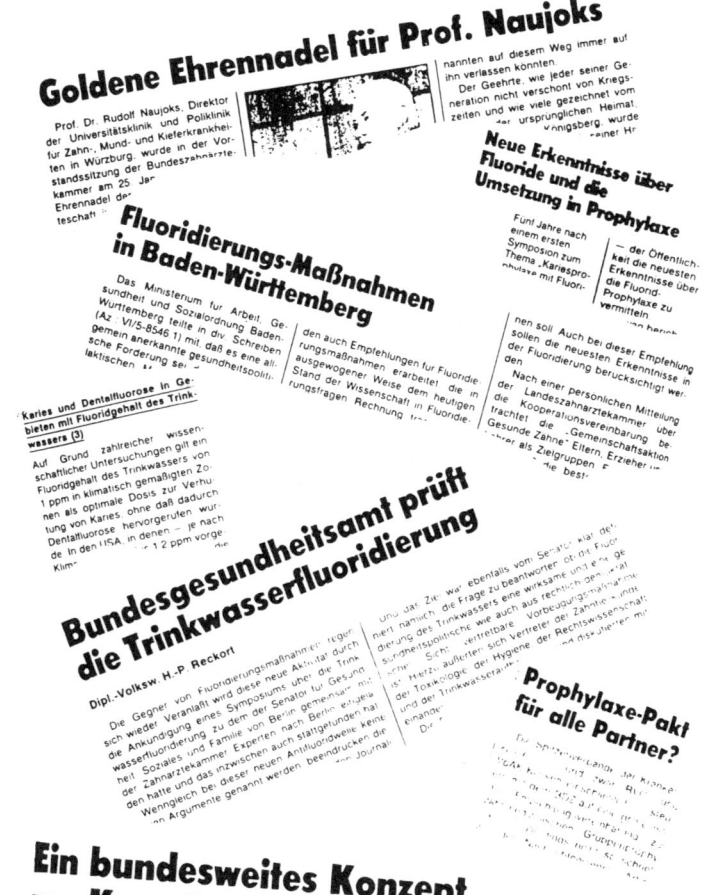

Goldene Ehrennadel für Prof. Naujoks

Prof. Dr. Rudolf Naujoks, Direktor der Universitätsklinik und Poliklinik für Zahn-, Mund- und Kieferkrankheiten in Würzburg, wurde in der Vorstandssitzung der Bundeszahnärztekammer am 25. Ja... Ehrennadel de... teschaft ...

nannten auf diesem Weg immer auf ihn verlassen konnten.
Der Geehrte, ein jeder seiner Generation nicht verschont von Kriegszeiten und wie viele gezeichnet vom ... ursprünglichen Heimat, ...nigsberg, wurde ...er Hr ...

Neue Erkenntnisse über Fluoride und die Umsetzung in Prophylaxe

Fünf Jahre nach einem ersten Symposion zum Thema „Kariesprophylaxe mit Fluori...

— der Öffentlich... keit die neuesten Erkenntnisse über die Fluorid-Prophylaxe zu vermitteln ...

Fluoridierungs-Maßnahmen in Baden-Württemberg

Das Ministerium für Arbeit, Gesundheit und Sozialordnung Baden-Württemberg teilte in ihr Schreiben (Az. VI/5-8546.1) mit, daß es eine allgemein anerkannte gesundheitspolitische Forderung sei ... laktischen ...

den auch Empfehlungen für Fluoridierungsmaßnahmen erarbeitet die in ausgewogener Weise dem heutigen Stand der Wissenschaft in Fluoridierungsfragen Rechnung tra...

nen soll. Auch bei dieser Empfehlung sollen die neuesten Erkenntnisse in der Fluoridierung berücksichtigt werden.
Nach einer persönlichen Mitteilung die Landeszahnärztekammer über die Kooperationsvereinbarung betrachtet die ...Gemeinschaftsaktion Gesunde Zähne... Eltern, Erzieher ... ...er als Zielgruppen, F ... ...ie best ...

Karies und Dentalfluorose in Gebieten mit Fluoridgehalt des Trinkwassers (3)

Auf Grund zahlreicher wissenschaftlicher Untersuchungen gilt ein Fluoridgehalt des Trinkwassers von 1 ppm in klimatisch gemäßigten Zonen als optimale Dosis zur Verhütung von Karies ohne daß dadurch Dentalfluorose hervorgerufen wurde. In den USA, in denen — je nach Klim... ... 1,2 ppm vorge...

Bundesgesundheitsamt prüft die Trinkwasserfluoridierung

Dipl.-Volksw. H.-P. Reckort

Die Gegner von Fluoridierungsmaßnahmen regen sich wieder Veranlaßt wird diese neue Aktivität durch die Ankündigung eines Symposiums über die Trinkwasserfluoridierung zu dem der Senator für Gesundheit, Soziales und Familie nach Berlin eingeladen hat ...der Zahnärztekammer Experten auch stattgefunden hat den hatte und das inzwischen neuen Antifluoridwelle keine Wenngleich bei dieser neuen ... beeindruckend ...n Argumente genannt werden ...n Journal...

Und das Ziel war ebenfalls vom Sena... klar de... nämlich die Frage zu beantworten ob die Fluoridierung des Trinkwassers eine wirksame und eine ge... gesundheitspolitische wie auch rechtlich ... prakt... vertretbare Vorbeugungsmaßnahme ist. Sich... vertretbare Sch... ...s. Herzl... äußerten sich Vertreter der Zahnre... der Toxikologie der Hygiene der Rechtswissenschaft und der Trinkwasser... ... dis... ...nand...

Prophylaxe-Pakt für alle Partner?

...für S... ...dann der Konfe... ...CA... ...wis... Al... ...n verschied... ...r verl... ...n verbind... ...t... ...Gruppen... ...mm ...n... SE... ...bö ...

Ein bundesweites Konzept zur Koordinierung der Prophylaxe

Die Bundesvereinigung für Gesundheitserziehung e.V. hatte am 14./15. November 1983 zu einem Kooperationsgespräch in Fragen der oralen Prophylaxe nach Bonn eingeladen, den Vorsitz führte Frau Dr Neumeister, MdB. als Präsidentin de... ...ige Vertreter zahnär...

Landes-Jugendpflege-Gesetze oder Richtlinien?

Die Mehrzahl der Teilnehmer war der Auffassung daß keine neuen Gesetze erforderlich sind — die vorhan... Empfehlungen ...ne wirksa...

Größe — man diskutierte über einen Betrag von DM 60 — pro Stunde, sie sollte sich aus dem praktischen Einsatz ergeben.

Neutralität der Durchführung

Besonders hervorgehoben daß es wichtig sei, für die ger... me Arbeit bzw. Aufgabe st...

Der offene Brief an Professor Harald Förster macht deutlich, wie widersinnig und falsch seine Aussagen in der Fernsehsendung „Die Sprechstunde" waren.

Nr. 78/80

Offener Brief an Professor Dr. Harald Förster
Warum Verharmlosung des gestiegenen
Zuckerkonsums?
Antwort auf falsche Informationen in der TV-
Sendung „Die Sprechstunde"

Sehr geehrter Herr Professor,
vor Millionen von Fernsehzuschauern haben Sie am 28. Okt. 1980 in der Sendung „Die Sprechstunde" erklärt: in den letzten 20 bis 30 Jahren sei der Zuckerkonsum „praktisch unverändert geblieben" – und Sie haben ferner gesagt, wenn die übrige Ernährung ausreichend sei, „dann dürfte der jetzige durchschnittliche Verbrauch von 100 g Zucker durchaus noch in dem Bereich liegen, in dem keine gesundheitlichen Schäden zu erwarten sind".

Nun waren sicherlich die meisten Ihrer Zuschauer weder von Beruf Ärzte noch Biochemiker wie Sie, verehrter Herr Professor, aber doch in der Lage, Statistiken zu lesen. Die im Ernährungsbericht 1980 (S. 54) veröffentlichte Statistik besagt, daß der durchschnittliche jährliche Zuckerkonsum pro Kopf der Bevölkerung von 25 kg im Jahr 1953 bis zum Jahre 1979 enorm angestiegen ist. Die Deutsche Gesellschaft für Ernährung gibt für 1979 einen durchschnittlichen Tagesverzehr von 133 g Zucker an. Im

Jahre 1972 waren es noch 90 g. Inzwischen ist nach eigenen Angaben der Zuckerwirtschaft der Konsum weiter angestiegen und liegt *1980 bei 140 g pro Tag.* Worauf stützen Sie ihre Behauptung von dem praktisch unverändert gebliebenen Zuckerverbrauch und der von Ihnen dafür angegebenen Höhe von 100 g pro Kopf und Tag?

Wenn Sie, verehrter Herr Professor, 100 g „noch in dem Bereich" ansiedeln, in dem keine gesundheitlichen Schäden zu erwarten sind, wie würden Sie dann jenen Professor Harald Förster interpretieren, der in der „Verbraucher-Rundschau" (Okt. 1977) erklärte: „90 g Zucker pro Tag ist zuviel." Wenn Sie heute 100 g tolerieren, wie erklären Sie sich dann die im Ernährungsbericht 1969 niedergelegte Auffassung des hochgeachteten Seniors der deutschen Ernährungswissenschaft, Professor Joachim Kühnau, wonach nicht mehr als ca. 60 g pro Tag konsumiert werden sollten. Also *60 g noch unbedenklich* – aber 140 g werden tatsächlich im Durchschnitt verbraucht. Gibt es klinische Untersuchungen, welche z. B. einen 100 g Verzehr am Tag im Gegensatz zur Lehre von Kühnau als unbedenklich bestätigen? Und gibt es wissenschaftlich gesicherte Erkenntnisse oder epidemiologische Untersuchungen, die es erlauben, den tatsächlichen Konsum von 140 g am Tag als nicht alarmierend und nicht schädlich zu bewerten? 47 Ihrer wissenschaftlichen Kollegen haben im Ernährungsbericht 1980 festgestellt: „Mit Unbehagen beobachten wir auch den hohen Konsum von Fett und Zucker." Warum aber befällt Sie kein Unbehagen? Sie und diese Kollegen stimmen im Urteil über den Zucker als Kariesverursacher überein, und sie sagen mit Ihnen auch, daß der Zusammenhang mit anderen typischen Erkrankungen „unbewiesen" sei – aber doch wohl auch nicht widerlegt! Kühnau war anno 1969 präziser. Er schrieb zu den Folgekrankheiten des Zuckers „weder bewiesen noch widerlegt". Wären Sie bereit, einmal das „Hearing" vor dem Unterausschuß für menschliche Ernährung des Senats der USA vom Mai 1973 nachzulesen, bei dem über „die Rolle des Zuckers in der Ernährung, bei der Entstehung von Diabetes und Herzerkrankungen" berichtet wurde? Und nicht zuletzt verdiente Professor Harald Förster mit seinem 1977 gegebenen Hinweis Ihre Aufmerksamkeit: „Die Folge der zunehmenden Verwendung von leeren Energieträgern kann die Entwicklung von latenten Mangelerscheinungen, trotz offenkundiger Überernährung, sein. Die leeren Energieträger begünstigen das Entstehen von Übergewicht, vor allem dann, wenn sie nicht beachtet werden."

In diesem Sinn mit freundlichem Gruß
Günter Kaufmann, Pressesprecher des Süßstoffverbandes e. V.

Die Gesundheitsaufklärung der Zahnärzte-Organisationen, die 1982 vom Fernsehen ausgestrahlt wurde, spricht ebenfalls für sich.

8. 10. 1982
Betrifft: Gesundheitsaufklärung der Zahnärzte-Organisationen
hier: Fernsehsendung im III. Programm des WDR vom 7. 10. 82

Unter dem Thema „Gesund im Mund" strahlte das Westdeutsche Fernsehen eine Aufklärungssendung zur Zahngesundheit aus. Die Sendung war breit angelegt. Das gewählte Thema ist deckungsgleich mit dem Generalthema für Öffentlichkeitsarbeit der KZBV, des BDZ und des FVDZ Planungsstabes. Dieses Generalthema wurde in der Zwischenzeit von der Osing-KZV-NR ebenfalls übernommen.

Generaltenor der Sendung:

Zahn-, Mund- und Kiefererkrankungen entstehen ausschließlich durch äußere Ursachen: mangelhafte Zahnhygiene, Daumenlutschen, etc.

Zucker spielt dabei nur insofern eine Rolle, als er die Bildung von Zahnbelägen und milchsäurebildenden Bakterien, durch die der Zahn von außen angegriffen und das Zahnbett von außen bis zur Krankheit belastet wird, fördert.

Das hat aber nur dann, so der von der Sendung vermittelte Eindruck, Schadwirkung, wenn nicht nach dem Verzehr von Zucker und zuckerhaltigen Süßigkeiten die Zähne gründlich (3 Min.) geputzt werden.

Hierzu sollten alle modernen Mittel eingesetzt werden: Kunststoffzahnbürste, elektrische Zahnbürste, Munddusche, Belagfärber, fluorhaltige Zahnpasten, Zahnseide, Zahnzwischenraumreiniger, Fluoride etc. (Vor Naturzahnbürsten wurde sogar ausdrücklich gewarnt).

Herr Professor *Dr. Naujoks,* Ex-Präsident der Deutschen Gesellschaft für Zahn-, Mund- und Kieferheilkunde und der Befürworter einer Fluormedikation in Deutschland, trat auch in dieser Sendung wieder nachdrücklich für die Fluoride ein. Er erklärte, daß es keinen Beweis für die Schadwirkung der Fluoride gäbe, daß jedoch zahlreiche Beweise für die Kariesschutzwirkung vorlägen. Wie stets störte es Herrn Professor *Naujoks* nicht, daß seine Argumentation unwissenschaftlich ist. Einmal deshalb, weil der, der eine lebens- und organfremde Substanz in Mensch und Tier bringen will, vorher den Nachweis ihrer völligen Unschädlichkeit erbringen muß, und zum anderen, weil namhafteste Wissenschaftler, insbesondere Toxikologen und Statistiker, der von Naujoks vertretenen Meinung *begründete* Gegenbeweise vorhalten.

Insgesamt war offensichtlich, daß diese Sendung auf eine Irreführung der Bevölkerung zielte, denn sie suggerierte:

Zucker ja, denn Zahnhygiene und Fluoride schützen vor Zahn-, Mund- und Kieferkrankheiten und endogene (innere) Schadwirkungen des Zuckers sind nicht zu erwarten.

Die in dieser Sendung eingestreute Warnung vor zuviel Zucker war, wie für derartige zahnärztliche Gesundheitsaufklärung typisch, nichts anderes als Alibihandlung, an der auch die eindrucksvollen Bilder des Herrn Professor *Wetzel* nichts änderten.

Für Insider wurde klar: Das war eine von Zahnärzten bezahlte Werbesendung für die Zucker-, Süßwaren-, Pharma- und Zahnhygiene-Industrie, wie sie von der Werbeagentur Thompson im Auftrag dieser Industrie und in Zusammenarbeit mit dem Verein für Zahnhygiene, dem Planungsstab für Öffentlichkeitsarbeit der KZV-NR, dem Koordinierungsausschuß für Zahngesundheit und dem Ausschuß für Jugendzahnpflege betrieben wird. Verbindungsmann und Koordinator dieser Art von Aufklärungsarbeit ist ein Herr Römer, der in all diesen genannten Organisationen Schlüsselstellungen einnimmt.

Quellen, Zuflüsse, Filter Der Weg der Information vom Wissenschaftler zum Verbraucher

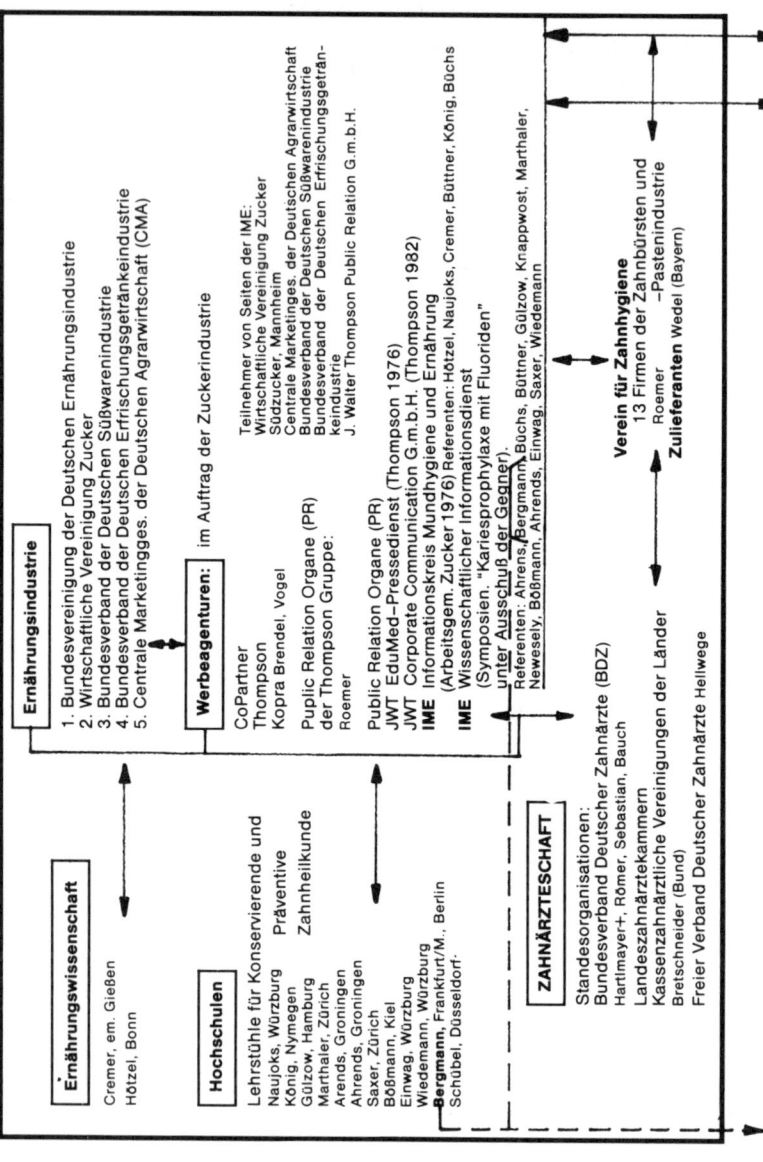

Ernährungsindustrie

1. Bundesvereinigung der Deutschen Ernährungsindustrie
2. Wirtschaftliche Vereinigung Zucker
3. Bundesverband der Deutschen Süßwarenindustrie
4. Bundesverband der Deutschen Erfrischungsgetränkeindustrie
5. Centrale Marketinges. der Deutschen Agrarwirtschaft (CMA)

Werbeagenturen: im Auftrag der Zuckerindustrie

CoPartner
Thompson
Kopra Brendel, Vogel

Puplic Relation Organe (PR)
der Thompson Gruppe:
Roemer

Public Relation Organe (PR)
JWT EduMed–Pressedienst (Thompson 1976)
JWT Corporate Communication G.m.b.H. (Thompson 1982)
IME Informationskreis Mundhygiene und Ernährung
(Arbeitsgem. Zucker 1976) Referenten: Hötzel, Naujoks, Cremer, Büttner, König, Büchs
IME Wissenschaftlicher Informationsdienst
(Symposien. "Kariesprophylaxe mit Fluoriden"
unter Ausschuß der Gegner)
Referenten: Ahrens, Bergmann, Büchs, Büttner, Gülzow, Knappwost, Marthaler,
Newesely, Bößmann, Ahrends, Einwag, Saxer, Wiedemann

Teilnehmer von Seiten der IME:
Wirtschaftliche Vereinigung Zucker
Südzucker, Mannheim
Centrale Marketinges. der Deutschen Agrarwirtschaft
Bundesverband der Deutschen Süßwarenindustrie
Bundesverband der Deutschen Erfrischungsgeträn-
keindustrie
J. Walter Thompson Public Relation G.m.b.H.

Verein für Zahnhygiene
13 Firmen der Zahnbürsten und
    –Pastenindustrie
Roemer
Zulieferanten Wedel (Bayern)

Ernährungswissenschaft

Cremer, em. Gießen
Hötzel, Bonn

Hochschulen

Lehrstühle für Konservierende und
    Präventive
Naujoks, Würzburg   Zahnheilkunde
König, Nymegen
Gülzow, Hamburg
Marthaler, Zürich
Arends, Groningen
Ahrends, Groningen
Saxer, Zürich
Bößmann, Kiel
Einwag, Würzburg
Wiedemann, Würzburg
Bergmann, Frankfurt/M., Berlin
Schübel, Düsseldorf·

ZAHNÄRZTESCHAFT

Standesorganisationen:
Bundesverband Deutscher Zahnärzte (BDZ)
Hartlmayer+, Römer, Sebastian, Bauch
Landeszahnärztekammern
Kassenzahnärztliche Vereinigungen der Länder
Bretschneider (Bund)
Freier Verband Deutscher Zahnärzte Hellwege

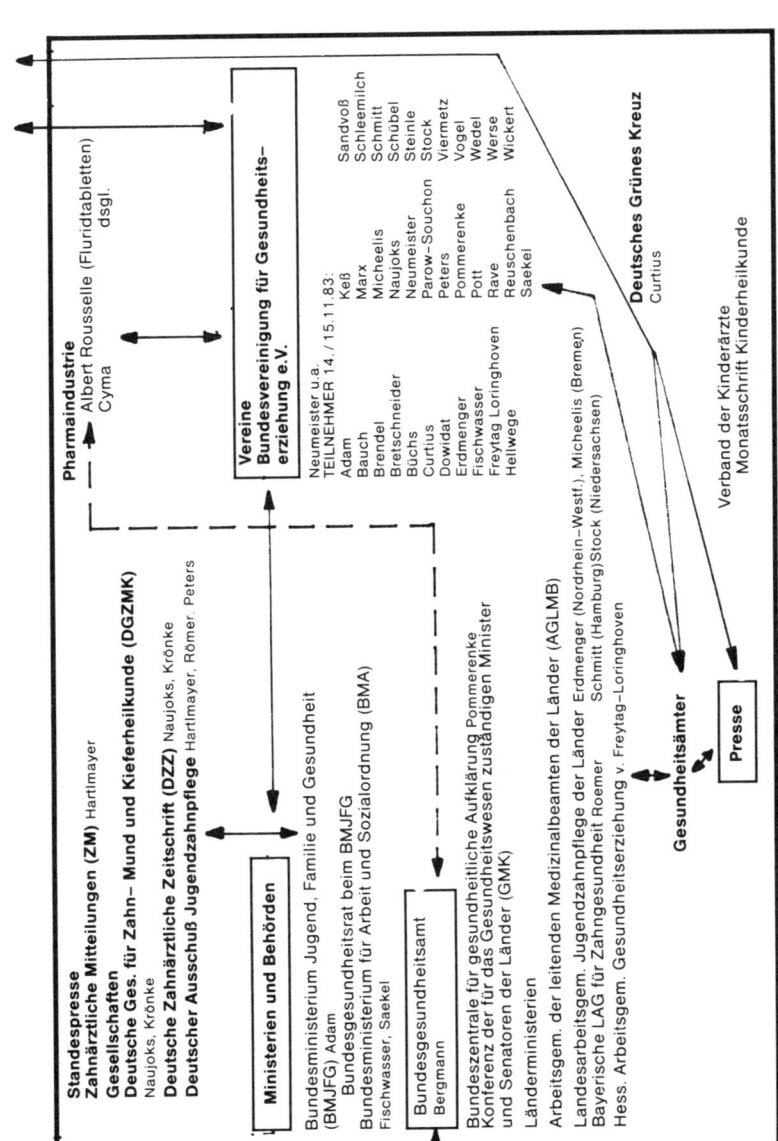

Standespresse
Zahnärztliche Mitteilungen (ZM) Hartlmayer
Gesellschaften
Deutsche Ges. für Zahn- Mund und Kieferheilkunde (DGZMK)
Naujoks, Krönke
Deutsche Zahnärztliche Zeitschrift (DZZ) Naujoks, Krönke
Deutscher Ausschuß Jugendzahnpflege Hartlmayer, Römer, Peters

Pharmaindustrie
Albert Rousselle (Fluridtabletten)
Cyma   dsgl.

Ministerien und Behörden

Bundesministerium Jugend, Familie und Gesundheit
(BMJFG) Adam
Bundesgesundheitsrat beim BMJFG
Bundesministerium für Arbeit und Sozialordnung (BMA)
Fischwasser, Saekel

Bundesgesundheitsamt
Bergmann

Bundeszentrale für gesundheitliche Aufklärung Pommerenke
Konferenz der für das Gesundheitswesen zuständigen Minister
und Senatoren der Länder (GMK)

Länderministerien

Arbeitsgem. der leitenden Medizinalbeamten der Länder (AGLMB)
Landesarbeitsgem. Jugendzahnpflege der Länder Erdmenger (Nordrhein-Westf.), Micheelis (Bremen)
Bayerische LAG für Zahngesundheit Roemer   Schmitt (Hamburg)/Stock (Niedersachsen)
Hess. Arbeitsgem. Gesundheitserziehung v. Freytag-Loringhoven

Vereine
Bundesvereinigung für Gesundheitserziehung e.V.

Neumeister u.a.
TEILNEHMER 14./15.11.83:
Adam   Keß   Sandvoß
Bauch   Marx   Schleemilch
Brendel   Micheelis   Schmitt
Bretschneider Naujoks   Schübel
Büchs   Neumeister   Steinle
Curtius   Parow-Souchon Stock
Dowidat   Peters   Viermetz
Erdmenger   Pommerenke   Vogel
Fischwasser   Pott   Wedel
Freytag Loringhoven Rave   Werse
Hellwege   Reuschenbach Wickert
              Saekel

Deutsches Grünes Kreuz
Curtius

Verband der Kinderärzte
Monatsschrift Kinderheilkunde

Gesundheitsämter

Presse

In besonders eindrucksvoller Weise kommt in dem Artikel "Das Feigenblatt der Zahnärzte", erschienen in DIAGNOSEN 8/83, zum Ausdruck, daß letzten Endes alle Fluoraktionen — vollendet getarnt — von der Finanzmacht Zuckerindustrie gesteuert werden.

Zucker

Das Feigenblatt der Zahnärzte

In den »Zahnärztlichen Mitteilungen«, dem Bundeszentralorgan bundesrepublikanischer Zahnärzte lamentiert der Vizepräsident der Zahnärztekammer Nordrhein, der Bonner Zahnarzt Dr. Lemmer, gegen die »Verniedlichungskampagne« des Zuckerkonsums gegenüber Kindern, wie sie laut Lemmer von IME (Informationskreis Mundhygiene und Ernährungsverhalten) im bezahlten Auftrag der Zucker- und Süßwarenindustrie betrieben wird.

Tatsächlich wurde IME von der Public Relations-Agentur Thompson in Frankfurt als Instrument im Kampf gegen die kausalbezogene Gesundheitsaufklärung der Kassenzahnärztlichen-Vereinigung Nordrhein, wie sie in der Zeit zwischen 1976 und 1979 mit großer Wirkung zu Lasten des Zuckerumsatzes – Jahresminus rund 300 Millionen DM – und mit noch größerer Wirkung für die Zahn- und Allgemeingesundheit durchgeführt wurde, eingerichtet: natürlich ebenfalls im bezahlten Auftrag der Zucker- und Süßwarenwirtschaft.

112

Umsatzsteigerung nach Kooperationsvertrag

Und IME war sehr erfolgreich. Es gelang nicht nur, die kausale Gesundheitsaufklärung der Kassenzahnärzte in Düsseldorf zum Erliegen zu bringen, was zu einem Zucker-Umsatz-Plus von rund 1,5 Milliarden DM pro Jahr führte, sondern die Kassenzahnärztliche Vereinigung schloß auch mit der Wirtschaftsvereinigung Zucker einen Kooperationsvertrag, in dem sie sich verpflichtet, die zahnärztliche Gesundheitsaufklärung mit der Zuckerwirtschaft abzustimmen.

Die Kassenzahnärztliche-Vereinigung Nordrhein (KZV) bestreitet, daß es sich bei diesem Vertrag um einen Kooperationsvertrag handelt. Nach ihren Angaben handelt es sich um einen Vergleich, mit dem ein Rechtsstreit beigelegt worden sei. Die KZV verschweigt jedoch, daß es zwischen ihr und der Wirtschaftsvereinigung Zucker gar keinen Rechtsstreit gegeben hat. Einen solchen gab es nur zwischen der Zuckerfabrik Brühl und der KZV.

Aber was immer der Zuckervertrag der Düsseldorfer Kassenzahnärzte sein mag, tatsächlich stellte die KZV-Nordrhein nach Abschluß dieses Vertrages ihre Aufklärungsarbeit genau auf die Linie um, wie sie von IME betrieben wird: Zahnhygiene und Fluoride schützen vor Karies. Zwar wird mit gelinder Verschämtheit gesagt, daß Zucker Karies verursacht. Aber das geschieht eher und lauter zu den Zahnärzten als zur Bevölkerung hin. Dieser serviert man lieber groß angelegte Rundfunksendungen, in denen der Gesinnungsfreund des Dr. Lemmer, ein Dr. Jochum aus Essen, zu berichten weiß, daß gegen den Verzehr einer ganzen Tafel Schokolade nach dem Essen nichts einzuwenden wäre, wenn hinterher die Zähne geputzt würden. Und der neue Vorsitzende der KZV-Nordrhein wußte zu berichten, daß es keinerlei gesundheitliche Bedenken gegen die Einnahme und Verwendung von Fluoriden in unterschiedlichster Form gäbe.

Gute Zusammenarbeit mit der Zuckerlobby

Der Vorsitzender der Kassenzahnärzte, Herr Osing, und Herr Jochum sagten damit genau das, was IME als »gesichertes Wissen« zu verbreiten versteht.

Und: Vizepräsident Lemmer blieb stumm und zustimmend, als die KZV-Nordrhein ihren

Zuckervertrag schloß. Er blieb stumm und zustimmend als die beiden KZV-Verantwortlichen Osing und Jochum im Rundfunk das Lied von IME »sangen«. Es ist auch nicht bekannt, daß Vize Lemmer etwas dagegen unternommen hätte, daß die Kindergartenaktionen, die die Düsseldorfer Kassenzahnärzte seit 1979 durchführten, ihr Schwergewicht auf Mundhygiene legen und nur am Ende die Bedeutung des Zuckers und der Ernährung ansprechen. Und: Vize Lemmer verschweigt, daß die Idee solcher Kindergartenaktionen den Intensionen von IME entspricht. Wenn Dr. Lemmer dennoch gegen IME schreibt, und die »Zahnärztlichen Mitteilungen« (ZM) sein Anti-IME-Schreiben erwähnen, muß es dafür Gründe geben. Es wäre mehr als überraschend, wenn sich in derartigen Veröffentlichungen Sorge um die Gesundheit von Kindern ausdrücken würde. Denn Lemmer muß wissen, was die Spatzen von den Dächern pfeifen:

Vor nicht allzulanger Zeit wurde vom Bundesverband der deutschen Zahnärzte, dem Mitherausgeber der »ZM«, die gute Zusammenarbeit mit der Thompson-Werbeagentur, der Erfinderin und Herausgeberin von IME, hoch gelobt. Aus der Sicht der »ZM« erscheint das auch nur konsequent. Denn die »Zahnärztlichen Mitteilungen« sind schon seit vielen Jahren im Bereich ihrer Gesundheitsaufklärung uneingeschränkt auf der IME-Linie: Zahnhygiene, Fluoride und Ernährung; wobei die unterschiedliche Schreibweise zeigt, welche Rangfolge die ZM ihren »aufklärenden« Veröffentlichungen beilegen.
Und daß das so bleibt, erscheint überaus gut abgesichert. Denn der Mann, der personifiziert, was Public Relations-Thompson über IME im hochbezahlten Auftrag der Zucker- und Süßwarenwirtschaft präsentiert, sitzt heute als einflußreicher Mitarbeiter im Zentrum zahnärztlicher Aufklärung: in der Redaktion der »Zahnärztlichen Mitteilungen« und im Planungsstab für Öffentlichkeitsarbeit, dem unter anderem die drei größten Zahnärzteorganisationen, die Kassenzahnärztliche Bundesvereinigung, der Bundesverband der Deutschen Zahnärzte und der Freie Verband Deutsche Zahnärzte, angehören.

Keine moralisch begründete Scheu

Es handelt sich um Herrn Römer. Früher war er Geschäftsführer der Thompson-Werbeagentur und des Vereins für Zahnhygiene zur gleichen Zeit.

Dieser Verein hatte seine Geschäftsräume in den Geschäftsräumen der Thompson-Werbeagentur. Als die frühere Kassenzahnärztliche Vereinigung Nordrhein diesen Sachverhalt veröffentlichte, teilte der Verein für Zahnhygiene mit, Herr Römer sei bei Thompson ausgeschieden, der Verein habe seine Geschäftsräume verlegt und seine Geschäftsverbindungen zu Thompson aufgekündigt.

Dann erschien Herr Römer plötzlich in den ersten Sitzungen des Planungsstabes für Öffentlichkeitsarbeit der bundesdeutschen Zahnärzte. Er wurde als persönlicher Berater des damaligen Vizepräsidenten des Bundes Deutscher Zahnärzte, ein Dr. Sebastian, vorgestellt, und in dem Sitzungsprotokoll des Planungsstabes für Öffentlichkeitsarbeit, das von Dr. Sebastian unterschrieben wurde, war der Verein für Zahnhygiene als Mitwirkender für den Planungsstab aufgeführt. Die Antwort auf die Frage, wie dieser Verein und Herr Römer schon damals in den Planungsstab gekommen waren, blieb Dr. Sebastian bis heute schuldig.

Inzwischen ist Dr. Sebastian Präsident des Bundes Deutscher Zahnärzte. Und offensichtlich ist es seinem Einfluß zuzuschreiben, daß Herr Römer zu den vorgestellten einflußreichen Positionen innerhalb des Schaltzentrums zahnärztlicher »Macht« aufrücken konnte.

Da nicht bekannt ist, daß Herr Römer seine Stellung als Geschäftsführer des Vereins für Zahnhygiene aufgegeben hat, darf geschlossen werden, daß er heute sowohl diesen Verein wie den Bund Deutscher Zahnärzte in Fragen der Gesundheitsaufklärung berät, vertritt und repräsentiert. Damit wäre die Verbindungs- und Einflußlinie Thompson – Verein für Zahnhygiene – Planungsstab erkennbar. Die früher einmal moralisch begründete Scheu des Vereins für Zahnhygiene, weiter mit Thompson zusammenzuarbeiten, weil Thompson bezahlte Public Relations für den Zucker macht, dürfte als überwunden angesehen werden.

Als gemeinsamer Herausgeber verschicken der Verein für Zahnhygiene und der Deutsche Medizinische Informationsdienst e. V. seit etlicher Zeit an alle Zahnärzte die Broschüre »Karies-Prophylaxe«. Und in dieser Broschüre läßt sich in aller Regel das als »gesichertes Wissen« nachlesen, was IME als »gesichertes Wissen« verkauft: Zahnhygiene, Fluoride und Ernährung!

Das kann auch kaum verwundern, denn nach Mitteilungen aus »süß aktuell« soll die Thompson-Werbeagentur inhaltsbestimmende Mehrheiten am »Deutschen Medizinischen Informationsdienst« erworben haben. Unter Beibehaltung des Erscheinungsbildes – leuchtendes Gelb und weiße Umrandung – wurde am 1. Januar 1983 der Titel dieser Broschüre in »Oral Prophylaxe« geändert und als Herausgeber tritt jetzt der Verein für Zahnhygiene e. V. allein in Erscheinung.

Daß hier jedoch nur das »Fell« geändert wurde, der Sinn jedoch behalten werden durfte, dafür ist mehr als der namensgleiche und fluorfreundliche Beirat wieder die Person des Herrn Römer Garant: er war Schriftleiter bei der »Karies-Prophylaxe«, und er ist Schriftleiter bei der »Oral-Prophylaxe«.

Alle sprechen eine Sprache

Wer meint, der Einflußbereich des aus der Thompson-Public Relations-Firma aufgestiegene Herr Römer sei damit erschöpft, der irrt.

Tatsächlich ist der Verein für Zahnhygiene e. V., für den Herr Römer immer noch tätig ist, neben vielen anderen Einrichtungen in einer großen Zahl, wenn nicht gar in allen Landesarbeitsgemeinschaften für Zahnpflege vertreten oder sogar Mitglied.

In diesen Landesarbeitsgemeinschaften sind in aller Regel die für Gesundheit zuständigen Landesminister, die Landesverbände der gesetzlichen Krankenkassen, die Landesverbände der Zahnärzte des öffentlichen Gesundheitsdienstes, die Zahnärztekammern und die Kassenzahnärztlichen Vereinigungen vertreten. Wen wundert es bei dieser Konstellation, daß alle diese Organisationen in Sachen Karies- und Oral-Prophylaxe eine Sprache sprechen: Zahnhygiene, Fluoride und Ernährung.

Gutmeinende könnten meinen, das sei so, weil hinter diesem »Einheitslied« tatsächlich »gesichertes Wissen« stünde. Fehlanzeige: denn ehrliche Wissenschaft weiß, daß das Wissen von heute, der Irrtum von morgen ist.

Tatsächlich dürfte dieses »Einheitslied« gesungen werden, weil es einen starken »Dirigenten« gibt, und die »Sänger« singen mit, obwohl sie wissen, daß die Melodie falsch und der Text zweifelhaft ist. Denn es ist kaum denkbar, daß auch nur einer der Mitsänger die wissenschaftlichen

Arbeiten nicht kennt, die die große gesundheitliche Zweifelhaftigkeit der Fluorid-Medikation belegen. Und ebenso erscheint es undenkbar, daß den Mitsängern die Ergebnisse der mehrjährigen und großangelegten Forschungsarbeit der englischen Zahnärzte unbekannt geblieben sein sollen, die den Beweis erbrachten, daß Zahnhygiene Karies (Zahnfäule) nicht verhindern kann, und die den Leiter dieses Großversuches veranlaßten, öffentlich zu erklären, daß es nur ein Mittel gäbe, der Seuche Karies Herr zu werden: Verzicht auf Zucker!

Zahnärzte wider besseres Wissen

Ob IME der mächtige Dirigent ist, ließe sich nur vermuten. Daß jedoch der Text des »Einheitsliedes« in Sachen Karies- und Oral-Prophylaxe dem Text nur allzu häufig bis auf den Punkt gleicht, den IME in sehr vielen Tönen zu »singen« weiß, ist unübersehbar.

Was wollen also Vizepräsident Dr. Lemmer, wenn er IME »angreift« und die »Zahnärztlichen Mitteilungen«, wenn sie Dr. Lemmers »Angriff« erwähnen? Den Text des »Einheitsliedes«

ändern? Mitnichten, wie die Veröffentlichungen der »ZM«, der »Oral-Prophylaxe«, der Landesverbände der Gesetzlichen Krankenkassen, der Verbände der Zahnärzte des Öffentlichen Gesundheitsdienstes, vieler Ministerien, zahlreicher Zahnärztekammer und Kassenzahnärztlichen Vereinigungen leicht belegen.

Da Dr. Lemmer nicht nur einer der entschiedensten Gegner der kausalen Gesundheitsaufklärung der früheren Kassenzahnärztlichen-Vereinigung Nordrhein war, sondern sich auch schon damals öffentlich als strikter Verfechter der kollektiven Fluorid-Medikation zu erkennen gab, drängt sich die Vermutung auf, daß seinem »Angriff« auf IME genau die Bedeutung zukommt, die er den IME-Auftragsbestrebungen vorzuwerfen scheint: Feigenblatt-Funktion. ☐

Der Fall Knellecken

Weil *Dr. Knellecken* es gewagt hat, als Vorsitzender der Kassenzahnärztlichen Vereinigung Nordrhein (KZV-NR) in sachbezogenen Veröffentlichungen immer wieder darauf hinzuweisen, daß Zahnkaries vorrangig durch den Verzehr von Fabrikzucker entsteht, wurde er liquidiert.

Es zeigte sich nämlich sehr bald, wie sich echte Gesundheitspolitik in humanitärer und sozialer Hinsicht positiv für den einzelnen Bürger auswirken muß. Die Zahnkaries ging zurück, der Zuckerverbrauch allerdings ebenfalls – zum Ärger der Industrie.

Dr. Knellecken setzte lediglich den Ernährungsbericht 1976 der Bundesregierung in positive berufliche Aktivität um, da ihm der Begriff „Ethik" in der Medizin noch nicht fremd geworden war, wie den meisten seiner Kollegen.

Auf Seite 144 des Ernährungsberichtes der Bundesregierung heißt es: „Die zur Entstehung kariöser Höhlen im Zahn notwendigen Bedingungen sind ganz genau bekannt." Die Bundesregierung läßt diese wissenschaftliche Feststellung dann in allen Einzelheiten darlegen, um auf Seite 146 des gleichen Berichts unter der Zwischenüberschrift „Der wichtigste Einzelfaktor: Häufigkeit der Zuckeraufnahme" folgendes mitzuteilen:

„Seltener Zuckerkonsum, z. B. ein- oder zweimal

pro Woche, führt nur zu äußerst geringfügigem Kariesbefall."

Ganz unmißverständlich wird die Bundesregierung im folgenden Absatz der gleichen Veröffentlichung:

„Allein bei den rund 5 Millionen Schulkindern der Bundesrepublik Deutschland entstehen infolge des steigenden Zuckermißbrauchs im Jahr rund 15 Millionen Kavitäten in den Zähnen... Das Abbrechen ganzer Zahnwände nach kariöser Zerstörung großer Dentinpartien und die Infektion des Zahnwurzelkanals ist bis zum Alter von 50 Jahren noch immer die Hauptursache des Zahnverlustes. *Es wäre eine irreführende Beschönigung, wenn man nicht ganz klar darauf hinweisen würde, daß dieses Zerstörungswerk die direkte Folge häufigen Zuckerkonsums ist.*"

Und um gar keinen Zweifel und auch keinen von gewissen Wirtschaftszweigen so sehr gewünschten Ausweg offenzulassen, hält die Bundesregierung auf Seite 147 ihres Ernährungsberichtes fest, daß die enormen Unterschiede im Kariesbefall zwischen natürlich lebenden Menschen (Beispiel: Südatlantikinsel Tristan da Cunha) und zivilisiert lebenden Menschen „nicht auf genetische Faktoren zurückgehen", sondern daß weltweit der Anstieg des Kariesbefalls in Zusammenhang steht mit dem Anstieg des Zuckerkonsums.

Der folgende Bericht „Demokratische Inquisition" erschien in DER NATURARZT 10/1983. Es wurde bewußt auf ausgedehnte Darstellungen (z. B. die Millionengeschäfte einiger Kollegen, die gegen *Dr. Knellecken* ausgesagt haben) verzichtet.

Weil er sich für die Gesundheit einsetzte, wird sein Leben zerstört. Demokratische Inquisition

1976 wurde der Düsseldorfer Zahnarzt *Dr. E. Knellecken* zum Vorsitzenden der Kassenzahnärztlichen Vereinigung Nordrhein (KZV-NR) gewählt. Dieser Vereinigung müssen lt. Gesetz alle Zahnärzte angehören, die Kassenpatienten behandeln wollen. Diese Vereinigungen haben die Pflicht, die Vorsorge der sozialversicherten Bevölkerung mit Zahnbehandlung sicherzustellen. Das kostet immer mehr Geld. Darüber klagen alle politischen Kräfte. Sie lasten die Schuld Ärzten und Zahnärzten an. Darum werden deren Honorare fortlaufend real gesenkt, und die Behandlung der Kranken wird in immer unsinnigere bürokratische Bestimmungen gepreßt.

Unter Vorsitz von *Dr. Knellecken* ging die KZV-NR daran, das zu ändern. Sie machte klar, daß die Behandlungskosten deshalb steigen, weil Zahl und Schwere der Krankheiten zunehmen. Will man Kosten senken, müssen Zahl und Schwere der Krankheiten abnehmen.

Bei den Zahn-, Mund- und Kieferkrankheiten ist das ziemlich einfach. Denn Karies (Zahnfäule) entsteht nur durch Fabrikzucker. Sogar die Bundesregierung vertritt diese Ansicht. Sie schrieb in ihrem Ernährungsbericht 1976 „ohne Zucker keine Karies".

Das meinte die KZV-NR auch. Sie machte sich daran, diese einfache Wahrheit unters Volk zu bringen. Sie tat das mit Methoden, mit denen die Industrie sonst zum Konsum ihrer Produkte verführt. Die Wirkung war enorm. Der Zucker- und Süßigkei-

tenabsatz sank in Nordrhein um rund 300 Millionen
Mark im Jahr.

Die Zuckerindustrie machte mobil

Das machte die Zuckerindustrie mobil. Zuerst versuchte sie, die KZV-NR auf ihre Linie zu ziehen. Diese heißt: Zucker ja, denn Zahnpflege und
Fluoride schützen vor Karies. Die KZV-NR unter
Vorsitz von *Dr. Knellecken* lehnte dieses Ansinnen
der Zuckerindustrie ab. Es ist nicht wahr, daß Zahnpflege und Fluoride vor den Schadwirkungen des
Zuckers schützen.

Dann wurde versucht, *Dr. Knellecken* zu kaufen.
Ihm wurden hohe Summen steuerfrei in Schweizer
Franken angeboten. Er lehnte ab.

Darauf zeigte die süße Wirtschaft, was sie kann.
Wissenschaftliche Gesellschaften, Krankenkassen,
Hochschullehrer, Gewerkschaften, Bauernverbän-
de, Industrie- und Wirtschaftsverbände, Ministerien, Werbeagenturen, Presse, Funk und Fernsehen
und sogar einige zahnärztliche Berufsorganisationen
und deren Zeitschriften wurden in Aktion gesetzt,
um die Gesundheitsaufklärung der KZV-NR über
die Schadwirkung des Zuckers zu stoppen.

Als das nicht gelang und auch die Klage der Zuk-
kerfabrik Brühl gegen die Gesundheitsaufklärung
nichts nützte, wurde mit härteren Bandagen gekämpft. Auf geheimnisvolle Weise gelang es, etliche
Mitglieder aus Knelleckens eigenem KZV-Vorstand
gegen ihn aufzubringen. Allen voran ein *Dr. Koll,*
Zahnarzt aus Köln. Er war *Dr. Knelleckens* Stellver-

treter. Mit von der Partie war dessen Jugendfreund *Walter Wirtz*, ein Autohändler aus Köln, der durch *Dr. Koll* zum Hauptgeschäftsführer der KZV-NR avanciert war. Zusammen mit weiteren Zahnärzten aus dem KZV-Vorstand fielen sie *Dr. Knellecken* in den Rücken. Sie behaupteten, er habe sich in Millionenhöhe an den Zahnärztegeldern für die Gesundheitsaufklärung bereichert. *Dr. Koll* erklärte, *Dr. Knellecken* habe sich rund um die Uhr kriminell betätigt. Beweise legten sie nicht vor. Sie hatten nur eine *Schwarze Mappe*. In ihr waren nur anonym die mündlichen Anschuldigungen schriftlich wiederholt. Es gab kaum ein Delikt, das darin *Dr. Knellecken* nicht vorgeworfen wurde. *Dr. Koll* und seine Helfershelfer sorgten für den Umlauf dieser Mappe.

Dr. Knellecken trat vom Vorsitz der KZV-NR zurück. Die Vertrauensbasis in diesem Vorstand war zerstört. Einen Mehrfrontenkrieg zu führen, ging über seine Kraft.

Dr. Koll übernahm als Stellvertreter die Führung der KZV-NR. Er stellte die Gesundheitsaufklärung ein. Im Rundfunk erklärte er, ohne Schaden für seine Zähne täglich eine Tafel Schokolade zu essen. Im Fernsehen warf er *Dr. Knellecken* vor, mindestens 2 bis 3 Millionen Mark aus dem Fond für Gesundheitsaufklärung in die eigene Tasche gewirtschaftet zu haben.

Der Zahnarzt *de Cassan*, auch aus Köln, erstattete zusammen mit einem Dr. Hansberg aus Mönchen-Gladbach, beide Mitglieder des KZV-Vorstandes, Anzeige gegen *Dr. Knellecken* beim Generalstaatsanwalt für NRW. Der aufsichtsführende Minister des Landes Nordrhein-Westfalen schloß sich an. Die

Schwarze Mappe mit den unzähligen anonymen Anschuldigungen ging an die Staatsanwaltschaft. Vorher schon waren anonyme Anzeigen gegen *Dr. Knellecken* bei der Steuerfahndung erfolgt.

Eine öffentliche Hetzkampagne begann

Presse, Funk und Fernsehen griffen das Thema auf. Mit Schlagzeilen und äußerst polemischen Berichten und Meldungen wurde *Dr. Knellecken* verurteilt, bevor ein Gericht tätig gewesen war. Die Hetzkampagne gegen *Dr. Knellecken* hielt fast 2 Jahre an. Der Schaden für die Praxis des *Dr. Knellecken* war groß. Sie geriet in die roten Zahlen.

Dr. Koll erklärte öffentlich, man werde Knellecken *„physisch, psychisch und wirtschaftlich fertigmachen"*.

Privatdetektive wurden gegen *Dr. Knellecken* eingesetzt. Sie recherchierten und beschatteten ihn, Freunde und Bekannte. Sie tun es noch. Staatsanwaltschaft und Steuerfahndung wurden gegen *Dr. Knellecken* tätig. Hausdurchsuchungen, Beschlagnahmungen, Einvernahme unzähliger Zeugen wurden im großen Stil durchgeführt. Immer war dafür gesorgt, daß Presse, Funk und Fernsehen davon erfuhren und polemisch darüber berichteten.

Trotz dieser Hetze wurde *Dr. Knellecken* überraschend zum Landesvorsitzenden des Freien Verbandes Deutscher Zahnärzte gewählt. Er war bei den Zahnärzten sehr beliebt, weil er sich nachdrücklich auch für deren Belange eingesetzt hatte. Das führte zu einer wilden Hetzkampagne seiner eigenen Berufsverbände. Die eigene Zahnärztekammer, die KZV-NR unter ihren neuen Herren, der Bundesvorstand des Freien Verbandes Deutscher Zahnärzte stellten sich gegen ihn und seine Arbeit. Der Vorstand der Kassenzahnärztlichen-Bundesvereinigung schloß ihn aus. Er verlor dadurch seine Stellung als Stellvertretender Bundesvorsitzender. Dabei hatte Knelleckens erfolgreiche Arbeit den *Regierungswechsel* in diesem Bundesorgan erst möglich gemacht.

Harald Körke, ein Spitzenwerbetexter, der früher für die Zuckerindustrie gearbeitet hatte, war ganz auf die Seite der Gesundheitsaufklärung getreten, wie sie die KZV-NR zur Amtszeit *Dr. Knelleckens* durchgeführt hatte. Er verfaßte das Buch *Zähne gut – alles gut.* Er schrieb an den Freien Verband Deutscher Zahnärzte, daß ihm schon zu Beginn des Jahres 1978 ein Führungsmann der Zucker- und Süßwarenindustrie geraten hatte: „Harald, laß den Knellecken sausen. Der ist in ein paar Monaten weg vom Fenster." Der Zuckermann behielt recht. Anfang 1979 war *Dr. Knellecken* als KZV-Vorsitzender weg vom Fenster. Woher wußte der Zuckermann das schon Anfang 1978?

Auch andere haben weit vor Knelleckens Rücktritt gewußt, daß er abgeschossen würde. Von einem Zahnarzt *Bieg* aus Bremen war es zu hören, daß im Bundesvorstand der SPD Einmütigkeit darüber bestanden haben soll, den *Dr. Knellecken* abzuschießen. Und ein *Dr. Will,* ebenfalls Zahnarzt in Köln, der sich auf die Seite von *Dr. Koll* geschlagen hatte, machte im Sommer 1978 davon reden, daß auf den Knellecken Dinge zukämen, aus denen ihn, wenn

125

überhaupt, nur ein Staranwalt herausholen könne. Er wisse das von Professor *Dr. Schulte*, dem damaligen Vizepräsidenten des Bundesverbandes der Deutschen Zahnärzte.

Diese Voraussagen stimmten. Aber es kam noch schlimmer. Die heute fast achtzigjährige Mutter des *Dr. Knellecken* wurde mit anonymen Anrufen und Pamphleten eingedeckt. Sie war im *Dritten Reich* zusammen mit ihrem Mann, weil aktive Christen, verfolgt worden. Ihre Existenz wurde zerstört. Ihr Mann kam ins KZ. Er kam nicht zurück. Das saß tief. Und sie war hoch verletzlich. Als man sie in übler Weise in Sachen ihres Sohnes belästigte, erkrankte sie schwer. Sie hat sich davon nie wieder richtig erholt.

Drohungen und Gewalt

Eine über 20 Jahre in der Praxis von *Dr. Knellecken* tätige Mitarbeiterin wurde von ihr unbekannten Männern so traktiert, daß sie ihre Tätigkeit aufgab. *Dr. Knellecken* erhielt Morddrohungen und Mordwarnungen. Letztere waren ernst gemeint. Er verließ daraufhin seine Praxis. Zwei Tage darauf wurde vor seiner Praxistür die Briefträgerin von bewaffneten Männern überfallen. Nur, weil er nicht da war, kam *Dr. Knellecken* der laut schreienden Frau nicht zu Hilfe. Sollte er ihr zu Hilfe kommen, um in dem Handgemenge erschossen zu werden?

Unbekannte drangen mit Gewalt in die Wohnung von Menschen ein, die in diese Sache verwickelt wurden. Sie durchkämmten alles mit professioneller Systematik und schleppten alles weg, was irgendwie mit den Zahnärzten und deren Gesundheitsaufklärung zu tun haben konnte.

Einer der Betroffenen wurde unter Druck gesetzt. Er sollte sich gegen *Dr. Knellecken* stellen. Er tat es nicht. Wenige Zeit später fand er seinen kleinen Sohn bewußtlos und blutüberströmt auf einer verkehrsstillen Spielstraße. Niemand konnte ihm sagen, was dem Jungen passiert war. Der Junge selbst auch nicht. Das Kind hatte eine schwere Gehirnerschütterung und erhebliche Platzwunden am Kopf, im Gesicht und am Körper. War es ein Unfall? Oder war es mehr als ein Unfall?

Unbekannte drangen mit Nachschlüsseln in Knelleckens Praxis und Wohnung ein. Sie entwendeten wichtige Unterlagen. Von wem hatten sie die Nachschlüssel?

Während *Dr. Knellecken* einen Freund und dessen Familie besuchte und sich in deren Wohnzimmer unterhielt, drangen Unbekannte geräuschlos in die abgeschlossene Wohnung ein. Sie stahlen alles, was sich im Jackett von *Dr. Knellecken* befand. Das Jackett hing in der Diele. Sie entkamen unbemerkt mit ihrer Beute. Die Wohnungstür war nicht beschädigt.

Dr. Bruker bewahrte seinen Schriftwechsel mit dem von *Dr. Knellecken* in einem Stehordner auf. Dieser befand sich im Schrank seines Büros. Unbekannte stahlen diesen Stehordner aus dem Schrank und Büro. Sie hinterließen keine Spuren.

Patienten des *Dr. Knellecken* bekamen anonyme Schreiben. Ihr Inhalt sollte das Vertrauen zu dem Zahnarzt *Dr. Knellecken* zerstören. Wer hatte woher die Namen und Anschriften dieser Patienten?

Das und vieles andere ereignete sich drei Jahre

lang. Dann erhob die Staatsanwaltschaft (STA) Anklage. Sie warf *Dr. Knellecken* Untreue **ohne** persönliche Bereicherung und die Abgabe einer falschen eidesstattlichen Versicherung vor. Die Untreue sollte darin bestehen, daß *Dr. Knellecken* als KZV-Chef Ausgaben für PR-Arbeiten der Zahnärzte veranlaßt haben soll, die in dieser Form nicht aus Geldern der KZV bezahlt werden durften, sozusagen Zweckentfremdung öffentlicher Gelder.

Bei der angeblich falschen eidesstattlichen Versicherung ging es nicht darum, daß *Dr. Knellecken inhaltlich* einen Falscheid geleistet hatte. Der Inhalt der eidesstattlichen Versicherung, die *Dr. Knellecken* in einem Prozeß gegen den *Spiegel* zugunsten der Zahnärzte abgegeben hatte, war richtig. Nein, es ging lediglich darum, daß das Abgabedatum auf dieser Versicherung geändert worden war. Niemand wußte von wem. *Dr. Knellecken* sollte die Änderung veranlaßt haben. Das behauptete und bezeugte *nur* der Jugendfreund von *Dr. Koll, Walter Wirtz,* der zum Hauptgeschäftsführer der KZV-NR avancierte Autoverkäufer aus Köln.

Niemand sonst konnte das bezeugen. Dennoch: weil *Wirtz* es behauptete *und* bezeugte, erhielt *Dr. Knellecken* eine Geldstrafe. Er selbst weiß nichts davon, den *Walter Wirtz* veranlaßt zu haben, das Datum zu ändern. Er hatte dazu auch keine Veranlassung.

Vom Vorwurf der Untreue sprach das Landgericht Düsseldorf den *Dr. Knellecken* frei. Es stellt fest, daß er gar nicht getan haben konnte, was die STA ihm vorwarf.

Gegen diesen Freispruch legte die STA Düsseldorf

Revision beim Bundesgerichtshof ein. *Dr. Knellek-ken* tat das gleiche wegen der Geldstrafe.

Befremden über Verfolgungseifer

Der Generalbundesanwalt, also die höchste Ankla-gebehörde der Bundesrepublik, lehnte es ab, die Revision der STA Düsseldorf vor dem Bundesge-richtshof zu vertreten. In einem Schriftsatz erklärte er, die Revision der STA sei völlig unbegründet. Er drückte sein Befremden über den Eifer aus, mit dem die STA Düsseldorf den *Dr. Knellecken* verfolgt. Er sagte, daß ihm in seiner langjährigen Praxis als Gene-ralbundesanwalt noch nie eine so umfangreiche Revi-sionsschrift von einer STA vorgelegt worden sei wie die der STA Düsseldorf. Sie war 69 Seiten lang. Der Generalbundesanwalt beantragte dann auch die Zu-rückweisung der Revision der STA Düsseldorf und die Bestätigung des Freispruches von *Dr. Knellecken*. Der Bundesgerichtshof folgte dem Antrag des Gene-ralbundesanwaltes. Er wies die Revision der STA Düsseldorf zurück und bestätigte durch Urteil den Freispruch des *Dr. Knellecken*. Der Senat wies in seiner Urteilsbegründung darauf hin, daß der Frei-spruch nicht nur aus rechtlichen Gründen, sondern auch aus dem Tatsächlichen heraus richtig war. Der Freispruch ist damit rechtskräftig.

Äußerst bemerkenswert war, was die Juristen mit-einander in der Beratungspause des Bundesgerichts besprachen. Sie taten es so laut, daß die Zuhörer es hören mußten. In Kurzform gebracht war der sinn-gemäße Inhalt dieser Gespräche: Die Verfolgung des

Dr. Knellecken ist politisch motiviert. Er wurde als KZV-Chef zu unbequem. Darum mußte er von diesem Posten weg. Denn die unter seinem Vorsitz durchgeführte Tätigkeit der KZV-NR war dabei, die *politische* Zielsetzung, die das Bundesarbeitsministerium mit dem Krankenversicherungs-Kostendämpfungs-Gesetz (KVNG) verfolgte, zu unterlaufen und umzukehren. Das Haus Ehrenberg wünschte deshalb den Abschuß des lästigen KZV-Vorsitzenden. Dabei sei der Vorwurf der Untreue ein probates und den Bundesjuristen wohl bekanntes Mittel. Das wurde gegen *Dr. Knellecken* mit Erfolg eingesetzt. Es wurde zudem dafür gesorgt, daß für *Dr. Knellecken* ein Nachfolger *gewählt* wurde, der der Verwirklichung der politischen Vorstellungen des Hauses Ehrenberg nicht mehr im Wege stehen würde. Soweit in etwa der Inhalt der Gespräche.

Rückkehr zur alten Manipulierbarkeit

Daß der Nachfolger von *Dr. Knellecken,* ein Zahnarzt *Osing* aus Benrath bei Düsseldorf, den Wunschvorstellungen des ehemaligen Hauses Ehrenberg entspricht und damit der Landesregierung in NRW genehm ist, dürfte augenfällig sein. Er brachte nicht nur die zur KZV-Amtszeit des *Dr. Knellecken* rein gesetzlich ausgerichtete Gebühren- und Vertragspolitik wieder zurück auf die früher übliche Unterwerfungs- und Anpassungslinie, er schloß auch mit der Wirtschaftsvereinigung Zucker eine Vereinbarung, in der sich die KZV-NR verpflichtet, ihre *neue Gesundheitsaufklärung* mit der Zuckerindustrie abzustimmen. Das tut die KZV auch. So erklärte im Namen der KZV-NR ein *Dr. Jochum* aus Essen im Rundfunk, gegen den täglichen Verzehr einer ganzen Tafel Schokolade nach dem Essen sei nichts einzuwenden, wenn hinterher die Zähne geputzt würden. Der anwesende *Dr. Osing* widersprach dem nicht. Er meinte sogar, und das ebenfalls in dieser Rundfunksendung, gegen die Anwendung der Fluoride gäbe es keine gesundheitlichen Bedenken. Früher, zur Amtszeit *Dr. Knelleckens,* teilte er als Mitglied des KZV-Vorstandes die gegenteilige Meinung.

Verständlich, daß sich bei einer solchen veränderten Haltung der KZV-NR der Absatz von Zucker und Süßigkeiten steigerte. Seit Knelleckens Abschuß stieg er jährlich um 1,5 Milliarden DM. Die Zuckerindustrie hat erreicht, was sie wollte. Dennoch werden die Verfolgungen des *Dr. Knellecken* fortgesetzt. Vermutlich sollen die Hintermänner und die Mitwirkenden am Abschuß des *Dr. Knellecken* vor rechtlichen Folgen geschützt werden. Denn offensichtlich wieder aufgrund politischer Weisung hat die STA Düsseldorf eine neue Anklage gegen *Dr. Knellecken* erhoben. Wieder wirft sie ihm Untreue *ohne* persönliche Bereicherung vor, zudem Bestechlichkeit und Steuerhinterziehung. Sie tut das, *ohne* für ihre Anschuldigungen auch nur *einen* Beweis vorzulegen. Sie erhebt den Vorwurf der Untreue sogar, obwohl ihr eine Grundsatzentscheidung des Bundesgerichtshofes vorliegt, aus der hervorgeht, daß *Dr. Knellekken* sich als KZV-Chef gar nicht anders verhalten konnte und durfte, als er es getan hat. Sie übersieht außerdem bewußt, daß die KZV-Verträge, die sie wider besseren Wissens als widerrechtlich hinstellen möchte, nicht von *Dr. Knellecken* zu verantworten sind. Diese Verträge wurden vom inzwischen verstorbenen Rechtsberater der KZV-NR, dem Rechtsanwalt *Dr. Schwering,* konzipiert, und der Gesamtvorstand der KZV-NR hat sie in Kraft gesetzt.

Obwohl von allen an der KZV-Gesundheitsaufklärung zur Amtszeit des *Dr. Knellecken* beteiligten Firmen eidesstattliche Versicherungen vorliegen, daß *Dr. Knellecken* von ihnen kein Geld gefordert und auch keines bekommen hat, behauptet die STA, er habe sich mit DM 66000,– bestechen lassen. Sie legt für die Behauptung *keinen* Beweis vor. Die STA erhebt den Vorwurf der Steuerhinterziehung, obwohl das Finanzgericht in Düsseldorf festgestellt hat, daß die behaupteten Steuerhinterziehungen weder vom Finanzamt noch von der Steuerfahndung bewiesen worden sind. Außerdem setzt sich die STA über Zeugenaussagen und eidesstattliche Erklärungen von Mitarbeitern aus der Praxis des *Dr. Knellecken* hinweg. Diese haben unabhängig voneinander erklärt, und zwar für einen Zeitraum von fast 25 Jahren, daß in der Praxis des Dr. Knellecken *alle* Einkünfte verbucht und versteuert worden sind.

Allem Anschein nach soll die von *Dr. Koll* geäußerte Drohung, nach der *Dr. Kellecken* psychisch, physisch und wirtschaftlich fertig gemacht werden soll, um jeden Preis verwirklicht werden. Tatsächlich ist *Dr. Knellecken* schon seit langem nicht mehr in der Lage, die enorm hohen Kosten der Abwehr der gegen ihn gerichteten Verfolgungen zu bezahlen. Diese Kosten gehen inzwischen in die Hunderttausende. *Dr. Knelleckens* Praxis erholt sich von der langdauernden Hetzkampagne zu langsam, um diese

Summen aufzubringen. Soweit sein Vermögen nicht von den Behörden weggepfändet wurde, hat er fast seinen ganzen Besitz beleihen müssen, um die Kosten in etwa aufzubringen. Ohne die Hilfe selbstloser Freunde hätte aber selbst dieses Geld nicht ausgereicht. *Dr. Knellecken* steht darum nicht nur bei den Darlehensgebern hoch in Schuld. Die Forderungen seiner Anwälte kann er nur noch in kleinen Raten abzahlen. Da aber noch kein Ende der gegen ihn gerichteten Verfolgungen zu sehen ist, braucht er dringend Geld, um seine Feinde abzuwehren und seine Rehabilitierung weiter durchzusetzen.

Nachtrag

Dr. Koll, der Rädelsführer der berufsinternen Intrige gegen *Dr. Knellecken,* hat mit 50 Jahren seinen Beruf aufgegeben. Er privatisiert in der Schweiz. Es hält sich hartnäckig das Gerücht, daß er für seinen *Dolchstoß* zwei Millionen kassiert haben soll.

Dr. Hansberg, einer, der mit dafür sorgte, daß die Strafanzeige gegen *Dr. Knellecken* beim Generalstaatsanwalt eingebracht wurde, hat sich ebenfalls vorzeitig aus seinem Beruf zurückgezogen. Er lebt in Kanada. Dort hat er eine Farm gekauft.

Dr. de Cassan, der *Dr. Knellecken* anzeigte, soll ebenfalls in Kanada eine Farm gekauft haben. Noch lebt und arbeitet er in Köln und gefällt sich darin, weitere Menschen durch Strafanzeigen unglücklich zu machen. Dabei dürfte er es nur dem politischen Hintergrund zu danken haben, daß gegen ihn Ermittlungen wegen nachgewiesener Steuerhinterziehung, Urkundenfälschung und Veruntreuung, alles begangen als Geschäftsführer des Freien Verbandes Deutscher Zahnärzte Nordrhein, eingestellt wurden.

Dr. Osing, Dr. Knelleckens und dem einstigen Hause Ehrenberg genehmer Nachfolger, der enge berufliche und persönliche Beziehungen zu dem verstorbenen Kreml-Chef Breschnew unterhielt, tut, was man von ihm erwartet. Er verwaltet mit administrativer Strenge bürokratisch entartete Verträge und setzt deren Einhaltung gegenüber den Zahnärzten unnachgiebig durch. Seine monatlichen Aufwandsentschädigungen wurden kurz nach seinem Amtsantritt von etwa DM 4000,–, die *Dr. Knellecken* erhielt, auf DM 10 000,– erhöht.

Den Vogel von allen schoß der Hauptgeschäftsführer *Walter Wirtz* ab. Gegen den erklärten Willen der Vertreterversammlung der KZV-NR sprach der Vorstand der KZV-NR unter Vorsitz von *Dr. Osing* ihm eine Alters- und Hinterbliebenenpension zu, deren versicherungsmathematischer Wert sich mit 16,5 Millionen Deutsche Mark berechnen läßt!

Dr. Hans Berger

Einzelne Aktivitäten von Dr. Knellecken

... und so kam der Stein ins Rollen ...

Weil er eine Vereinbarung zwischen der Kassenzahnärztlichen Vereinigung Nordrhein und der Wirtschaftsvereinigung Zucker nicht billigte, machte *Dr. Knellecken* sich unbeliebt. Sein weiterer unermüdlicher Einsatz für die Volksgesundheit, der auszugsweise wiedergegeben ist, wurde ihm zum Verhängnis. Die finanziellen Möglichkeiten der mächtigen Industrie geben einem einzelnen Kämpfer kaum eine Chance. *Dr. Knellecken* wurde wirtschaftlich und gesundheitlich in den Ruin getrieben, denn ein Mann dieses Formats ist Sand im Getriebe der reibungslos funktionierenden Multikonzerne.

Nachdem *Dr. Knellecken* ausgeschieden wurde, kam nachstehender Vertrag zustande:

ENTWURF
VEREINBARUNG

zwischen der KZV Nordrhein
und der Wirtschaftsvereinigung Zucker

Präambel

Im Interesse einer sachlichen Aufklärung der Bevölkerung zur Verhinderung von Zahnkrankheiten sind die Parteien übereingekommen, in Zukunft soweit als möglich zusammenzuarbeiten.

Insbesondere werden die Parteien in der Öffentlichkeit gegenseitige Angriffe unterlassen. In diesem Sinne und zur Beendigung des Rechtsstreites 7 K 3482/78 Verwaltungsgericht Düsseldorf wird folgendes vereinbart:

1. Das Verfahren vor dem Verwaltungsgericht Düsseldorf wird durch Vergleich der Parteien beendet. (Die Frage der Kostenlast wird vorläufig offengelassen.)

135

2. Die KZV Nordrhein unterläßt im Rahmen ihrer Öffentlichkeitsarbeit Aussagen, die bei den medizinischen Laien den Eindruck erwecken könnten, daß der Verzehr des Zuckers die Entstehung von allgemeinen Körperschäden und/oder Krankheiten verursacht.

Soweit es Zahnkrankheiten betrifft, wird die KZV – sofern und soweit in diesem Zusammenhang der Zucker angesprochen ist – ihre Öffentlichkeitsarbeit in sachlicher Form und unter Berücksichtigung gesicherter Erkenntnisse der medizinischen Fachwelt betreiben, wobei der Aspekt der unzureichenden Zahnpflege besonders berücksichtigt wird.

3. Die Wirtschaftsvereinigung Zucker wird auch in Zukunft jegliche extrem unsachlichen Werbeaussagen für Zucker unterlassen. Sie wird ihre Aussagen in sachlicher Form und unter Berücksichtigung gesicherter Kenntnisse der medizinischen Fachwelt machen.

4. Die Parteien kommen überein, sich mindestens einmal jährlich zu treffen, um einen Gedankenaustausch über die beiderseitigen Werbe- bzw. PR-Maßnahmen durchzuführen. Bei dieser Gelegenheit werden die Parteien prüfen, ob und inwieweit eine gemeinsame Arbeit im Interesse der Zahngesundheit durchführbar ist.

Folgende Anzeigen und Texte entstanden während der Amtszeit von *Dr. Knellecken* als Vorsitzender der KZV-Nordrhein und machten die Zuckerindustrie mobil.

Professor Dr. Rudolf Gunzert   6000 Frankfurt/Main

Herrn
Schulzahnarzt, Medizinaldirektor
Dr. N. Finke
Kreuz-Str. 54 a

4670 Lünen

Sehr geehrter Herr Dr. Finke,

Ihr an Herrn Dr. Knellecken in Düsseldorf gerichtetes Schreiben vom
08.12.1977 kam vor kurzem auf meinen Schreibtisch. Den dritten Absatz
widmen Sie meiner Person; allerdings nicht in Form einer wissenschaftlichen Entgegnung, sondern schlicht und ergreifend beleidigend und
abwertend.

Wenn Sie meinen, daß ich als Leiter des Wahlamtes der Stadt Frankfurt
am Main noch Zahlen lesen konnte, kann ich Sie beruhigen - ich kann
es auch heute noch! Im übrigen wäre es wohl richtiger gewesen, wenn
Sie als Berufsbezeichnung nicht Leiter des Wahlamtes angeführt hätten,
denn ich habe als Nebenamt sui generis - durch Jahrzehnte von dem
zuständigen Innenminister ernannt - die Aufgaben des geschäftsführenden
Wahlleiters wahrgenommen. Dazu muß man allerdings auch Zahlen lesen
können. Über den Unterschied der beiden Funktionen wird Sie jeder wahl-
rechtskundige Jurist gerne belehren.

Sachlich möchte ich ausdrücklich betonen, daß mir auch heute noch keine
wissenschaftliche Arbeit bekannt ist, die in wissenschaftlich einwand-
freier Form die Fluor-Hypothese beweist. Alle mir bekannten Veröffentlichungen sind mit schweren statistischen Mängeln behaftet und erfüllen
daher nicht die Voraussetzungen für eine Verifikation. Ich wäre Ihnen
zu großem Dank verpflichtet, wenn sie mir Arbeiten nennen könnten,
die den Vorbedingungen der statistischen Kausalforschung entsprechen.
Da ich seit längerer Zeit eine Professur innehabe, die von dem Ministerium
mit "Statistische Methoden der empirischen Sozialforschung" bezeichnet
ist und diese Disziplin seit Jahrzehnten in Vorlesungen und Übungen
vertrete, glaube ich, mir die nötige Sachkunde zutrauen zu können.
Als Ergänzung sei beiläufig gesagt, daß ich seit sehr langer Zeit persönliches ordentliches Mitglied des Internationalen Statistischen
Instituts bin, eine Auszeichnung, die durch internationale Abstimmungen
zustande kommt.

Zu meiner Verwunderung unterstellen Sie, daß ich noch nicht auf die
Ziegelbecker'schen "Spezialmethoden in der Statistik" gestoßen bin.
Die Arbeiten des Herrn Ziegelbecker auf dem fraglichen Gebiet sind
mir selbstverständlich wohlbekannt; ich halte sie für ausgezeichnet
und beispielhaft für die Probleme der statistischen Logik des Vergleichs.

Rätselhaft ist mir, was Ihr Hinweis auf die Ermittlung der Karies durch
Röntgenbilder bedeuten soll.

Auf Ihre beleidigenden Äußerungen gegenüber Professor Wagner erspare
ich mir, einzugehen.

Mit verbindlichen Empfehlungen

(Professor Dr. Rudolf Gunzert)

138

Zähne – Spiegel der Gesundheit.
Eine Information der Zahnärzte Nordrheins.

Wenn Sie mehr Gesundheit wollen, müssen Sie weniger Zucker essen. So einfach ist das.

Industriezucker verursacht Karies. Und Karies kann unter anderem Herzkrankheiten verursachen, Rheuma, Allergien. Weniger Industriezucker – weniger Karies. Weniger Karies – mehr Gesundheit. So einfach ist das.

Leider ist es nicht so einfach. Zucker zieht sich wie ein Spinnennetz über Ihr gesamtes Leben. Limonaden und viele Fruchtsäfte, Eiscremes, Kuchen, Fertigteige und Toma-

tenketchup liefern Ihnen Zucker und damit Karies ins Haus.
Marmelade kann rund 50 % Zucker sein. Obstkonserven sind meistens mit Zucker gesättigt. Instant–Schokoladenpulver und süße Brotaufstriche für Kinder sind oft mehr Zucker als alles andere.

Was Sie tun können, um das Zuckernetz zu zerreißen? –

Erstens: Kaufen Sie gesundheitsbewußter ein. Schauen Sie auf die Packung. Lesen Sie die Zusammensetzung. Das, wovon am meisten drin ist, muß an erster Stelle stehen.
Zweitens: Lassen Sie sich nicht von der Zuckerindustrie verdummen. Zucker ist nicht gesunde Energie und Freude, sondern Droge und Krankheit. Dagegen hilft auch Zähneputzen nichts.
Drittens: Sehen Sie in Ihrem Zahnarzt den Verbündeten im Kampf gegen die Volksseuche Karies. Gehen Sie zweimal im Jahr zu ihm.

**Zähne gut – alles gut.
Ihr Zahnarzt in Nordrhein.**

Zähne – Spiegel der Gesundheit.
Eine Information der Zahnärzte Nordrheins

Gegen Karies helfen keine Pillen. Sondern nur: Gesünder leben.

Karies wird durch Industriezucker hervorgerufen. Dieser Zucker wirkt nach Auffassung führender, unabhängiger Wissenschaftler nicht nur von außen auf die Zähne ein. Er wirkt außerdem endogen. Das heißt: Er bringt von innen her den Kalziumhaushalt durcheinander. Anfälligkeit gegenüber Karies wird danach durch den Abbau von Kalzium in den Zähnen hervorgerufen.
So gesehen sind alle Maßnahmen, die nicht den Kalziumhaushalt in

Ordnung bringen – selbst regelmäßiges gründliches Zähneputzen – reines Flickwerk. Sie behandeln nicht die Ursachen, sondern die Auswirkungen. Und es kann sogar sein, daß Sie beispielsweise durch Fluortabletten den Teufel mit dem Beelzebub austreiben, denn es gibt Anzeichen, nach denen Fluor die Krebsrate erhöht.
Die einzige sinnvolle Maßnahme ist daher eine gesündere Lebensweise. Im Fall der Karies

heißt das: Deutlich weniger Zucker in den Nahrungsmitteln, deutlich mehr Obst, Gemüse, Vollkornbrot und Milcherzeugnisse. Und gehen Sie vorsorglich zweimal im Jahr zum Zahnarzt. Ihr Zahnarzt ist Ihr unbestechlicher Verbündeter in Sachen Gesundheit. Wo andere unter dem Druck der Sachzwänge schweigen und beschönigen müssen, nennt er die Dinge beim Namen. Und der Name für Karies heißt: Zucker.

**Zähne gut – alles gut.
Ihr Zahnarzt in Nordrhein.**

139

Zurück
zur
Vernunft

Wenn in einem Staat immer mehr Leistungen der ärztlichen Versorgung von den Kassen bezahlt werden müssen: Was tut man, wenn's zu teuer wird? Ganz klar: Man klagt diejenigen an, die durch Mehrarbeit diese Leistungen erbringen. Völlig logisch, nicht wahr, daß einige wenige für die Fehlentscheidungen anderer aufkommen müssen.

Dennoch – die Zahnärzte Nordrheins glauben, daß die Mehrzahl aller Menschen bei klarer Überlegung nicht bereit ist, solche Gedankengänge mitzumachen. Letztenendes steht damit eine bis heute in Europa vorbildliche zahnärztliche Versorgung auf dem Spiel.

Die Zahnärzte Nordrheins möchten Ihnen deshalb zeigen, wie man nicht an den Symptomen kuriert, sondern die Ursache der Kostenschraube bekämpft – den Weg zurück zur Vernunft. Sie haben zu diesem Thema ein Buch herausgebracht: "Zähne gut – alles gut". Lesen Sie im folgenden einen Abschnitt daraus:

Zähne gut – alles gut.

Wie Du ißt, so Du bist.

Die Menschen früherer Jahrzehnte wußten nicht viel von Vitaminen, Spurenelementen und Mineralstoffen. Von Kalorien hatten sie nur indirekt gehört: Wenn Ihnen der Magen knurrte, wußten sie, daß sie schnell welche brauchten. Gewiß hatten diese Menschen auch ihre Gesundheitsprobleme. Hygienemangel, Ärztemangel – wir wollen nicht von der guten alten Zeit reden. Jedoch Zahnkrankheiten waren damals selten. Die Menschen aßen einfache, gesunde Kost, und wenn sie die vielen lebensbedrohenden Klippen der Kindheit und Jugend umschifft hatten, erreichten sie oft ein hohes Alter in voller Gesundheit. Noch heute treffen Sie solche Menschen in abgelegenen, meist bäuerlichen Gegenden Europas. Wenn wir uns ihre Ernährung genauer ansehen, fällt uns folgendes auf: Milch, Brot, Butter, Käse und Eier dominieren. Fleisch wird mäßig gegessen. Einfache Gemüse kommen täglich auf den Tisch. Früchte sind eine tägliche Selbstverständlichkeit. Zucker ist ein Luxusartikel. Für Konserven ist kein Geld vorhanden.

Sie sollten sich jetzt einmal den Spaß machen – falls Sie das überhaupt noch spaßig finden können – und sich an Ihren letzten Großeinkauf im Supermarkt erinnern. Oder schauen Sie in Ihren Abfalleimer und zählen Sie die leeren Konservendosen. Es ist ziemlich sicher, daß Sie einen großen Teil Ihres Geldes für diätetisch wertlose Dinge ausgegeben haben. Und schlimmer: Indem Sie Ihrer Familie diese Dinge anbieten, entziehen Sie Ihrem Mann, Ihren Kindern und sich selbst mit jeder Mahlzeit, mit jedem Bissen jene Stoffe, die zur Gesundheit unbedingt notwendig sind.

Mit anderen Worten: Sie geben Ihr Geld für Dinge aus wie Karies, Vitaminmangel, Mineralstoffdefizit und ähnliches.

Wir laden Sie ein, dieses Kapitel und das ganze Buch zu Ende zu lesen. Denn Gesundheitsvorsorge führt zurück zur Vernunft.

Zähne gut – alles gut.
Ihr Zahnarzt in Nordrhein.

Zwar ist Gesundheit nicht alles, aber weil ohne Gesundheit alles nichts ist, haben wir Zahnärzte ein Buch für Sie schreiben lassen.

Harald Körke: # Zähne gut – alles gut.

Ziel dieses Buches:

Mehr Gesundheit für Sie — weniger Sozialkosten für alle!

Weil aber nicht alle dieses Buch kaufen können, sich jedoch jeder mehr Gesundheit wünscht, sollen Sie wesentliche Teile unseres Buches in Ihrer Zeitung lesen können.

4. Zähne – Spiegel der Gesundheit? (II)

Erinnern Sie sich: Zahnkrankheiten sind kein unvermeidbares Schicksal. Diese Ansicht wird von einer Minderheit vertreten. Zu welcher Seite tendieren Sie?

Zur Mehrheit? – Zur Minderheit? –

Was die Minderheit meint, klingt ziemlich erschreckend. Wenn es stimmt, daß die Zähne der Spiegel der Gesundheit sind, dann lebt die Mehrheit mit einer Zeitbombe im Mund. Und jeder, der seinen Zähnen keine oder geringere Bedeutung beimißt, befindet sich in ständiger Gefahr, seine Gesundheit zu verlieren.

Wenn auf der anderen Seite die Mehrheit recht hat, brauchte man sich keine besonderen Sorgen zu machen. Zähne hätten dann allenfalls eine kosm. Bedeutung, u. über das Maß an Zahnkosmetik könnte jeder selber nach seinem Gutdünken entscheiden.

Ausnahmsweise möchten wir einmal die Mehrheitsmeinung auf völlig undemokratische Weise mißachten. Wir beglückwünschen Sie, wenn Sie zur Minderheit gehören. Wir hoffen, daß dieses Buch dazu beiträgt, die bestehenden Mehrheitsverhältnisse zu ändern. Wir gehen davon aus, daß die Mehrheit heute und heute nur so denkt und handelt, weil es ihr an Unterrichtung und Aufklärung gefehlt hat. –

Zähne sind tatsächlich der Spiegel der Gesundheit.

Weston A. Price ist der amerikanische Zahnarzt, den wir bereits im vorangegangenen Kapitel erwähnt haben. Er gehörte zu den Pionieren jener Denkschule, die den Zusammenhang zwischen Zahngesundheit und Gesundheit schlechthin erforscht haben. Eines seiner aufrüttelndsten Erlebnisse hatte er, als er eines Tages an das Krankenbett eines Kindes gerufen wurde. Es handelte sich um einen 4 1/2jährigen Jungen, der seit 8 Monaten an immer häufiger auftretenden Krämpfen litt. Er war völlig abgezehrt, wies eine ausgebreitete Zahnkaries auf und hatte heftigen bronchialen Husten. Bei einem Krampfanfall vor mehr als zwei Monaten war er im Zimmer gefallen und hatte sich ein Bein gebrochen. Das Bein war in Gips, aber der Bruch war auch nach 60 Tagen noch nicht geheilt, wie eine Röntgenaufnahme zeigte. Die Ernährung des Jungen bestand aus Weißbrot und Magermilch, während er zur Heilung des gebrochenen Knochens u.a. eine an Kalk, Phosphor und Magnesium reiche Nahrung nötig gehabt hätte. Seine Krämpfe gingen auf den niedrigen Kalkgehalt seines Blutes zurück. Die Behandlung durch Price bestand in einer Änderung der Ernährung. Der Junge erhielt an Stelle des weißen Brotes einen Brei aus frisch gemahlenem Vollweizen, statt Magermilch Vollmilch und zu jeder Mahlzeit einen Teelöffel vitaminreicher Butter. Schon in der ersten Nacht nach dieser Mahlzeit schlief das Kind erstmalig ohne Krämpfe. Die Krämpfe wiederholten sich auch nicht, die Wiederherstellung ging mit Riesenschritten vorwärts, und der Beinbruch heilte im Laufe eines Monats vollständig. Sechs Wochen nach Einführung der vollwertigen Kost konnte man den Jungen beim Spiel mit anderen Kindern mühelos über einen Zaun klettern sehen. (»Gefährdete Menschen« von Albert Haller.)

Und hier sind die Schlußfolgerungen, die Sie aus dieser Geschichte ziehen können: **Jeder Mensch bedarf einer ständigen Zufuhr von Vitaminen, Spurenelementen und Mineralstoffen, um gesund zu bleiben.** Eine Ernährung, die sich mit dem bloßen Kalorienzählen zufriedengibt, ist wertlos.

141

Diagnosen aus Gesundheits- und
Gesellschaftspolitik erschienen regelmäßig.
Herausgeber: Kassenzahnärztliche Vereinigung
Nordrhein
Düsseldorf, den 19. 1. 1977

Bundesrepublik – Österreich:
Zensur statt Argumente?
Diese Frage stellt *Rudolf Ziegelbecker* vom Institut
für Umweltforschung Graz in einer Mitteilung darüber, daß der kompromißloseste Vertreter einer Ka-
riestherapie mit Fluoriden, Professor *Dr. Naujoks,*
Würzburg, brieflich beim österreichischen Bundeskanzler, Herrn *Dr. Bruno Kreisky,* gegen die wissenschaftliche Tätigkeit des Grazer Umweltinstitutes
sowie gegen die des Herrn *Ziegelbecker* interveniert
hat.

Nach eigenen Veröffentlichungen haben *Ziegelbecker* und das Grazer Institut den Nachweis geführt, daß die Berichte über die karieshemmende
Wirkung der Fluoride und der gesundheitlichen Unbedenklichkeit der Fluoride statistischen Nachprüfungen nicht standhalten.

Ziegelbecker vermutet, daß die Intervention Professor *Naujoks* beim österreichischen Bundeskanzler
darauf gerichtet ist, einen der erfolgreichsten wissenschaftlichen Gegner auf unwissenschaftlichem und
wenig demokratischem Weg aus dem Feld zu schla-
gen.

Das Institut hatte, nach Mitteilungen von Herrn
Ziegelbecker, Herrn Professor *Naujoks* wiederholt
eine öffentliche Diskussion über das Für und Wider

142

der Fluoridtherapie angeboten, ohne daß Professor *Naujoks* auf dieses Angebot eingegangen sei.

Kein Wunder, daß Herr *Ziegelbecker* als Vertreter des Grazer Institutes das für ihn ungewöhnliche Verhalten des Professors als einen Versuch wertet, die in demokratischen Rechtsstaaten garantierte Freiheit der Forschung, Lehre und Meinungsäußerung zu unterlaufen.

Zu der Intervention von Professor *Naujoks* schrieb Herr *Ziegelbecker* seinerseits einen Brief an den österreichischen Bundeskanzler, der in Auszügen als Anlage beigefügt ist.

Ing. Rudolf Ziegelbecker

8042 Graz
Peterstalstr. 29

Graz, 2. Dezember
1976

Hern
Bundeskanzler Dr. Bruno Kreisky
P e r s ö n l i c h
Bundeskanzleramt
Ballhausplatz 2

1010 Wien

Sehr geehrter Herr Bundeskanzler,

aus Deutschland wurde ich benachrichtigt, daß ein Zahnärzte-Präsident
bei Ihnen gegen mich interveniert hat.

Ich bitte Sie - etiam altera pars audiatur - auch meine Stellungnahme
zur Kenntnis zu nehmen:

Derartige Interventionen sind nicht die ersten, die gegen mich geführt
werden, Ursache hierfür sind letzten Endes meine Forschungsergebnisse,
die den Erfolg und die Unbedenklichkeit der Massenmedikation mit Fluoriden
als angebliches Mittel zur Kariesvorbeugung in Frage stellen.

Ich nehme für mich

> das Recht auf Freiheit der Forschung und
> das Recht auf Freiheit der Meinungsäußerung

in Anspruch.

In diesem Sinne habe ich meine Ergebnisse wiederholt auf internationalen
Fachkongressen und auch im österreichischen und deutschen Fersehen
vertreten.

Als Beispiel für meine Arbeiten sende ich Ihnen meinen Vortrag anlässlich
eines Fluorsymposions im September 1973 in Lindau (Bodensee), wo ich
Ko-Referent zu einem WHO-Experten und führenden Fluorbefürworter war
(siehe Anlage 1, Seite 53-106 des beigeschlossenen Buches von Prof.
Dr. Dr. Rheinwald).

144

Bei meinem Vortrag waren einige hundert Zahnärzte, in der Mehrzahl
Fluorbefürworter, sowie europäische Prominenz auf diesem Gebiet, anwesend.
Doch hat niemand auch nur den Versuch unternommen, meine Ergebnisse
zu widerlegen.

Vielmehr wurde nachher versucht, die Drucklegung des Buches zu verhindern,
sein Erscheinen totzuschweigen, und in einer Sondersitzung den
Veranstalter des Symposions und Präsidenten der Landesärztekammer Baden-
Württemberg, Herrn Prof. Dr. Dr. Rheinwald, abzusetzen.

Als Anlage 2 übermittle ich Ihnen ein Schreiben von Prof. Dr. Dr.
Rheinwald an das österreichische Gesundheitsministerium in Zusammenhang
mit einer Intervention des Ministeriums gegen Prof. Rheinwald.

Die Massenmedikation mit Fluoriden wird heute nur mehr von einem Teil
der Zahnärzteschaft vehement vertreten.

In den Niederlanden wurde 1953 die Trinkwasserfluoridierung eingeführt,
von der zuletzt ca. 4,3 Millionen Menschen erfasst waren. Im September
d. J. zog nun die Regierung aus medizinischen und rechtlichen Gründen
die Genehmigung zurück und stellte diese Massenmedikation ein. Damit
können 4,3 Millionen Niederländer wieder Wasser ohne Fluorzusatz trinken.

Wie Sie dem Schreiben eines niederländischen Arztes entnehmen können
(Anlage 3), spielten meine Ergebnisse in der Diskussion eine wichtige
Rolle.

Ein ähnlicher Schritt bezüglich der Fluortablettenaktion in Österreich
würde der Gesundheit der Kinder und den Steuerzahlern nur förderlich
sein, viele Unglücksfälle könnten vermieden werden (in Oberösterreich
starb z. B. Ende Juni d. J. ein Kind eines Lehrerehepaares nach Vergiftung
mit Zymafluor-Tabletten).

Im Gegensatz zu den beiden oben ganannten Zahnärzteorganisationen
vertreten in der BRD die Vorstände des Bundesverbandes Deutscher Zahnärzte
und der Deutschen Gesellschaft für Zahn-, Mund- und Kieferheilkunde
(deren Präsident Prof. Naujoks eine öffentliche Diskussion auf Uni-
versitätsboden ablehnte) weiterhin vehement die Fluoridierung.

In diesem Zusammenhang warf Prof. Dr. Gunzert dem Bundesverband Deutscher
Zahnärzte vor, eine Wissenschaftslogik mit Stand am Ausgang des Mittelalters zu vertreten (Anlage 4).

Prof. Dr. Gunzert ist Berufsstatistiker mit dem Spezialgebiet der
Validierung (Prüfung der Aussagekraft von Veröffentlichungen) und Direktor
des Institutes für Sozialforschung an der Johann-Wolfgang-Goethe-
Universität in Frankfurt/Main. Er war in der Vergangenheit mehrmals
mit dem Fluoridierungsproblem befasst und ist mit diesem vertraut.

Das Fluoridierungsproblem selbst ist weitgehend kein medizinisches,
sondern ein statistisches Problem (siehe auch Anlage 4, Schreiben von
Prof. Gunzert vom 29. September 1975).

Diesbezüglich ist zweifellos richtig, daß meine Argumente die Fluoraktionen weltweit in Frage gestellt haben.

Ich vertrete aber die Auffassung, daß Intervention und Zensur keine geeigneten Instrumente sind, um Sachargumente zu unterdrücken und zu widerlegen, die manchmal unbequem sind und Hergebrachtes in Frage stellen.

In diesem Sinne möchte ich die neue Intervention gegen mich zum Anlass nehmen, um Sie, sehr geehrter Herr Bundeskanzler, zu bitten, sich als Politiker für die Herstellung der leider auch in Österreich dringend notwendigen Freizügigkeit der Fluordiskussion zu verwenden.

Sollten andere, Ihnen gewichtig erscheinende Argumente gegen mich vorge-bracht werden, bitte ich um diesbezügliche Information und Anhörung.

Mit vorzüglicher Hochachtung

gez.: Rudolf Ziegelbecker

Bericht in Diagnosen aus Gesundheits-
und Gesellschaftspolitik 12. 10. 77
Herausgeber: Kassen-Zahnärztliche Vereinigung
Nordrhein, 4000 Düsseldorf, Lindemannstr.
38–42
Bedenken gegen Trinkwasserfluoridierung!

Schwere Bedenken gegen die immer wieder propagierte Trinkwasserfluoridierung äußerte Professor
Dr. med. habil. K.-H. Wagner, Direktor des Instituts
für Ernährungswissenschaft II der Justus-Liebig-
Universität in Gießen:

1. Die Schadwirkung des Fluorions auf den Zell-
stoffwechsel erklärt sich aus seiner blockierenden
Wirkung auf zahlreiche Enzymsysteme, die organ-
spezifische Funktionen ausüben.

2. Stoffwechselschäden, die in fluorendemischen
Gebieten auftreten, sind beschrieben, jedoch wegen
der angeblich geringen Karieshäufigkeit in diesen
Gebieten nicht berücksichtigt worden.

3. Die Folgerung, daß eine Trinkwasserfluoridierung (1 mg/l) einen kariesverhütenden Effekt besitzt,
ließ sich nach Überprüfung der vorliegenden Statistiken (Vereinigte Staaten von Amerika, Österreich,
Schweiz, Bundesrepublik Deutschland) nicht bestätigen.

Festzustellen ist, daß unter Trinkwasserfluoridierung die Dentition um 1–1½ Jahre verzögert und das
auftreten der Karies nicht reduziert, sondern zeitlich
verschoben wurde.

4. Das hohe Bindungsvermögen der Fluoride an
das Calcium bewirkt Spongiosierungsprozesse am
Knochen (lange Röhrenknochen, Wirbelkörper),

Schmelzhypoplasie (mottled enamel) an den Zähnen, Ablagerungen von Calciumfluoriden in Herz, Gefäßsystem und Nieren sowie Überempfindlichkeitsreaktionen (Allergien).

5. Länder, die die Trinkwasserfluoridierung nicht durchführen, sind Schweden, Dänemark, Belgien, Norwegen, Frankreich, Italien, Spanien und die Niederlande.

Referat Öffentlichkeit

Diagnosen aus Gesundheits- und
Gesellschaftspolitik berichtet am 13. 12. 1978
Herausgeber: KZV-NR, 4000 Düsseldorf,
Lindemannstr. 38–42
USA: Gericht verbietet Trinkwasser-
Fluoridierung!

Mit sofortiger Wirkung muß das Water Department
von West View, Pittsburgh, Pennsylvania, USA, die
Trinkwasser-Fluoridierung einstellen. Mit der Begründung, daß durch die Trinkwasser-Fluoridierung
die Gesundheit und Sicherheit der Bevölkerung be-
droht wird, verfügte das einzelstaatliche Gericht für
Zivil- und Strafsachen unter Vorsitz von Richter
John. B. Flaherty jun. am 16. 11. 1978 in erster
Instanz das Verbot der Trinkwasser-Fluoridierung.

Spitzenwissenschaftler aus der ganzen Welt waren
als Zeugen geladen, unter ihnen die führenden und
namhaftesten Befürworter der Kariesprophylaxe mit
Fluoriden. Von den Wissenschaftlern, die die Fluoridierung befürworten, war *keiner* in der Lage, die
bewiesenen Feststellungen von Professor *Dr. Ali
Mohamed*, Biologe und Zytogenetiker an der Universität von Missouri, Kansas-City, zu widerlegen,
daß schon 1 mg Fluorid auf 1 Liter Wasser genetische
Schäden anrichtet. Ebenso erging es den Wissenschaftlern des U.S. amerikanischen nationalen
Krebsinstitutes, der Universität Oxford, des Royal
College of Physicians, der Royal Statistical Society
und der Universität Rochester: Keiner von ihnen
konnte die Feststellungen der beiden U.S.-Amerika-
ner *Dr. John Yiamouyiannis* und *Dr. Dean Burk*
widerlegen, nach denen in Städten mit fluoridiertem

Trinkwasser nachweisbar mehr Menschen im Alter von 45 Jahren und darüber an Krebs sterben als in nicht fluoridierten Städten (Krebssterbe-Plus von 4–5%). Außerdem mußte das beklagte Water Department vor Gericht eingestehen, daß die vom Nationalen Krebsinstitut der USA vorgelegten „Gegenbeweise", die von den Professoren *Sir Richard Doll* und *Dr. Leo Kinlen,* Oxford Universität, und *Dr. P. D. Oldham* und *Dr. D. J. Newell* von der Royal Statistical Society erstellt worden waren, auf fehlerhaften und unvollständigen Daten beruhen und damit unbrauchbar sind.

Quelle: National Pure Water Association, News Flash, aus November 1978

In SELECTA 29 erschien am 18. Juli 1977 folgender Artikel: SCHULE:

Zucker-Prohibition?

Die Zahnärzte des Landes Nordrhein-Westfalen wandten sich in einem offenen Brief an den Gesundheitsminister des Bundeslandes, *Friedhelm Farthmann.* Sie wünschen, daß an allen Schulen der Region ein Zuckerverbot ausgesprochen wird. Der Verkauf von zuckerhaltigen Lebensmitteln und Getränken müsse untersagt werden, denn Zucker „schadet der Gesundheit unserer Kinder und dient nur dem Profit der Süßwarenindustrie".

Die Zahnärzte verweisen auf die Stadt Basel. Dort hat sich in nur 13 Jahren die Zahl der Kinder mit einem völlig gesunden Gebiß von 8 auf 38% erhöht.

Zum Baseler Programm gehört es, daß den Kindern in der Schule keine Süßigkeiten mehr angeboten werden, sondern Pausen-Mahlzeiten, „die gesund und zahnfreundlich zugleich sind". Es gibt in der Stadt außerdem sog. Prophylaxehelferinnen, die den Kindern in Kindergärten und Schule zeigen, wie man zweckmäßig die Zähne pflegt. G. R. (Selecta 29 v. 18. 7. 77)

An den
Bundesminister für Ernährung,
Landwirtschaft und Forsten
Postfach 140270

5300 Bonn 1

12.4.1978   Dr. Kn/Kr

Sehr geehrter Herr Minister!

Entschuldigen Sie bitte, daß ich erst heute den Eingang Ihres Briefes
bestätigen kann.

Auf Ihre marktpolitischen Ausführungen möchte ich im einzelnen nicht
eingehen. Ihre Aussage jedoch, daß Zucker ein Erzeugnis ist, das zur
Aufrechterhaltung der Lebensfunktionen des Körpers unentbehrlich ist,
verdient eine Stellungnahme.

Diese möchte ich mit einer Frage beginnen: Wenn, wie Sie schreiben,
Fabrikzucker zur Aufrechterhaltung der Lebensfunktionen des Körpers
unentbehrlich ist, bitte ich Sie, mir mitzuteilen, wie es den Menschen
in ihrer jahrmillionenlangen Entwicklung möglich gewesen ist, die Lebensfunktionen ihres Körpers ohne Fabrikzucker aufrechtzuerhalten? Denn
auch Ihnen wird bekannt sein, daß Fabrikzucker als Massenerzeugnis
- gemessen an der Menschheitsentwicklung - ein Erzeugnis mit "Sekunden-
Vergangenheit" darstellt. Und wieso kommt es, daß - wenn Fabrikzucker
zur Aufrechterhaltung der Lebensfunktionen des Körpers unentbehrlich
ist - eine der wichtigsten Lebensfunktionen des Körpers, nämlich die
Kaufunktion, überall dort optimal funktioniert hat und noch funktioniert,
wo es keinen Fabrikzucker gibt? Und wie erklären Sie es außerdem, daß
bei reichlichem Verzehr des Fabrikzuckers eine der wichtigsten Lebensfunktionen des Körpers, nämlich die Darmfunktion, nicht aufrechterhalten
werden kann? Erst nach rigorosem Absetzen des Fabrikzuckers läßt sich
diese wichtige Lebensfunktion des Körpers wiederherstellen und - bei
fortdauernder Vermeidung des Fabrikzuckers - aufrechterhalten.

Ohne Frage haben Sie recht, daß der statistisch ausgewiesene Pro-Kopf-
Verbrauch allein noch kein Maßstab für gesunde oder falsche Ernährung
ist. Darauf hat bereits Professor Yudkin hingewiesen. Er zeigte, daß
es bei einem bestimmten statistischen Mittelwert des Fabrikzuckerverzehrs
große Personengruppen geben muß, die pro Tag zwischen 250 und 500 g
Zucker verzehren. Leider befinden sich unter diesen Personen viele
Kinder.

Ihre Meinung, daß mit Mundhygiene und Zahnpflege letztlich der Volksgesundheit auf lange Sicht besser gedient sei als mit einer drastischen
Einschränkung des Fabrikzuckerverzehrs, übersieht belegte wissenschaftliche Arbeitsergebnisse. Ich erinnere hier nur an die Arbeiten
des Japaners Katase und an die wissenschaftlichen Veröffentlichungen
des deutschen Professors Dr. Häupl. Beide belegten - neben vielen anderen-
daß die tägliche Aufnahme von Zucker weit unterhalb der statistischen
verzehrten Mittelmenge, die Sie angeben, endogen nicht nur im Knochen,

sondern ebenso in der Zahnsubstanz setzt. Wie wollen Sie diese
mit Mundhygiene und Zahnpflege beheben?

Ihr Satz, nach dem Sie möchten, "daß freie verantwortungs- und gesund-
heitsbewußte Bürger selbst bestimmen, was sie und ihre Kinder essen
oder trinken dürfen", liest sich sehr schön. Sicher läßt er sich auch
politisch sehr gut verwenden. Nur: Meinen Sie nicht, daß eine der
unabdingbaren Voraussetzungen dafür, frei, verantwortungs- und gesund-
heitsbewußte Entscheidungen über Ernährung treffen zu können, eine
objektive Aufklärung über das Für und Wider einer solchen Ernährung
ist? Von einer solchen objektiven Aufklärung scheint mir unsere Gesellschaft meilenweit entfernt zu sein.

Denn wenn ich die unendliche Zahl der Verführungen zum gesundheits-
zerstörenden Genuß ins Verhältnis setze zu den verschwindend geringen
Bemühungen um sachgerechte Aufklärung, kann ich nicht erkennen, wie
die Bürger dieses Landes frei, verantwortungs- und gesundheitsbewußt
selbst bestimmen können, was sie und ihre Kinder essen und trinken
dürfen.

Mit freundlichen Grüßen

(Dr. Knellecken)

(Entnommen aus WZ vom 22. 11.78)

Dr. Eduard Knellecken (KZV):

Zucker ist ein Zerstörer

Die Zuckerfabrik Brühl bei Köln will der Kassen-Zahnärztlichen Vereinigung Nordrhein ihre Aufklärung der Bevölkerung über die Gefahren des Industriezuckers durch ein Gericht verbieten lassen. In ihrer Klage gesteht die Zuckerfabrik Brühl jedoch selbst zu, daß Zucker

- gesundheitsschädlich sei,
- an der Entstehung von Herz- und Gefäßleiden beteiligt sei,
- an der Entstehung von Magen- und Darmkrankheiten beteiligt sei,
- die Zuckerkrankheit verursache,
- ein Vitaminräuber sei,
- ein Kalkräuber sei,

indem sie diese Feststellung nur dann mit einem Verbot belegt wissen will, wenn nicht „gleichzeitig gebührend auf die positive Bedeutung des Zuckers für die menschliche Ernährung" hingewiesen wird.

Nicht einmal die „positive Bedeutung des Zuckers für die menschliche Ernährung" ist wissenschaftlich haltbar. Nicht ein Gramm Industriezucker benötigt der menschliche Organismus nach Feststellungen der international renommierten Ernährungswissenschaftler Prof. Menden (Gießen) und Prof. Yudkin (London) – um nur zwei zu nennen. Denn Industriezucker ist reine Saccharose, der

154

Mensch aber braucht Glukose, wie sie in Getreide und Obst enthalten ist.

Die Zuckerfabrik Brühl erwähnt in ihrem Verbotskatalog wohlweislich nicht die Tatsache, daß Industriezucker der wichtigste Kariesverursacher ist.

Dazu heißt es im Ernährungsbericht 76 der Bundesregierung: „Allein bei den rund fünf Millionen Schulkindern der Bundesrepublik Deutschland entstehen infolge des steigenden Zuckermißbrauchs im Jahr rund 15 Millionen Kavitäten in den Zähnen... Es wäre eine irreführende Beschönigung, wenn man nicht ganz klar darauf hinweisen würde, daß dieses Zerstörungswerk die direkte Folge häufigen Zuckerkonsums ist."

Die kariesverursachende Wirkung des Zuckers ist wissenschaftlich erwiesen. Auch der Zusammenhang zwischen steigenden Ausgaben für Zucker und steigenden Zahnbehandlungskosten ist belegbar: 1966 gaben die Deutschen fast 3,7 Milliarden DM für Zucker und Süßigkeiten aus, zehn Jahre später waren es schon rund 7,5 Milliarden, eine Steigerung um rund 103 Prozent. In diesen Zahlen sind zuckerhaltige Nahrungsmittel, Genußmittel und Getränke nicht eingerechnet. Im gleichen Zehnjahreszeitraum stiegen die Ausgaben der gesetzlichen Krankenversicherung im Bereich der KZV Nordrhein für konservierend-chirurgische Zahnbehandlungen – also im wesentlichen für Kariesbehandlungen – von rund 180 Millionen auf rund 295 Millionen DM, also um ca. 64 Prozent. Die Wirkungskette: Mehr Zucker – mehr Karies – mehr Krankenkassenkosten ist also schon statistisch belegbar. Aus dieser Feststellung erwächst der KZV Nordrhein – wie allen anderen Kassen-Zahnärztlichen Vereinigungen – die Verpflichtung zur gesundheitspolitischen Aufklärung der Bevölkerung. Gemäß § 368 der Reichsversicherungsordnung ist eine Kassen-Zahnärztliche Vereinigung im Rahmen ihres Sicherstellungsauftrages verpflichtet, die ausreichende kassenzahnärztliche Versorgung der sozialversicherten Bevölkerung zu gewährleisten. Sowohl die Anzahl der zu den Kassen zugelassenen Zahnärzte als auch die finanziellen Mittel der sozialen Krankenversicherung sind jedoch begrenzt. Eine Kassen-Zahnärztliche Vereinigung kann den ihr übertragenen Sicherstellungsauftrag deshalb nur dann erfüllen, wenn sie etwas gegen das ständige Ansteigen der Zahn-, Mund- und Kiefererkrankungen unternimmt. Aus der Kenntnis des Zusammenhangs zwischen steigendem Zuckerkonsum und steigenden Kariesbehandlungskosten erwächst somit der Kassen-Zahnärztlichen Vereinigung die Verpflichtung, auf die Einschränkung des Zuckerkonsums als eine der wirkungsvollsten Kostendämpfungs-Maßnahmen hinzuweisen.

Außer dem Sicherstellungsauftrag zwingt aber auch das Wirtschaftlichkeitsgebot der Reichsversicherungsordnung die Kassen-Zahnärztlichen Vereinigungen, kostentreibende Fakten bei der Gesunderhaltung der Bevölkerung im Rahmen ihrer Möglichkeiten auszuschalten. Der zunehmende Verzehr von Zucker und zuckerhaltigen Nahrungs- und Genußmitteln muß die Haltbarkeit auch der kunstvollsten zahnärztlichen Behandlung immer weiter verkürzen. Gerade sehr kostenaufwendiger und hochwertiger Zahnersatz, wie er von den gesetzlichen Krankenversicherungen seit den letzten Jahren gewährt wird, hält bei reichlichem Zucker- und Süßigkeitengenuß zeitlich nur sehr viel kürzer. Die enorme finanzielle Belastung der Krankenversicherungen steigt dadurch noch mehr. Auch das Wirtschaftlichkeitsgebot verpflichtet die Kassen-Zahnärztlichen Vereinigungen also, auf die gesundheitsgefährdenden und zahnzerstörenden Wirkungen des Zuckers öffentlich aufmerksam zu machen.

Im Rahmen ihrer gesundheitspolitischen Aufklärung, in der die Warnung vor den Gesundheitsgefahren des Zuckers nur einen Teilbereich darstellt, hat die Kassen-Zahnärztliche Vereinigung Nordrhein deshalb vier Forde-

156

rungen aufgestellt, die alle zwar auch den Industriezucker betreffen, jedoch nicht allein auf ihn angewendet werden sollten:

1. Wegfall aller Steuererleichterungen und Subventionen für gesundheitsschädigende und krankheitsverursachende Produkte.

2. Aufdruck einer Warnung auf die Packungen gesundheitsgefährdender Produkte.

3. Einführung einer Krankheitssteuer auf gesundheitsgefährdende Produkte, die zu hundert Prozent den Krankenkassen zugute kommen sollen.

4. Ausgabe eines Scheckheftes zur Gesundheitsvorsorge, anhand dessen dem Versicherten bei Nachweis ausreichender Vorsorge ein Bonus auf seine Beitragszahlungen eingeräumt werden kann.

In diesen vier Forderungen sieht die Kassen-Zahnärztliche Vereinigung Nordrhein die einzige Möglichkeit, die Kosten für Krankheitsbehandlung in den Griff zu bekommen, ohne daß das Maß an Gesundheitsvorsorge für den einzelnen Versicherten reduziert werden muß. Die Behandlung von Krankheiten wird in absehbarer Zeit unbezahlbar, wenn Zahl und Schwere der Erkrankungen weiterhin so zunehmen wie bisher.

(Entnommen aus WZ vom 22. 11. 78)

Dr. Bollmann (Zuckerindustrie)

Bedenkliche Aufklärung

Seit etwa zwei Jahren betreibt die Kassenärztliche Vereinigung Nordrhein unter ihrem Vorsitzenden Dr. Knellecken mit hohem finanziellen Aufwand eine öffentliche „Aufklärungskampagne". Den Zwangsmitgliedern der Vereinigung werden dafür 0,8 Prozent der vergüteten Honorare einbehalten, woraus sich ein Aufkommen von 7,7 Millionen DM im Jahr ergibt. Begründet und gerechtfertigt – auch gegenüber widerspenstigen Mitgliedern und dem die Rechtaufsicht führenden Sozialminister in Düsseldorf – wird diese Kampagne mit der Notwendigkeit, die Zahngesundheit durch Aufklärung zu verbessern, um den gesetzlichen Auftrag der Vereinigung erfüllen zu können.

Verfolgt man die Kampagne im einzelnen, stellt sich jedoch bald heraus, daß die Aufklärung der Bevölkerung über Fragen der Zahngesundheit bestenfalls eine unter mehreren Zielsetzungen ist. An erster Stelle steht durchaus das Ziel, die Kassen-Zahnärzte aus der Schußlinie zu befreien, in die sie in der Öffentlichkeit durch immer größere Honorarforderungen und reichlich hohe Einkommen geraten sind. Auch den „Gefahren", die ihren Einkommen und ihren unabhängigen Stellungen von seiten des Gesetzgebers oder der Krankenkassen drohen, soll damit begegnet werden.

158

Nun wäre es zu begrüßen, daß eine kassenzahnärztliche Vereinigung Gesundheitsaufklärung betreibt, selbst wenn dies als Vorwand zur Verteidigung bestimmter Standesinteressen geschieht. Eine solche Aufklärungsarbeit muß aber dem modernen Stand der Wissenschaften entsprechen und darf sich nicht auf erweislich unwahre oder unbewiesene Behauptungen stützen.

Dies trifft jedoch leider für die Kampagne der KVZ Nordrhein zu. Sie diffamiert den Zucker und die meisten zuckerhaltigen Waren, aber auch viele andere Produkte unseres modernen Nahrungsmittelangebotes und macht sie ohne Rücksicht auf gegenteilige wissenschaftliche Erkenntnisse nicht nur für den beklagenswerten Zustand der Zähne, sondern auch für alle möglichen sonstigen Krankheiten verantwortlich. Als Beispiel sei nur die Behauptung aufgeführt, Zucker sei ein Kalkräuber.

Es ist verständlich, daß sich die betroffenen Wirtschaftskreise mit diesen unwahren Behauptungen und rufschädigenden Kampagnen auseinandersetzen müssen.

Zunächst wurde versucht, in persönlichen Kontakten und Gesprächen Herrn Dr. Knellecken und seine Mitstreiter davon zu überzeugen, daß derartige Methoden weder der Volksgesundheit noch dem Interesse der Zahnärzte dienen. Es hat sich jedoch gezeigt, daß Herr Dr. Knellecken soliden wissenschaftlichen Argumenten nicht zugänglich ist und fantastischen Ideen einer Art „Reformhausdiät" anhängt, die heute für breite Kreise der Bevölkerung weder praktisch möglich noch zumutbar ist. In einem weiteren Stadium der Auseinandersetzung haben sich die Dachverbände der Ernährungswirtschaft zusammengetan und einen Offenen Brief an die nordrheinwestfälischen Zahnärzte gerichtet, um sie auf die Fragwürdigkeit bestimmter Behauptungen und Empfehlungen in der Anzeigenkampagne der KZV Nordrhein hinzuweisen.

Dieser Offene Brief machte offenbar einen gewissen Eindruck. Die Reaktion war dann aber, daß nach der Sommerpause die in neuer Form gestalteten Anzeigen sich um so stärker auf Angriffe auf den Zucker und zuckerhaltige Waren konzentrierten. Zucker wurde als „Droge und Krankheit" bezeichnet und seine Hersteller als „Krankheitsanbieter". Auch die übrigen unwahren Behauptungen, wie zum Beispiel, daß Industriezucker maßgeblich an der Entstehung der Zuckerkrankheit sowie von Herz- und Gefäßkrankheiten beteiligt sei, sollen zweifellos weiterhin verbreitet werden.

Wir haben es deshalb für notwendig gehalten, uns hiergegen auch auf dem Rechtsweg zur Wehr zu setzen, und die Zuckerfabrik Brühl hat beim Verwaltungsgericht in Düsseldorf Klage gegen die KZV Nordrhein auf Unterlassung verschiedener unwahrer Behauptungen erhoben. Wir möchten in dieses schwebende Verfahren nicht eingreifen, hoffen jedoch zuversichtlich, daß auch eine Körperschaft des öffentlichen Rechts, die nicht den im Wettbewerbsrecht geltenden klaren Regeln unterworfen ist, gewisse Grenzen bei der Durchführung und Gestaltung einer „Aufklärungskampagne" gezogen werden. Es wäre traurig um unsere Rechtsordnung bestellt, wenn wichtige Volksnahrungsmittel sowie ihr Hersteller und Anbieter beliebig diffamiert werden könnten.

(Entnommen aus WZ vom 22. 11. 78)

Offener Brief an die Zahnärzte Nordrhein-Westfalen

Sehr geehrte Damen und Herren,

seit geraumer Zeit inseriert die Kassenzahnärztliche Vereinigung Nordrhein mit Millionenaufwand in der Tages- und Publikumspresse. In diesen Inseraten wird, ständig eskalierend, eine Vielzahl von agrarischen Produkten und Erzeugnissen der Ernährungswirtschaft als „schädlich" und „krankheitsverursachend" bezeichnet.

In jüngster Vergangenheit werden darüber hinaus zahlreiche Ernährungsratschläge verbreitet, die im Widerspruch zu den Erkenntnissen der Wissenschaft stehen. Die aufgestellten Behauptungen, die Sie als Arzt in dieser Form sicherlich nicht billigen können, werden im Namen der Kassenzahnärztlichen Vereinigung Nordrhein und in Ihrem Namen aufgestellt.

Zum Bespiel:

„... auf keinen Fall Schweinefleisch und Wurst, fabrikatorisch gemästetes Geflügel oder durch ‚Dunkelkerker der Kälber gewonnenes' weißes Kalbfleisch".

„Was nicht auf den Frühstückstisch gehört: Wurst, Speck, Marmelade, Sirup, Weißbrot und Brötchen."

„Alles, was Sie während der Schwangerschaft an Konserven, Marmeladen und denaturiertem Mehl zu sich nehmen, führt Sie und Ihr Kind zu Krankheiten."

Diese Verunsicherung der Verbraucher wird aus Ihren Beiträgen finanziert. Sie beeinträchtigt das Vertrauen der Bevölkerung in Ihren Berufsstand und ist geeignet, weite Kreise der Öffentlichkeit gegen die Belange der Zahnärzte einzunehmen. Wir glauben nicht, daß dies in Ihrem Sinne

161

ist und haben es für richtig erachtet, dieses Schreiben an Sie persönlich zu richten. Wir meinen, Sie sollten es nicht hinnehmen, daß durch unwissenschaftliche Argumentation Ihr ärztliches Ansehen geschädigt wird.

Werner Böker
Vorsitzender der Bundesvereinigung der Deutschen Ernährungsindustrie

C. Freiherr Heeremann
Präsident des Deutschen Bauernverbandes

Lorenz Falkenstein
Präsident des Deutschen Raiffeisenverbandes

Günter Döding
2. Vorsitzender der Gewerkschaft Nahrung, Genuß, Gaststätten

Zahnärzte warnen:

Außer Karies auch Kreislauf – Erkrankungen

Bei Ruf nach Schule ohne Zucker schlugen die Hersteller zurück

Mit Klage auf Unterlassung –

"Schon spürbare Absatzeinbußen"

Von HANS–JÜRGEN PÖSCHKE

Der erbitterte Streit hat einen süßen Grund: Zucker. Die nordrheinischen Zahnärzte sehen durch ihn "die gesunde Zukunft unserer Kinder" gefährdet, die Zuckerindustrie indes fürchtet um Absatz und guten Ruf Ihres Schlecker–Produktes. Nach Monaten betonter Zurückhaltung haben die Hersteller unter dem Druck der hartnäckigen Anti–Zucker–Kampagne der Kassen–Zahnärztlichen Vereinigung Nordrhein (KVZ) jetzt zum energischen Gegenschlag ausgeholt: stellvertretend für den Rest der Betroffenen und mit finanzieller Rückendeckung ihrer Bundesvereinigung klagt die Zuckerfabrik Brühl beim Düsseldorfer Verwaltungsgericht gegen die Zahnärzte auf Unterlassung "jeglicher gegen den Zucker und Zuckerprodukte gerichteten Öffentlichkeitsarbeit".

Ein am Dienstag dieser Woche nachgeschobener Antrag auf einstweilige Anordnung soll die Zucker–Gegner möglichst rasch zum Schweigen bringen. Vorstandsvorsitzender Bollmann von der klagenden Firma: "Das Maß ist voll, es mußte etwas passieren!"

Die "spürbaren Absatzeinbußen" der letzten beiden Jahre, so Bollmann, seien nicht zuletzt eine Folge der zahnärztlichen Aktivitäten. Ohnehin habe die Branche unter der allgemeinen Diät– und Schlankheitswelle zu leiden, da das "unentbehrliche Nahrungsmittel Zucker" pauschal als Dick– und Krankmacher verteufelt werde. Dabei schrecke man auch vor der Verbreitung von Halb– und Unwahrheiten nicht zurück. Bollmann: "In jüngster Zeit wird der Zucker gar in die Nähe von Drogen gerückt."

Die Millionenanklage bricht zusammen

Verfahren gegen Dr. Knellecken wurde eingestellt

VON WOLFGANG LARMANN

Düsseldorf. Die Anklagefront gegen den angeblichen Millionenbetrüger Dr. Eduard Knellecken bröckelt immer mehr ab. Nachdem die Düsseldorfer Staatsanwaltschaft den in weiten Teilen der deutschen Presse verbreiteten Vorwurf der Veruntreuung von Verbandsgeldern in Millionenhöhe inzwischen als „wahrscheinlich strafrechtlich überhaupt nicht relevant" bezeichnete, stellte sie mittlerweile ein weiteres Verfahren gegen den Zahnärztefunktionär ein.

Noch im Mai des vergangenen Jahres hatte sie eine spektakuläre Durchsuchung von Wohnung und Praxis des Dr. Knellecken für richtig gehalten, worüber die Deutsche Presse-Agentur verheißungsvoll berichtete: „Über das Ergebnis der Aktion wurde noch nichts mitgeteilt." Inzwischen hat sich herausgestellt, daß gar nichts mitzuteilen war. Schlichte Ursache: Dr. Knellecken war unschuldig.

Darum ging es: Knellecken war in den Verdacht geraten, eine Zahnärzte-Verbandszeitung mit Namen „Dent-inform" gefälscht zu haben. In dem Blättchen aus Stuttgart, das Zahnärzten Baden-Württembergs und Funktionären zugesandt wurde, war Dr. Knellecken üblicherweise als völlig fehlgeleiteter Sachwalter der zahnärztlichen Interessen nach den — sehr handfesten — Regeln der Standeskunst gezeichnet worden.

Eines Tages aber erschienen Ausgaben von „Dent-inform", die den Spieß, zur Überraschung aller, umkehrten.

Nicht Dr. Knellecken war plötzlich Zielscheibe der Attacken, sondern ausgerechnet einige seiner erklärten Gegner innerhalb der Zahnärzteschaft.

Verkehrte Welt — also was lag näher, als Knellecken spontan der Urheberschaft zu zeihen. Wie die Düsseldorfer Staatsanwaltschaft aber jetzt mitteilen mußte: Ergebnis Fehlanzeige.

Das hätte sie wesentlich früher vom Düsseldorfer Anwalt Dr. Knelleckens, Reinhold Vester, erfahren können. Dieser hatte schon im vergangenen Jahr die Wohnungsdurchsuchung spontan als unberechtigt bezeichnet. Vester: „Es bestand überhaupt kein dringender Tatverdacht." Vielmehr wäre die Vermutung nicht von der Hand zu weisen, daß die Anklagevertreter bei dieser Gelegenheit Unterlagen gesucht hätten, die sie schon bei der ersten Durchsuchung vergeblich gesucht hatten.

So sieht es mit der spektakulär angekündigten strafrechtlichen Verfolgung des Zahnärztefunktionärs derzeit recht kärglich aus. Bisher konnte sich die Düsseldorfer Staatsanwaltschaft lediglich zu einer minimalen Teilanklage aufraffen, die einen Betrag von 71 000 DM umfaßt. Auf die mehrfach angekündigte „Millionenklage" wird sie wahrscheinlich ganz verzichten. Um so verwunderlicher, daß NRW-Sozialminister Friedhelm Farthmann als Leiter der Aufsichtsbehörde der KZV, sogar die vorzeitige Inhaftierung Knelleckens gefordert hatte.

Der Artikel „Kariesprophylaxe mit Fluoriden?" von Dr. E. Knellecken ist vor allem deshalb beachtenswert, weil er von einem Zahnarzt geschrieben ist, der das Zahnkariesproblem aus *ganzheitlicher* Sicht betrachtet und nicht nur den Teilbereich Zahn sieht.

Kariesprophylaxe mit Fluoriden?

E. Knellecken, Düsseldorf (aus Zahnärztl. Welt/Reform Heft 7)

Mit dem Auftreten und Vordringen der Zivilisation breiten sich Zahnkrankheiten, insb. die Karies, und Kiefererkrankungen aus. Es kann fast davon gesprochen werden, daß Karies und Parodontopathien, hat die zivilisatorische Entwicklung erst einmal eingesetzt, sich wesentlich schneller entwickeln als die Zivilisation selbst.

Das hier Gesagte ist nichts Neues. Es wird seit vielen Jahrzehnten beobachtet.

W. Price, amerikanischer Arzt und Zahnarzt, wollte es genau wissen. Er reiste über viele Jahre in die Gebiete der Welt, die bis dahin von der Zivilisation nur tangiert oder überhaupt noch nicht berührt wurden.

Ganz gleich, ob er die Eskimos im Norden Kanadas, die Ureinwohner Australiens, die in entlegenen Gebirgszonen lebenden Schotten oder Schweizer Bergvölker aufsuchte, ob die Indianer am Amazonas oder in Neufundland, immer fand er gleiche Untersuchungsergebnisse:

Praktische Kariesfreiheit und das fast völlige Fehlen von Parodontopathien, Kiefermißbildungen und

Zahnfehlstellungen. Das war jedoch nicht alles: Immer konnte *Price* feststellen, daß diese Menschen von sehr robuster Konstitution, enormer körperlicher Leistungsfähigkeit und von bemerkenswert ausgeglichener Wesensart waren.

Beachtenswert fand *Price*, daß diese ungewöhnliche Allgemeingesundheit auch dann erhalten blieb, wenn sich diese Menschen in ihren äußeren Lebensgewohnheiten, in Kleidung, Wohnung und Arbeit, den Gepflogenheiten zivilisierter Menschen angepaßt hatten, jedoch ihre Urväterernährungsweise beibehielten.

Erst wenn diese sog. „Primitiven" die Ernährungsgewohnheiten ihrer Vorfahren aufgaben und sich auf zivilisatorische, d. h. fabrikatorisch geänderte Nahrungs- und Genußmittel umstellten, traten Karies, Parodontopathien, Kiefermißbildungen und Zahnfehlstellungen auf.

Die vorher große körperliche Leistungsfähigkeit ließ meist schon in der ersten zivilisatorisch ernährten Generation nach, die sichtbaren Konstitutionsmerkmale, wie z. B. breit angelegter Kiefer, gedrungener fester Körperbau, breite Becken etc., verschwanden fließend zugunsten typischer akzeleratorischer Konstitutionssymptome.

Parallel mußte *Price* regelmäßig eine Veränderung der charakterlichen Eigenschaften registrieren. Von der Ausgeglichenheit, Gastfreundlichkeit und Zuverlässigkeit ein deutlicher Wandel zu Unausgeglichenheit, verminderter Freundlichkeit und schwankender Zuverlässigkeit.

Von seinen Forschungsreisen zurückgekehrt, machte *Price* Behandlungsversuche bei Kindern. Er

gab ihnen eine Kostform, die weitgehend der entsprach, die er bei den „Primitiven" gefunden hatte.
Ergebnis: deutliche Reduzierung der Karies – und
sogar Stillstand schon begonnener Karies.

Was *Price* auf seinen Forschungsreisen fand, bestätigte der bekannte Schweizer Zahnarzt *Roos* aus
der zivilisatorischen Entwicklung des Gomsertals.
Parallel mit dem Ausbau der Verkehrsverbindungen
des Gomsertals lief die Umschaltung der Ernährungsgewohnheiten der Einwohner dieses Tales von
Urkost auf zivilisatorische Genußnahrung. Damit
Verfall der Zahngesundheit, der bemerkenswerten
körperlichen Leistungsfähigkeit und – von *Roos* ganz
besonders hervorgehoben – erschreckender Zerfall
der einstmals hohen Kulturstufe.

Tierfütterungsversuche, die von renommierten
Wissenschaftlern, wie *Kollath, Proell, Euler, McCarrison, Novotny* und vielen anderen angestellt wurden, bestätigten die Forschungsarbeiten von *Price*
und *Roos*:

Erhielten die Tiere eine Nahrung, die chemisch
und physikalisch möglichst unverändert blieb, waren
und blieben Zähne, Periodontien, Kieferknochen
und die allgemeine Konstitution der Tiere bei optimaler Gesundheit. In der Verhaltensweise zeigten
die Tiere ihrer Rasse gemäße typische Verhaltensfor-
men. Sie waren von relativer Friedfertigkeit.

Wurde die Kostform auf zivilisatorische Nahrung umgestellt, traten immer primär Zahnschäden
und Parodontopathien, dann Kiefermißbildungen,
Zahnfehlstellungen, Veränderungen des Skelettsystems und, das wird übereinstimmend berichtet,
Veränderungen in der Verhaltensweise der Tiere auf.

Am deutlichsten sagt es *McCarrison:* „Gab ich meinen Versuchstieren die gleiche Nahrung, die der Durchschnittsengländer zu sich nimmt: Weißbrot, Margarine, Tee, Marmelade, gebratenen Speck, Eier, gekochtes Gemüse etc., erinnerte mich nach einiger Zeit das Verhalten dieser Tiere an das Verhalten englischer Unterhausabgeordneter."

Das alles läßt verbindlich darauf schließen, daß mit dem Übergang von sog. Urväterkost auf zivilisatorische Genußnahrung chronische Mangelzustände entstehen, die sich offensichtlich primär an den Zähnen und am Zahnhalteapparat bemerkbar machen. Unter Berücksichtigung des bisher Gesagten erscheint es verwunderlich, daß die *Millersche* Säuretheorie entstehen und sich so lange dominierend behaupten konnte. Denn, selbst wenn sie eine Erklärung für die Entstehung der Zahnkaries abgibt, findet sich in ihr keine Erklärung für die Entstehung der Parodontopathien, der Kiefermißbildungen und Zahnfehlstellungen.

Wie stark die Zweifel an der umfassenden Richtigkeit der *Millerschen* Theorie sein müßten, beweisen allein schon die Arbeiten von *Novotny:*

Er injizierte seinen Versuchstieren Zuckerlösungen und erzeugte damit durchgreifende Karies. *Novotny* vermied also das, was nach *Miller* Ursache der Karies ist: Die Entstehung der von *Miller* herausgestellten Milchsäurekonzentration im Munde. Es kamen überhaupt keine konzentrierten Kohlenhydrate mit den Zähnen der Versuchstiere in Kontakt.

All dessen ungeachtet bauen die Befürworter der Kariesprophylaxe mit Fluoriden auf der *Millerschen* Theorie auf. Ihre Argumente formulierten *Oelschlä-*

ger und *Rheinwald* in ihrer Arbeit „Welche Gründe sprechen gegen eine Trinkwasserfluoridierung in der Bundesrepublik Deutschland?" wie folgt:

„Die feststellbaren Kariesverzögerungen sind darauf zurückzuführen, daß vor allem im Zahnentwicklungs- und im Zahnbildungsalter F-Ionen gegen einen Teil der OH-Ionen im Apatit ausgetauscht werden. Der sich bildende Hydroxylfluorapatit ist säureresistenter als Hydroxylapatit".

Anzunehmen, daß Karies eine Fluormangelerkrankung ist, daß also Hydroxylapatit im natürlichen Verhältnis des Zahnes pathologisch, das sich bildende Hydroxylfluorapatit nach Gabe von Natriumfluorid jedoch physiologisch ist, kann ausgeschlossen werden, weil in Gebieten, in denen das Trinkwasser praktisch kein Fluor enthält, Menschen mit kariesfreien Gebissen leben, die außerdem weder Parodontopathien noch Kiefermißbildungen kennen und zudem von optimaler Gesundheit sind *(Schnitzer, Cremer, Proell)*.

Tatsächlich ist dieser Austausch der F-Ionen gegen OH-Ionen im Apatit ein typisches pathogenetisches Symptom, welches aus der Entstehung der Knochenfluorosen bekannt ist. So schreibt der südafrikanische Pharmakologe *Steyn* in „Once more Fluoridation": „Die schädliche Fluorwirkung auf den Knochen entsteht dadurch, daß der natürliche Hydroxylapatit des Knochens allmählich mehr und mehr, auf Grund der starken Affinität des Fluorions zum Kalzium, von einem Schleier von Fluorapatit überzogen wird, wodurch die normalen Stoffwechselvorgänge in der Kno-

169

chensubstanz behindert werden, und zwar schon bei Fluorkonzentrationen von 2,6 bis 10 ppm pro Liter".

Und tatsächlich scheint es diese ausgesprochene „Giftwirkung" des Fluors zu sein, welche eine Verzögerung des Karieseintrittes bewirkt.

Der renommierte Schweizer Kariesforscher *Charles Leimgruber* schrieb in einem Brief an *Heinrich Hornung* folgendes: *„Fluoridwirkung und Schädigung des im Aufbau begriffenen Zahnschmelzes beim Kinde sind identisch. Das Fluorion schädigt Fermente, welche den normalen Stoffwechsel steuern, vor allem das Ferment Enolase, welches für den Ablauf der Glykolyse unentbehrlich ist. Das Fluorion entzieht der Enolase das darin enthaltene Magnesium, worauf die Enolase denaturiert und vollständig inaktiviert wird. Dadurch kommt es bei der Schmelzbildung im Zahnkeim zur Anhäufung von Zwischenprodukten, die den Ausbruch der Initialreaktion der Zahnkaries hinauszögern, bis sie aufgebraucht sind (fluorbedingte zusätzliche Kariesverzögerung). Gleichzeitig kommt es aber zu mehr oder weniger schweren Schmelzmißbildungen, weil natürliche Vorgänge gehemmt oder unterbrochen werden".*

Leimgruber schreibt weiter:

„Wenn in Kassel infolge der Trinkwasserfluoridierung der Beginn der Schmelzkaries klinisch verzögert wurde, dann konnte die Latenzzeit durch die präeruptive Dämpfung der Glykolyse verlängert werden, wodurch Schmelzhypoplasien (Schmelzunterentwicklungen) mit Sicherheit entstanden sind. Darüber ist keine Diskussion möglich."

Leimgruber läßt keinen Zweifel, auch nicht zur Wirkung der endogenen Fluoridierung des Trinkwassers. Er sagt wörtlich: *„Die Karieslatenzzeit kann mittels endogener Fluoridierung nur durch die gleichzeitige Störung eines physiologischen Reaktionsablaufes künstlich verlängert werden, was unweigerlich mit dem Preis von sichtbaren oder unsichtbaren, jedoch stets vorhandenen Schmelzmißbildungen bezahlt werden muß. Nachdem diese Tatsache bekannt ist, muß man die endogene Fluoridierung zum Zwecke der Kariesbekämpfung während der Amelogenese mit der fahrlässigen Erzeugung von permanenten Schmelzhypoplasien gleichsetzen."*

Dean, einer der Hauptbefürworter der Trinkwasserfluoridierung und Experte der Weltgesundheitsorganisation, mußte bestätigen, was *Leimgruber* sagte:

„Sichtbare Schmelzflecken, also die äußeren Zeichen der Schmelzhypoplasie, treten in 15% aller Fälle bei den Kindern auf, die Trinkwasser mit einer Fluorkonzentration von 1,0 ppm erhalten." (Niederschrift über die 82. Congress Hearings on Fluoridation, Seite 1648). Grundsätzlich war wohl auch kaum anderes zu erwarten. Lösliche Fluorverbindungen, wie sie zur Trinkwasserfluoridierung und für die Fluortablettenaktion empfohlen werden, sind zweieinhalb mal giftiger als Arsen *(Moeller)*. Sie sind Fermentgifte, die schon bei 1 mg pro Liter Trinkwasser Fermente des Organismus schädigen, damit also Grundfunktionen des Lebens beeinträchtigen *(Schnitzer)*. Das, was Schnitzer über die Giftigkeit schrieb, bestätigen nicht nur, wie gezeigt, *Leimgruber,* sondern auch *Gordonoff, Moeller, Steyn, Eichholtz* u.v.a.

Einen besonders deutlichen Beweis für diese hohe

171

Giftigkeit des Natrimfluorids lieferten die Biologen *J. Berry* und *W.Trillwood*. Diese wiesen nach, daß menschliche und tierische Zellkulturen in ihrem normalen Wachstum schon gehemmt werden, wenn Natriumfluorid in einem Zehntel der zur Trinkwasserfluoridierung empfohlenen Konzentration dem Wasser zugesetzt wird. Die Wachstumshemmung betrug bei 0,1 ppm bei menschlichen Zellen 13,2%, bei 1,0 ppm (identisch mit der Konzentration der Trinkwasserfluoridierung) 15,4%, bei 10 ppm 27,7%.

Die Versuche von *Berry* und *Trillwood* liefen unter Voraussetzungen, die in der wissenschaftlichen Welt allgemein Gültigkeit haben. Dennoch, oder gerade deswegen kamen sie, wie wieder *Schnitzer* berichtet, dem amerikanischen öffentlichen Gesundheitsdienst sehr ungelegen. In kluger Voraussicht ließen darum *Berry* und *Trillwood* ihre Untersuchungsergebnisse durch Kontrolluntersuchungen bestätigen. Beauftragt mit diesen Kontrolluntersuchungen wurde die Time-Lapse-Research-Foundation. Es wurden äußerst sorgfältige und unanfechtbare Untersuchungsbedingungen gewählt. Besonders gesichert wurden die Untersuchungen durch die Einschaltung renommierter wissenschaftlicher Berater. Leiter dieser Untersuchungen war *Jonathan Forman,* Arzt aus Columbus, Ohio, ursprünglich Pathologe, z. Z. Präsident des American College of Allergists und gleichzeitig Generaldirektor der Internationalen Correspondence of Allergists. *Forman* war für diese Aufgabe prädestiniert. Er hatte sich seit 1950 für die Fluoride und deren Rolle als Spurenelement in der Biologie interessiert. Er hat außerdem eine Bibliographie über die Fluorliteratur publiziert.

Das Ergebnis dieser Untersuchung ist in einem farbigen mikroskopischen Zeitrafferfilm dokumentiert, der aus 24 000 Aufnahmen besteht, die im Abstand von jeweils genau 39 Sekunden gemacht wurden. Es ergab sich u. a. folgendes:

Natriumfluorid richtet in einer Konzentration von 1:30 Millionen – das ist die Natriumfluoridkonzentration im Blut von Menschen, die mit der empfohlenen Dosierung von 1,2 ppm fluoridiertes Trinkwasser trinken – Schaden an Zellen an, die außerhalb des Körpers in Kulturen wachsen. (Es wurden Bindegewebszellen verwendet wegen deren besonderer Bedeutung für den Stoffwechsel.)

Zunächst wird eine vorübergehende Belebung der Zellaktivität sichtbar. Bald jedoch folgt eine deutliche Verlangsamung der normalen Aktivitäten, weil die Fluorionen beginnen, die Zellen zu schädigen. Die Zellvermehrung wird deutlich behindert. Dann schwellen die Mitochondrien im Zellkörper auf. Das Material im Zentrum des Lebens, dem Zellkern, verdichtet sich als Zeichen der Schädigung. Die Zellmembran schwillt an, wodurch die Nahrungsaufnahme verhindert wird. Dann schrumpfen die Zellen ein. Sie teilen sich nicht mehr. Die meisten Zellen sterben ab.

Wie klug diese Kontrolluntersuchungen waren, erwies sich bald: Der amerikanische öffentliche Gesundheitsdienst hat einen Auftrag an die *Armstrong*-Forschungsgruppe gegeben, um die Versuche von *Berry* und *Trillwood* zu entkräften (Wendepunkt Nr. 7/1965, Seite 336).

Die Untersuchungen von *Armstrong,* offensichtlich auftragsgemäß geliefert, scheinen Veranlassung dafür gewesen zu sein, daß z. B. *Henschler* sich berechtigt fühlte, zu schreiben: „Tatsächlich handelt es sich bei den Forschungsergebnissen von *Berry* und *Trillwood* um experimentelle Irrtümer." Die im Film festgehaltenen und jederzeit reproduzierbaren Kontrollergebnisse der Time-Lapse-Research-Foundation finden keine Erwähnung. In welch gefährlichem Irrtum die Befürworter der Trinkwasserfluoridierung befangen sein könnten, lassen die Untersuchungen von *Lionel Rapaport,* Universität von Wisconsin, USA, vermuten: An Hand offizieller Statistiken des öffentlichen Gesundheitsdienstes und in Zusammenarbeit mit den örtlichen Gesundheitsbehörden zeigte er auf, daß der Mongolismus bedeutend häufiger in Gebieten mit natürlichem fluorhaltigem Wasser vorkommt als in Gegenden, in welchen wenig oder kein Fluor im Wasser enthalten ist.

Ch. Karry vom Middlefield-Hospital in Knowl, England, ergänzte die Arbeitsergebnisse von *Rapaport.* Er stellte fest, daß mongoloide Kinder ein ungewöhnlich häufiges Vorkommen von „mottled teeth" (gefleckte Zähne) aufweisen, wobei 25–50% der Zahnoberflächen in Mitleidenschaft gezogen sind.

Rapaport stellte bei Wässern, die 1,0 bis 2,6 ppm Fluorid enthalten, 71,59 Fälle von Mongolismus pro 100 000 Geburten fest, gegenüber 34,15 Fällen in Städten, deren Wasser 0,1 ppm oder weniger Fluorid enthält.

Wie zu erwarten war, stießen auch die Untersuchungen von *Rapaport* auf Widerspuch. So meint

z. B. *Henschler,* Würzburg in „Toxikologische Aspekte der kollektiven Fluoranwendung", daß *Berley,* USA, die Arbeiten von *Rapaport* über den Zusammenhang von Fluor und Mongolismus „zweifelsfrei widerlegt" habe.

Wie zweifelsvoll diese zweifelsfreien Widerlegungen zu sein scheinen, erweisen folgende Arbeiten:

1. *Bilichew,* Moskau, stellte an 110 Kindern, die fluoridiertes Trinkwasser erhielten, fest, daß eine Schädigung der nervösen Reflexe auftrat.

E. Anderson, New York, der diese Arbeiten von *Bilichew* auf dem Vitalstoffkongreß in Luxembug 1967 bekanntgab, bestätigte die Versuche von *Bilichew. Anderson* wiederholte sie bei weißen Mäusen, die fluoridiertes Trinkwasser in der vorgeschriebenen Konzentration erhielten. Die Versuchstiere zeigten die gleichen nervösen Reflexstörungen wie die Versuchskinder von *Bilichew.*

2. *Eichholtz,* Ordinarius für Pharmakologie an der Universität Heidelberg, erbrachte zusammen mit seinen Mitarbeitern *Riverson* und *Klinke* den Beweis, daß Fluor ein Antagonist des Jods und des Kalziums ist. („Das kalkulierte Risiko der Polyphosphate" in: Therapeutische Umschau 20/1963, H. 3, 93–99, Verlag Hans Huber, Bern.)

Eichholtz bestätigte damit die Arbeiten des bekannten Pharmakologen der Universität Bern, *Gordonoff,* und die Feststellungen von *Steyn,* Südafrika. Schon *Gordonoff* hatte den Nachweis erbracht, daß Fluor ein Gegenspieler des Jods ist. Die physiologische Funktion der Schilddrüse, die durch Jod gesteuert wird, kann demnach durch dessen Antagonisten Fluor gestört werden und eine krankhafte Entartung dieses Organs (z. B. Kropfbildung) bewirken. Dieses um so mehr, als nach *Eichholtz* schon kleinste Fluormengen ausreichen, um – über längere Zeit verabreicht – Veränderungen des Schilddrüsengewebes zu erzeugen.

Eichholtz ließ bei dieser isolierten Betrachtung der Fluorwirkung den erschwerenden Umstand der toxischen Gesamtsituation sogar völlig außer Betracht.

Selbst eine 50%ige Kariesreduzierung bei Jugendlichen bis zum 14. Lebensjahr, die von den Befürwortern der Kariesprophylaxe mit Fluoriden stets ins Feld geführt wird, könnte bei einem vorsichtigen Arzt nur sehr schwer die Bedenken ausräumen, welche durch die bisher aufgezeigten Gegenargumente gegen die Fluorprophylaxe auftreten müssen.

Wie schwer die Bedenken gegen die Trinkwasserfluoridierung sind, wird deutlich in der Schwäche der Argumente für die Fluoridierung, wie sie *Leimgruber* aufgezeigt hat: Er behauptet und beweist nicht weniger, als daß durch die Trinkwasserfluoridierung oder sonstige Fluoridierungsmaßnahmen lediglich eine Verzögerung im Eintritt der Karies bewirkt werden kann. Es kommt also nicht zu einer Reduzierung der Karies, sondern lediglich zu einer Verlängerung der Karieslatenzzeit.

Gestützt auf amtliche amerikanische Unterlagen von den ältesten amerikanischen Fluoridierungsexperimenten in Grand Rapids und der Kontrollstatistik in dem nicht fluoridierten Muskegon zeigt er auf, daß zwischen dem 6. und 15. Lebensjahr die Kinder der fluoridierten Zonen weniger Karies aufweisen als die gleichaltrigen Kinder in nichtfluoridierten Zonen. Nach dem 15. Lebensjahr jedoch ist die Kariesfrequenz beider Kindergruppen nicht nur gleich, sondern es zeigt sich bei den Kindern aus den fluoridierten Zonen ein höherer Anstieg als bei den Kindern aus nicht fluoridierten Zonen.

Das, was *Leimgruber* aus amerikanischen Unterlagen einwandfrei nachwies, offenbarte sich in Chile:

Dort wird seit mehr als 15 Jahren in großem Stil die Trinkwasserfluoridierung durchgeführt. Lt. *Anderson*, New York, wird diese Fluoridierungsmaßnahme durchgeführt, obwohl die tägliche Nahrung der Bevölkerung mehr als die optimale Menge natürlichen Fluors enthält. Das Ergebnis nach 15 Jahren: Die Kariesfrequenz steigt weiter. *Anderson* sagt wörtlich: „Die einzigen Nutznießer dieser großangelegten Fluoridierungsmaßnahmen waren die Hersteller und die Händler des Natriumfluorids und die neue, große Organisation, die mit der Durchführung der Trinkwasserfluoridierung beauftragt wurde." (Protokoll des 13. Vitalstoff-Konventes in Luxemburg, Sept. 1967.) Ähnliches berichtete G. *Huzsar,* Budapest, auf dem gleichen Konvent in Luxemburg aus der Tschechoslowakei: Obwohl nach Angaben der Befürworter der Fluoridierung in Orten mit mehr als 10jähriger TWF die Karies zwischen 60 bis 90% (?) zurückgegangen sei, konnte bis heute nicht e i n e (!) zahnärztliche Planstelle eingespart werden. Kommentar überflüssig.

Rheinwald, Oelschläger und *Naumann* begründen ihrerseits weitere Bedenken gegen die Prophylaxe mit Fluoriden damit, daß nach ihrer Auffassung die Einhaltung der optimalen Konzentration nicht sicherzustellen ist. Am Institut für Tierernährung in Hohenheim wurde eine Methode der Fluorbestim-

177

mung entwickelt, welche die bisher möglichen Fehlerquellen ausschließt. Mit Hilfe dieser Methode wurde in sehr umfangreichen Untersuchungen festgestellt, daß in den Lebensmitteln, die aus normalem Anbau und Handel stammen, Fluorkonzentrationen, gemessen in Miligramm pro kg Frischgewicht, von erheblicher Konzentration sein können. So wurden in polierten Erbsen 14,06 mg und in poliertem und geschältem Reis 10,67 mg Fluor pro Kilogramm Frischgewicht gefunden.

Praktisch gibt es keine Nahrungsmittel, die kein Fluor enthalten.

Ganz besonders hoch ist der Fluorgehalt in See- und Süßwasserfischen. Die heute sehr verbreiteten Mineralwässer weisen je nach Herkunft Fluorgehalte zwischen 0,13 und 2,13 mg/l auf.

Außerdem muß nach *Rheinwald* und *Oelschläger* zusätzlich berücksichtigt werden, daß gerade bei Kindern, die heute sehr viel Mineralwasser und Limonaden auf Mineralwasserbasis trinken, die gemeinhin als zulässig genannte Fluorkonzentration erheblich überschritten wird. Dabei blieb noch unberücksichtigt, daß in Fluorimmissionsgebieten auf Kulturpflanzen, die z. T. für menschliche und tierische Ernährung Verwendung finden, Fluorkonzentrationen nachgewiesen wurden, die bis zu 11 300 mg Fluor pro kg Trockensubstanz reichen.

Naumann, Berlin, Wasserfachmann, schreibt in „Die Einstellung zur Fluoridierung des Trinkwassers in der Bundesrepublik Deutschland" wörtlich: „In der 3. Medical-Dental Conference on Evalution of Fluoridation 1959 in New York wurde aus der Praxis einer größeren Anzahl von Wasserwerken berichtet,

178

daß die Untersuchungsergebnisse in den Rohrnetzen nur bei 25 bis 30% der Proben innerhalb der von der WHO geforderten Grenzen blieben. Der Fluoridgehalt schwankte infolge Adsorption an der Rohrwand, Desorption und Aufwirbelung der Wandbeläge zwischen 0 bis 1,6 mg/l F. Über ähnliche Verhältnisse hat 1957 der damalige Direktor der Wasserwerke in New York, *Arthur C. Ford,* berichtet. Eine auch nur annähernd konstante F-Konzentration läßt sich dem Verbraucher demnach überhaupt nicht zuführen."

Am Rande sei vermerkt, daß die wiederholt publizierte Behauptung, daß nur deutsche Wasserfachleute die Einhaltung optimaler F-Konzentrationen im Trinkwasser anzweifeln, damit widerlegt ist.

Vollends unverständlich wird die Forderung nach einer allgemeinen Trinkwasserfluoridierung unter Berücksichtigung der Tatsache, daß auch die Fluoridierungsbefürworter einräumen, daß die von ihnen angenommene Hauptwirkung des Fluors bei Jugendlichen zwischen 3 und 6 Jahren auftritt. Warum dann das gesamte von den Wasserwerken abgegebene Wasser fluoridiert werden soll, bleibt unverständlich, weil doch nur knapp 3% des Gesamtwassers als Trinkwasser Verwendung finden und nicht einmal 1% von den angesprochenen Kindern direkt konsumiert wird. Unökonomischer geht es wirklich nicht.

Aber Risikofreiheit und Ökonomie scheinen nicht mehr gefragt. Wie wäre es anders zu erklären, daß die Befürworter der Trinkwasserfluoridierung die Forschungsergebnisse des Schweden *Åslander* nicht aufgegriffen und genauso gründlich geprüft haben, wie die angeblich positive Wirkung des Natriumfluorid.

179

Åslander berichtet über 100%ige Kariesfreiheit bei Kindern, die zu einer normalen zivilisatorischen Genußkost vom embryonalen Entwicklungszustand an bis ins Erwachsenendasein täglich wenige Gramm gereinigtes Knochenmehl erhielten.

Die Nichtbeachtung dieser sicher risikofreien Methode ist um so erstaunlicher, als viele Arbeiten, so die von *Schweigart* und *Geyer,* die Erkenntnis geradezu aufdrängen, daß die Allgegenwart aller Elemente dann optimal wirksam wird, wenn sie in natürlichen Verbänden dem Organismus zugeführt werden.

Wie umfassend dieser Begriff des natürlichen Verbandes zu werten ist, wird extrem deutlich an *Åslanders* Arbeiten: Er konnte zwar eine 100%ige Kariesfreiheit erzielen, aber Parodontopathien, Kiefermißbildungen und Zahnfehlstellungen waren bei ihm so wenig zu vermeiden wie bei der sog. Kariesprophylaxe mit Fluoriden.

Damit schließt sich der Kreis dieser Betrachtung. Dort, wo die Menschen aus Wissen oder Intuition eine Ernährungsform wählten und wählen, die den Gesetzen des Lebens entspricht, haben sie eine weitgehende Garantie für eine Gesundheit, wie sie den Hochzivilisierten nicht mehr bekannt ist.

Dort, wo der Hochzivilisierte aus Besserwissen oder verlorenem Instinkt Teilerkenntnisse anstelle des Ganzen setzt, wird schon bald offenbar, daß eine Täuschung mit einer ganzen Serie von weiteren Schädigungen eingekauft wurde.

Verfasser: Dr. E. Knellecken, Düsseldorf

Trinkwasserfluoridierung

Wenn Sie das Buch bis hierher gelesen haben, sind Sie eigentlich ausreichend informiert und wissen genügend über Pro und Contra Fluoridierung.

Wir möchten jedoch noch im Rahmen der ausgezeichneten „Dokumentation zur Frage der Trinkwasserfluoridierung" (Herausgeber: DVGW e. V., Eschborn) darauf näher eingehen. An dieser Stelle sei *Herrn Dr. Merkel* vom Deutschen Verein von Gas- und Wasserfachmännern e. V. (DVGW) noch einmal ausdrücklich gedankt für seine Genehmigung, die Dokumentation für dieses Buch verwenden zu dürfen. Diese exakt zusammengetragenen wissenschaftlich fundierten Fakten haben maßgeblich dazu beigetragen, daß die Trinkwasserfluoridierung bisher nicht bundesweit eingeführt wurde.

Bemerken möchten wir noch, daß in der grundsätzlichen Frage der Fluoridierung kein Unterschied gemacht werden kann zwischen Verabreichung von Tabletten und der Trinkwasserfluoridierung. Die entscheidenden Gesichtspunkte haben für beide Fragenkomplexe volle Gültigkeit.

Der nachfolgenden Presseinformation der Kassenzahnärztlichen Vereinigung Nordrhein ist zu entnehmen, daß das Bundesgesundheitsamt in Berlin die Trinkwasserfluoridierung bereits 1978 aus schwerwiegenden Gründen abgelehnt hat. Es verwundert, daß die Trinkwasserfluoridierung für Berlin zur Zeit wieder diskutiert wird.

Bundesgesundheitsamt lehnt Trinkwasserfluoridierung ab: Gesundheitsrisiko im Kollektiv

Eine Anreicherung unseres Trinkwassers mit Fluoriden zur Vorbeugung gegen die Karies, die Zahnfäule, hat das Bundesgesundheitsamt in Berlin abgelehnt. Wesentlicher Grund: Es könne nicht ausgeschlossen werden, daß jemand zuviel Fluorid zu sich nimmt und dadurch gesundheitliche Schäden erleidet.

„Berichte aus fluoridreichen Gebieten mahnen zu einer gewissen Vorsicht. In einer solchen Gegend wurden bei drei Milligramm Fluorid pro Liter Wasser an 3700 Schulkindern bereits 60 Prozent augeprägte Zahnfluorosen gefunden", heißt es in dem Bericht. „Bei einem Milligramm Fluorid pro Liter sieht man als erstes Zeichen einer beginnenden Fluorose bei sechs bis zehn Prozent der Kinder und Jugendlichen gesprenkelte Zähne, bei 1,5 Milligramm Fluorid pro Liter sind es schon 30 Prozent.

Zahnfluorose ist eine braune Verfärbung oder Verfleckung des Zahnschmelzes. Doch das Bundesgesundheitsamt sieht noch weitere Gesundheitsgefahren durch zu starke Fluoridkonzentrationen: „Mehr als drei Milligramm Fluorid pro Liter Wasser führen neben stärkeren Veränderungen der Zähne bereits zum Beginn einer Einlagerung in die Knochen und zu Störungen der Kalzium- und Phosphat-Bilanz."

Das Bundesgesundheitsamt zitiert ein Beispiel von Freiwilligen, denen drei Monate lang täglich fünf Milligramm Natriumfluorid verabreicht wurden, was etwa zwei bis drei Milligramm Fluorid pro Liter

Trinkwasser entspräche. Bei diesen Freiwilligen seien eindeutig Zeichen erster Veränderungen beim physiologischen Auf- und Abbau der Knochen beobachtet worden.

Fluorid zur Vorbeugung gegen Karies kann deshalb nur vom behandelnden Arzt im Einzelfalle angewendet werden, geht aus dem Bericht des Gesundheitsamtes hervor. Eine kollektive Anwendung birgt zu große gesundheitliche Risiken. (Presseinformation der KZV-Nr. 46/78).

Warum Trinkwasserfluoridierung?

Der Grund der Propaganda liegt in der Absicht, die behördliche „Gesundheitsvorsorge" auf bequeme Weise zu erzwingen und zwar unter Ausschaltung der persönlichen Eigeninitiative sowie der ärztlichen Mitwirkung und Überwachung. Als Begründung wurde früher oft die Überlastung der Zahnärzte angeführt, die laut Mitteilungen auf dem Zahnärztetag 1974 nicht mehr besteht. Man verweist allerdings darauf, daß bestimmte andere Methoden der Fluorprophylaxe einen zeitraubenden und kostspieligen zahnärztlichen Einsatz erfordern, z. B. die sog. Zahnpinselung mit Fluoridsalzlösung oder die Applikation von sog. Fluorlacken, oder daß bei noch anderen Methoden, wie Fluortabletten, fluoridierter Milch, fluoridiertem Speisesalz, Zahnpasten, Mundwässern, die notwendige regelmäßige Anwendung von seiten des Patienten selbst nicht gesichert sei. Die Tatsachen sprechen allerdings nicht für eine arbeitsmäßige Entlastung der Zahnärzte in fluoridierten

Gebieten; nach amtlichen amerikanischen Statistiken und nach den Berichten des Basler schulärztlichen Dienstes haben dort nämlich der Kostenaufwand für zahnärztliche Leistungen sowie auch die Zahl der Zahnärzte deutlich zugenommen.

Die Ausdrucksweise, daß mittels TWF eine Kariesprophylaxe zu erreichen ist, erweckt falsche Erwartungen und lenkt die Bevölkerung von der eigentlichen Prophylaxe ab. Von wirklicher Vorbeugung im Sinne der Verhütung der Karies kann keine Rede sein; selbst nach Angaben der Befürworter der TWF ist stets nur eine mehr oder weniger weitgehende Einschränkung des Kariesbefalls bei Kindern und Jugendlichen zu erreichen.

Karies ist eben keine Fluormangelkrankheit, woran schon 1950 der ungarische Kariesforscher *Adler* keinen Zweifel zulassen wollte, sondern eindeutig Zeichen einer Fehlernährung mit denaturierten Kohlenhydraten (raffinierten Zuckern, Auszugsmehlen).

Die toxische Gesamtsituation – Steigende Umweltbelastung durch Fluoridierung

Bereits im Jahre 1956 hat der Pharmakologe und Toxikologe Professor *Eichholtz* von der „toxischen Gesamtsituation" gesprochen. Er schreibt: „Chemische Stoffe, die gleichzeitig im lebendigen Körper vorkommen, können sich gegenseitig in der Wirkung verstärken; eine Steigerung auf das Vielfache ist beschrieben worden. Die Einzelwirkungen der vielen chemischen Stoffe, die in unsere Lebensmittel hineinfließen, vermehrt um die Drohungen, die sich aus der Unzahl der möglichen Kombinationen ergeben, vermehrt um das, was wir an Giften mit der Atemluft und durch die Haut zu uns nehmen, vermehrt um die Strahlenwirkungen führten zu dem, was wir als toxische Gesamtsituation bezeichnen."

Die Wirkungen der Umweltverunreinigungen auf den Menschen sind außerordentlich komplex. Zu den zahlreichen Chemikalien, die in unseren Lebensraum infolge der zivilisatorischen Aktivität der Menschen mit ständiger Beschleunigung und Massierung eindringen, gehören auch die Fluorverbindungen, die von Natur aus nur in schwer löslichen Bodenmineralien auftreten, aber mehr und mehr durch den fabrikatorischen Aufschluß in Aluminiumhütten, Stahlwerken, Düngemittelherstellungsbetrieben und dgl. mit dem Menschen in Berührung kommen und infolge der Nahrungskette sogar bis in seine Lebensmittel gelangen. Auch sonst sind heute Fluorverbindungen in für den Laien wenig bekanntem Umfang in Gebrauch, z. B. bei Arzneimitteln, Kosmetika, in der Agrikulturchemie (Biozide, Düngemittel), in der Textil- und Kunststoffchemie. Besonders die schwer beherrschten Gasemissionen sind geeignet, in der Biosphäre des Menschen die toxische Gesamtsituation erheblich zu verschärfen.

N. Zöllner hat berechnet, daß täglich 1,8 kg „Umwelt" durch den menschlichen Körper hindurchgehen.

In den USA ist schon in den 30er Jahren auf Grund von Krankheiten bei Weidevieh, später in Europa (auch Deutschland) die enorme Gefährlichkeit von Fluoremissionen, die zur F-Anreicherung in den Pflanzen führen, nachgewiesen worden, woraus sich

Vorschriften für die Reinigung der Fabrikabgase gemäß Reinheitsstandards, aber auch das Problem der lukrativen Verwendung der zurückgewonnenen Fluorverbindungen ergaben. Vielfach gab es wegen solcher Viehschädigungen und umfangreicher Fischsterben durch fluorhaltige Abwässer auch Verurteilungen von amerikanischen Fabrikbesitzern, was man offensichtlich leichthin in Kauf nimmt, weil die Fluorentfernung viel teurer ist. Die bekannten Großvergiftungsfälle im belgischen Maastal und in Donora/Pennsylvanien durch Fluorabgabe zeigen die u. U. auch für den Menschen bestehenden unmittelbaren Gesundheitsrisiken. Im gleichen Zeitabschnitt wurde amerikanischen Forschern immer deutlicher, daß die vielfach bei der Bevölkerung auftretende Zahnfleckung (mottled enamel) auf höhere Fluoridgehalte der örtlichen Trinkwässer zurückzuführen und als sichtbares Anzeichen einer Fluorose zu betrachten waren. Daß gefleckte Zähne oftmals weniger von Karies befallen waren, führte dann überhaupt zu der Annahme eines Fluormangels in der menschlichen Kost und zu der Idee einer künstlichen Fluoridierung fluorarmer Leitungswässer, der sog. Trinkwasserfluoridierung.

Merkwürdigerweise wird in der Öffentlichkeit wenig über die Fluorgefahr bekanntgegeben, obwohl z. B. Fluorwasserstoff um das Mehrhundertfache giftiger als Schwefeldioxyd ist und Fluor mengenmäßig an der Spitze der Giftemissionen steht: Von 1966 bis 1974 stieg die Emission an gasförmigen Fluorverbindungen in der Bundesrepublik Deutschland von 9500 auf fast 12 500 t F. Hier muß allein für die Aluminiumindustrie im Laufe der 70er Jahre mit

186

einer Verdreifachung des Flußmittelsbedarfs gerechnet werden. Jedenfalls bestehen die zu Beginn der TWF-Aktion um 1945 als maßgeblich betrachteten Umweltverhältnisse, die die Theorie von einem Fluormangel in der menschlichen Kost aufkommen ließen, längst nicht mehr. Die Internationale Gesellschaft zur Erforschung von Zivilisationskrankheiten und Vitalstoffen hat es auf ihrem Konvent im Jahr 1970 so ausgedrückt: „Die Frage, ob Fluor überhaupt zugeführt werden soll, wird mehr und mehr abgelöst von dem Problem, die Bevölkerung vor einem Zuviel an Fluor durch die gefährliche Zunahme dieses Giftes in der Atemluft, der Nahrung und dem Wasser zu schützen. Auch der amerikanische Verbraucheranwalt *R. Nader* betonte, daß nicht Fluormangel, sondern Fluorüberschuß das Problem sei.

In den 70er Jahren wurde in der Schweiz die Aprikosenernte durch Einwirkung von Fluor vernichtet. Der Verlust eines Bauern betrug in einem Jahr 135 000 kg. Verantwortlich dafür machte er die Walliser Werke, die pro Jahr mindestens 450 t Fluorverbindungen in Form von Gas oder Staubpartikeln abgeben, 90 t davon als Fluorwasserstoff. Dieser bildet z. B. in Regenwasser gelöst die schärfste Säure, die bekannt ist. Bei den Aprikosen führt dies zu großen, braunen Flecken. Sie konnten nicht mehr vermarktet werden.

Es ist heute wissenschaftlich nicht mehr vertretbar, die Wirkung einzelner Fremdstoffe getrennt zu betrachten. Da ihre Effekte sich überlagern und verstärken können, ist eine Gesamtschau des Problems nötig. Alle Spurenmineralstoffe üben Schlüsselfunktionen für die Fermente und den gesamten Stoffwechsel aus. Von Natur aus gelangen sie überwiegend in organischer Bindung (z. B. Fluor im Tee) mit bestimmter Wirkung in den Organismus, während sie in anorganischer Form ganz andere tiefgehende Störungen im Ordnungssystem der Fermente entfalten, vor allem im Synergismus mit anderen Fremdstoffen. Es ist daher ein außerordentliches Verdienst, daß die Reform unseres Lebensmittelrechts vorsah, alle Grundlebensmittel, also auch das Trinkwasser, noch strenger als bisher von Fremdstoffen freizuhalten, die nicht nachweislich unbedenklich sind oder die den Lebensmitteln den Anschein eines Arzneimittels geben; bezüglich des Trinkwassers und der Fluoride ist mit dem am 1. 1. 1975 in Kraft getretenen Gesetz diesem Prinzip jedoch eklatant zuwidergehandelt worden.

Die Technisierung und Chemisierung unserer Umwelt schreitet außerordentlich schnell voran; heute und in Zukunft gilt es, für alle Menschen die aus dieser feindlichen Umwelt drohenden Gefahren so klein wie möglich zu halten, indem wir keine Risiken eingehen und jede zusätzliche Belastung ausschalten sollten. Das gilt in besonderem Maße für das Trinkwasser. Alle zuständigen Behörden und die Wasserversorgungsunternehmen stehen in einem immer schwerer werdenden Abwehrkampf gegen die Verunreinigung unseres Wasserschatzes und haben alle Hände voll zu tun, um das Trinkwasser, unser Lebensmittel Nr. 1, vor gesundheitsschädlichen Einflüssen zu bewahren. Es wäre geradezu paradox, einerseits mit aller Macht gegen die mehr oder weniger intermittierend auftretenden Fluorimmissionen

in der Luft anzugehen und andererseits dem Trinkwasser dauernd Fluorverbindungen zuzusetzen. Das
wäre „ein amtlicher Anschlag auf die Qualität unserer Lebenssphäre."

Die hygienische Aufgabe der öffentlichen Wasserversorgung in der Bundesrepublik Deutschland

Seit den Tagen von *Pettenkofer* (1818–1901) haben
hervorragende Hygieniker ihre Arbeit dem Wasser-
güteproblem gewidmet, der Fachwelt ihre Erkenntnisse zur Verfügung gestellt und in den Ausschüssen
des DVGW (Deutscher Verein von Gas- und Wasserfachmännern) maßgebend mitgewirkt. Die Was-
serwirtschaftler sehen ihre höchste Verpflichtung in
der Sicherstellung einer gesundheitlich bestmögli-
chen Wasserqualität. Die Chlorierung des Wassers in
der Bundesrepublik wird, nachdem sie als unbedenklich eingestuft werden konnte, lediglich als Notmaß-
nahme und nur begrenzt angewendet. Von rund
15 000 Wasserwerken in der Bundesrepublik chlorie-
ren knapp 1000 das Wasser. Diese vorsichtige Haltung bringt zum Ausdruck, daß alle unnötigen Zu-
sätze keine Verwendung finden und wirklich nötige
auf ein gesundheitlich unbedenkliches Maß beschränkt werden.

Was heißt Trinkwasserfluoridierung?

Der natürliche Fluoridgehalt des Trinkwassers in der Bundesrepublik beträgt ganz allgemein bis etwa 0,3 mg/l Fluorid-Ion (F). Bei tiefen Grundwässern ist der Fluoridgehalt ziemlich konstant. Bei Oberflächenwässern wurden starke Schwankungen beobachtet aufgrund wechselnder Wasserführungen oder Einleitungen fluorhaltiger Abwässer.

Nach Ansicht der Befürwörter der TWF soll, unter der Voraussetzung, daß täglich 1 Liter Wasser getrunken wird, der Fluoridgehalt im Trinkwasser bei etwa 1,0 mg/l liegen. Er soll 0,7 mg/l nicht unterschreiten, weil sonst die gewünschte Wirkung ausbleibt (Rückgang der Zahnkaries), und soll 1,5 mg/l nicht überschreiten, weil dann selbst die Befürwörter Schadfolgen befürchten. Dieser Fluoridgehalt von 1,0 mg/l wird als „optimal" bezeichnet, obwohl der amerikanische Public Health Service diesen Wert im Jahr 1943 als höchstzulässigen, „maximalen" festgesetzt hat. Zu seiner Einhaltung sollen dem Trinkwasser in den Wasserwerken mittels Dosieranlagen, die nach Meinung der Befürwörter „fehlenden" Mengen Fluorsalzes zugesetzt werden in Form von „künstlichem" Natriumfluorid.

Während die Entfluoridierung eine legitime Aufgabe der Wasserwerke ist, kann die künstliche Trinkwasserfluoridierung nicht als „Wiederherstellung natürlicher Verhältnisse" gekennzeichnet werden, wofür nicht der geringste geologische Beweis vorliegt.

Der pharmakologische Berater der schwedischen Regierung, Professor *Carlsson*, vertritt die Meinung, daß die Menschheit in Jahrhunderten an nur geringe

Fluoridspuren von etwa 0,2 mg/l des Wassers gewöhnt ist.

Bei der Trinkwasserfluoridierung wird jeder gezwungen, lebenslänglich mit dem Leitungswasser auch den Fluoridzusatz hinzunehmen. Es handelt sich um eine Massenmedikation unter Ausschaltung der Eigenverantwortung des mündigen Bürgers. Eine Medikation ist jedoch nur bei individueller ärztlicher Verordnung und laufender Kontrolle zu verantworten.

Ist die Trinkwasserfluoridierung eine Aufgabe der Wasserwerke?

Die Trinkwasserfluoridierung wäre nicht nur ohne Beispiel in der Geschichte der deutschen Medizin, sondern auch ein Präzedenzfall mit unübersehbaren Folgen. Der amerikanische PHS-Surgeon General, *Leonard Scheele*, sprach diese Befürchtungen offen aus. Mit gleichem Recht wie Fluoride könnten dem Trinkwasser beispielsweise andere Spurenelemente, von denen man sich eine therapeutische Wirkung verspricht, aus Bequemlichkeit zugesetzt werden, z. B. Lithium (gegen Schilddrüsenüberfunktion, schon in Holland und USA vorgeschlagen), Magnesium (gegen Krämpfe, Spasmophilie), aber auch Vitamine, Schluckimpfstoffe und sogar Empfängnisverhütungsmittel (letztere mehrfach vorgeschlagen). Das wäre der Beginn einer zügellosen Massenmedikamentierung des Trinkwassers.

Die Zahnärzte theoretisieren zwar über die Trinkwasserfluoridierung, schieben die praktische An-

191

wendung jedoch letztendlich einer fremden Berufssparte zu. Der strafrechtlich mitverantwortliche Wasserwerksleiter muß es ablehnen, wenn von ihm eine derartig stark umstrittene Anwendung gefordert wird.

Wenn immer wieder betont wird, daß es mehr als 20000 – manchmal wird von 30000 oder 40000 gesprochen – wissenschaftliche Fluorveröffentlichungen gibt, wird dabei gern übersehen, daß sich davon nur ein geringer Teil mit der Fluoridierung des Trinkwassers befaßt und daß davon die meisten als Sekundärliteratur mehr oder weniger nur referieren.

In den Jahren 1955, 1958, 1966 und 1974 hat sich der Deutsche Verein von Gas- und Wasserfachmännern (DVGW) nach eingehenden Beratungen gegen die Einführung der Trinkwasserfluoridierung ausgesprochen (s. auch „Dokumentation zur Frage der Trinkwasserfluoridierung", ZfGW-Verlag, Frankfurt). Er hat immer wieder weitgehende Zustimmung bei maßgeblichen Vereinigungen, Kommunalpolitikern, Parlamenten und Behörden gefunden. Es kann und darf nicht Aufgabe der Wasserwerke sein, ein unentbehrliches Grundlebensmittel zu denaturieren und als Medikamententräger zu mißbrauchen.

Kann die geforderte Fluoridkonzentration des Trinkwassers beim Verbraucher gewährleistet werden?

Die Einhaltung der Fluoridkonzentration im Trinkwasser von 1,0 mg/l (+/− 0,1 mg/l Schwankung ist zulässig) ist dadurch begründet, daß bei Unterschreitung dieses Sollwertes das Fluorid nicht die angebliche karieshemmende Wirkung ausübt, daß aber bei anhaltender Überschreitung sich toxische Nebenwirkungen bemerkbar machen. Der Spielraum für die Fluoriddosierung im Wasserwerk ist dadurch außerordentlich beengt.

Die Wasserwerke in Deutschland sind durch die erforderlichen Kontrollmaßnahmen nicht in der Lage, diesen Anforderungen gerecht zu werden, da allein der Personalmangel ein kaum lösbares Problem darstellt. Die meisten Wasserwerke stellen einen Einmannbetrieb dar, weil die Bedienung auf Grund der Automatik einfach ist und vielfach nebenbei erledigt werden kann. Fluoridierungsmaßnahmen fordern aber, da es sich um eine giftige Chemikalie handelt, chemisch-technisch geschultes Personal mit nicht unerheblichem Zeitaufwand.

Amerikanischer Literatur ist zu entnehmen, daß offensichtlich der Fluoridgehalt auf dem Wege vom Wasserwerk zum Verbraucher starken Schwankungen unterworfen ist. Es wird von Abweichungen vom Sollwert berichtet, die bis zu völligem Fluorschwund reichen, in einigen Fällen aber auch stark erhöhte Werte aufzeigen. Offensichtlich erfolgen Ad- und Desorptionen an den Rohrleitungswandungen. In Szolnok (Ungarn) kam es 1965 bei 80 Personen durch Umstellung auf fluoridiertes Wasser zu Vergiftungen. Eine ähnliche Ursache dürfte für die Erkrankung von 200 Schulkindern in Locust/North Carolina durch Genuß von Orangensaft verantwortlich sein, der mit fluoridiertem Wasser verdünnt war. Das Wasser enthielt *275 mg/l Fluorid!*

Ähnliche immer wieder bestätigte Beobachtungen haben in einigen amerikanischen Wasserwerken die Stillegung der Trinkwasserfluoridierung veranlaßt.

Um derartige Vergiftungen auszuschließen, wird man sich an die untere Grenze des Sollwertes halten. Damit ist aber die angestrebte Wirkung – nämlich die gegen Zahnkaries – in Frage gestellt.

Aus alledem ergibt sich, daß die praktische Durchführung mit beträchtlichen Schwierigkeiten verbunden ist und von einer Gewährleistung der Fluoridkonzentration nach den bisherigen Erfahrungen nicht gesprochen werden kann.

Optimale Fluorzufuhr durch Trinkwasserfluoridierung?

Die angeblich „optimale" Dosis von 1 mg/Tag durch Trinkwasser ist nicht zu gewährleisten, weil niemand die Trinkmenge vorschreiben kann und die Fluorid-Aufnahme aus anderen Quellen völlig unberücksichtigt bleibt.

In der WHO-Monographie von 1970 wurde allerdings schon betont, daß die Unterschiede der totalen Fluorid-Aufnahme Faktoren sind, die bei Entscheidungen in Betracht gezogen werden müssen. Von den Befürwortern wird dies völlig ignoriert.

Sogar *H. J. Schmidt*, eifriger TWF-Befürworter, betonte, daß neben der TWF weder F-Tabletten noch F-Salz verabreicht werden dürfen.

Ein schweres Versäumnis bei der Festlegung der „Optimaldosis" liegt auch darin, daß diese nach oben mit der tolerierbaren Zahnfleckung begrenzt wurde,

194

die von den Befürwortern als „Schönheitsfehler"
eingestuft wird.

Die Bürger von Seattle/Washington protestierten
gegen die Einführung der Trinkwasserfluoridierung.
Die Befürwörter konnten die Frage nicht beantworten: „Wie können Sie dafür sorgen, daß, wenn zwei
Kinder verschiedene Mengen Leitungswasser trinken, beide die richtige F-Dosis erhalten?"

Bei Fluor-Tabletten gibt es eine Tabelle, die das
Alter der Kinder in Betracht zieht. Nach Bergmann
kommt dabei für Säulinge eine Tagesdosis von 0,25
bis 0,5 mg Fluorid, für Kinder bis 3 Jahren 0,5 und
danach 1,0 mg in Betracht.

Bei der Trinkwasserfluoridierung wird auf das
Alter überhaupt keine Rücksicht genommen. Da die
Säuglingsnahrung vielfach in Form von Trocken-
nährmitteln verabreicht wird, muß diese täglich mit
etwa 1,5 l Leitungswasser angerichtet werden. Von
einer „optimalen" Fluoridaufnahme kann dabei nicht
mehr die Rede sein.

Eine weitere unkontrollierbare Fluoridzufuhr
stellt die schon erwähnte weit verbreitete Anwendung von fluorhaltiger Zahnpasta dar. Es ist bekannt, daß Kinder einen nicht unbeträchtlichen Teil
der Zahnpflegemittel herunterschlucken, besonders
dann, wenn diese Pflegemittel Erdbeer- oder andere
Geschmackszusätze haben. Nachprüfungen ergaben, daß Kinder etwa 27% der Zahnpaste (Mittelwert!) verschlucken.

In Amerika wird von der USFDA der Aufdruck
auf Zahnpastatuben verlangt: „Nicht verwenden für
Kinder unter 6 Jahren und in fluoridierten Gebieten."

Für den Verbraucher kommt es also außer der Zufuhr durch TWF zu einer übergroßen Fluordosis über den gleichzeitigen Gebrauch von flourhaltigen Zahnpasten, Mundwässern, über die Atemluft, landwirtschaftliche Produkte u.a.m.

Unberücksichtigte Fluor-Gesamtaufnahme

Mehr als 50 Industriesparten haben Fluorabgase. Auch die fluorhaltigen Mineraldünger und Biozide steigern den pflanzlichen Fluorid-Gehalt. Es liegen Berichte vor, daß er in der Nähe von Fluor-Emmittenten auf das 20- bis 95fache anstieg. Nach Untersuchungen des Preßburger Hygiene-Instituts berechnete sich für Kinder in der Nähe eines tschechoslowakischen Industriewerkes mit Fluoremissionen eine tägliche Fluorid-Aufnahme (ohne Trinkwasserfluoridierung) von 2,15 mg Fluorid (gegenüber normal 0,8), die entsprechende toxische Auswirkungen zeigte. Vegetabilien und Früchte wiesen 5- bis 21fach höheren Fluoridgehalt als normal auf, 95% der Rinderherden hatten Fluorosebefund.

Auch in der Bundesrepublik zeigen Fluoranalysen von Oelschläger und Rheinwald 1968, daß die bei der Trinkwasserfluoridierung angewendeten Fluoridmengen nicht nur erreicht, sondern erheblich überschritten werden. Sie rieten von einer allgemeinen weiteren Zufuhr von Fluorverbindungen in Form der TWF ab.

In Japan stellte man im Laufe von 7 Jahren (1958–1965) in zwei Landstädten eine Zunahme von 3,21 auf 8,82 mg/Tag aus dem Verzehr von Wasser, Tee und fester Nahrung fest.

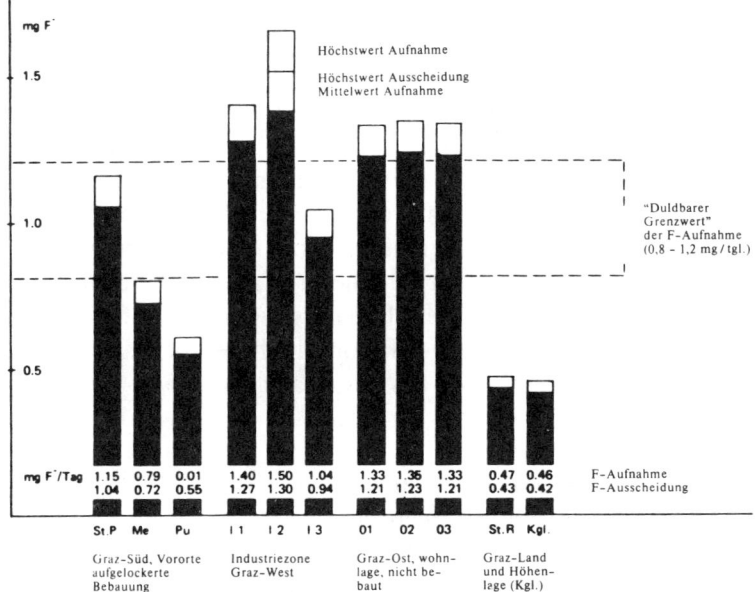

Abb. 1. Fluoraufnahme in einer Großstadt (Graz) und ihrer Umgebung in Abhängigkeit von der Luftimmission; Mittelwerte errechnet nach der Fluorausscheidung.

Abb. 1 Fluoraufnahme in einer Großstadt (Graz) und ihrer Umgebung in Abhängigkeit von der Luftimmission; Mittelwerte errechnet nach der Fluorausscheidung.

Ähnliche Ergebnisse aus anderen Ländern liegen vor.

In diesem Zusammenhang ist der Hinweis angebracht, daß alle mit Leitungswasser hergestellten Getränke fluorhaltig werden; Bier z. B. kann 0,7 bis 1,0 mg/l Fluorid enthalten, darf aber in den USA gemäß einem Gerichtsurteil nicht die geringsten Fluoridspuren aufweisen, so daß Brauereien in fluoridierten Gebieten nicht fluoridiertes Wasser verwenden müssen.

In den USA spricht man von einer Verdreifachung der Fluoriderhöhung innerhalb der letzten zwei

197

Jahrzehnte durch alle diese Zubereitungen (gewerbliche Herstellung von Nahrungsmitteln, häusliche Zubereitung mit fluoridiertem Wasser usw.). Die bisherige Annahme, daß die Hauptmenge der gesamten Fluorid-Aufnahme aus dem Verzehr von fluoridiertem Trinkwasser herrührt, kann nicht länger aufrechterhalten weden; vielmehr setzt die Nahrungskette und die toxische Gesamtsituation große Teile der Bevölkerung einer Fluoraufnahme oberhalb der „Sicherheitsgrenze" aus (siehe auch S. 155).

Kostenersparnis durch Trinkwasserfluoridierung?

Zu den erwähnten ungünstigen Karies- und Fluoroseentwicklungen passen die vielfältigen Belege, wonach durch die TWF keine Verminderung der Zahnbehandlungskosten und des Zahnärztebedarfs erreicht wird. Dies wird jedoch immer wieder als entscheidender Grund für die Fluoridierung mittels Trinkwasser, Tabletten u. a. angeführt.

Neun Jahre nach TWF-Beginn hatte die Stadt Newburgh mehr Zahnärzte pro 1000 Einwohner als die nicht fluoridierte Vergleichsstadt Kingston.

Das US-Department of Commerce veröffentlicht jährlich die Ausgaben für Güter und Dienstleistungen; diese Statistiken enthalten die einzigen Daten über die langfristige Kostenentwicklung für Zahnbehandlung. Die Gesamtausgaben stiegen von 1935 mit 302 Mill. Dollar auf 1100 Mill. Dollar im Jahr 1952, d. h. mit dem Beginn der TWF, und auf 3043 Mill. Dollar im Jahr 1966.

Vor der TWF belief sich die Steigerungsrate durchschnittlich auf 4,8%, nach deren Einführung auf 6,37% im Jahr. Das Gegenteil von Kostenersparnis ist der Fall!

Nach 18 Jahren TWF wurde in Brantford/Canada ein neues Zahnzentrum geplant, weil die Zahnarztpatienten 2–3 Monate auf einen Behandlungstermin warten müssen, obwohl die Zahl der Zahnärzte inzwischen über den kanadischen Durchschnitt angestiegen ist. Und das trotz TWF.

Als Erfolg der 1964 in Birmingham eingeführten TWF wurde 1968 ein Rückgang der Zahnextraktionen von 6000 auf 2800 gewertet; dem stand jedoch ein enormer Anstieg der Zahl von Zahnfüllungen von 2500 auf 10000 gegenüber.

Ein weiteres Beispiel ist Basel, wo weder die schulzahnärztliche Behandlung noch deren Kosten nach TWF-Einführung abgenommen haben. (Siehe Tabelle von *H. Schöhl!*)

Weitere Beispiele liegen vor.

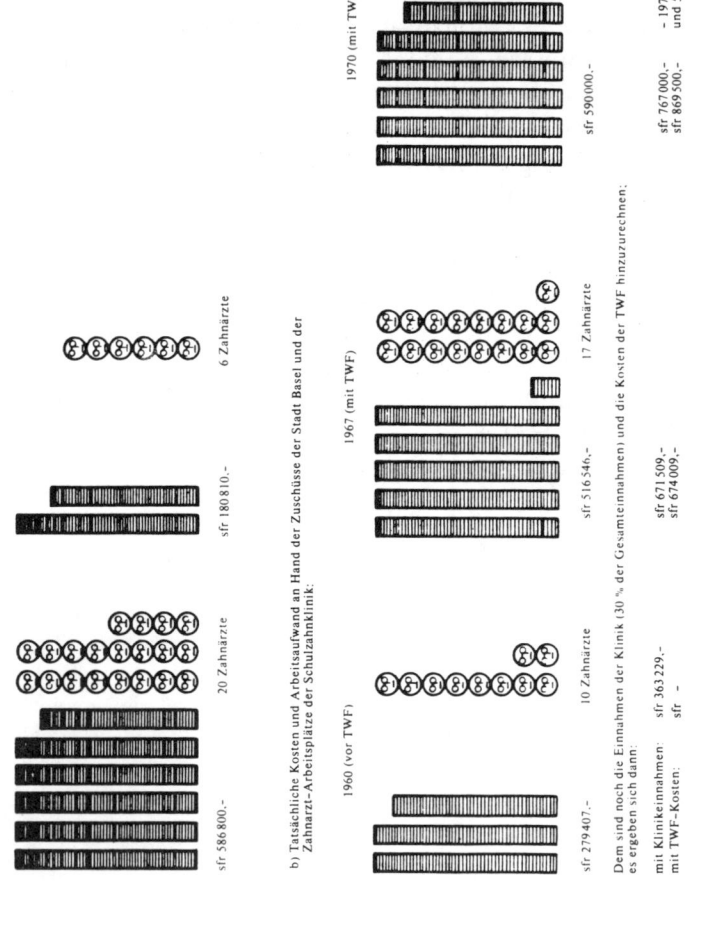

a) Vorherschätzung
1960 (vor TWF)

1967 (mit TWF)

sfr 586 800.–

20 Zahnärzte

sfr 180 810.–

6 Zahnärzte

b) Tatsächliche Kosten und Arbeitsaufwand an Hand der Zuschüsse der Stadt Basel und der
Zahnarzt-Arbeitsplätze der Schulzahnklinik:

1960 (vor TWF)

1967 (mit TWF)

1970 (mit TWF)

sfr 279 407.–

10 Zahnärzte

sfr 516 546.–

17 Zahnärzte

sfr 590 000.–

22 Zahnärzte
(gefordert)

Dem sind noch die Einnahmen der Klinik (30 % der Gesamteinnahmen) und die Kosten der TWF hinzuzurechnen;
es ergeben sich dann:

mit Klinikeinnahmen:	sfr 363 229.–	sfr 671 509.–
mit TWF-Kosten:	sfr –	sfr 674 009.–

sfr 767 000.–
sfr 869 500.–

– 1974 gab es 18 Zahnärzte
und 5 Prophylaxehelferinnen –

Kostenentwicklung und Arbeitsaufwand für Zahnbehandlung in Basel 1960 – 1970.

Auszüge aus dem Schriftwechsel der GGB

Die Satzung der Gesellschaft für Gesundheitsberatung (GGB) e. V. sagt im § 2 unter „Zweck und Ziel" aus, daß der Verein sich u. a. zum Ziel setzt, die Allgemeinheit über die Gefahren falscher, hauptsächlich zivilisationsbedingter Lebensweise, insbesondere auf den Gebieten von Ernährung, Bekleidung, Wohnen zu informieren.

Aus diesem Grund erschien zum ersten Mal im Frühjahr 1983 das nachfolgende Informationsblatt „Karies – Volksseuche Nr. 1". Auslösender Faktor war die Ratlosigkeit zahlreicher Seminarteilnehmer, die selbst Kinder im Kindergartenalter hatten, und von Kindergärtnerinnen, denen eine Ausgabe von Tabletten an Kinder widerstrebte.

Da von namhaften Mitarbeitern der GGB seit etwa 20 Jahren Material über Fluoridierung zusammengetragen worden war, trat die GGB mit dieser Information zum ersten Mal an die Öffentlichkeit anläßlich der Pro Sanita in Stuttgart.

Eine später unterstellte „geplante bundesweite Kampagne" war nie beabsichtigt und ist auch nie durchgeführt worden.

Die Reaktionen, die sich aufgrund dieses Flugblattes einstellten, entnehmen Sie am besten dem nachfolgenden Schriftwechsel, der aus Platzgründen nur in Auszügen wiedergegeben werden kann.

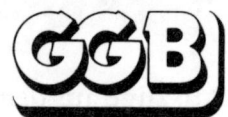

Gesellschaft für Gesundheitsberatung eV.

GGB, Krankenhaus Lahnhöhe, 5420 Lahnstein

Krankenhaus Lahnhöhe
5420 Lahnstein
Telefon 0 26 21/ 1 65 78 und 1 65 32

G --- Gezielt -----
G --- Gesund ------
B --⟨ Bleiben -----

Kampf dem Gebißverfall

Zahnkaries - Volksseuche Nr. 1

99% der zivilisierten Bevölkerung leiden an Gebißverfall.

Karies wird nicht verursacht durch mangelnde Zahnpflege, ungenügenden Zahnarztbesuch und Fluormangel.

Die einzige Ursache der Zahnkaries ist der Verzehr von raffinierten Kohlenhydraten, speziell Fabrikzucker jeder Art!

Fluormaßnahmen - Verabreichung von Fluortabletten an Säuglinge und Kleinkinder sowie Trinkwasserfluoridierung - sollen von den wahren Ursachen ablenken.

Karies ist kein Fluormangelproblem! Ein kariöser Zahn enthält mehr Fluor als ein gesunder!

Wer hat Interesse daran, diese Dinge so einseitig darzustellen?

Es sind rein wirtschaftliche Hintergründe, die eine echte Aufklärung der Bevölkerung verhindern.

Wissenschaftlich getarnte Falschinformationen werden verbreitet. In der Bundesrepublik rufen Zahnärzte, Gesundheitsämter und Krankenkassen erneut zur Kariesprophylaxe mittels Fluoridierung auf. Unterstützt wird diese Aktion von der Gruppe IME.
IME ist der Informationskreis Mundhygiene und Ernährungsverhalten, eine PR-Institution der Zuckerindustrie.

Die Zucker- und Süßwarenindustrie hat starkes Interesse daran, daß dieses Wissen um die wahren Zusammenhänge sich nicht durchsetzt, da sie Umsatzeinbußen befürchtet.

Einseitige wirtschaftliche Interessengruppen und wissenschaftliche Wahrheit liegen im Kampf miteinander.

202

Der Ursprung der Fluor-Aktionen stammt aus den USA. Fluorabfälle
der Aluminium- und Stahlindustrien Amerikas verursachten, da in
den Columbia-Fluß geleitet, 1950 ein großes Fischsterben. Es galt,
neue Wege für die Verwendung dieser giftigen Abfälle zu finden.

Ein Teil wurde für Ratten- und Insektenvernichtungsmittel verwendet.
Das war aber keine zufriedenstellende Lösung des Problems. Da Fluor
auch Bestandteil der Zähne ist, kam man auf die Idee, es außerdem
für die Kariesprophylaxe einzusetzen. Dabei stützte man sich auf
epidemiologische Studien, die jedoch wissenschaftlicher Nachprüfung
nicht standhielten.

Dem Einsatz zur Kariesverhütung kam entgegen, daß Oscar Ewing, Anwalt
der betroffenen Aluminium Company und gleichzeitig Direktor des Wohlfahrtsministeriums und Leiter des Nationalen Gesundheitsdienstes war.
Dazu kam, daß Beamte des Nationalen Gesundheitsdienstes (PHS) in
führenden Stellungen der Weltgesundheitsorganisation (WHO) saßen und
sich ebenfalls für die Fluoridierung einsetzten.

So begann eine weltweite, irreführende Fehlinformation.

Wissenschaftliche Untersuchungsergebnisse, die Bedenken gegen Fluor
enthielten, wurden nicht verbreitet. Diskussionen, die das Pro und
Kontra hätten klären können, wurden bewußt umgangen. Einer Verbreitung
der Fluor-Aktion, die rein wirtschaftliche Beweggründe hat, stand
nichts im Wege.

Fluorid ist als starkes Zellgift und Prototyp eines Speichergifts
bekannt.
Lösliche Fluorverbindungen, wie das zur Trinkwasserfluoridierung und
für die Fluor-Tabletten-Aktionen empfohlene Natrium-Fluorid, sind
etwa 2 1/2 mal giftiger als Arsen und schädigen den Organismus.

Menschliche und tierische Zellkulturen werden geschädigt, wenn
Natriumfluorid in einem Zehntel der zur Trinkwasserfluoridierung
empfohlenen Konzentration zugesetzt wird.

Bei Kindern kommt es zu Knochenfluorosen.

Die Belastung der Abwässer mit Fluor schädigen Vegetation und Tier und
über diesen Kreislauf wiederum den Menschen.

Eine vitalstoffreiche Vollwerternährung verhütet sicher, absolut und

ohne Risiko das Auftreten von Zahnkaries.

Sie garantiert außerdem eine Zukunft, die frei ist von anderen

ernährungsbedingten Zivilisationskrankheiten.

Gesundheit ist ein Informationsproblem!

Jeder ist aufgerufen, sich ausführlich zu informieren, um damit
Verantwortung zu üben und Gefahren zu begegnen, indem er mitdenkt
und die richtigen Konsequenzen zieht.

Literaturnachweis: Dokumentation zur Frage der Trinkwasserfluoridierung
ZfGW-Verlag, Frankfurt. Rudolf Ziegelbecker, Graz, Epidemiologische
Aspekte zur Trinkwasserfluoridierung. Dr.med.dent. Schnitzer, Gesunde
Zähne von der Kindheit bis ins Alter, Bircher-Benner-Verlag, Zürich.

Fluoridpastillen-Verteilung in den Kindergärten unbedingt fortsetzen

Untersuchungen zeigen überall: Karies geht zurück

Landkreis Vechta (hjk) — Die in etwa der Hälfte aller Kindergärten des Landkreises Vechta verteilten Fluoridpastillen zur Vorbeugung gegen Zahnkaries sind für die Kinder in keiner Weise schädlich. Die Warnungen vor einer angeblichen „Giftigkeit" des Fluorids sind schon seit Jahren durch zahlreiche wissenschaftliche Untersuchungen eindeutig widerlegt. Kinder- und Zahnärzte im Landkreis Vechta, die Allgemeine Ortkrankenkasse, die Innungskrankenkassen und das Gesundheitsamt des Landkreises setzen sich sogar für eine Ausweitung der Verteilaktion auf die Grundschulen ein.

In einem Gespräch mit der OV bezeichnete der Leiter des Vechtaer Gesundheitsamtes, Medizinaldirektor Dr. Franz-Otto Rumphorst, · und der Jugendwart der Zahnärzteschaft des Landkreises, Dr. Hans Höne aus Vechta, ein kursierendes Schreiben der „Gesellschaft für Gesundheitsberatung" als eine bewußt falsche Information zur Panikmache.

„Die Gemeinheit dieses Dokumentes" (Dr. Rumphorst), in dem behauptet wird, Fluor sei zweieinhalbmal giftiger als Arsen, liege darin, daß die Begriffe Fluor und Fluorid durcheinandergeworfen würden. Das chemische Element Fluor sei in seiner Reinsubstanz natürlich giftig. Es gibt überhaupt kein Element, das in seiner R⁻˙ substanz nicht giftig wäre.

Fluorid dagegen ist eⁱ⁻ ors. Fluoridpastillˑ Blutkreislauᵉ schmeˡ⁻

tern ihren Kindern die Pastillen geben? Alle Erfahrungen haben gezeigt, daß die Pastillen nach einigen Tagen oder Wochen im Schrank verschwinden und dort vergessen werden. Dafür sind sie zu teuer, und nur der regelmäßige Gebrauch führt zum Erfolg.

Weltweit wurden bei Fluoridaktionen ein Rückgang von bis zu 80 Prozent beim Kariesbefall nachgewiesen. Am einfachsten wäre die Zugabe v⁻ Fluorid zum Trinkwasser, wⁱ⁻ zahllosen Ländern praˡ⁻˙ 100 Millionen Amⁱ⁻˙ orientes Trinᵏ⁻˙

In ᵈ

Fluortabletten: Warnungen entbehren jeder Grundlage

Vechtaer Zahnarzt lädt zum Fluor–Arsen–Wettessen ein

Vechta (hjk) — Der Bundesminister für Jugend, Familie und Gesundheit hält die Verabreichung von Fluoridtabletten in Kindergärten zur Verhütung der Zahnkaries für außerordentlich nützlich. Das geht aus einem Schreiben des Ministers an den Direktor des Landescaritasverbandes für Oldenburg, Walter Beckmann aus Vechta hervor.

Dieses Schreiben stammt bereits vom November 1983, war in dem kirchlich geführten Kindergarten in Vechta aber offenbar weder der Leitung noch dem Elternbeirat bekannt. Der Brief aus Bonn ist die Antwort auf eine entsprechende Anfrage Beckmanns im Oktober 1983.

Die Warnung vor einer angeblichen Gesundheitsgefährdung durch Fluoridtabletten hat zu einer erheblichen Verunsicherung der Eltern und zum Abbruch einer geplanten Tabletten–Verteilaktion in einem Vechtaer Kindergarten geführt. In dem Schreiben des Ministeriums ist weiter die Rede davon, "daß die Warnungen der Lahnsteiner Gesellschaft für Gesundheitsberatung vor den Fluoridtabletten in der in der Bundesrepublik abgegebenen Dosis jeder Grundlage entbehren". Diese Aussage wird auch durch eine wissenschaftliche Untersuchung des Bundesgesundheitsamtes in Berlin untermauert.

Ebenso wie die Allgemeine Ortskrankenkasse hat auch der Vechtaer Zahnarzt Dr. Franz-Josef Höne, Referent für Jugendzahnpflege, die Befürchtungen der Kindergartenleitung und der Eltern zurückgewiesen.

Dr. Höne erklärte dazu gegenüber der OV: "Die Behauptung, Fluor sei zweieinhalb mal giftiger als Arsen, ist ausgemachter Blödsinn. Denjenigen, der das behauptet, lade ich zu einem Wettessen ein. Der eine schluckt Arsen und der andere Fluor. Man wird sehen, wer als erster unter dem Tisch liegt."

Mitglied in der Gesellschaft für Gesundheitsberatung e.V. sei "neben einigen anderen seltsamen Kameraden" auch Prof. Julius Hacketal, der durch seine exzentrischen medizinischen Ansichten bekannt geworden war.

Fluoridprophylaxe bleibt wesentliche Maßnahme zur Karieseindämmung

Öffentliche Erklärung gegen ihre Diskriminierung durch unbelehrbare Fanatiker

Im Hinblick auf die wissenschaftlich fundierten Tatsachen der Wirksamkeit und Unschädlichkeit der Zahnkariesprophylaxe durch Fluoride und Fluorokomplexe in der weltweit erprobten Dosierung wird auch zukünftig diese Methode, sei es als Trinkwasserfluoridierung, Tabletten- oder Kochsalzfluoridierung, als wesentliche Maßnahme zur Zahnkarieseindämmung neben der lokalen Anwendung durch den Zahnarzt angesehen.

Die Verunsicherung der Öffentlichkeit sowie die Diskriminierung maßgebender Wissenschaftler und Praktiker durch wenige, unqualifizierte, unbelehrbare Fanatiker ist unerträglich und kann nicht gebilligt werden. Es sind immer die gleichen Personen, die seit Jahrzehnten dieselben längst widerlegten Behauptungen verbreiten. Die physiologisch empfohlene Fluorid-Dosierung kann weder quantitativ noch qualitativ mit einer „Umweltverschmutzung" zusammengebracht werden. Ebenso gibt es keine Krebs-Fluorid-Beziehung in dem Sinne, daß mit Aufnahme physiologischer Fluorid-Mengen die Krebshäufigkeit steigt.

In Übereinstimmung mit

dem Bundesverband der Deutschen Zahnärzte e.V.,

der Deutschen Gesellschaft für Zahn-, Mund- und Kieferheilkunde,

dem Verein Österreichischer Zahnärzte, Österreichische Gesellschaft für Zahn-, Mund- und Kieferheilkunde,

der Schweizerischen Zahnärzte-Gesellschaft (SSO),

der Bundesfachgruppe für Zahn-, Mund- und Kieferheilkunde der Österreichischen Ärztekammer (Vgl. Nr. 5, Mai 1976, der Österr. Zahnärzte-Zeitung)

wird gebeten, sich von derart unqualifizierten Pressemitteilungen nicht beeinflussen zu lassen:

Die Kariesprophylaxe durch Fluoride und Fluorokomplexe ist höchst wirksam und nach jahrhundertelanger Erfahrung in Gebieten mit erhöhtem Fluorid-Gehalt des Trinkwassers unschädlich.

Prof. Dr. R. Naujoks
Direktor der Univ.-Zahnklinik
Würzburg

Prof. Dr.Dr. J. Stüben
Direktor der Univ.-Zahnklinik
Homburg

Prof. Dr. E. Sonnabend
Direktor der Poliklinik für Zahnerhaltung und Parodontologie der
Univ. München

Prof. Dr. F. Eifinger
Direktor der Abteilung f. Zahnerhaltung der Univ.-Zahnklinik
Köln

Prof. Dr. H. Triadan
Direktor der Poliklinik f. Zahnerhaltung u. Parodontologie der
Univ. Hannover

Prof. Dr.Dr. W. Ketterl
Direktor der Poliklinik für Zahnerhaltungskunde der Univ. Mainz

Prof. Dr. W. Büttner
Abteilung f. Zahnerhaltung der
Univ.-Zahnklinik Münster

Prof. Dr. A. Motsch
Leiter der Konserv. Abteilung
der Univ.-Zahnklinik Göttingen

Prof. Dr. E. Sauerwein
Direktor der Poliklinik für Zahn-
erhaltung und Parodontologie der
Univ. Bonn

Prof. Dr. G. Ahrens
Konserv. Abteilung der Univ.-
Zahnklinik Marburg

Prof. Dr. A. Kröncke
Direktor der Poliklinik für Zahn-
erhaltung und Parodontologie der
Univ. Erlangen

Prof. Dr. H.F.M. Schmidt
Abteilung für experimentelle Zahn-
heilkunde u. Kariesprophylaxe der
Univ.-Zahnklinik Marburg

Prof. Dr.Dr. M. Arnaudow
Abteilung für Zahnerhaltung der
Univ.-Zahnklinik Kiel

Prof. Dr. H. Pantke
Geschäftsführender Direktor
der Univ.-Zahnklinik Gießen

Prof. Dr. H. Newesely
Geschäftsführender Direktor
Freie Universität Berlin
Institut f. Klinisch-Theoretische
ZMK

o. Prof. Dr. A. Knappwost
Institutsdirektor u. Leiter der
Abteilung f. Biophysikal. Chemie
der Univ. Hamburg

Prof. Dr.Dr. P. Riethe
Ärztl. Direktor der Abteilung f.
Zahnerhaltung der Univ.-Zahnkli-
nik Tübingen

Prof. Dr.Dr. H.F. Overdiek
II. Lehrstuhl der Zahnheilkunde
der Univ.-Zahnklinik Heidelberg

Prof. Dr. S. Schreiber
Ärztl. Direktor der Abt. f. ZMK I
der Univ.-Zahnklinik Freiburg

Prof. Dr.Dr. J. Franke
Direktor der Konserv. Abteilung
der Univ.-Zahnklinik Hamburg

Kommt die Fluor–Pille ins Gerede?

BARGTEHEIDE (ky). "Sie können sich darauf verlassen, daß ich nicht meinen Namen und mein Amt für das Karies–Prophylaxe–Modell hergeben würde, wenn ich nicht hundertprozentig davon überzeugt wäre", erklärte Dr. Jochen Petersen auf viele Fragen des Lehrkörpers und Schulleiters der Grundschule Bargteheide–Land. Seit Schuljahresbeginn läuft hier ein Modellversuch, bei dem 70 Schulanfänger täglich die "Fluor–Pille" zum vorbeugenden Schutz vor Karies nehmen — auf freiwilliger Basis, versteht sich.

Bisher sind keine besonderen Schwierigkeiten aufgetreten. Lehrer, Eltern und scheinbar auch die Kinder waren von der zweifelsfreien positiven Wirkung überzeugt. Nach Ansicht von Dr. Petersen können sie es auch weiterhin sein. Daß es nun Nachfragen gab, war auf ein Papier zurückzuführen, das eine Mutter einer Lehrerin geschickt hat. Der Titel: "Wissenschaftliche Kurzinformation zur Fluoridierung", als Verfasser zeichnet eine "Gesellschaft für Gesundheitsberatung e.V.". Krankenhaus Lahnhöhe, in 5420 Lahnstein verantwortlich.

Aus der vorliegenden Kopie war weder das Datum noch der Name des veröffentlichenden Blattes zu ersehen. Eine sehr deutliche Sprache dagegen hat der Inhalt. Darin heißt es, daß "die Verabreichung von Tabletten mit Fluoriden den einzigen Zweck haben, von der eigentlichen Ursache der Zahnkaries, nämlich der Zerstörung der Zähne durch Fabrikzucker, abzulenken". Des weiteren wird behauptet, daß die Tabletten für den Gesamtorganismus schädlich, Fluoride gar starke Gifte seien.

Die drei Lehrerinnen, die an diesem Tage zu einigen Worten des Dankes eingeladen waren, waren nun allerdings etwas verunsichert. "Ich will mich nicht mitschuldig machen", erklärte Edeltraud Kruse. Wie die Kolleginnen verteilt auch sie täglich die "Pille" an die Kinder. Vor Beginn des Modellversuches waren alle Beteiligten informiert worden — und von der positiven Wirkung überzeugt. Die Behauptungen in dem Papier aber beriefen sich auch auf Wissenschaft und Forschung.

Was stimmt nun? wollten sie von Dr. Petersen wissen. Auf Anfrage der Presse erklärte Petersen, daß er dieser Informationsschrift "jede Wissenschaftlichkeit abspreche". Er könne nur sagen, daß Bedenken unbegründet seien, versuchte er durch die Aufzählung von Fakten, die für das Projekt sprechen, die Zweifel zu zerstreuen. Noch aber ist alles so neu, daß es keine gezielte Gegenargumentation gibt und Aussage gegen Aussage steht.

Gezwungen wird natürlich keines der Kinder, die die Tablette nehmen. "Ich kann nur an die Freiwilligkeit appellieren". Daß derlei Informationen aber in Umlauf gebracht werden, will Dr. Petersen nicht einfach hinnehmen. Er kündigte an, daß er die Angelegenheit vor den Landesausschuß zur Förderung der Jugendzahnpflege bringen werde. "In etwa 14 Tagen wird ein Gegenpapier vorliegen", verspricht er. Darin will er sich gezielt mit den seiner Ansicht nach einseitigen Darstellungen durch die "Gesellschaft für die Gesundheitsberatung" auseinandersetzen.

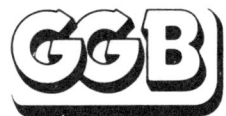

Gesellschaft für Gesundheitsberatung eV.

GGB, Krankenhaus Lahnhöhe, 5420 Lahnstein

Herrn
Dr. Hans-Jochen Petersen
Gesundheitsamt Bad Oldesloe

2060 Bad Oldesloe

5420 Lahnstein
Postfach 2194
Telefon (02621) 16-1

Dr.MOB/ig

22.2.1984

Sehr geehrter Herr Kollege Petersen,

der Ausgabe "Bargteheider Wochenblatt" vom 15.2.1984 habe ich mit
großer Besorgnis entnehmen müssen, daß Sie scheinbar nicht in der
Lage waren, bei dem darin genannten Informationsabend Lehrer und
Interessierte umfassend und objektiv über die laufenden Fluoridierungsmaßnahmen aufzuklären, da Ihnen offensichtlich das Wissen um
die wahren Zusammenhänge fehlt. Ihre Bemerkung "Blödsinn" und
"Schaden, der durch solche Aufklärung entsteht" sah ich als verzeih-
bare Entgleisung an, da ich davon ausging, daß Sie sich um die in
der genannten Dokumentation angegebenen Fakten genauer kümmern würden
Dem Bargteheider Wochenblatt vom 20.2.84 entnehme ich jedoch erneut,
daß Ihre unqualifizierten Beurteilungen unverändert anhalten, da Ihr
Wissensstand immer noch dieselben Lücken aufweist und Sie wohl auch
nicht bereit sind im Interesse der Volksgesundheit dazuzulernen.
Meine mehr als 50-jährige ärztliche Erfahrung hat mir auch immer
wieder gezeigt, wie schwer es gerade für Kollegen ist, wenn sie
zugeben müssen, daß sie sich geirrt haben. Und das ist ja gerade
für einen Arzt oft folgenschwer. In Ihrem Arbeitsbereich bedeutet es,
daß Sie über lange Zeiträume auf unverantwortliche Weise Fehlinformationen aufgesessen sind, deren Folgen die Betroffenen - in diesen
Fällen sind es Kinder - ausbaden müssen.

Wenn Ihre Kenntnisse über Fluoride so unzureichend sind (und das sind
sie) wie diejenigen über die Therapien im Krankenhaus Lahnhöhe, dann
steht es außerordentlich schlecht um die Betreuung der Bevölkerung
im Bereich Bargteheide/Bad Oldesloe. Ihre Behauptung, daß es mir
bei meiner Aufklärung um die Steigerung von Gesundheitskost-Produkter
im Krankenhaus Lahnhöhe ginge, ist so grotesk, andererseits aber auch

- 2 -

so verleumderisch, daß ich eine Richtigstellung verlange.

Blamabel für Sie ist, daß Sie - wiederum ohne Kenntnis der wahren
Zusammenhänge - diese Sätze aus dem angeblichen Gutachten des Bundesgesundheitsamtes abgeschrieben haben, dem ebenfalls jede Kenntnis
über unser Haus zu fehlen scheint.

Dieses Beispiel zeigt deutlicher als alles andere, wie ebenfalls in
der Fluoridangelegenheit vorgegangen wird, nämlich ohne Kenntnis
der wahren Zusammenhänge.

Bevor Sie sich weiterhin auf falschem Wege verrennen, sollten Sie
lesen und lernen, jedoch nicht abschreiben - wie es gerade in
"Sachen Fluor" heute üblich ist. Ihnen dürfte doch bekannt sein,
daß die angeblichen Erfolgsmeldungen und positiven Beurteilungen
über Fluoride solange bestehen bleiben, solange Kritiker nicht
gehört werden und nicht öffentlich Stellung nehmen können, sondern
ausgeschlossen bzw. mundtot gemacht werden. Bestes Beispiel ist das
Symposium von IME, einer PR-Agentur der Zuckerindustrie, das kürzlich
in Hamburg veranstaltet wurde. Eingeladen wurde gezielt - nämlich die
Befürworter, um jede Konfrontation auszuschließen. Den Erfolg dieser
Tagung spürt der Leser: die Presse spurt und berichtet wunschgemäß,
was ihr aufoktroyiert wurde. Ähnliches kann von Kritikern nicht durchgeführt werden, weil die finanziellen Mittel fehlen, die der Lobby
leider zur Verfügung stehen. Meinung wird heute gemacht!

Als gewissenhafter Arzt kann ich mich nicht mit nachgeplapperten
Behauptungen zufriedengeben und mit einer äußerst fragwürdigen
Symptombehandlung, sondern es geht mir um die Beseitigung der Ursachen,
die zu Krankheiten führen. In diesem Fall heißt es: Aufklärung über
Fehlernährung, die vorwiegend durch raffinierte Kohlenhydrate (Fabrikzucker und Auszugsmehl) herbeigeführt wird und somit zur Zahnkaries
führt. Fluoride sind Breitbandenzymgifte. Die toxische Gesamtsituation
ist bedrohlich genug. Zahnkaries ist ausschließlich das Ergebnis
einer Fehlernährung und deshalb durch Vermeidung derselben absolut
verhütbar - risikolos verhütbar.

Hinter den Fluoridierungsaktionen steckt eine globale wirtschaftliche
Verfilzung, nämlich die "gesunden Geschäfte" der an ihrem eigenen
Umsatz Interessierten. Um darüber etwas zu erfahren, sollten Sie

- 3 -

sich auch die Aussagen der absolut ernst zu nehmenden und unabhängig arbeitenden Wissenschaftler anhören.

Lesen Sie zum Beispiel das Buch "Zucker" von Al Imfeld.

Ich nehme an, daß Sie sich nach dem Studium dieser Literatur (es gibt noch unzählige andere) bei mir und den Bargteheider Bürgern für Ihr Verhalten und Ihr Unwissen entschuldigen werden.

Mit kollegialen Grüßen

Dr. med. M.O. Bruker
Ärztlicher Leiter des
Krankenhauses Lahnhöhe

Überregionales Zentrum für
Ganzheitsmedizin, 5420 Lahnstein

1. Vorsitzender der Gesellschaft
für Gesundheitsberatung (GGB)

DER BUNDESMINISTER FÜR ARBEIT UND SOZIALORDNUNG

Der Bundesminister für Arbeit und Sozialordnung · Postfach 14 02 80 · 5300 Bonn 1

An die
Gesellschaft für Gesundheits-
beratung e.V.
Krankenhaus Lahnhöhe

5420 Lahnstein

```
EINGEGANG  N
2 3. Jan. 1984
Beantw.
..................
```

Ihr Zeichen, Ihre Nachricht vom	Mein Zeichen, meine Nachricht vom	☎ (02 28)	Datum
19.12.1983	Vb1-96-Gesellschaft	5 27- oder 5 27 1	18. Januar 1984

Betr.: Fluoridierungsmaßnahmen

Sehr geehrter Herr Dr. Bruker,

haben Sie vielen Dank für Ihr Schreiben vom 19. Dezember 1983
und die beigefügten Unterlagen.

Der Bundesminister für Jugend, Familie und Gesundheit hat vor
einiger Zeit beim Bundesgesundheitsamt eine Stellungnahme zu
einer ähnlichen Ausarbeitung von Ihnen über Fluoridierungsmaßnahmen angefordert. Diese Stellungnahme liegt nunmehr vor. Ich
übersende Sie in der Anlage. Aus der Sicht des Bundesministers
für Arbeit und Sozialordnung ist dem nichts hinzuzufügen.

Mit freundlichen Grüßen
Im Auftrag

Dr. Gr...

Hauptdienstgebäude
Rochusstraße 1
Bonn-Duisdorf

Paketanschrift
Abholfach
5300 Bonn 7

Telex 8 86 641
Telefax (02 28) 5 27-29 65

Postscheckkonto der Bundeskasse Bonn
Köln 1 19 00- 505, BLZ 370 100 50
zugunsten BMA

Bankkonto der Bundeskasse Bonn
Landeszentralbank Bonn 380 010 60
BLZ 380 000 00, zugunsten BMA

212

Bundesgesundheitsamt

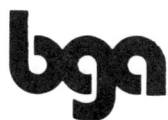

Bundesgesundheitsamt
Postanschrift:
Postfach 33 00 13
D-1000 Berlin 33
Fernschreiber: 1 84 016
Telefax: (030) 8308 2741

Wir bitten, alle Zuschriften
an das BGA nicht an
Einzelpersonen zu richten

An den
Bundesminister für Jugend,
Familie und Gesundheit
Postfach 20 04 90

5300 B o n n   2

Ihre Zeichen und Nachricht vom

Erlaß 341-4710-   D II-2440-00-6118/83   8308 2213   29.11.1983.
1/2 vom 20.10.83

Zahnkariesprophylaxe - Anwendung von Fluoriden

hier:

> Anlage
> Gesellschaft für Gesundheitsberatung e.V. Krankenhaus Lahnhöhe,
> 5420 Lahnstein. Rundschreiben "Kampf dem Gebißverfall"

Berichterstatter: PD Dr.med. K.E. Bergmann, Dir.u.Prof.

I.

Das Rundschreiben der Gesellschaft für Gesundheitsberatung e.V. (GGB)

ist Teil einer anscheinend bundes-
weit organisierten Aktion gegen die Kariesprävention mit Fluorid, Kopien von 2 Rundschreiben des "Deutschen Verbraucherschutzbundes", der "Katalyse-Umweltgruppe"
und eine von vielen Pressemeldungen (Der Erztäler) mit ähnlichem Inhalt wie der hier
zu begutachtende Text finden sich in Anlage.1. Die folgende Stellungnahme beschränkt
sich auf die Aussagen der GGB.

II.

Während der Saccharosekonsum - und zwar sowohl die Gesamtaufnahme als auch Frequenz
und Intervalle des Verzehrs und physikalische Eigenschaften der saccharosehaltigen
Lebensmittel - ein wichtiger Faktor für die Kariesentstehung ist (Garn et al., 1980; Newbrun,
1982; Hefti and Schmid, 1979; Gustavson, 1954; Blinkhorn, 1982; Künzel, 1983; Sheiham,
1983; Bowen et al., 1983; Clancy et al., 1977), stellt der Verzehr von "raffinierten Kohlenhydraten, speziell Fabrikzucker jeder Art" (GGB) nicht die einzige Ursache der Zahnkaries

213

dar (Adorjan and Stack, 1976; Firestone et al., 1982; Nizel, 1972; Srecbny, 1982a und b; Sieberl, 1982; Walker, 1975; Blänkle, 1983; Yamada, 1980; Mörmann and Mühlemann, 1981; Naujoks, 1982; Koulourides et al., 1976; Richardson et al., 1981). So spielt die Infektion mit kariogenen Streptokokken eine entscheidende Rolle (Havenaar et al., 1983; Hardie and Bowden, 1975; Keene et al., 1981; Köhler et al., 1983; Lehner et al., 1980; Lehner, 1975; Tanzer, 1979; Waller, 1982). In der Abwesenheit dieser Erreger haben Zucker und andere sonst kariogene Lebensmittel keinerlei Effekt.

Andere Lebensmittel als die erwähnten "Fabrikzucker" haben ebenfalls kariogene Wirkung. So kann beispielsweise der erhebliche Kariesbefall, den man bei paläopathologischen Untersuchungen an Schädeln etwa aus dem frühen Mittelalter fand (Blänkle, 1983), nicht durch Fabrikzucker verursacht worden sein. Auch die Karies lange gestillter Kinder ist nicht durch Fabrikzucker zu erklären (Brams & Maloney 1983).

In Gebieten mit geringem Zuckerkonsum findet man teilweise erhebliche Kariesprävalenz und signifikante positive Korrelationen zwischen dem Kariesbefall und dem Brot-, Früchte-, Milchverzehr oder dem Verbrauch an vorgefertigten Lebensmitteln neben den ebenfalls nachweisbaren Effekten des Süßigkeiten- und Süßbackwarenkonsums, während zum Gesamtzuckerverbrauch keine signifikante Beziehung besteht (Yamada, 1980).

Darüber hinaus findet man auch rückläufigen Kariesbefall bei steigendem Zuckerkonsum (Künzel, 1983) oder geringen Kariesbefall bei hohem Zuckerkonsum (Walker, 1975).

Auch Stärke ist als kariogen anzusehen, wenn eine kariogene Mundflora vorhanden ist (Firestone et al., 1982; Mörmann and Mühlemann, 1981), wodurch auch die bekannte Müllerkaries zu erklären ist.

Für die Kariogenese wichtig ist außerdem die Versorgung mit einer Reihe von Mineral-stoffen, wie Calcium, Phosphor, Zink, Fluorid und anderen Spurenelementen (Gilmore, 1969; Nizel, 1972; Brown et al., 1979; Curzon, 1983; Dean et al., 1939; Dean et al., 1942).

Weitere nachgewiesene Einflußgrößen für die Kariesentwicklung sind die Konzentration an Phospholipiden im Speichel (Slomiany et al., 1982) und unterschiedliche Diffusions-eigenschaften des Zahnschmelzes (Dijk et al., 1983); auch die orale Zuckerclearance (Adorjan and Stack, 1976; Dawes, 1983) spielt eine Rolle. Die Aussage "Fabrikzucker" sei die einzige Ursache der Karies ist also unrichtig.

Ebenfalls unrichtig ist die Behauptung, die Bevölkerung werde nicht über die Risiken von Zucker- und Süßigkeitenkonsum aufgeklärt: Alle hier bekannten Kariesprophylaxe-programme enthalten klare Statements über die Bedeutung von Zucker für die Karies-entstehung. Selbst auf der letzten Tagung des von der "GGB" angegriffenen PR-Organs der Zuckerindustrie, des Informationskreises Mundhygiene und Ernährungsverhalten (IME),

- 3 -

am 28.10.1982 wurde Bedeutung von Zucker für die Kariesentstehung klar hervorgehoben und in zahlreichen Publikationsorganen referiert, Beispiele, s. Anlage 2.

III.

Die von den angegriffenen Institutionen und Berufsgruppen vertretene Auffassung, Fluorid eigne sich für die Kariesprävention, ist wissenschaftlich hinreichend gesichert (s. Bericht D II 3-2440-09-127 4/82). Dagegen unterscheidet die "GGB" weder formal noch inhaltlich zwischen "Fluor", das in elementarem Zustand sehr toxisch ist und für die Kariesprävention nicht verwendet wird, und "Fluorid", dem weitgehend inerten Anion des Elementes, dessen karieshemmende Wirkung durch sorgfältige Naturbeobachtung, Tierexperimente und systematische, prospektive Studien am Menschen als erwiesen angesehen werden darf (s. D II 3 – 2440-09-1274/81 vom 29.06.82). Eine qualifizierte Beurteilung der Fluoridprophylaxe ist auf dem Kenntnisstand der "GGB" nicht möglich.

Bei völligem Fehlen von Fluorid entsteht kein Apatit (Newesely, 1961) Fluorid stimuliert die Proliferation von Osteoblasten und die Bildung der alkalischen Phosphatase (Farley, et al. 1983). Damit hat es eine große Bedeutung für die normale Knochenentwicklung und Karies die sich durch Erhöhung der Fluoridaufnahme verhindern läßt, ist durchaus als Ausdruck von Fluoridmangel aufzufassen (American Academy of Pediatrics, 1972; Food and Nutrition Board, 1980).

Dies steht nicht im Widerspruch zur multifaktoriellen Genese der Zahnkaries. Während die Fluoridkonzentration, bezogen auf den ganzen Zahn, keine sichere Beziehung zur Kariesanfälligkeit aufweist, korreliert sie jedoch negativ und signifikant zum Kariesbefall in den Schmelzschichten unterhalb von 4 µm, wodurch bereits 32 – 45% der Varianz des Kariesbefalls zu erklären sind (Schamschula et al., 1979). Hinzu kommen die nachgewiesenen Fluorideffekte auf Remineralisation von initialen Läsionen am Zahn und die Hemmeffekte auf die Säurebildung der Zahnplaque (Ahrens, 1981).

Die Behauptung, die Fluoridprophylaxe der Karies sei im Zusammenhang mit Abfällen der Aluminiumindustrie entstanden, ist sachlich falsch. Die ersten Erfahrungsberichte über Fluorid und Karies stammen aus dem 19. Jahrhundert (Erhard, 1874), die systematischen epidemiologischen Studien aus den 30iger Jahren dieses Jahrhunderts (Dean et al., 1939), und die Trinkwasserfluoridierung begann 1945 in den USA und Canada (Arnold et al., 1956; Ast and Chase, 1953), also viele Jahre vor dem von der "GGB" ohne Quellenangabe zitierten Fischsterben im Columbiafluß 1950. Das in der Bundesrepublik zur Kariesprävention verwendete Fluorid wird aus natürlichem Mineralvorkommen (Flußspat) gewonnen (Fa. Riedel de Haen AG, 3016 Seelze 1, Wunstorfer Str. 40).

Das für die Trinkwasserfluoridierung der Stadt Basel verwendete Fluorid, Na_2SiF_6, wird aus sedimentären und eruptiven Phosphaten, die Fluorid (CaF_2) und Fluoroapatit ($Ca_5(PO_4)_3F$) enthalten, in Dänemark hergestellt (Fa.Superfos a/s, Vedbaek, DK) und muß hohen Reinheitskriterien entsprechen. Wenn Fluoridabfälle der Aluminiumindustrie zu entsprechend qualifizierten Produkten aufbereitet werden könnten, gäbe es aus hiesiger Sicht gegen deren Verwendung nichts einzuwenden. Andererseits sind aus der Sicht der Aluminiumgewinnung die Fluoridverluste unerwünscht, weil Fluorid als Kryolit für den Herstellungsprozeß (Elektrolyse von Aluminiumoxid in geschmolzenem Kryolit) zur Temperaturerniedrigung benötigt und deshalb zugesetzt wird.

Die Verwendung von Fluorid zur Ratten- und Insektenvernichtung wurde in der Vergangenheit versucht, aber wegen unbefriedigender Wirksamkeit aufgegeben. An der akuten Toxizität extrem hoher Fluoriddosen (das 1000- bis 5000fache der empfohlenen Zufuhr) besteht kein Zweifel (Gosselin et al., 1976; NIOSH, 1976; Duxbury et al., 1982). Der Vergleich mit Arsen ist dagegen inkorrekt.

Wissenschaftliche Untersuchungsergebnisse, die Bedenken gegen Fluorid enthielten, wurden - soweit sie Kriterien der Wissenschaftlichkeit entsprachen - sowohl publiziert (Rapaport, 1956; Yammouyannis and Burk, 1977) als auch auf höchster politischer Ebene diskutiert (z.B. Congressional Report, 1975) und durch sorgfältige Studien, soweit dies erforderlich war, überprüft (z.B. Berry, 1958; Needleman et al., 1974; Erickson et al., 1976; Erickson 1978 und 1980; Hoover et al., 1977; Kinlen and Doll, 1981; Cook Mozzafari et al., 1981). Daß die widerlegten Behauptungen weiterhin eine völlig ungerechtfertigte Publizität erreichen, geht aus der Notwendigkeit der vorliegenden Stellungnahme hervor.

Die Hemmung von Enzymsystemen und Zellwachstum in Gewebekulturen durch Fluorid wurde sehr ausgiebig studiert und von verschiedenen Gremien sorgfältig evaluiert (z.B. WHO, 1970; British Dental Association, 1976; American Society for Toxicology, 1969; American Medical Association, 1975;s. Shupe; State of Michigan Office of Science and Technology, 1979): Fluoridkonzentrationen, die Enzyme oder Zellwachstum hemmen können, kommen weder bei der Trinkwasserfluoridierung noch bei den für die individuelle Kariesprophylaxe verwendeten Dosierungen im Gewebe vor. (Armstrong et al., 1965; De Chatalet et al., 1981; Ekstrand, 1978; Gabler and Leong, 1979; Guminska and Sterkowicz, 1976; Hintzsche, 1954; Holland and Hongslo, 1979; Jagiello and Lin, 1974;

- 5 -

Leonard et al., 1977; Martin et al., 1979; Sir Heela and Jain, 1983). Selbst bei mehrfach überhöhten Fluoridkonzentrationen, wie sie beispielsweise in Tanzania gemessen wurden, beobachtet man bei Kindern keine Knochenfluorose (Wenzel et al., 1982). Die Auswirkung der Trinkwasserfluoridierung auf die Fluoridkonzentration in den Flüssen ist studiert worden und extrem gering, verglichen etwa mit Einflüssen durch Regenfall und Schneeschmelze (Singer und Armstrong, 1977; Regolati, 1975). Effekte auf Flora und Fauna der Gewässer sind daher nicht zu erwarten, aber auch nicht beobachtet worden (State of Michigan, 1979).

Das Rundschreiben enthält am Schluß die Empfehlung für eine "vitalstoffreiche Vollwert-ernährung". Dabei handelt es sich um Produkte, die von der Fa. Schnitzer, St. Georgen, angeboten, und die u.a. in dem Krankenhaus Lahnhöhe, dem Sitz der "GGB" zur Behand-lung eines großen Spektrums von Krankheiten verwendet werden. Ein Prospekt mit Preis-liste für das Schnitzer-System liegt in Kopie bei (Anlage 3).

Die Werbung mit der Angst ist möglicherweise für den Absatz von "Gesundkost"-Produkten besonders wirksam (s. Bericht C I-2440-4742/78 vom 13.02.79 und 04.04.79).

Prof. Dr. K. Überla

217

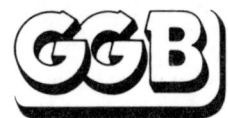

Gesellschaft für Gesundheitsberatung eV.

GGB, Krankenhaus Lahnhöhe, 5420 Lahnstein

Bundesgesundheitsamt
Postfach 33 00 13

1000 Berlin 33

5420 Lahnstein
Postfach 2194
Telefon (02621) 16-1

Dr.MOB/ig

24.1.1984

Zahnkariesprophylaxe - Anwendung von Fluoriden
Ihr Zeichen D II-2440-00-6118/83

Sehr geehrter Herr Professor Überla,

auf meine Stellungnahme als 1. Vorsitzender der Gesellschaft für
Gesundheitsberatung zu den Fluoridierungsaktionen haben Sie an den
Bundesminister für Jugend, Familie und Gesundheit in Ihrem Schreiben
vom 29.11.83 Stellung genommen. Der Bundesminister hat mir Ihr
Schreiben übersandt.

Als international bekannter Ernährungswissenschaftler sind mir Ihre
chemisch analytischen Ausführungen über Mineralstoffe, Spurenelemente
und speziell über Fluoride bestens bekannt, so daß es mir leid tut,
daß Sie sich so ausführlich mit diesen bekannten Fakten beschäftigt
haben.

Diese chemisch-analytische Betrachtungsweise geht aber an dem anstehenden Problem der geplanten Aktion, die Zahnkaries mit Fluoridtabletten zu
reduzieren, vorbei oder anders ausgedrückt, die Verteilung von Fluoridtabletten in Schulen und Kindergärten ist ungeeignet, die Zahnkaries
einzudämmen und zudem vom ärztlichen Standpunkt aus nicht zu verantworten, da die Verordnung eines Arzneimittels individuell in die Hand
des einzelnen Arztes gehört. Da diese Problematik von Ihnen deutlich
erkannt wird, wird versucht, Natriumfluorid einerseits als harmloses
Spurenelement und andererseits als essentiellen Mineralstoff darzustellen. Sie bezeichnen z.B. als wichtige Versorgungsstoffe eine Reihe
von Mineralstoffen wie Calcium, Phosphor, Zink, Fluorid und andere
Spurenelemente. Wenn bei dieser Aufzählung Calcium, Phosphor, Zink
genannt wird, so müßte logischerweise Fluor und nicht Fluoride
genannt werden.   - 2 -

218

Es müßte dann von Calcium-,Phosphor-Zink-Verbindungen gesprochen
werden. Es ist wissenschaftlich unexakt von Calcium, Phosphor, Zink
zu sprechen, wenn deren Verbindungen gemeint sind, genauso wie bei
Fluor. Diese Ausdrucksweise hat sich aber eingebürgert, weshalb
manchmal auch - wenn auch fälschlicherweise - statt Fluoriden Fluor
gesagt wird. Dasselbe muß dann aber auch für Phosphor gelten.

Für die Ansicht, Fluoride seien ernährungsphysiologisch essentielle
Spurenelemente, gibt es keinen wissenschaftlichen stichhaltigen
Beweis. Fluorid ist zwar ein Spurenelement wie die meisten Elemente,
das heißt es kommt in Spuren vor wie auch Arsen, Strontium, Cadmium,
Barium, Blei u.a. Aber es gibt keinen Beweis, daß Fluor auch essentiell
ist. Auch die Arbeiten von Newesely, van der Lugt ,Klaus Schwarz,
um nur einige zu nennen, vermögen diesen Nachweis nicht zu erbringen.
Als Beweis für die Zusammenhänge zwischen Karieshäufigkeit und ali-
mentärer Fluoridzufuhr wird häufig auf die bekannte Arbeit von <u>Dean</u> et al.
(1942) hingewiesen. Hier liegt aber ein schwerwiegender Irrtum vor:
Der von <u>Dean</u> et al. dargestellte Zusammenhang mit der Zahnkaries ist
nicht durch Fluorid im Trinkwasser entstanden, sondern durch eine
unzulässige Datenmanipulation durch die betreffenden Zahngesundheitsbeamten herbeigeführt worden und weiter nichts als ein statistischer
Artefakt.

Bitte lesen Sie die Arbeit "Zahnkaries und Fluoride - ein Diskussionsgespräch" auf Seite 53 - 106 in dem Buch des bekannten Kariesforschers
(Korrosionstheorie der Zahnkaries) und Präsidenten der Landeszahnärztekammer Baden-Württemberg, Prof. Dr. Dr. Ulrich <u>Rheinwald</u> ("Rechtfertigen kariesprophylaktische Erfolge in der Relation zur Schadensmöglichkeit Fluoreinsatz?"), A.W. Gentner Verlag Stuttgart, 1974.

Ferner muß der Behauptung, die kariesprophylaktische Wirksamkeit der
Fluoride sei unter Berufung auf bestimmte Experimente erwiesen,
widersprochen werden. Diese Behauptungen werden zwar in diesen Experimenten bzw. Arbeiten aufgestellt, sie sind jedoch nicht richtig, wie
sich eindeutig nachweisen läßt, wenn man die Voraussetzungen,die Daten,
und die daraus gezogenen Schlußfolgerungen genau analysiert. Dies ist
aber keine zahnärztliche, sondern eine mathematisch-statistische bzw.
naturwissenschaftliche Angelegenheit, eine Problematik, mit der sich
die meisten Zahnärzte und amtlichen Stellen nicht beschäftigt haben.

- 3 -

Solche exakten naturwissenschaftlichen Arbeiten liegen aber vor.
Wenn die Diskussion um die Fluoride auf wissenschaftlicher Ebene
stattfinden soll, ist es nicht erlaubt, diese klassischen Arbeiten
auszuklammern bzw. zu ignorieren, nur weil sie nicht in das Fluori-
dierungskonzept passen. Ich verweise auf die beiliegenden Literaturangaben. Es geht nicht an, daß die Fluoridprophylaxe der Karies durch
Wohlmeinung und Unterschriftensammlung zur geltenden Lehrmeinung erhoben werden kann, solange die kritischen Einwände nicht ausgeräumt und
widerlegt sind. Bis heute ist dies jedoch nicht der Fall, sieht man von
propagandistisch zwar wirksamen, aber wissenschaftlich wertlosen gegen-
teiligen Behauptungen ab.

Es muß festgestellt werden, daß der Mechanismus, durch welchen Fluorid
die Zähne gegen Karies schützen soll, nicht ganz klar ist. Diese Unklar-
heit hat ihren Grund einzig und allein in der Tatsache, daß der ver-
meintliche Kariesschutz durch Fluoride in Wirklichkeit durch statistische Artefakte und andere Faktoren verursacht wurde. An dieser Tatsache müssen alle Wirkungstheorien für Fluoride bezüglich eines Karies-
schutzes zwangsläufig scheitern.

Auf Einzelheiten möchte ich hier nicht näher eingehen, da sie in der
erwähnten Literatur exakt und ausführlich dargestellt sind. Daraus nur
einige Beispiele. Es ist zwar leicht, in einer Stadt wie Birmingham
70 Kinder und in Salford 76 Kinder mit passendem Resultat auszusuchen
und gegenüberzustellen. Dies ist aber keine wissenschaftliche Methode
und erinnert sehr an die Vorkommnisse in Kassel, wo man 18 Jahre lang
die Erfolge der Trinkwasserfluoridierung in mehreren Dissertationen
an Kindern festgestellt hat, die gar kein fluoridiertes Wasser bekommen
hatten. Für die Wirksamkeit der Trinkwasserfluoridierung auf die Kariesreduktion wird meist auf die "maßgebenden" Experimente von Grand Rapids,
Kingston/Newburgh, Evanston, Washington D.C., Brantford, Canberra,
Toronto, Hastings, Tiel/Coulemborg, Watford, Gwalchmai, Basel, Karl-
Marx-Stadt und andere hingewiesen. Die genaue mathematisch-statistische
Analyse hat jedoch ergeben, daß in keinem einzigen dieser Experimente
ein karieshemmender Effekt des Fluoridzusatzes zum Trinkwasser zu finden
war.

Die Fluoridbefürworter haben daher die Aufgabe, ein einziges, schlüssig
beweisendes Trinkwasserfluoridierungsexperiment zu benennen, und die
dazugehörigen Publikationen für eine solche mathematisch-statistische

- 4 -

Auswertung zur Verfügung zu stellen. Dann wäre es möglich, eine
wissenschaftliche Diskussion darüber zu eröffnen.

Ihren Ausführungen über die angebliche Unschädlichkeit der Fluoride
stehen gegenteilige wissenschaftliche Aussagen der Toxikologen gegenüber. Auch in diesem Bereich zitieren Sie einseitig. So hat jetzt der
US-amerikanische Ernährungswissenschaftler Prof. Emanuel Cheraskin
in Birmingham die Fluoride als Breitbandenzymgift bezeichnet. Was z.B.
die Frage Fluorid und Krebs betrifft, so ist diese trotz aller Demen-
tis von seiten der Fluoridbefürworter bis heute wissenschaftlich nicht
geklärt. Ich bin gerne bereit, auf dieser Ebene aufgrund wissenschaftlicher Unterlagen mit Ihnen zu diskutieren.

Was die angebliche Ungefährlichkeit der Fluoride betrifft, so stehen
Sie hier grundsätzlich im Widerspruch zum Bundesgesundheitsministerium,
das in seinem Jahresbericht 1976 aussagt: "Ohne Zucker keine Karies".
Damit ist eindeutig ausgesagt, daß der Fabrikzucker die Hauptursache
der Karies ist. Die anderen zahlreichen Argumente, die Sie anführen,
um den Fabrikzucker zu entlasten, sind in der Genese so unwesentlich,
daß sie vernachlässigt werden können. Sie setzen das Wort Fabrikzucker
in Anführungszeichen. Die Aufklärungstätigkeit in der Bevölkerung hat
gezeigt, daß es notwendig ist, von Fabrikzucker zu sprechen, da die
Zuckerindustrie raffinierte Reklame macht, indem sie - zwar richtig -
behauptet, jede Körperzelle brauche ständig Zucker. Sie verschweigt
aber - auch verständlicherweise -, daß zwischen dem raffinierten Isolat
des Fabrikzuckers und süßen Lebensmitteln ein kardinaler Unterschied
besteht. Zu einer Zeit, als ich in meinen umfangreichen Aufklärungs-
schriften sagte, Zucker mache Karies, bekam ich eine Flut von Zuschriften, ob man nun auch kein süßes Obst mehr essen dürfe. Hier ist allerdings in der Aufklärung darauf hinzuweisen, daß auch getrocknetes Obst,
das eine Zuckerkonzentration von über 40% hat, genauso wie   . Honig,
wenn er zusammen mit klebrigen Nahrungsmitteln verzehrt wird, Karies
hervorruft. Auf diese Dinge habe ich in meinen umfangreichen Schriften
seit 20 Jahren unentwegt hingewiesen.

Sie sagen, die Behauptung, die Bevölkerung werde nicht über die
Risiken von Zucker- und Süßigkeitskonsum aufgeklärt, sei falsch.

- 5 -

Daraufhin möchte ich Ihnen erwidern, daß ich in den letzten 40 Jahren, in denen ich die Aufklärung der Bevölkerung wie kein anderer betreibe (s. meine Bücherliste), sehr allein stehe und die zuständigen ärztlichen Stellen auf dem Gebiet der Prophylaxe außerordentlich zurückhaltend sind, um es vorsichtig auszudrücken. Den Kampf gegen die Zuckerindustrie habe ich - abgesehen von Herrn Dr. Knellecken - allein geführt und die Prozeßandrohungen selbst abgewehrt, aber nur dadurch, daß ich streng auf wissenschaftlichem Boden blieb. Der Grund, weshalb ich die Gesellschaft für Gesundheitsberatung gegründet habe, um die Bundesrepublik mit Gesundheitsberatern zu überziehen, lag gerade darin, weil die Aufklärung über Ernährungsfragen zum größten Teil in der Hand der Nahrungsmittelindustrie liegt und von ärztlicher Seite zu wenig geschieht.

Mit der grotesken Behauptung, das Krankenhaus Lahnhöhe verwende zur Behandlung Produkte der Firma Schnitzer, haben Sie den ärgsten Schnitzer gemacht. Bei unserer Großküche, der Verwaltung und dem Ärztekollegium hat diese Bemerkung schallendes Gelächter ausgelöst. Ich sehe diese Sache aber ernster: Wenn Ihre übrigen Ausführungen über die Fluoride auf derselben Ebene ungenügenden Recherchierens gemacht sind, so wäre dies ein böses Kriterium Ihrer Sachlichkeit. Als übel ist Ihr Trick zu bezeichnen, ein Prospekt mit Preisliste für das Schnitzer-System in Kopie beizulegen. Was würden Sie zu dem Vergleich sagen, das Bundesgesundheitsamt beziehe seine Waren (Kenntnisse) aus einem Antiquitätenladen? Gegen Ihre bösartige Unterstellung verwahre ich mich mit allem Nachdruck. Ich nehme an, daß die Verwaltung des Krankenhauses eine Rücknahme dieser disqualifizierenden Behauptung verlangt. Auf derselben üblen Ebene liegt Ihr Schlußsatz, daß die Werbung mit der ANgst möglicherweise für den Absatz von Gesundheitsprodukten besonders wirksam sei.

Sie schreiben: Eine qualifizierte Beurteilung der Fluoridprophylaxe ist auf dem Kenntnisstand der GGB nicht möglich. Aus Ihren Ausführungen ist eindeutig zu entnehmen, daß Sie ungeprüft Behauptungen aufstellen, die den Tatbestand der Verleumdung und Geschäftsschädigung erfüllen und daß Sie auf dem Gebiet der FLuoride sich so einseitig orientieren, daß eine Diskussion, wie es in der Wissenschaft üblich ist, nicht möglich ist. Dies gibt mir die Berechtigung mit denselben Worten

- 6 -

zu entgegnen: Eine qualifizierte Beurteilung der Fluoridprophylaxe
ist auf dem Kenntnisstand des Bundesgesundheitsamtes nicht möglich.

Ich bedaure sehr, daß Sie die Diskussion auf einer so niedrigen
Ebene führen, wodurch Sie mich leider zwingen, auf dieselbe Ebene
herabzusteigen. Ich würde es aber begrüßen, wenn in Zukunft die
Diskussion auf wissenschaftlicher Ebene geführt werden könnte.

Ein Durchschlag dieses Briefes geht an den Bundesminister für
Arbeit und Sozialordnung.

Mit vorzüglicher Hochachtung

Dr. med. M.O. Bruker
Facharzt für Innere Krankheiten
Ärztlicher Leiter des
Krankenhauses Lahnhöhe

1. Vorsitzender der
Gesellschaft für Gesundheitsberatung (GGB)

Beilage
Bücherliste
Literaturangaben

Die Verwaltung des Krankenhauses Lahnhöhe forderte am 27. 2. 84 das Bundesgesundheitsamt Berlin auf, die genannten Unterstellungen zurückzunehmen und den Bundesminister von der Unrichtigkeit des Berichts in Kenntniss zu setzen.

Daraufhin wurde am 15. 3. 84 lediglich der Eingang des Schreibens bestätigt und folgendes mitgeteilt:

„Ihren Hinweis, daß Sie entgegen der Darstellung auf Seite 5 des von Ihnen beanstandeten Berichts weder Produkte von der Firma Schnitzer beziehen noch jemals mit dieser Firma in geschäftlichen Beziehungen standen, haben wir zur Kenntnis genommen. Der Bundesminister für Jugend, Familie und Gesundheit ist hierüber mit gleicher Post unterrichtet worden.

Bericht über das IME-Symposium am 26. 1. 84 in Hamburg

Bericht in der Zeitschrift „Natürlich und Gesund", Heft 2/84:

Kennen Sie die drei Buchstaben „IME"? Diese stehen für Informationskreis Mundhygiene und Ernährungsverhalten. Was „IME" macht, ist für eine Redaktion wie die unsrige gewißt nicht ohne Bedeutung, und so suchten wir den Kontakt mit „IME". Es ging um ein Symposium zum Thema „Neue Erkenntnisse über Fluoride und ihre praktische Umsetzung in der Kariesprophylaxe" im Hotel Atlantic, Hamburg. Ich wollte ursprünglich selbst daran teilnehmen, doch da gerade die Produktion des Heftes anlief, war ich verhindert und bat Herrn *Gutjahr,* der mit mir über die GGB (Gesellschaft für Gesundheitsberatung e. V., Lahnstein) befreundet ist, den Termin wahrzunehmen (24 Stunden vor Beginn des Symposiums stand also noch nicht fest, ob jemand überhaupt für „N und G" recherieren könne), und so war ich dankbar, daß Herr *Gutjahr* den Weg nach Hamburg machte. Hier sein Report:

IME

Am 26. Januar 1984 fand im Hamburger Nobelhotel Atlantic ein Symposium des „Informationskreises Mundhygiene und Ernährungsverhalten" IME statt, zu dem zahlreiche Redaktionen der deutschen Presse eingeladen waren. Außer vielen zahnärztlichen und ärztlichen Fachzeitschriften waren besonders Illustrierte aus dem Bereich „Frau und Haushalt" (Brigitte, Für Sie, Tina, Das Neue – und für die Männerwelt die Praline und Neue Revue) erschienen. Glücklicherweise war von den Tageszeitungen nur eine Handvoll Journalisten erschienen, doch sicherlich wird da Hamburg für die Verbreitung der Informationen sorgen...

In der Tat: Gerade diese an die Journalisten von 8 Professoren gegebenen Informationen waren dazu auserkoren, die Fluoridierungsmaßnahmen (besser Fluoridierungsandrohungen) durch zahlreiche „Statistiken" zu befürworten. Damit wurde die gesamte deutsche Presse einseitig informiert, und das in einer Art, die auch noch glaubwürdig erscheinen mußte.

Allen 8 Professoren ist es gelungen, ausgesprochen seriös und gutmeinend ihre Informationen abzugeben. Bedenklich stimmt – und das ist noch das mildeste Wort –, daß Professor *Naujoks* sowie drei weitere der anwesenden Professoren wissen, daß sie durch die von ihnen vertretenen Maßnahmen die Karies gar nicht eindämmern können; sie tritt dann lediglich zeitlich um einige Jahre verschoben auf! Fragwürdig auch, wie mit den Statistiken umgegangen wurde. Bitte verfolgen Sie in der Presse, ob diese den Mut hat auch *gegen* die Fluoridierungsmaßnahmen zu protestieren. Die „Bunte" *hat* es bereits in der Ausgabe 52/83 getan. Es gibt eben doch Journalisten, die vorher wissen, in welcher Form ihnen die „Informationen" dargebracht werden. Glücklicherweise.

Jeder kritische Journalist wird bestätigen, daß alle acht Professoren pro Fluoridierung referiert haben. Mir selbst lagen genügend Unterlagen vor, die viele der statistisch untermauerten Argumente widerlegt hätten. Diese Unterlagen stammen nicht nur von Herrn *Ziegelbecker,* dessen alleinige Namensnennung durch einen anderen Teilnehmer hektische Aktivität unter den Professoren auslöste.

In einem seiner zahlreichen Zwischenkommentare hat Professor *Naujoks* erklärt, daß es unmöglich sei, das Ernährungsverhalten der Bevölkerung zu ändern. Dieses erfordere langfristige Maßnahmen, deren Erfolg anzuzweifeln sei. Er und einige seiner Professorenkollegen betonten, meist in Nebensätzen, daß natürlich der hohe Zuckerkonsum bzw. der Konsum von zuviel isolierten Kohlenhydraten Hauptauslöser für die Karies sei. Aber diesen Konsum könne man nicht eindämmen, deswegen sei eine Zusatzversorgung mit Fluoridsalzen erforderlich...

Wenn der IME (der ja auch für Ernährungsverhalten zuständig ist, siehe das „E") die gleichen finanziellen Maßnahmen und die gleichen profilierten Akademiker zum Ernährungsverhalten bzw. zur Ernährungsänderung einladen und finanzieren würde, dann hätten die gleichen Journalisten und die gleichen Ärzte, Zahnärzte, Kinderärzte usw. hervorragende Informationen, um diese ebenfalls in Millionenauflage und in Einzelberatungen in der Sprechstunde der Bevölkerung nahezulegen. Dies wird jedoch nicht gewünscht, denn damit würden die Interessen riesiger Ernährungsindustrien, die mit isolierten Kohlenhydraten (Fabrikzucker und Auszugsmehle) arbeiten, schwer gestört. Deswegen ist die Fluoridierungskampagne des IME eine beweisbare Verschleierungsmaßnahme, um von wirklich gesunder Ernährung der Bevölkerung abzulenken.

Leider werden Zeitschriften wie die unsrige zunächst belächelt und in einen Topf mit „Gesundheitsaposteln" geworfen. Wehe aber, wenn es uns gelingt, namhafte Politiker oder renommierte Journalisten auf die Ursachen des Ernährungsfehlverhaltens aufmerksam zu machen! Jede Veröffentlichung wird mit Diffamierung und der Androhung über politische und besonders wirtschaftliche Maßnahmen verfolgt, um diese „Störaktionen" in Zukunft zu unterbinden.

DEUTSCHER BUNDESTAG

Petitionsausschuß

Pet 3-10-15-2120-13783

(Bitte bei allen Zuschriften angeben)

5300 Bonn 1, 2 3. MAI 1984

Bundeshaus

Fernruf (0228) 16   4813

Die Wahl dieser Rufnummer vermittelt den
gewünschten Hausanschluß.
Kommt ein Anschluß nicht zustande, bitte
Nr. 161 (Bundeshaus-Vermittlung) anrufen.

Gesellschaft für Gesundheitsberatung e. V.
z. Hd. Herrn Dr. med. M. O. Bruker
Krankenhaus Lahnhöhe

5420 Lahnstein

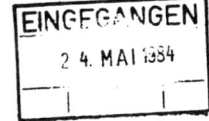

EINGEGANGEN

2 4. MAI 1984

Betr.: Gesundheitswesen

Bezug: Ihr Schreiben vom 1. April 1984 an den Präsidenten des
        Deutschen Bundestages

Anlg.: - 2 -

Sehr geehrter Herr Dr. Bruker,

ich bedanke mich für Ihr o. a. Schreiben und möchte mich zunächst entschuldigen, daß Sie durch einen bedauerlichen Fehler
des Büros bisher keine Eingangsbestätigung erhielten.

Im übrigen darf ich Ihnen versichern, daß dem Petitionsausschuß
des Deutschen Bundestages das Problem der Fluoridierung des
Trinkwassers durchaus bekannt ist.

Der Bundesminister für Jugend, Familie und Gesundheit hat in
seiner Stellungnahme zu Ihrer Eingabe auf die Antwort der Bundesregierung auf die Kleine Anfrage der Abgeordneten Schoppe
und der Fraktion DIE GRÜNEN vom 8. Mai 1984 - Drucksache 10/1426
- verwiesen. Ich sehe keinen Anlaß, diese zu beanstanden.

Ihre Eingabe möchte ich als erledigt ansehen, falls Sie mir
nichts Gegenteiliges mitteilen.

Mit freundlichen Grüßen

Im Auftrag

(Martin Lohmeier)

Antwort der Bundesregierung
auf die Kleine Anfrage der Abgeordneten Frau
Schoppe und der Fraktion DIE GRÜNEN –
Drucksache 10/1077 –

Fluoridierung von Trinkwasser bzw. Kochsalz; Verabreichung von Fluortabletten an Kinder in Schulen
und Kindergärten
*Der Bundesminister für Jugend, Familie und Ge-
sundheit hat mit Schreiben vom 14. 3. 84 namens der
Bundesregierung, die Kleine Anfrage wie folgt beantwortet:*

Fragen der Fluoridierung sind seit Jahren Gegenstand intensiver wissenschaftlicher Diskussion.

Wissenschaftlich unbestritten und in ihrer karies-
mindernden Wirkung eindeutig belegt ist die gezielte
Awendung von Fluoriden bei Kleinkindern etwa
durch Tabletten. Aus verschiedenen, nicht nur wissenschaftlichen Gründen umstritten ist die unge-
zielte Applikation beispielsweise durch Trinkwasserfluoridierung. Ein erheblicher Teil der Wissenschaftler kommt auch hier zu einer positiven Bewertung, d. h. die Trinkwasserfluoridierung wird von
ihnen als wirksam, unschädlich und technisch mit
konstanter Dosierung machbar eingestuft. Auf der
anderen Seite gibt es eine ganze Reihe ablehnender
Stimmen aus der Wissenschaft. Von ihnen wird u. a.
auf die Belastung der Umwelt durch Fluoride, die
Gefahr einer denkbaren Überdosierung wie auch der

230

Unwirksamkeit durch zu geringe und nicht konstante Fluoraufnahme hingewiesen. Kennzeichnend für den Stand und die Schwierigkeit der Diskussion ist, daß der Bundesgesundheitsrat, 1976 bzw. 1977 aufgefordert, ein die Bundesregierung beratendes Votum zur Trinkwasserfluoridierung abzugeben, wegen der bestehenden Meinungsunterschiede dieses bis heute nicht hat vorlegen können.

1. Ist der Bundesregierung bekannt, ob in der Bundesrepublik Deutschland bzw. in einzelnen Bundesländern – und wenn ja, in welchen –
– die Beimengung von Fluoriden zum Trinkwasser,
– die Beimengung von Fluoriden zum Kochsalz,
– die Verabreichung von Fluortabletten in Grundschulen und Kindergärten geplant ist oder bereits durchgeführt wird?

Nach dem Lebensmittel- und Bedarfsgegenständegesetz können die von den Landesregierungen bestimmten Behörden im Einzelfall den Zusatz von Fluoriden zu Trinkwasser zulassen. Von dieser Ermächtigung ist jedoch bisher in keinem Bundesland Gebrauch gemacht worden. Überlegungen dazu hat es allerdings letzthin im Land Berlin gegeben.

In der Bundesrepublik Deutschland wird eine Fluoridierung von Kochsalz nicht durchgeführt. Nach den lebensmittelrechtlichen Vorschriften dürfen Fluoride zu anderen Lebensmitteln als Trinkwasser nur dann zugesetzt werden, wenn dies durch Rechtsverordnung, die in allen Bundesländern gilt, zugelassen ist. Für die Verwendung von Fluoriden in Lebensmitteln, also auch in Kochsalz, besteht in der Bundesrepublik Deutschland keinerlei Zulassung.

Die Bundesregierung beabsichtigt nicht, den Zusatz von Fluoriden zum Speisesalz zuzulassen.

Eine Umfrage bei den Bundesländern, die in der Kürze der zur Verfügung stehenden Zeit nicht vollständig beantwortet werden konnte, hat ergeben, daß in mehreren Bundesländern, darunter Nordrhein-Westfalen, Saarland und Bremen, insbesondere in Kindergärten, jeweils mit ausdrücklicher Zustimmung der Personensorgeberechtigten die Anwendung von Fluoriden in unterschiedlichen Applikationsformen, zumeist zeitlich beschränkt, erfolgt ist. Dabei handelt es sich um die Verabreichung von Fluoridtabletten, um Einpinselungen, probeweise auch andere Anwendungsformen wie etwa Kaugummi.

Der Bundesregieurng ist nicht bekannt, ob über diesen Rahmen hinaus in den Bundesländern eine breitere Anwendung geplant ist.

2. Welche Ergebnisse liegen der Bundesregierung darüber vor, in welchem Umfang der Rückgang von Karies eindeutig auf solche Maßnahmen zurückzuführen ist?

Da die in der Bundesrepublik Deutschland bislang durchgeführten Maßnahmen lediglich auf umschriebene Personengruppen, dazu regional und zeitlich beschränkt waren, können sie keine Basis dafür abgeben, eindeutige Erkenntnisse zu erbringen; allerdings haben sie den Eindruck vermittelt, daß gezielte Fluoridierungsmaßnahmen einen kariesvorbeugenden Effekt haben.

3. Wie beurteilt die Bundesregierung die sich häufenden Warnungen von Fachleuten – auch aus der

Schweiz – vor nicht zu verantwortenden Nebenwir-
kungen von Fluoriden auf den gesamten Körper (z. B.
Knochensklerose, Arthrose, Zahnfluorose)?

Die Bundesregierung nimmt wissenschaftlich begründete warnende Hinweise über Wirkungen und
Nebenwirkungen einer Fluoridierung, ihrer Dosis-
Wirkungsbeziehungen und auch die denkbaren Um-
weltprobleme sehr ernst und bezieht diese in ihre
Überlegungen für eine Verbesserung der Jugendzahnpflege mit ein.

4. Teilt die Bundesregierung die Auffassung, daß bei
der Bekämpfung von Karies ein rein kurativer An-
satz falsch ist, da es sich hierbei – wie bereits im
Ernährungsbereich 1976 der Bundesregierung fest-
gestellt wurde – um eine Erkrankung aufgrund fal-
scher Ernährung (vor allem durch Zucker) handelt
und daß deshalb vor allem eine breit angelegte Auf-
klärung der Verbraucherinnen und Verbraucher
über die Gefahren einer einseitigen Ernährung nötig
ist?

Die Bekämpfung der Karies beruht nach vorherr-
schender Meinung auf den drei Säulen: Zahnhygiene
und Zahnpflege, richtige Ernährung sowie zusätzliche Maßnahmen, zu denen auch Fluoridierungsan-
wendungen gehören. Im Rahmen der gesundheitlichen Aufklärung gibt die Bundesregierung deshalb
der richtigen und regelmäßigen Zahnpflege sowie
einer ausgewogenen Ernährung den entsprechend
hohen Stellenwert; vornehmlich bei solchen Maßnahmen, die im Rahmen schulischer Gesundheits-
pflege durchgeführt werden.

5. Wie beurteilt die Bundesregierung die durch eine Trinkwasser- oder Kochsalzfluoridierung entstehende Zwangsmedikation der Bevölkerung, und wie verträgt sich diese nach ihrer Auffassung mit dem in Artikel 2 des Grundgesetzes verankerten Recht auf körperliche Unversehrtheit?

Die Anreicherung des Trinkwassers mit Fluoriden wird vor allem von deren Gegnern als Zwangsfluoridierung und damit Zwangsmedikation bezeichnet; dies gilt entsprechend bei anderen denkbaren Trägern für das Fluorid.

Wer eine solche Maßnahme beabsichtigt, muß unter anderem eine sehr sorgfältige Nutzen-Risiko-Abwägung vornehmen, bei der in diesem speziellen Falle noch besonders die Betroffenheit aller Bürger vor dem Hintergrund ihres grundrechtlich verbürgten Anspruchs auf körperliche Unversehrtheit einzubeziehen ist.

Die Bundesregierung ist der Ansicht, daß der derzeitige Sachstand dieser wissenschaftlichen Diskussion nicht ausreicht, um eine derartige Maßnahme zu begründen.

Die Ablehnung der Trinkwasserfluoridierung durch die Bundesregierung gibt Anlaß zur Hoffnung, daß in diesem Gremium auch noch die Kenntnis reift, daß gerade bei Kleinkindern die Spätschäden besonders gravierend sein können. Was für die Fluoride beim Trinkwasser gilt, gilt im Prinzip genauso für die Verabreichung von Fluoridtabletten.

Auszüge aus dem Schriftwechsel von Rudolf Ziegelbecker, Graz

Der in dieser Dokumentation mehrmals zitierte Ingenieur und Mathematiker *Rudolf Ziegelbecker* vom Institut für Umweltforschung am Forschungszentrum Graz ist einer der vehementesten Gegner der Fluoridierung und gefürchteter Experte auf diesem Gebiet.

Er hat es erreicht, daß in Kassel die Trinkwasserfluoridierung eingestellt wurde, da die Auswertungen nachweislich falsch waren. Weiterhin hat er erreicht, daß die Fluoridierung in Österreich eingestellt wurde. Wir drucken seinen Brief an die Ministerialrätin Dr. Sanden vom 27. 9. 83 ab, sein Schreiben an die Gesundheitsreferentenkonferenz vom 3. 11. 83, den Offenen Brief „Pfusch in Dissertationen an deutscher Universität" vom 3. 2. 84 und den „Aufruf zum Widerstand gegen die programmierte Fluor-Verseuchung".

Seine ausgezeichneten Kenntnisse und bisher nicht widerlegbaren Ausführungen über das Thema Fluoridierung sind den Befürwortern ein Dorn im Auge. Es wird daher keine Gelegenheit ausgelassen, *Rudolf Ziegelbecker* herabzusetzen. Dies wurde auf der IME-Tagung am 26. 1. 84 in Hamburg wieder einmal offenkundig. Das Symposium, das neueste Kenntnisse zum Thema „Fluoridierung" vermitteln sollte, wurde ausschließlich von Befürwortern geleitet. (Bericht s. S. 224).

Rudolf Ziegelbecker

c/o

Institut für Umweltforschung – Ifu, Elisabethstraße 11, A-8010 Graz

Frau

Ministerialrätin Dr. Sanden

Bayerisches Staatsministerium für

Arbeit und Sozialordnung

Winzererstraße 9

D-8000 München 40

Institut für Umweltforschung
am Forschungszentrum Graz
Institute for Environmental Research

Elisabethstraße 11
A-8010 Graz/Austria
Telefon 0316/36 0 30
36 4 50
36 9 72

Ihr Zeichen:	Ihre Nachricht	Unser Zeichen:	Bearbeiter: Ziegelbecker
			Durchwahl: 23
Betrifft: Fluoridierung des Speisesalzes			Graz. 27. Sept. 1983

Sehr geehrte Frau Dr. Sanden,

in den letzten Wochen wurde ich wiederholt von Bürgern der Bundesrepublik angerufen und angeschrieben und gebeten, angesichts der Vorgänge um die Einführung der Fluoridierung des Speisesalzes in der BRD als Kenner des Problems mit verschiedenen Stellen der BRD Verbindung aufzunehmen. Insbesondere soll die Arbeitsgemeinschaft Leitender Medizinalbeamter ihre Meinungsbildung in dieser Angelegenheit bisher auf sehr einseitige und sachlich auch unzutreffende Informationen abgestimmt haben.

So folge man besonders der zahnärztlichen Argumentation über die Nützlichkeit der Trinkwasserfluoridierung in Basel mit Kariesreduktionen von angeblich 50-60% durch diese Maßnahme, wobei alle anderen Faktoren nur von untergeordneter Bedeutung seien, und den Behauptungen über die angeblich hohe Effektivität der Fluoridierung des Speisesalzes.

Vor allem aber neige man dazu, die Meinungsbildung mehr nach den Kriterien "anerkannt" oder "nicht anerkannt" durchzuführen, wobei meistens "positive" Berichte im Sinne der Fluorbefürworter als "anerkannt" und kritische oder negative Ergebnisse als "nicht anerkannt" gewertet würden.

Ich glaube, daß bei solcher Vorgangsweise das Problem nicht gelöst und die Entscheidung in der Sache selbst nicht im Sinne der Verantwortung gegenüber der Bevölkerung begründet werden könnte.

Hinsichtlich der Fluoridierung des Speisesalzes gibt es weder in der Schweiz, noch in Ungarn und Columbien tragfähige Untersuchungen, die die Effektivität dieser Maßnahme schlüssig belegen könnten. Man hat im Gegenteil die Salzfluoridierung mit 90 mg/kg in der Schweiz jahrelang als recht erfolgreich dargestellt und nun die Erhöhung auf 250 mg/kg damit begründet, daß die Konzentration viel

- 2 -

Bankverbindung: Österreichisches Credit-Institut, Filiale Graz-Hauptplatz, Konto Nr. 156-44702-000, BLZ 13080 zu klein und daher wirkungslos gewesen sei.

Hinsichtlich der Trinkwasserfluoridierung kann ich darauf hinweisen, daß es
für einen Nutzen dieser Maßnahme in Basel überhaupt keinen Beweis gibt. Für
die Jahre vor Beginn der TWF (1962) und für die Jahre nach 1969 ist ein solcher
mit Sicherheit auszuschließen und geht die tatsächlich vorhandene Kariesreduktion
allein auf TWF-fremde Faktoren zurück. Für die Zwischenzeit von 1962 bis 1969
läßt sich dies nicht ganz so exakt trennen, aber nach allen Kriterien kann man
auch hier mit hoher Wahrscheinlichkeit ausschließen, daß die TWF einen positiven
Einfluß auf die Zahngesundheit gehabt hat.

An dieser Stelle möchte ich darauf hinweisen, daß ich bereits im Jahre 1974
im Basler Gesundheitsamt an einem Hearing zusammen u.a. mit den Fluorbefürwortern Prof. Marthaler, Prof. Maeglin, Dr. Büttner, und anderen teilgenommen
habe.

Nach weiteren Recherchen hat dann das Basler Gesundheitsamt festgestellt, daß
der Beweis der Nützlichkeit der Fluor-Prophylaxe nicht erbracht ist und der
Regierung die Aussetzung der TWF in Basel vorgeschlagen.

Wenn die oben genannten Zahnärzte heute noch das Gegenteil behaupten, so halte
ich das für eine ärztlich äußerst unverantwortliche Vorgangsweise und finde
es als sehr bedauerlich, daß sich die Regierung dem Druck der Zahnärzte gebeugt
und die Fluoridierung bis zur wissenschaftlichen Abklärung des Problems die
Fluoridierung nicht ausgesetzt hat.

In Graz und in der Steiermark wurde die Fluortablettenaktion nach einem ähnlichen Hearing mit Befürwortern (u.a. der WHO-Experte Prof. König aus Holland,
früher mit Marthaler ebenfalls in Zürich) und Kritikern auf Grund der schwerwiegenden Bedenken schon 1973 abgesetzt. Die Überprüfung der Kariesentwicklung
bei den Grazer Schulkindern anhand der regelmäßig von 1946-1981 erhobenen Daten
der Schulzahnklinik hat dann keinen positiven Effekt der Tablettenaktion ergeben.
Während der Tablettenaktion war bei den Grazer Volskschülern ein Kariesanstieg,
nach Absetzen der Tabletten ein deutlicher Kariesrückgang zu verzeichnen.

Es ist übrigens interessant, daß die Grazer Volksschüler nach Absetzen der
Fluortabletten von 1975 bis 1980 praktisch die gleichen Kariesbefunde und den
gleichen Kariesrückgang in fünf Jahren hatten wie die Basler Volksschüler von
1972 bis 1977 mitsamt der Trinkwasserfluoridierung und den umfangreichen Lokalapplikationen von Fluorid. Die Befunde waren zahlenmäßig praktisch austauschbar.

Wenn diese Dinge nicht bekannt sind, dann nicht zuletzt deshalb, weil eine objektive Berichterstattung in den zahnärztlichen und ärztlichen Medien heute als
Folge zahlreicher Interventionen von zahnärztlicher Fluorbefürworterseite bei
den Redaktionen und Herausgebern praktisch nicht möglich sind. Die Interventionen
gehen ja sogar soweit, daß der Würzburger Zahnprofessor Naujoks vor einigen

- 3 -

237

Jahren die Fortsetzung meiner einschlägigen Forschungen durch Intervention
bei Bundeskanzler Dr. Kreisky zu verhindern suchte.

In diesem Lichte sollte man wohl auch die wieder nur mit Fluorbefürwortern be-
schickten "Fluoridsymposien" am 21./22. April 1983 in Würzburg und anläßlich
des Zahnärztekongresses (FDI) am 3./4./5. Oktober 1982 in Wien sehen.

Vielleicht ist in diesem Zusammenhang auch die Geschäftstätigkeit der FDI-
Spitzenmanager nicht uninteressant, mit der sich das Landgericht Stuttgart
anläßlich eines Prozesses unter Zahnärzten beschäftigen mußte und worüber in
"Der Freie Zahnarzt" 3/1979 nachgelesen werden kann.

Zur Sache selbst möchte ich Sie noch auf meinen beigeschlossenen Offenen Brief
an Lord Jauncey vom 17. August 1983 aufmerksam machen.

Im wesentlichen wird in diesem Offenen Brief anhand amtlicher und leicht zu-
gänglicher Daten in überprüfbarer Weise dokumentiert, daß

1) die wissenschaftlichen und behördlichen Kontrollmechanismen bei Einführung
   und Empfehlung der Fluoridierungsmaßnahmen durch die Gesundheitsdienste
   offensichtlich versagt haben;

2) Fluorid und Zahnkaries nicht korreliert sind (weder natürlich vorhandenes
   noch künstlich zugesetztes) und die "Fluoridierungserfolge" als Grundlage
   der Fluoridierungsempfehlungen durch die Gesundheitsdienste in den maßgeblichen
   amerikanischen Fluoridierungsexperimenten im wesentlichen von den drei
   amerikanischen Zahngesundheitsbeamten DEAN, ARNOLD, und KNUTSON durch Datenmanipulation (ob bewußt oder unbewußt steht nicht zur Diskussion) herbeigeführt wurden;

   Unglücklicherweise wurde der Zahnarzt <u>KNUTSON</u> 1957 auch zum WHO-Fluorexperten
   bestellt (Gutachten "Dental Effects of Fluoride" vom 1. August 1957, WHO/DH/11),
   nachdem er vorher als hoher Zahngesundheitsbeamter die Befassung der WHO mit
   diesem Thema betrieben hatte, und damit ein weiterer Kontrollmechanismus, der
   die Mängel der Daten und falschen Schlüsse schon damals hätte aufdecken können,
   ausgeschaltet.

3) kollektive Fluoridanwendung zu keiner Kostendämpfung führt, sondern von einem
   erheblichen Kostenanstieg auf dem Sektor Zahngesundheit begleitet wird;

4) kollektive Fluoridanwendung weder sicher noch nebenwirkungsfrei ist,

   es bereits in der empfohlenen Dosis zur sichtbaren toxischen Nebenwirkung auf
   das Skelettsystem kommt (Zahnfluorose),

   kollektive Fluoridanwendung sehr hoch mit der Krebstodesrate und der Leberzirrhose-Todesrate korreliert ist und dies zu extremer Vorsicht mahnt.

- 4 -

238

Einer Verdoppelung der fluoridierten Bevölkerung entspricht dabei eine
Vervierfachung der Zuwachsrate der altersadjustierten Krebstodesrate und
der Leberzirrhose-Todesrate (siehe S.21./22. meines Offenen Briefes, wobei
ich auch auf die bemerkenswerte Parallelität der beiden abhängigen Variablen
(Todesraten) aufmerksam machen möchte).

Erst vor wenigen Tagen kam über die Massenmedien die Meldung von einem be-
sorgniserregenden Anstieg der Leberzirrhose in den USA und in England, die
in den USA bereits an die 4. Stelle der Todesursachen getreten sei. Auch aus
dieser Sicht sollte mein Diagramm im Offenen Brief vom 17. August 1983 nicht
einfach ad acta gelegt werden.

Weitere, im Offenen Brief noch nicht enthaltene Analysen umfangreicher Daten
nach anderen Analysenmethoden ermöglichten die Trennung des Fluorideinfluß (TWF)
vom Einfluß anderer Faktoren und zeigen einen direkten, höchstwahrscheinlich
kausalen Zusammenhang zwischen Fluorid und Krebstod. Danach ist im Falle einer
Neufluoridierung von 10.000 Einwohnern kurzfristig innerhalb weniger Monate
mit durchschnittlich etwa 3 zusätzlichen Krebstoten zu rechnen.

Ich glaube nicht, daß im Falle der Fluoridierung des Speisesalzes mit wesentlich
anderen Ergebnissen zu rechnen ist und wollte Ihnen dies entgegen den sonstigen
Gepflogenheiten schon vor der Veröffentlichung der sowohl hinsichtlich des Daten-
materials als auch hinsichtlich der Analysenverfahren überprüfbaren Analysen mitteilen, weil ich es mit meinem Gewissen nicht vereinbaren könnte, davon gewußt
und nichts gesagt zu haben.

Mit freundlichen Grüßen

R. Ziegelbecker

Rudolf Ziegelbecker

Anlage

Kopien an Bundesbürger

Ing. Rudolf Ziegelbecker
Peterstalstr. 29, 8042 Graz

Graz, 3. November 1983

*Ich schließe mich den Ausführungen
und Forderungen vollinhaltlich an.
Prof. Mag. Hans Stadler (Landesobmann
der steirischen Elternvereine an den
öffentlichen Pflichtschulen).
Ich verlange die sofortige
Absetzung der Fluoraktion.
N. Feich, Obmann des
Elternkom. des gegen
Fluormißbrauch.
Auch ich schließe mich den
Ausführungen voll inhaltlich an und
verlange die Sistierung der Fluortabletten-
aktion in Namen unseres Vereins.*

An die
Gesundheitsreferentenkonferenz
am 16. November 1983 in Wien

Herrn
Landesrat Dr. Ernest BREZOVSZKY, Wien
Landesrat Rudolf GALLOB, Klagenfurt
Landesrat Dr. Fritz GREIDERER, Innsbruck
Landesrat Leo HABRINGER, Linz
Landesrat Gerhard HEIDINGER, Graz
Landesrat Prof.Kurt JUNGWIRTH, Graz
Landesrat Alfred MAYER, Bregenz
Landesrat Josef OBERKIRCHNER, Salzburg
Amtsf. Stadtrat Univ.Prof.Dr.Alois STACHER, Wien
Landesrat Karl STIX, Eisenstadt

*ELTERNVEREI
der V...
5111 BÜRMOO*

Sehr geehrte Herren,

nach wie vor werden in den meisten Bundesländern Fluortabletten in Schulen,
Kindergärten und Mütterberatungen verteilt und Lehrer auf dem Dienstweg zu
dieser ungesetzlichen und unkontrollierbaren Medikation gezwungen.

Allein im letzten Jahrzehnt dürfte der öffentlichen Hand aus dieser Medikation
ein Schaden von mehreren hundert Millionen Schilling erwachsen sein und sind
Kinder durch diese für die Zahngesundheit ohne Zweifel nutzlose und den Körper
schädliche Medikation gefährdet worden.

Mindestens ein Todesopfer (Kind eines Lehrerehepaares), ein Selbstmordversuch
in der Schule (Hauptschülerin), und zahlreiche Unfälle (lt. Vergiftungsinformationszentrale 2 bis 3 pro Woche) mit Fluortabletten waren zu beklagen.

Dies alles unter der irrigen und wissenschaftlich in keiner Weise begründeten
Annahme, daß die Fluormedikation für die Zahngesundheit von hohem Nutzen und
ansonsten völlig unschädlich sei.

Dem Obersten Sanitätsrat mache ich in diesem Zusammenhang zum Vorwurf, als
beratendes Organ des Bundesministers falsche Gutachten erstellt und den Minister
wie auch die Öffentlichkeit unrichtig informiert zu haben.

Es ist bezeichnend, daß er in der Vergangenheit immer wieder Fluorempfehlungen
abgegeben hat, aber beim Hearing am 16. März 1983 auf die Frage des Statistikers
Univ.Prof.Dr. Gölles, einige seriöse Arbeiten zu nennen, welche die Wirksamkeit
der Fluoridierungsmaßnahmen bestätigen könnten, keine einzige Arbeit nennen
konnte, obwohl kompetente Gutachter des OSR anwesend waren.

- 2 -

240

Ebenso halte ich dem Gesundheitsministerium und insbesondere dem zuständigen
Sachbearbeiter Dr. Schedy vor, in Überschreitung des ihm eingeräumten Ermessens-
spielraumes wichtige, den Fluorbefürwortern nicht genehme Fakten zu ignorieren
und den Minister unvollständig bzw. unrichtig zu informieren.

Persönlich fühle ich mich getäuscht, weil ich als Elternteil meinen drei Kindern
auf Grund der falschen Behauptungen der Sanitätsbehörden ebenfalls jahrelang
gutgläubig Fluortabletten verabreichen ließ, wobei die Diskussion um die Wirksamkeit der Fluortablettenaktion in Österreich in Zahnärztekreisen schon seit
1963/64 im Gange war, aber dann unterdrückt wurde, wie ich nachträglich feststellen
mußte.

Schon damals war klar, daß weder in Wien noch in Linz ein positiver Einfluß der
Fluortabletten auf die Zahngesundheit feststellbar war und der vom Wiener Fluorbefürworter Dr. Binder behauptete "Hemmeffekt" von 38,19% in Wien einwandfrei
aus einem statistischen Artefakt durch Datenselektion resultierte.

Würden die Eltern wahrheitsgemäß informiert worden sein, hätten sie wohl kaum
einer Beteiligung ihrer Kinder an dieser zweifelhaften Medikation zugestimmt.

In diesem Zusammenhang möchte ich auch ausdrücklich darauf hinweisen, daß sich
der Dachverband der Elternvereine an den öffentlichen Pflichtschulen in seiner
Vorstandssitzung vom 4. Dezember 1982 bereits einstimmig gegen die unkontrollierte
Verteilung von Medikamenten wie Fluortabletten zur Kariesbekämpfung durch Nicht-
mediziner wie z.B. Lehrer an den Schulen ausgesprochen und die Vollversammlung
der Elternvereine an den öffentlichen Pflichtschulen am 11. Juni 1983 diesen
Beschluß bestätigt hat.

Es ist mir unverständlich , warum der Fluor-Lobby noch immer ermöglicht wird,
den Willen der Elternvertreter in diesen wichtigen Belangen nicht zu beachten.

Als ausgesprochen skandalös und mit der österreichischen Bundesverfassung nicht
in Einklang stehend empfinde ich die Versuche von Sanitätsbeamten und zahnärztlichen Standesvertretern, meine eigene Forschungstätigkeit auf dem einschlägigen
Gebiet zu verhindern und die ihnen nicht genehmen Ergebnisse im In- und Ausland
abzuwerten.

Wäre den Betreffenden wirklich nur die Gesundheit der Kinder am Herzen gelegen,
wie sie vorgeben, so müssten sie ja an einer wissenschaftlichen Klärung dieser
seit Jahrzehnten umstrittenen Sache geradezu interessiert sein und jeden Schritt
dazu unterstützen, statt sie zu verhindern und die Kritiker zu diffamieren suchen.

- 3 -

Auf die Frage des ELTERNKOMITEE GEGEN FLUORMISSBRAUCH an den Herrn Bundespräsidenten, ob gewisse Vorgange und Verhaltensweisen rund um die vom Wiener Schulzahnarzt, Ministeriums- und Firmenberater sowie "anerkannten" "Fluor-Experten" Dr. Binder aufgezogene Fluortablettenaktion noch gesetzes- und verfassungskonform waren und sind, sprach der Herr Bundespräsident in seinem persönlichen Antwortschreiben bereits von einem "fast an die Grenze der Strafbarkeit herankommenden Verhalten" und ließ die Zweckmäßigkeit einer Untersuchung durchblicken.

Ich ersuche Sie daher, eine Überprüfung der Angelegenheit durch die Staatsanwaltschaft anzuregen.

Sicher hat im Vordergrund das Wohl der Kinder und Bevölkerung zu stehen und nicht das Prestige von ein paar Sanitätsräten, Sanitätsdirektoren, Gesundheitsbeamten und Standesvertretern.

("Wir haben alle Bauchweh bei dieser Sache, aber wir können doch nicht zugeben, daß wir 25 Jahre lang einen Blödsinn gemacht haben", so kürzlich ein hoher Sanitätsbeamter des Gesundheitsministeriums)

Angesichts der schwerwiegenden sachlichen Bedenken und der unseriösen Werbemethoden, auf die ich noch zu sprechen komme, ersuche ich daher Sie als verantwortliche Politiker, die Fluortablettenaktion in Schulen, Kindergärten und Mütterberatungen unter Hinweis auf die anstehenden Bedenken in ganz Österreich mit sofortiger Wirkung einzustellen.

Nur so kann der fortgesetzten Irreführung der Eltern, Lehrer und Kinder (und sogar der Ärzteschaft durch einseitige und falsche Information) über Nutzen und Gefahrlosigkeit dieser Medikation ein Ende gesetzt und die Bevölkerung vor weiteren Schäden bewahrt werden.

Den Kindern erwächst aus der sofortigen Absetzung der Fluortabletten keinerlei Schaden , wie die 10jährigen Erfahrungen in der Steiermark (seit 1973) gezeigt haben.

Im Gegenteil, von den Kindern wurde die Unfallgefahr, die Erziehung zu Tablettenschluckern, und die Ablenkung durch die Medikation von kausaler Kariesvorsorge genommen und bezüglich der Kariesentwicklung ergaben die Untersuchungen bei den Grazer Schulkindern ohnehin eine Karieszunahme während der Fluortablettenaktion und eine Kariesabnahme nach Absetzen der Tabletten.

(Es gibt auch international kein wissenschaftlich stichhaltiges Experiment, aus dem irgendwelche Nachteile für die Kinder durch das Absetzen der Fluormedikation ersichtlich wären.)

- 4 -

242

Fest steht ferner, daß auch die Weltgesundheitsorganisation (WHO) von einer international organisierten zahnärztlichen Fluor-Lobby falsch beraten wurde und ihre Fluorempfehlungen, die auf falschen Berichten (z.B. über nicht existente Erfolge der Tablettenaktion aus Österreich) und Schlußfolgerungen beruhen, wissenschaftlich nicht haltbar sind.

In diesem Zusammenhang sind auch gewisse Feststellungen des Landgerichtes Stuttgart über die Geschäftstätigkeit von Spitzenmanagern der FDI, des die WHO beratenden Zahnärztevereins, und Untersuchungen betreffend die vom früheren FDI-Präsidenten Dr. Braun mitbegründeten und in Konkurs gegangenen pro medici Gesellschaften nicht ganz uninteressant.

Der Hinweis auf die tatsächlich anstehenden Bedenken anstatt einer Zuflucht zu "wirtschaftlichen Schwierigkeiten" erscheint mir notwendig, um einer Fortsetzung der unseriösen Werbung,auf die ich jetzt zu sprechen komme, einen Riegel vorzuschieben.

Nachstehend führe ich einige Beispiele unseriöser Fluorwerbung in Österreich an:

1) Ohne jede Untersuchung und obwohl weder aus Wien, Linz, Salzburg und Graz irgendwelche Beweise für einen karieshemmenden Einfluß der Fluortablettenaktion vorlagen - die betreffenden Experimente geben in keiner der genannten Städte irgend einen Hinweis und noch viel weniger einen Nachweis einer positiven Fluortabletten-Wirkung - gab der Oberste Sanitätsrat (OSR) ein Gutachten mit der (unbegründeten) Behauptung ab, in Österreich hätte sich die Fluoridzufuhr in Tablettenform bewährt.

   ("Wir mußten das machen, um den Ziegelbecker zum Schweigen zu bringen", so ein Mitglied des Obersten Sanitätsrates)

   Diese OSR-Empfehlung wurde in der Folge werbemäßig entsprechend ausgeschlachtet, wobei insbesondere zu nennen sind

   - die Österreichische Arbeitsgemeinschaft für Volksgesundheit (ÖAV), deren Präsident gleichzeitig der OSR-Präsident ist und deren Sektion Jugendzahnpflege vom Wiener Schulzahnarzt und Fluorbefürworter Dr. Binder geleitet wird,

   - der Verein Österreichische Gesellschaft für Zahnhygiene (ÖGZ), der die Fluorpropaganda der ÖAV in erheblichem Maße finanziert und deren Vorsitzender der Fluortablettenhersteller und GEBRO-Direktor Otto Broschek war (bis zu seinem Tode vor ein paar Jahren, jetzt ist es der Leiter der wissenschaftlichen Abteilung der GEBRO, Dr. Pesendorfer),

   - und die Firmenvertreter der Firma GEBRO, die in der von Dr. Binder aufgezogenen Organisation die Fluortablettenaktion in den Schulen "überwachten",

- 5 -

Schuldirektoren, Lehrer und Schüler während des Unterrichts kontrollierten,
rügten und gar manchem Direktor und Lehrer zu disziplinären Beanstandungen
durch die Schulbehörden verhalfen.

Eingeschult wurden diese Firmenvertreter der Tablettenfirma GEBRO be-
zeichnenderweise vom Wiener Gesundheitsbeamten Dr. Binder selbst, oft
im Werk der GEBRO in Fieberbrunn in Tirol.

Finanziert wurde die Fluorwerbung der Österr. Arbeitsgemeinschaft für Volksgesundheit (ÖAV) weitgehend über die von den einschlägigen Firmen getragene
Österr. Gesellschaft für Zahnhygiene (ÖGZ), welche laut Dr. Binder "immer
wieder hilfreich unter die Arme griff, wenn es galt, Erziehungsmaterial her-
zustellen, finanzielle Lücken für Fachtagungen abzudecken, Werbespots für
Rundfunk und Presse zu finanzieren und vieles andere mehr".

Während die Finanzierung der Fluortablettenaktion an die GEBRO oft auf recht
verschlungenen und für die Öffentlichkeit kaum durchschaubaren Wegen durch die
öffentliche Hand erfolgte, ließen sich die Zahnpastenfirmen eine Förderung
des Zahnpastenabsatzes über die "Zahnbeutelaktion" der ÖGZ aus der öffentlichen Hand, welche die Hälfte zahlte, mitfinanzieren. Irgendeinen Nachweis
für den Nutzen dieser Werbeaktion bei den Erstklasslern gibt es allerdings
bis heute nicht.   Sitz der ÖGZ: eine Wiener Werbeagentur.

2) Ein weiteres Musterbeispiel hochgradig irreführender Fluorwerbung bietet der
kostspielig aufgemachte und weit gestreute Werbeprospekt "Zahngesundheit
aktuell 1/1974" der ÖAV, der u.a. auch an alle Schulen und Sanitätsbehörden
ging und heute noch als angeblicher Nachweis für den Nutzen der Fluortablettenaktion herangezogen wird und vom Gesundheitsministerium finanziert wurde.

In diesem Werbeprospekt wurde von Dr. Binder unrichtig behauptet, eine Fluortablettenstudie an Schweizer Schulkindern hätte die hohe karieshemmende
Effektivität der Fluortabletten (übrigens ein Schweizer Lizenzprodukt) von
rund 45% ergeben, obwohl ihm die Unrichtigkeit dieser Behauptung schon aus
der von Landesrat Jungwirth 1973 durchgeführten Fluor-Enquete bekannt war.

Diese Schweizer Tablettenstudie, bei der weder Anfangs- noch Zwischenbefunde
erhoben wurden und keinerlei Vergleichsmöglichkeiten zwischen Fluor- und
Kontrollgruppen bestanden, weil einfach die Voraussetzungen dazu fehlten,
und bei der nachweisbar ist, daß die "Kariesreduktionen" durch Auswahl von
Kindern aus 4 Orten unter 50 Orten mit bereits bekannten Kariesbefunden herbeigeführt und sogar wichtige Schlüsse aus der Milchzahnkaries von ein paar
6- und 7jährigen Kindern auf die Karies von ganz anderen Kindern im bleibenden
Gebiß gezogen wurden, kann wohl von niemandem wissenschaftlich ernst genommen
werden.

Trotzdem ließ Herr Dr. Binder seinen irreführenden werbewirksamen Prospekt
von drei Ministern und drei Zahnklinikvorständen, vom ÖAV- (ÖSR-) Präsidenten,
und von namhaften Vertretern der Sozialversicherungsträger, Ärzte- und
Zahnärzteschaft unterschreiben.

Die Fragwürdigkeit solcher Vorgangsweise wird deutlich, wenn man dazu die
vernichtende Kritik an der Schweizer Fluortablettenstudie durch zahlreiche
namhafte Wissenschaftler und Fachleute verschiedener Disziplinen gegenüber-
stellt (siehe beiliegendes Verzeichnis, die Stellungnahmen selbst machen
rund 40 Seiten aus).

Es wäre meines Erachtens Aufgabe der Sanitätsdirektionen gewesen, denen
dieser Sachverhalt bekannt ist, die irreführende Darstellung des Herrn Dr. Binder
über den "Fluortabletten-Erfolg" zu berichtigen oder den Prospekt überhaupt
aus den Schulen abziehen zu lassen.

Als die Zusammenhänge und Tätigkeiten der Firmenvertreter in den Schulen
öffentlich bekannt wurden, wurde (wohl zur Tarnung) ein neuer Verein Arbeitsgemeinschaft für Zahngesundheitserziehung (AGZ) gegründet, über die nun die
Fluorwerbung läuft und in dem wieder praktisch dieselben Leute und Organisationen vertreten und tätig sind.

Vorsitzender der AGZ ist nun der österreichische Zahnärztechef und FDI-Vertreter
Dr. Bantleon und geschäftsführender Vorsitzender wieder der Wiener Gesundheitsbeamte Dr. Binder.

Finanziert wird die AGZ wieder hauptsächlich von der pharmazeutischen und
Zahnpflegemittel erzeugenden Industrie, die gute Zusammenarbeit mit der
ÖAV (Dr. Binder) und ÖGZ (GEBRO, übrigens teilweise in Schweizer Besitz) ist
weiter gegeben, teilweise finanziert auch das Gesundheitsministerium mit.

In den vergangenen Jahren hat die AGZ unter der Verantwortung von Dr. Binder
eine ganze Reihe von kostspieligen Fluor-Werbeschriften an Schulen, Schul-
und Sanitätsbehörden, Ärzte- und Dentistenkreise u.a.m. mit unzutreffenden
Behauptungen und irreführenden Inhalts verschickt.

Ich möchte davon nur eine einzige herausgreifen, weil sie von einer ungeheuren Verantwortungslosigkeit zeugt und man keinesfalls daran vorbeigehen
kann.

3) In dieser Werbeschrift der AGZ (Vorsitz Dr. Bantleon, f.d. Inhalt verantw.
   Dr. Binder) wird völlig unrichtig behauptet, ein Forscherteam des Forschungs-
   zentrum Seibersdorf habe (an 6 alten, kranken Frauen) den "Nachweis der
   Unschädlichkeit der Natriumfluorid-Anwendung in der Medizin" erbracht.
   (Natriumfluorid ist der Wirkstoff der Zymafluortabletten)   - 7 -

245

Diese Behauptung stellt geradezu eine vorsätzliche gemeingefährliche Irreführung der Schulbehörden, Lehrerschaft, Ärzte und Öffentlichkeit dar.

Auf meine Anfrage hat sich das Seibersdorfer Forscherteam, welches keine Kenntnis von dieser Aussendung der AGZ hatte und sichtlich mißbraucht worden war, heftig von dieser "unverantwortlichen und unwissenschaftlichen Darstellung in dem Jubelblatt über die Kariesprophylaxe" distanziert und darauf hingewiesen, daß es schon auf Grund früherer Untersuchungen gegenteiliger Meinung sei.

Auch auf dem Beipackzettel zu dem getesteten Natriumfluorid-Präparat gibt die Herstellerfirma GEBRO selbst zahlreiche Kontraindikationen, Nebenwirkungen und Vorsichtsmaßnahmen an.

Die skandalöse Aussendung der AGZ erfolgte, obwohl auch die Weltgesundheitsorganisation (WHO) die tödliche Dosis für Fluorid mit nur 6 - 9 mg/kg Körpergewicht angibt (d.h. ein 10 kg schweres Kind kann bereits durch nur 0,06 g (sechs hundertstel Gramm Fluorid) zu Tode kommen) und obwohl erst wenige Jahre zuvor ein österreichisches Kind durch Vergiftung mit Natriumfluorid (Zymafluortabletten) an einer Dosis, die man für ungefährlich gehalten hatte, obwohl sie über der von der WHO als tödlich angegebenen Dosis lag, starb.

Der Bundesgesundheitsrat der BRD hat erst am 12. Oktober 1983 in Zusammenhang mit der Enthärtung von Trinkwasser festgestellt, daß dabei über Ionenaustauscher dem Trinkwasser größere Mengen unerwünschten Natriums zugeführt werden, "die besonders Säuglinge gefährden können".

Bei uns gibt man im Rahmen der Fluoraktion schon Säuglingen zusätzlich Natrium-Fluorid, obwohl man weiß, daß es nutzlos für die Zahngesundheit der Säuglinge ist, nur um die Fluoridierung "lückenlos" ab Geburt durchzuführen und Eltern wie Kinder daran zu gewöhnen.

Ich ersuche Sie, untersuchen zu lassen, wie es möglich ist, daß derart skandalöse, irreführende und gemeingefährliche, jeder ärztlichen Ethik widersprechende Aussendungen der AGZ mit Unterstützung des Gesundheits- und Unterrichtsministeriums und ohne Beanstandung durch die verantwortlichen Schulärzte und Sanitätsdirektionen als Aufklärungs- und Informationsmaterial an die Schulen gelangen können, ohne daß sie sofort berichtigt oder eingezogen werden.

Im Zusammenhang mit diesen Vorgängen und engen Verflechtungen erhebt sich die Frage, ob bei dieser skandalösen Fluorsache neben dem Prestige von ein paar Ärzten und Beamten nicht auch Korruption im Spiele ist, um das Fluorgeschäft zu retten.

- 8 -

246

Abschließend möchte ich noch auf wichtige Sachverhalte hinweisen, wonach sich aus überprüfbaren amtlichen Daten zweifelsfrei ergibt, daß

1. schon die seinerzeitigen amerikanischen "Fluoridierungserfolge", auf die sich die amerikanischen und internationalen einschließlich der österreichischen Fluorempfehlungen stützen, von amerikanischen Zahngesundheitsbeamten (einer davon war später WHO-Fluor-Experte) durch Datenmanipulation herbeigeführt wurden und nicht existieren,

2. die Zahngesundheitskosten mit zunehmender Fluoridierung der Bevölkerung nicht sinken, sondern steigen (keine Kostendämpfung),

3. toxische Nebenwirkungen und Schäden am Skelettsystem (Zahnfluorose) schon bei den empfohlenen Dosen auftreten; im Skelett kommt es auch zu einer Abnahme des Citratgehaltes bei Zunahme des Fluoridgehaltes; Fluorose ist als Berufskrankheit anerkannt und bereits 1937 wurde bei Zahnuntersuchungen an berufsmäßig Fluor-exponierten Arbeitern die größte Fluor-Menge in den am stärksten kariösen Zähnen gefunden;

   Außerdem ist die Gesamtfluoraufnahme aus der Umwelt in der Regel unbekannt und unkontrollierbar. So kommt es z.B. in Salzburg im nördlichen Flachgau in der Umgebung des Kraftwerkes Riedersbach I und in Lend in der Umgebung der Aluminiumfabrik zu erheblichen zusätzlichen Fluorbelastungen und trotzdem müssen die Lehrer über Betreiben des Landesschulrates weiter Fluortabletten an Kinder ausgeben, was wohl auch eine Folge der unverantwortlichen Fehlinformationen sein dürfte, die an die Schulen gelangten.

4. Fluorid mit der Krebs- und Leberzirrhosetodesrate sehr hoch korreliert ist, was zu außerordentlicher Vorsicht mahnt.

   Bei einer Verdoppelung der fluoridierten Bevölkerung vervierfacht sich dabei der Zuwachs der altersgewichteten Krebstodesrate und der Leberzirrhosetodesrate.

   Neueste, noch unpublizierte Untersuchungen anhand umfangreicher amtlicher Daten zeigen einen direkten Zusammenhang zwischen Fluorid und Krebs, wobei auf 10.000 neu fluoridierte Leute kurzfristig zusätzlich ca. 3 Tote entfallen.

Ergänzend lege ich meinen Offenen Brief vom 17. August 1983 an Lord Jauncey bei. Der bisher beobachtete Solidarisierungsprozeß der Ärzte, wie er lt. dem Strafrechtler Univ.-Prof.Dr. Schick häufig eintritt, wenn in der Öffentlichkeit über ärztliche Behandlungsfehler (auch die Fluormedikation läßt sich als solcher sehen) diskutiert wird, sollte meines Erachtens *einer sofortigen Absetzung der Fluortablettenaktion in ganz Österreich und einer rückhaltlosen Information der Öffentlichkeit über die wahren Gründe* in keiner Weise hinderlich sein.

Mit freundlichen Grüßen

R. Ziegelbecker

Rudolf Ziegelbecker

Anlagen

PS: In Baden-Württemberg wurde die Fluortablettenaktion kürzlich eingestellt,
/5 ebenso in den über 100 Kindergärten des Landescaritasverbandes Oldenburg.

/6 Der Deutsche Verbraucher-Schutzverband hat sich massiv gegen jede Fluormedikation ausgesproch

Graz, 3.2.1984

Sehr geehrte Damen und Herren,
Politiker und Beamte, Professoren und Naturwissenschaftler, Ärzte und Juristen, Journalisten und an der Volksgesundheit Interessierte!

Anbei erhalten Sie den

Offener Brief

Pfusch in Dissertationen an deutscher Universität?

(Philipps–Universität Marburg)

Gefahr für Objektivität der Rechtsprechung und Rechtsmedizin?

zum "Fall Dr. OEPEN" zu Ihrer Kenntnis und gefälligen Verwendung.

Statistik ist eine nicht ganz einfache Disziplin der Mathematik. Korrekte Versuchsbedingungen und gültige Schlüsse in naturwissenschaftlichen Experimenten zählen zu den großen Problemen, mit denen sich Naturwissenschaftler laufend herumschlagen müssen.

Entwickeln deshalb Zahnärzte eine solche Vorliebe für Statistiken und Experimente, die sie haufenweise über die Fluoridwirkungen produzieren und publizieren?

Würden Sie in Zukunft die Zähne vom Statistiker reparieren und die Statistiken vom Zahnarzt machen lassen?

Würden Sie in Zukunft Ihre Schuhe vom Schneider und Ihre Kleider vom Schuhmacher anfertigen lassen?

Wenn Sie beide Fragen mit "Ja" beantworten können, dann legen Sie den "Offenen Brief" getrost beiseite und huldigen der "Fluorid–Prophylaxe". Dann treten Sie vielleicht auch "für die Einschränkung der Pressefreiheit" ein und vergleichen Natriumfluorid mit Kochsalz, weil Sie meinen, beides sei gleich harmlos.

Die Weltgesundheitsorganisation gibt für Fluorid eine tödliche Dosis von 6 – 9 Milligramm pro kg Körpergewicht an! Sind Medikamente dieser Art "harmlos"?

248

Kind starb an Fluortabletten
Arzt wurde freigesprochen

Linz (DÖN–) Daß alle an Mädchen und Buben in heimischen Kindergärten und Schulen als harmlose "Zahnzuckerl" verteilten Zyma–Fluortabletten gegen Karies in größeren Mengen gefährlich sind, daß dies bisher sogar Experten der Wiener Vergiftungsinformationszentrale für möglich gehalten hatten, zeigte sich gestern bei einer Verhandlung im Linzer Landesgericht:

... "Er sagte, ich solle dem Daniel eine lauwarme Kochsalzlösung zum Trinken geben und dann in seine Ordination kommen", erklärte gestern Elisabeth mit Tränen im Gesicht.

... Er konnte nicht verhindern, daß das Kind noch am Abend des selben Tages bewußtlos zusammenbrach und an einer vom Natriumfluorid verursachten Atemlähmung starb". (Gerichtsmediziner Dr. Jarosch).

4. Juni 1982

Fluor tötete schon 3 Millionen Bienen

13jährige wollte sich mit 300 Fluortabletten vergiften

Hellmomsödt. In einem Blitzeinsatz brachte Freitag nachmittag ein Rettungswagen des Roten Kreuzes Kirchschlag eine lebensmüde Hauptschülerin ins Kinderkrankenhaus nach Linz. Die Rettung war von der Direktion der Hauptschule Hellmomsödt alarmiert worden, weil eine 13jährige Schülerin in Selbstmordabsicht 300 Fluortabletten geschluckt hatte. Beim Eintreffen in Spital war die Schülerin nicht mehr ansprechbar. Ein Motiv für die Vergiftungstat des Mädchens war daher gestern noch nicht bekannt.

Offener Brief

An den
Rektor der Philipps-Universität   Graz, 31. Jänner 1984
Marburg (Lahn)

D-3550 Marburg a. d. Lahn   EINSCHREIBEN!

Betrifft: Pfusch in Dissertationen an deutscher Universität?
           (Philipps-Universität Marburg/Lahn)
           Gefahr für Objektivität der Rechtssprechung und Rechtsmedizin?

Magnifizenz!

In Dissertationen an Ihrer Universität scheint es zur Tradition geworden,
bei der Behandlung der "Kariesprophylaxe mit Fluoriden" Wunschbilder
an Stelle wissenschaftlich fundierter Ergebnisse zu erhalten.

Wir empfinden beim Studium dieser Arbeiten einen schmerzlichen Vertrauens-
schwund in die akademische Forschung und Lehre und in die deutsche
Kultur und fühlen eine stumme Beleidigung all jener, die ihr Doktorat
auf andere Art erworben haben.

Unser Vorwurf gilt dabei weniger den betreffenden Studenten als vielmehr
den Professoren, die dabei Pate gestanden sind.

I.

In den Jahren 1954, 1956, 1958, 1961 und 1962 wurden an Ihrer Universität
fünf Doktorarbeiten über das Trinkwasserfluoridierungsexperiment von
Kassel gemacht.

In der sechsten Doktorarbeit (Barbara Ripke, 1969) wurde, abgesehen
von anderen gravierenden Mängeln, festgestellt, daß die karieshemmende
Wirksamkeit und medizinische Unbedenklichkeit des Fluoridzusatzes zum
Trinkwasser in Kasel an Kindern festgestellt worden war, von denen
ein Großteil gar kein fluoridiertes Trinkwasser erhalten hatte, und
die fünf Doktorarbeiten deshalb fehlerhaft waren.

Aber auch diese sechste Doktorarbeit weist gravierende Mängel auf.
Der Einfachheit halber wollen wir nur den am leichtesten verständlichen
(statistischen) Mangel der zu kleinen Zahlen und der fehlenden Vergleichbarkeit erwähnen.

Frau Ripke untersuchte darin die Zähne von 14, 16, 2, 2, 4, 5, 10,
8, 4, 4, 3, 4- bis 14jährigen Kindern in Spanien (Rollan) mit natürlich
erhöhtem Fluoridgehalt im Trinkwasser und verglich diese Befunde mit
denen von 2, 3, 5, 15, 8, 23, 10, 8, 10, 11, 9 Kindern in der "Fluorgruppe"
(Kassel-Wahlershausen) und mit denen von 2, 3, 3, 28, 5, 37, 34, 7, 10,

250

5, 9 Kindern der gleichen Altersstufen in der "Kontrollgruppe" (Kassel), wobei keine Zufallsauswahlen vorlagen.

Aus den Kariesdifferenzen bei diesen paar Kindern zog sie den Schluß, daß Fluorid im Trinkwasser die Zahnkaries um 2/3 reduziert. Außerdem sei Fluorid unschädlich.

Ein weiterer Kommentar dazu erübrigt sich. Bermerkt sei lediglich, daß die Trinkwasserfluoridierung in Kassel auf die Veröffentlichungen eines der Unterzeichnenden (R. Ziegelbecker, Graz) hin am 31.3.1971 eingestellt wurde.

Am 19. August 1983 wurde vom Fachbereich Humanmedizin der Universität Marburg eine am Institut für Rechtsmedizin der Universität Marburg durchgeführte Inaugural-Dissertation des Zahnarztes Rüdiger Landgrafe mit dem Thema
        "Zur Kariesprophylaxe mit Fluoriden. Ein Beispiel für die
        Effektivität pseudowissenschaftlicher Argumentation"
angenommen.

Gegen diese Dissertation nehmen sich die vorerwähnten sechs Dissertationen über die Trinkwasserfluoridierung in Kassel wohl noch als wissenschaft- liche Glanzleistung aus und zeigen immerhin beachtliches redliches Bemühen.

Die Dissertation des Zahnarztes Rüdiger Landgrafe reflektiert jedoch nach Inhalt und Geisteshaltung selbst den Untertitel seiner eigenen Dissertation und wir empfinden sie als Musterbeispiel pseudowissen- schaftlicher Argumentation von beachtlicher Effektivität, indem er dafür den Doktorgrad der Zahnheilkunde erlangte.

Die Geisteshaltung dieser Dissertation spiegelt sich nicht nur in der einseitigen und unwissenschaftlichen Aufbereitung der Fluorliteratur, sondern bricht auf S.73 unverblümt durch, wenn der Zahnarzt Rüdiger Landgrafe unter Berufung auf seine Betreuerin und Referentin, Frau Prof. Dr. med. I. Oepen, schreibt:

    "... so ist zu diskutieren, ob die Pressefreiheit auf medizinischem
    Gebiet zum Schutz der Patienten nicht eingeschränkt werden sollte,...

    ... Vor allem sollten Standesorganisationen und Fachpresse in ihren
    Organen keine Beiträge mit irreführenden oder bewußt falschen Aus-
    führungen zum Druck annehmen, wie es leider immer wieder, besonders
    auf dem Gebiet der Zelltherapie, der Schlankheitsmittel, der Fluorid-
    prophylaxe u.a., geschehen ist (s. 3.3)."

Wir halten dem die Stellungnahme des früheren 1. Vorsitzenden der Ge- sellschaft Deutscher Naturforscher und Ärzte, Univ.-Prof.Dipl.-Ing. Dr. DDr. h.c. Otto Kratky, vom 25. November 1981 in Zusammenhang mit einer Veröffentlichung zur Fluoridierung entgegen:

    "Es liegt im Wesen der Naturwissenschaft, zu der auch die Medizin
    gehört, daß man einer Meinung auch entgegentreten darf, wenn sie
    bisher allgemein akzeptiert wurde. Der gegenteilige Standpunkt
    wäre extrem fortschritthemmend. Man könnte leicht aus dem Bereich

der Medizin berühmte Beispiele aufzählen, wo die - oft von
medizinischen Päpsten angeführten - Widerstände gegen die Richtigstellung zu dramatischen Auseinandersetzungen zu Lasten der Patienten
geführt haben.

Wie immer, man soll eine belegte Meinung, auch wenn sie dem gestern
erzielten Übereinkommen widerspricht, nicht um des Friedens willen
unterdrücken."

Wenn schon Zensur auf medizinischem Gebiet, sollte man da nicht gleich
bei der Dissertation des Herrn Landgrafe selbst beginnen oder bei den
von ihm angerufenen Zensoren, wie z. B. bei seiner Standesorganisation,
dem Bundesverband Deutscher Zahnärzte e.V. und treibenden Fluorbefür-
worterorganisation in der BRD, und dessen Referentenbrief 13/1975 vom
2. September 1975, mit dem die vom BDZ verbreitete Kurzzusammenfassung
der Erwiderung auf die am häufigsten vorgebrachten Argumente gegen
die Trinkwasserfluoridierung den Zahnärztefunktionären überreicht wurde?

Zu diesen "Argumenten zur Trinkwasserfluoridierung" des Bundesverbandes
der Deutschen Zahnärzte e.V. - Arbeitsgemeinschaft der Zahnärztekammern,
schrieb der angesehene deutsche Gelehrte Prof. Dr. Rudolf Gunzert,
Direktor des Instituts für Sozialforschung an der Johann-Wolfgang-
Goethe-Universität in Frankfurt, mit der Professur "Statistische Methoden
der empirischen Sozialforschung" und Langjähriges persönliches
ordentliches Mitglied des Internationalen Statistischen
Instituts, der unseres Wissens auch statistische Berechnungen für den
französischen Medizin-Nobelpreisträger Monod durchgeführt hat, am
16. September 1975 u.a.:

"... Die hier vertretene Wissenschaftslogik entspricht dem Stand
nach Ausgang des Mittelalters. ....

... Ihre Aussage ist zweifelsfrei ein Rückschritt hinter Kepler,
Galilei, Newton usw. Im übrigen empfehle ich dringend, daß die
Verfasser dieses fraglichen Papieres sich mit den Grundlagen der
zeitgenössischen Wissenschaftstheorie und Wissenschaftslogik befassen.
Ich empfinde es als peinlich, wenn sich eine akademische Standes-
organisation schlechthin lächerlich macht."

Peinlich, daß sich der Doktorand Rüdiger Landgrafe auf S. 32 auf eine
"Zusammenstellung irriger Meinungen und Argumente der 'Fluorgegner'
zur Verwendung von Fluoriden in umfassenden Prophylaxemaßnahmen" des
deutschen Fluor-Propagandisten H.-J. Schmidt, einem Sammelsurium
unverdauter, widersprüchlicher Zitate und Zitatfetzen und wissenschaftlich
unaufbereiteter und unverarbeiteter Publikationen, von denen die von
Prof. Gunzert kritisierten 'Argumente zur Trinkwasserfluoridierung'
des BDZ ein kurzgefaßter Abklatsch sind, beruft.

Noch peinlicher, daß sich der Doktorand Rüdiger Landgrafe auf S. 22
seiner "Beweisführung" über die angebliche Nützlichkeit und Unschädlichkeit der Trinkwasserfluoridierung auf die "Empfehlungen" von "über
100 Gremien in aller Welt" beruft, unter denen sich Reiseversicherungen,
die amerikanische Legion, die US-Handelskammer, Unfall-und Lebensver-
sicherungen, Gemeindejuristen, Institute der Konserven-, Bäcker-,
Brauerei-Industrien usw. befinden.

252

An der Spitze der aufgezählten deutschen Gremien, die die Fluoridierung befürworten, finden sich immer wieder dieselben, wenigen fluorbefürwortenden Zahnärzte.

Allen voran der von Rüdiger Landgrafe auf S. 32 genannte Prof. Naujoks, dessen "genaue wissenschaftlichen Nachforschungen" über die Argumente der Fluor-Gegner" anläßlich der Standortbestimmung der Werbeagentur IME der Zucker- und Fluorindustrie stattfanden (siehe Literaturzitat von Herrn Landgrafe) und zu dessen Vorgangsweise der angesehene deutsche Zahnarzt, langjähriger Direktor der Universitätszahnklinik und Rektor 1967-1969 der Freien Universität Berlin, Prof. Dr. med. Dr. med. dent. Ewald Harndt, bereits am 29.11.1971 an einen der Unterzeichnenden (R. Ziegelbecker, Graz) wörtlich schrieb:

> "In unserer wissenschaftlichen Organisation, der Deutschen Gesellschaft für Zahn-, Mund- und Kieferkrankheiten, wurde die positive Einstellung zur Trinkwasserfluoridierung durch Manipulationen herbeigeführt, wobei die Masse der Anwesenden durch die Versammlungsleitung (Kröncke, Naujoks) und durch die wirtschaftliche Organisation des Bundesverbandes gelenkt wurde."

> (Prof. Kröncke ist Schriftleiter der Deutschen Zahnärztlichen Zeitschrift und übt schon seit vielen Jahren die vom Doktoranden geforderte Art der "Zensur" aus, indem er kritische Arbeiten zur Fluoridierung nicht annimmt und mit dieser Art Meinungsmanipulation dazu beiträgt, eine fragwürdige Hypothese zur "geltenden Lehrmeinung" emporzuheben.)

Wir würden meinen, wir können uns auch in Bezug auf die Dissertation des Herrn Rüdiger Landgrafe den oben zitierten Ausführungen des Herrn Prof. Gunzert anschließen und möchten abschließend nur noch zu ein paar konkreten Punkten der Dissertation Stellung nehmen:

Die Dissertation des Zahnarztes Landgrafe zerfällt in zwei Teile, und zwar

a) in seine Eigenleistung, die in der Befragung von 100 Personen in einer (1 !) zahnärztlichen Praxis (einschließlich des Personals) und weiterer 10 Personen aus seinem Bekanntenkreis, was sie über die Fluoridierung wüßten, anhand von 8 Fragen bestand, und

b) in seine Recherchen über einerseits die Fluoridprophylaxe (positive (Wertung) und die Gegner der Fluoridprophylaxe (negative Wertung).

zu a)

Der Interviewer Zahnarzt Landgrafe wollte wissen, "wie es um die Einstellung zur Durchführung kariesprophylaktischer Maßnahmen mit Fluoriden einschließlich der Beeinflußbarkeit durch die Bedenken und die Methoden der 'Fluorgegner' steht" und "die gewonnenen Erkenntnisse sollten Anregungen für weitere Überlegungen und Planungen geben, der Bevölkerung die Bedeutung der Fluoridprophylaxe näher zu bringen und sie zur besseren Mitarbeit zu bewegen." (S.47)

Nachdem die entsprechenden Fragen und Suggestivfragen bei den 100 Patienten und Angestellten in der Wuppertaler Zahnarztpraxis und bei den zusätzlichen 10 Bekannten des Zahnarztes Landgrafe gestellt und

253

die Reliabilität der Antworten durch Nach- bzw. Kontrollfragen während des Interviews gesichert sowie durch ein nachfolgendes informatorisches Gespräch zusätzlich eine höhere Validität erreicht worden waren (S.50), waren "unter den gegebenen Voraussetzungen also insgesamt 94,5% der Befragten (d.h. 104 Personen, eig. Bem.) dafür, die Trinkwasserfluoridierung in der Bundesrepublik einzuführen." (S.64)

"Zusätzlich" konnte der Interviewer Zahnarzt Landgrafe "anhand der vorliegenden großen Zustimmung der befragten Personen zur Trinkwasserfluoridierung zu dem Schluß kommen, daß es eine zahlenmäßig unbedeutende Minderheit sein muß, die diese für die Zahngesundheit der Bevölkerung so positive, kariesprophylaktisch wirksame Maßnahme zu verhindern versteht." (S.65)

"Nach Abwägen der befürwortenden und ablehnenden Argumente" kam der Dissertant Landgrafe dann zu dem Schluß, daß "um einen Fortschritt und eine Verbesserung der Fluoridprophylaxe zu erreichen", (S.77/78)

1. "eine umfassende und einheitliche gesetzliche Regelung auf dem Gebiet der Kariesprophylaxe und damit auch zur Fluoridprophylaxe auf Bundesebene geschaffen werden" sollten, "um einen verbreiteten sozialhygienischen Erfolg in allen Bundesländern zu gewährleisten".

5. "die Lehrer und Erzieher durch ein Gesetz verpflichtet werden sollten, den Jugendzahnarzt bei der Durchführung von Fluoridprophylaxemaßnahmen zu unterstützen, um eine Behinderung von dieser Seite auszuschließen",

8. "die Bevölkerung über die Methoden und Techniken der 'Fluorgegner' in Kenntnis gesetzt werden sollte, um sie dadurch vor einer ungünstigen Beeinflussung zu schützen", und

9. "eine verantwortliche Berichterstattung in den Medien, gegebenenfalls durch Einschränkung der Pressefreiheit auf medizinischem Gebiet, angestrebt werden sollte, um die Bevölkerung vor gesundheitlichen Schäden und finanziellen Nachteilen zu bewahren."

Magnifizenz, wir wissen nicht, ob ein solches Interview an 110 selektierten Personen ausreicht, um die Erlangung des Doktorgrades der Zahnheilkunde an Ihrer Universität zu rechtfertigen, und ob es nicht eher in die Kompetenz der Soziologen als der Zahnbehandler fällt und den Soziologen vielleicht auch besser gelungen wäre, und ob die verallgemeinernden Schlüsse daraus berechtigt sind.

Aber wir könnten uns vorstellen, um einen Vergleich zu geben, daß die verantwortlichen Professoren ihre Schuhe auch nicht beim Schneider und ihre Kleider nicht beim Schuhmacher anfertigen lassen.

Und wir sind bestürzt über die undemokratischen und unwissenschaftlichen Denkmodelle und Methoden, die sich da auf akademischer Ebene signalisieren und anbahnen, und die der Strategie mancher Sekten zur Ehre gereichen könnten.

Zu b)

Zur positiven Wertung der Fluoridprophylaxe gelangte der Zahnarzt Landgrafe auf unglaublich banale und unwissenschaftliche Art, indem

254

er sich hauptsächlich auf die Sekundärliteratur etablierter Fluorbefürworter stützte und in keinem einzigen Falle eine wissenschaftliche Überprüfung der längst in Frage gestellten Arbeiten vornahm, sondern sich
mit dem Zitat der Autoren und bestenfalls ein paar Sätzen dazu begnügte.

Bemerkenswert häufig werden auch Autoren aus der Standortbestimmung
des IME-Pressedienstes der Zuckerindustrie (Informationskreis Mundhygiene
und Ernährungsverhalten) zur "Kariesprophylaxe mit Fluorid" zitiert,
an der die Professoren Ahrens (Marburg), Bergmann (Frankfurt), Büttner
(Münster), Knappwost (Hamburg), Naujoks (Würzburg), Newesely (Berlin),
Schmidt (Marburg) = Correferent der Dissertation von Rüdiger Landgrafe,
teilgenommen haben.

In diesem Zusammenhang dürfte die Feststellung der Vereinigung
Demokratische Zahnmedizin e.V. in ihrer Zeitschrift "der artikulator"
Nr. 8-1982 nicht uninteressant sein, daß bei den Aktivitäten der zahn-
ärztlichen Standesorganisationen in der Bundesrepublik eine der drei
Säulen der Kariesprophylaxe

   "unter die Spitzhacke gekommen ist: Der Zahnkiller Zucker wird
   totgeschwiegen. Umsomehr wird die Werbetrommel für Fluor gerührt
   und das Zähneputzen wird zur wichtigsten Übung der Nation erhoben."

Bemerkenswert häufig werden auch Arbeiten aus "Caries Research", dem
Journal der ORCA zitiert, in dem Kritiker der Fluoridierung keine Arbeiten
veröffentlichen können. Wurde doch der Verein "Europäische Arbeits
gemeinschaft für Fluorforschung und Kariesprophylaxe" (ORCA) im November
1953 von H.-J. Schmidt, dem Verfasser und Herausgeber der schon zitierten
Zusammenstellung "130 irrige Meinungen...", und einigen anderen Zahn-
ärzten in Konstanz mit dem Ziele gegründet, die Fluoridierung zu ver-
breiten und "alle maßgebenden Fluorforscher und Kopfpersonen der einzelnen
Fluorkommissionen der einzelnen Länder zu umfassen."
(Gesponsert wird dieser Verein hauptsächlich von der einschlägigen
Zucker-, Süßwaren- und Fluorindustrie, wie das Verzeichnis der fördernden
Mitglieder zeigt.)

Soweit fluorbefürwortende Originalarbeiten von Rüdiger Landgrafe zitiert
werden, werden auch diese keiner wissenschaftlichen und kritischen
Prüfung ihrer Gültigkeit und Aussagekraft unterzogen.
Dies selbst dann nicht, wenn die wissenschaftliche Haltlosigkeit dieser
Arbeiten in der Fachwelt längst bekannt war, wie z.B. bei der von der
Pharmaindustrie als "klinischer Beweis" für die angeblich hohe karies-
hemmende Effektivität (ca. 50 %) hochgejubelte Fluortablettenstudie an
Schweizer Schulkindern von Marthaler und König (1967). (S 69)

Dabei hatten die beiden Zahnärzte Marthaler und König in ihrer "Blind-
studie" weder Anfangs- noch Zwischenbefunde erhoben und auch keine
brauchbaren Anhaltspunkte für die Vergleichbarkeit der beiden "Fluorgemeinden" mit den beiden "Kontrollgemeinden". Um die angebliche Vergleichbarkeit der den 6- bis 15jährigen Kindern im bleibenden Gebiß
während der seit Jahren laufenden Tablettenverteilung zu "beweisen,"
verglichen sie 1966 die Kariesbefunde im Milchgebiß von 10, 12, 9,
14, 0, 0, 11, 9 Kindern (6- und 7jährige, Knaben und Mädchen zusammen)
in den beiden "Fluorgemeinden" und von 7, 8, 16, 17, 0, 1,12, 10 Kindern
in den beiden "Kontrollgemeinden".

Ein weiterer Kommentar dazu erübrigt sich, außer, daß die Autoren die 4 Orte unter 50 Orten mit bereits bekannten Kariesbefunden der Kinder so ausgewählt hatten, daß sich das bekannte Resultat ergab (Prof. König ist übrigens Editor von Caries Research und handhabt schon lange die Meinungsbildung im Sinne der Forderung in der Dissertation des Zahn arztes Rüdiger Landgrafe).

Herrn Landgrafe ist bei seinen Recherchen offenbar auch entgangen, daß das Trinkwasserfluoridierungsexperiment von Karl-Marx-Stadt wissen- schaftlich längst in Frage gestellt ist, weil dort die Versuchsbedingungen während des Versuches erheblich geändert wurden und dies zu einem be- deutenden Kariesrückgang geführt hat, was mit dem Fluoridzusatz zum Trinkwasser überhaupt nichts zu tun hat. (S 21)

Zum Basler Trinkwasserfluoridierungsexperiement (S 22) hat sogar das Gesundheitsamt Basel nach eingehenden Recherchen selbst festgestellt:

"Ohne uns auf Details der Fluor-Kontroversen einzulassen, müssen wir feststellen, daß der Beweis der Nützlichkeit der Fluor-Prophylaxe nicht erbracht ist"

(Großer Rat Basel-Stadt, März 1976), nachdem es u.a. vorher "von neutraler Seite, d.h. von Mathematiker-Seite von ausserhalb dem Fluor-Disput stehender Stelle" eine Stellungnahme zum Problem der Trinkwasser fluoridierung eingeholt hatte, in der es heißt:

"Insgesamt weisen die befürwortenden Untersuchungen entweder gravierende technische Mängel auf oder sehen sich ausserstande, die Isolierung des Wirkstoffes Fluor als karieshemmenden Faktor glaubhaft nachzuweisen."

1978 räumte der Basler Dozent für Statistik, Dr. Rolf Zehnder, in einem Artikel in der "Tribüne der Universität" der Basler Zeitung gründlich mit der Aussagekraft des Basler Fluoridierungsexperimentes auf, sprach von "Fehlleistungen des Modells", "fehlgeleiteter Versuchs- planung des Kontrollexperimentes in Basel", "unbeabsichtigter Veränderung der Experimentbedingungen", "kaum quantifizierbarer Ver- zerrung der Befunde der Mundhygiene", und anders mehr, und stellt fest,

"daß das Verdienst der erfolgreichen Bekämpfung der Zahnkaries seit 1962 in Basel bei weitem nicht allein der TWF zufällt."

Die Frage, wieviel Prozent der Kariesreduktion nun wirklich der Trink- wasserfluoridierung und wieviel Prozent den anderen Faktoren zugeschrieben werden müsse, wurde von einem der Unterzeichnenden (R. Ziegelbecker, Graz) bereits am 3. April 1974 anläßlich des Hearings über die Basler Trinkwasserfluoridierung im Basler Gesundheitsamt an die ebenfalls anwesenden Schweizer Fluor-Befürworterexperten Dr. Büttner (Basel), Prof. Maeglin (Basel), Prof. Marthaler (Zürich), Dr. Regolati (Zürich) gestellt und konnte von diesen auch nicht annähernd beantwortet werden.

Man kann dem Dissertanten in diesen Punkten vielleicht weniger einen Vorwurf machen, daß er sie nicht weiß, wohl aber dem Referenten Prof. Dr. med. I. Oepen und vor allem dem (zahnärztlichen)Correferenten

Prof. Dr. med. dent. H.F.M. Schmidt, da diese Sachverhalte in Kreisen der "Fluorbefürworter" längst bekannt sind.

Nicht weniger unkritisch und unwissenschaftlich als mit den Arbeiten und Argumenten der "Fluorbefürworter" geht der Dissertant Rüdiger Landgrafe auch mit den Arbeiten und Argumenten der "Fluorgegner" um:

Zunächst führt er einige Institutionen an, die der Trinkwasser-fluoridierung in der Bundesrepublik ablehnend gegenüberstehen und jammert dann (S 31)

> "Neben diesen Institutionen finden sich leider auch unter den Zahn-ärzten, Ärzten und Wissenschaftlern Gegner der Fluoridprophylaxe, die durch negative Publikationen zu einer Verunsicherung der medizinischen Laien, aber auch zu einer Irreführung nicht ausreichend informierter Fachleute beitragen."

Herr Landgrafe faßt zusammen (S. 45)

> "Bei den 'Fluorgegnern', die sich aus politischen, weltanschaulichen oder privaten Gründen gegen eine kollektive Anwendung von Fluoriden zur Kariesvorbeugung wenden, handelt es sich hauptsächlich um Außen-seiter, einige fachunspezifische Wissenschaftler und in Einzelfällen leider auch um Ärzte und Zahnärzte."

und untersucht den Personenkreis der "Anti-Fluoridisten" (Se. 39/40), wobei seine "gründlichen" Recherchen ergeben, daß es sich

> "hauptsächlich um Vertreter der 'Alternativen Medizin', um Nahrungs-fanatiker, Anthroposophen, aber auch um einige fachunspezifische Wissenschaftler, die wohl aus politischen, weltanschaulichen oder privaten Gründen gegen die Fluoridierung als Massenprophylaktikum arbeiten".

handelt.

Unter den "fachunspezifischen Wissenschaftlern" ortet er den bekannten Kariesforscher Prof. Dr. med. dent. Geyer (ehem. Leiter der konser-vierenden Abteilung der Universitätszahnklinik an der FU Berlin), Prof. Dr. med. Dr. med. dent. Gräf (Vorstand des Instituts für Hygiene und Präventivmedizin der Universität Erlangen), Prof. Dr. med. Wagner (Direktor des Instituts für Ernährungswissenschaften der Universität Gießen - seine Frau ist Kinderärzten), Prof. Dr. med. F. Schmidt (Leiter der Forschungsstelle für Präventive Onkologie der Universität Heidelberg), Dr. Burk (ehem. Leiter der Cytochemischen Abteilung des Nationalen Krebsforschungsinstituts der USA), Prof. Burgstahler (Leiter des Departments für Chemie der Universität Kansas), u.a., die sich allesamt schon viele Jahre wissenschaftlich mit dem Fluoridierungsproblem befassen.

Größte "fachspezifische wissenschaftliche Kompetenz" erhält hingegen seine auf der wissenschaftlichen Ebene des Fluoridierungsproblems bislang völlig unbekannte Referentin, Frau Prof. Dr. med. Irmgard Oepen, Gerichtliche Sachverständige für Blutgruppen- und anthropologisch-erb-biologische Untersuchungen am Institut für Rechtsmedizin der Universität

257

Marburg. (s. Würdigung auf S. 89 der Diss.)

Wozu sich eigentlich ein Kommentar angesichts der "Qualität" der
Inaugural-Dissertation des Herrn Rüdiger Landgrafe und der wissenschaftlichen Inkompetenz seiner Referentin Prof. Oepen erübrigt.

"Für den obigen Personenkreis" sei es, so Landgrafe, "zuerst einmal
notwendig, der Bevölkerung einen wissenschaftlichen Hintergrund vorzu-
täuschen" und deshalb würden sie "für ihre Organisation häufig
klangvolle Namen wählen, die mit offiziellen Gremien verwechselt werden
können." (S. 40)

Als Beispiel führt Herr Landgrafe ein Schreiben eines der Unterzeichnenden
(R. Ziegelbecker, 1979) an den Parlamentarischen Staatssekretär im
Bundesministerium für Jugend, Familie und Gesundheit an, "in dem er
sich gegen die Fluoridierung ausspricht, mit 'Ing. Rudolf Ziegelbecker;
Institut für Umweltforschung, Graz', unterzeichnet." Der Leser des in
der Gesundheitspolitischen Umschau (Juni 1979)veröffentlichten
Schreibens, so Landgrafe weiter, könne "nicht wissen, daß es sich bei
diesem Institut um einen 'Einmannbetrieb des Herrn Ziegelbecker'
handelt."

Magnifizenz, dürfen wir Sie bitten und der Universität Marburg soviel
Abstand zumuten, dafür Sorge zu tragen, daß diese unwahre und nur schlicht
und ergreifend beleidigende und abwertende Behauptung aus der Inaugural-
Dissertation des Herrn Rüdiger Landgrafe am Institut für Rechtsmedizin
der Universität Marburg verschwindet und richtiggestellt wird!?

Das Institut für Umweltforschung hatte zur Zeit des Briefes (1979)
ca. 20 Mitarbeiter, jetzt hat es ca. 45 Mitarbeiter. Vor etlichen Jahren
erhielt das Institut den Österreichischen Staatspreis für Energieforschung,
im Vorjahr den Forschungspreis des Landes Steiermark für die Entwicklung
einer Absorptionskältemaschine. Der Unterzeichnende (R. Ziegelbecker)
erhielt 1981 für besondere Verdienste um die Landeshauptstadt Graz
das Ehrenzeichen verliehen.

Das Institut für Umweltforschung gehört zum Forschungszentrum Graz.
Dieses verfügt u.a. über einen eigenen Atom-Forschungsreaktor
(Siemens-Argonaut), über ein Rechenzentrum mit Großrechenanlagen, ein
Zentrum für Elektronenmikroskopie mit Elektronen- und Rasterelektronen-
mikroskopen, Röntgenanlagen u.v.m., eine Anstalt für Tieftemperatur-
forschung mit Anlagen u.a. für die Energieübertragung im Supraleitungs-
bereich, ein Institut für Röntgenfeinstrukturfoschung mit weltbekannten
Arbeiten auf dem Gebiet Röntgenkleinwinkel- und Röntgenweitwinkel-
streuung sowie Dichtemessung, eine Arbeitsgemeinschaft für Weltraum-
forschung mit den entsprechenden Anlagen zur Satellitenbeobachtung
etc., ein Institut für Digitale Bildauswertung, für Hydrogeologie,
u.a.m.

Der Brief an den Parlamentarischen Staatssekretär enthält lediglich
den Hinweis, daß den Krebsuntersuchungen von Burk und Yiamouyiannis
zwar widersprochen, diese dadurch aber noch nicht widerlegt worden
seien und die Anregung, die Erfolgs- und Unbedenklichkeitsstatistiken
der "Fluor-Befürworter" durch eine "sorgfältige und unabhängige Überprüfung
von naturwissenschaftlicher und mathematisch-statistischer Seite" auf

ihren Wahrheitsgehalt zu untersuchen.

Anscheinend ist Herrn Landgrafe der Unterschied zwischen "widersprechen" und "widerlegen" etwas fremd und wäre die unabhängige Überprüfung bereits durchgeführt worden, so hätte er sich die vorliegende Inaugural-Dissertation und die Philipps-Universität Marburg die mit dieser Dissertation verbundene Peinlichkeit ersparten können.

Magnifizenz, wir schließen Ihnen auch ein Verzeichnis der einschlägigen Arbeiten (zum Thema der Fluoridierung) des Herrn Ziegelbecker bei. Von den darin verzeichneten ca. 70 Arbeiten hat Herr Landgrafe (S. 36) eine einzige erwähnt (1974) mit der (unwahren) Bemerkung, es werde dort "ohne wissenschaftliche Begründung behauptet, die Statistiken, die die Wirksamkeit der Fluoridierung nachweisen, seien falsch und unbrauchbar."

Wir dürfen Ihnen dazu auch die betreffende Arbeit des Herrn Ziegelbecker (1974) in Kopie überreichen mit dem Bemerken, daß sich der Zahnarzt Landgrafe in seiner Dissertation mit Untersuchungen über die Gültigkeit der Fluoridierungsstatistiken überhaupt nicht befaßt hat, sondern lediglich mit einer Befragung von 100 Patienten und Beschäftigten in einer Wuppertaler Zahnarztpraxis und weiteren 10 Personen aus seinem Bekanntenkreis, was sie über die Fluoridierung wüßten.

Die betreffende Arbeit resultiert aus einem fast einstündigen Vortrag, den Herr Ziegelbecker 1973 als Ko-Referent zu dem von Herrn Landgrafe sehr häufig zitierten Prof. König auf dem Fluor-Symposion der Wissenschaftlichen Vereinigung für Zahnheilkunde Stuttgart unter Vorsitz des bekannten Kariesforschers (Korrosionstheorie der Zahnkaries) und Präsidenten der Landeszahnärztekammer Baden-Württemberg, Prof. Dr. med. Dr. med. dent. U. Rheinwald, in Lindau/Bodensee gehalten hat.

An dem Symposion nahmen neben vielen anderen Fluorbefürwortern auch die von Herrn Landgrafe häufig zitierten Zahnprofessoren Büttner und Marthaler teil, der Vortrag wurde nicht widersprochen und die Argumente sind bis heute nicht widerlegt, sondern durch viele weitere Untersuchungen erhärtet worden.

Magnifizenz, wir erwarten von Ihnen und der Universität Marburg, daß die betreffende diskriminierende Stelle aus der Dissertation des Herrn Landgrafe gestrichen und offiziell richtiggestellt wird und daß die für die Dissertation Hauptverantwortlichen, die Referentin Prof. Dr. med. I. Oepen und der Correferent Prof. Dr. med. dent H.F.M. Schmidt zur Verantwortung gezogen werden.

Vor wenigen Tagen ist eine Meldung über die Nachrichtenagenturen der Weltpresse gegangen, wonach viele Menschen in Großbritannien unschuldig verurteilt worden seien, weil ein Gerichtssachverständiger jahrelang falsche Gutachten gemacht habe.

Es beunruhigt uns außerordentlich, daß diese fragwürdige Dissertation des Herrn Landgrafe unter der Leitung der in diesen Belangen offensichtlich wissenschaftlich inkompetenten Gerichtssachverständigen Prof. Dr. med. I. Oepen am Institut für Rechtsmedizin der Philipps-Universität Marburg gemacht wurde und der Fall eintreten könnte, daß sie in einem Gerichtsfall oder auch in einer wesentlichen behördlichen Angelegenheit Bewertungs- und Entscheidungsgrundlage wird und ihr besonderes Gewicht zukommt.

Wir glauben deshalb, daß die Regelung dieser Angelegenheit nicht nur eine Frage der akademischen Würde und Glaubwürdigkeit, des akademischen Eides und des Ansehens der Philipps-Universität Marburg ist, sondern auch eine Frage des Anstandes und der Moral schlechthin.

Mit freundlichen Grüßen

F.d. ARGE für alternative Gesundheitspolitik
Anlagen

Kopien an die Minister für Gesundheit, Wissenschaft, Sozialen, Justiz, Presse, Organisationen.

260

Arbeitsgemeinschaft für alternative Gesundheitspolitik, A-8042 Graz, Peterstalstr. 29, Tel.: 0316/41128
Graz, 3. 1. 84

Aufruf zum Widerstand

gegen die programmierte Fluor-Verseuchung unserer Kinder, Mütter, Schwangeren und unserer Umwelt

Sogenannte „anerkannte Fluor-Experten" und
Fluor-fanatisierte Zahnärzte mit Unterstützung der
Karies-Verursacher-Werbung wollen den Schad-
stoffpegel der Bevölkerung mit dem Enzym- und
Speichergift „Fluor" (Fluoride) künstlich anheben.

Meinungsunterdrückung und undemokratischer
Gesinnungsterror, multinationale Geschäftsinteres-
sen mit Zugang zu Beratergremien von Weltgesundheitsorganisation, Europarat, Ministerien, Krankenkassen und andere einflußreiche Stellen, käufliche
Wissenschaft und dubiose Werbung haben es fertig-
gebracht, daß Menschen ganzer Gemeinden, Länder, Staaten und Völker einschließlich Entwicklungsländer mit dem gegen Zahnkaries völlig nutzlosen extrem starken Umwelt-, Zell-, Enzym- und
Speichergift „Fluor" künstlich beaufschlagt und die
Folgen verschleiert werden.

Jeder vernünftige Mensch weiß heute, daß die
dauernde Einnahme eines Medikamentes mit einer
hochgiftigen Wirksubstanz auf Dauer zu Gesundheitsschäden führt.

Das gilt natürlich auch für eine Wirksubstanz wie
„Fluor", die schon bei der empfohlenen Dosierung

bei 10–15% der Kinder zu einer Störung des Skelettsystems (sichtbar an der Zahnfluorose) führt und deren tödliche Dosis nach Angaben der Weltgesundheitsorganisation bei nur 6–9% mg/kg Körpergewicht, also nur sechs- bis neun Tausendstel eines Gramms liegt.

Neueste epidemiologische Studien lassen einen ganz starken Zusammenhang zwischen der altersgewichteten Krebstodesrate bzw. der Todesrate an Leberzirrhose, die nicht nur eine Säuferkrankheit ist, mit der Fluoridierungsrate, d. h. mit dem Prozentsatz der fluoridierten Bevölkerung erkennen.

Aus amtlichen Daten aus dem klassischen Fluoridierungsland USA geht unwiderlegbar hervor, daß die altersgewichtete Krebstodesrate und die Leberzirrhose-Todesrate über einen Zeitraum von 22 Jahren (1949–1970) schon bei der empfohlenen Fluor-Dosis von 1 mg Fluorid im Liter Trinkwasser mit dem Quadrat der Fluoridierungsrate zugenommen hat, wie aus dem folgenden Bild für jedermann erkennbar ist.

Das heißt, daß in der Zeit der stärksten Ausbreitung der Fluoridierung in den USA die Verdoppelung der mit fluoridiertem Trinkwasser beaufschlagten Bevölkerung von einer Vervierfachung des Zuwachses der altersgewichteten Krebstodesrate und der Leberzirrhose-Todesrate begleitet war.

Es wäre unverantwortlich gegenüber der Bevölkerung, an dieser Tatsache vorbeisehen und diese um einer scheinbaren Verminderung schlechter Zähne willen möglichen Gefahren von Krebs- und Lebererkrankungen aussetzen zu wollen.

262

Einer der angesehensten Zahnärzte der Bundesrepublik Deutschland, Professor *Dr. med. Dr. med. dent. Ewald Harndt*, 1967–1969 Rektor der Freien Universität Berlin, langjähriger Direktor der Universitätsklinik für Zahn-, Mund- und Kieferheilkunde der Freien Universität Berlin, Ehrenmitglied und ehemaliger Präsident der Deutschen Gesellschaft für Zahn-, Mund- und Kieferheilkunde, schrieb bereits am 29. 11. 71 an den Grazer Ingenieur *Rudolf Ziegelbecker*:

In unserer wissenschaftlichen Organisation, der Deutschen Gesellschaft für Zahn-, Mund- und Kieferkrankheiten, wurde die positive Einstellung zur Trinkwasserfluoridierung durch Manipulationen herbeigeführt, wobei die Masse der Anwesenden durch die Versammlungsleitung (Kröncke, Naujoks) und durch die wirtschaftliche Organisation des Bundesverbandes gelenkt wurde.

1977/78 nahm Professor *Harndt* in einer Aussendung der Kassenzahnärztlichen Vereinigung Nordrhein „Kariesprophylaxe mit Fluoriden bleibt umstritten" erneut kritisch zur Fluoridierung Stellung.

Zu einem Referentenbrief (13/1975) des Bundesverbandes der Deutschen Zahnärzte e. V. über die Trinkwasserfluoridierung schrieb der bekannte deutsche Gelehrte und Statistiker, Professor *Dr. Rudolf Gunzert,* Direktor des Instituts für Sozialforschung an der Johann-Wolfgang-Goethe-Universität in Frankfurt (Professur für „Statistische Methoden der empirischen Sozialforschung) und persönliches ordentliches Mitglied des Internationalen Statistischen Instituts, 1975 an den Bundesverband:

Die hier vertretene Wissenschaft entspricht dem

Stand nach Ausgang des Mittelalters. Ich kann zwar
mit eigenen Augen sehen, daß die Sonne im Osten
aufgeht und im Westen untergeht und muß – wie man
dies auch durch lange historische Epochen hindurch
getan hat – schließen, daß sich die Sonne um die Erde
dreht!

Ihre Aussage ist zweifelsfrei ein Rückschritt hinter
Kepler, Galilei, Newton usw. Im übrigen empfehle
ich dringend, daß die Verfasser dieses fraglichen Pa-
pieres sich mit den Grundlagen der zeitgenössischen
Wissenschaftstheroie und Wissenschaftslogik befas-
sen. Ich empfinde es als peinlich, wenn sich eine
akademische Standesorganisation schlechthin lächer-
lich macht.

Mit freundlichen Grüßen
gez. Prof. Dr. Rudolf Gunzert

In der Tat enthält dieser Referentenbrief 13/1975
des Bundesverbandes der Deutschen Zahnärzte e. V.
soviel an emotionsgeladener, fehlerhafter und wissenschaftlich unsinniger Argumentation, daß wir in
diesem Aufruf aus Platzmangel gar nicht darauf eingehen können.

Wir halten es für äußerst bedenklich, wenn zahnärztliche Standesfunktionäre und mit ihnen auch
Zahnärzte ihr Wissen über die Fluoridierung aus
einem derart fragwürdigen Papier schöpfen und
schöpfen müssen.

Durch undemokratische und unwissenschaftliche
Meinungsunterdrückung wird seit vielen Jahren versucht, die wissenschaftlich haltlosen Thesen vom
angeblichen Erfolg und der Unschädlichkeit der Beaufschlagung der Bevölkerung mit der hochgiftigen
Wirksubstanz „Fluor" mit tatkräftiger Hilfe von

Werbeagenturen der Zucker- und Süßwarenindustrie zur „geltenden Lehrmeinung" zu erheben.

Seit langem wird in den von zahnärztlichen und gewissen ärztlichen Standes- und Berufsorganisationen kontrollierten zahnmedizinischen und medizinischen Medien nur „positive" Meinung publiziert und jede kritische Meinung zur Fluoridierung rigoros unterdrückt, so daß der einzelne Zahnarzt gar keine Möglichkeit hat, sich selbst ein unabhängiges Urteil zu bilden.

Auch Verlage und die Presse wurden und werden in diesem Sinne unter Druck gesetzt.

Mit undemokratischem Gesinnungsterror sondergleichen, der an George Orwell's 1984 erinnert, wird darüber hinaus versucht, die „Wahrheit über Fluor" zu unterdrücken, in ihr Gegenteil zu verkehren und die „Fluor-Gegner" einzuschüchtern:

In einer 1977/78 abgegebenen und noch heute verteilten „Öffentlichen Erklärung" stellen 32 Zahnprofessoren aus Deutschland, Österreich und der Schweiz mit Professor *Naujoks* aus Würzburg an der Spitze (einige der Zahnprofessoren dürften wohl nur aus „Solidarität" unterschrieben haben) nicht nur nachweislich wissenschaftlich falsche Behauptungen über die Fluoride auf, sondern werden die Fluor-Befürworter ganz einfach zu „maßgebenden Wissenschaftlern und Praktikern" erklärt und die Fluor-Gegner kurzerhand zu „unqualifizierten, unbelehrbaren Fanatikern" gestempelt.

„In Übereinstimmung mit dem Bundesverband der Deutschen Zahnärzte e. V., der Deutschen Gesellschaft für Zahn-, Mund- und Kieferheilkunde, ..." (und österreichischer sowie schweizerischer

Zahnärzteorganisationen) wird die Presse in diesem Papier aufgefordert, sich von der Argumentation der Fluor-Gegner ("unqualifizierte Pressemitteilungen") nicht mehr beeinflussen zu lassen.

Die Hintergründe solcher Geisteshaltung leuchtet "der artikulator" Nr. 8–1982, herausgegebenen von der Vereinigigung Demokratische Zahnmedizin e. V., etwas aus:

"der artikulator" stellt u. a. fest, daß bei den Aktivitäten der zahnärztlichen Standesorganisationen in der Bundesrepublik eine der drei Säulen der Kariesprophylaxe *"unter die Spitzhacke gekommen ist: Der Zahnkiller Zucker wird totgeschwiegen. Umsomehr wird die Werbetrommel für Fluor gerührt, und das Zähneputzen wird zur wichtigsten Übung der Nation erhoben."*

"der artikulator" beschreibt auch *"die Karriere des Friedrich Römer, der vom Werbemann der Zuckerindustrie zum einflußreichen Prophylaxe-Funktionär in zahnmedizinischen Organisationen und Gremien aufgestiegen ist"* und der zum persönlichen Referenten des jetzigen Präsidenten des Bundesverbandes der Deutschen Zahnärzte e. V., Dr. Horst Sebastian, wurde.

Bemerkenswert ist in diesem Zusammenhang, daß der Würzburger Zahnprofessor *Rudolf Naujoks,* der von der Presse die Unterdrückung der Fluor-gegnerischen Argumente fordert, selbst – wie schon mehrmals in früheren Jahren – auf einer Werbeveranstaltung des IME-Pressedienstes der Zucker- und Süßwarenindustrie am 26. 1. 84 im Hotel Atlantik in Hamburg den Vorsitz führt, selbstverständlich unter Teilnahme sogenannter "anerkannter Fluor-Experten" und von Journalisten, und ebenso selbstverständlich unter Ausschluß der Kritiker an der Fluoridierung (s. auch S. 224). Jahrelang versuchten sogenannte „anerkannte Fluor-Experten" und zahnärztliche Standespolitiker mangels wissenschaftlich überzeugender Erfolgsnachweise mit zahllosen Interventionen die unabhängigen kritischen Fluorforschungen des Grazer Ingenieurs und Physikers *Rudolf Ziegelbecker* zum Erliegen und seine warnende Stimme zum Schweigen zu bringen.

Den Vogel schoß allerdings der deutsche Zahnprofessor und damalige Präsident der Deutschen Gesellschaft für Zahn-, Mund- und Kieferheilkunde, *Rudolf Naujoks* aus Würzburg ab, als er 1976 beim österreichischen Bundeskanzler *Dr. Kreisky* gegen *Rudolf Ziegelbecker* intervenierte.

Mit welchem Gesinnungsterror „abweichende" Zahnärzte von ihrer eigenen, „Fluorfanatisierten" Standesführung überzogen und in ihrer Freiheit, nach ihrem besten ärztlichen Wissen und Gewissen die Eltern und Patienten zu beraten und zu behandeln, behindert und eingeschüchtert werden, zeigt der folgende Fall aus einem Schreiben der Zahnärztekammer und der Kassenzahnärztlichen Vereinigung Westfalen-Lippe, beide Körperschaften des öffentlichen Rechts, vom 21. 11. 1982 an einen deutschen Zahnarzt, der es gewagt hatte, öffentlich Kritik an der Fluor-Beaufschlagung der Kinder zu üben:
Zahnärztekammer Westfalen-Lippe
– Kassenzahnärztliche Vereinigung Westfalen-Lippe
Körperschaften des öffentlichen Rechts
... der Bundesverband der Zahnärzte des Öffentlichen Gesundheitsdienstes der Landesstelle in Westfa-

267

len haben sich darüber beschwert, daß Sie in Ihrem Vortrag vor Eltern nicht nur die Fluoridierung als Prophylaxemaßnahme abgelehnt, sondern als gefährlich hingestellt haben.

Nach geltender Lehrmeinung ist Ihre Darstellung absolut falsch, eine Diskussion hierüber ist genau so sinnlos, wie die Diskussion über die Notwendigkeit von Essen und Trinken!

Da Ihre Tätigkeit nichts mit freier Meinungsäußerung zu tun hat, da Sie an die Öffentlichkeit gegangen sind, muß ich Ihnen weitere Äußerungen gegen Fluor untersagen. Auch Äußerungen gegen Kollegen, die Fluor-Tabletten verordnen, sind in Ihrer Praxis zu unterlassen. Öffentliches Auftreten dieser Art kann Ihnen als unlauterer Wettbewerb ausgelegt werden und zu berufsgerichtlichen Konsequenzen führen.

Die Bevormundung durch sogenannte „anerkannte Fluor-Experten" macht nicht einmal vor Ministerien halt. So rügte der Zahnprofessor *Naujoks* anläßlich der Kooperationsbesprechung zu Fragen der oralen Prophylaxe am 15. 11. 83 in der Stadthalle in Bonn-Bad Godesberg unter Voranstellung der unwahren Behauptung, die Frage der Fluoridierung sei hinreichend geklärt:

Prof. Dr. Naujoks: Zur Fluoridierung könne er nur sagen, diese Frage sei hinreichend geklärt. Man müsse davon ausgehen, daß es in unserem Lande immer jemanden gibt, der gegen etwas ist. Wenn aber von seiten des Bundesgesundheitsamtes, der zuständigen Ministerien und der Bundesregierung überhaupt immer wieder Argumente gegen die Fluoridierung auf-

gegriffen werden, dann könne man nur Rückschläge erwarten. Immer zu sagen, die Experten sind sich nicht einig, sei eben falsch.

Daß solche Argumentation mit Wissenschaft nichts zu tun hat, liegt auf der Hand, und *„man könnte"*, schrieb einmal der 1. Vorsitzende der Gesellschaft Deutscher Naturforscher und Ärzte, Professor *Dipl.-Ing. Dr. Dr. h. c. Dr. h. c. Otto Kratky,* in Angelegenheit der Publikation kritischer Arbeiten zur Fluoridierung,*„leicht aus dem Bereich der Medizin berühmte Beispiele aufzählen, wo die – oft von medizinischen Päpsten angeführten – Widerstände gegen die Richtigstellung zu dramatischen Auseinandersetzungen zu Lasten der Patienten geführt haben."*

Der bekannte amerikanische Biochemiker und Biologe, Professor *Dr. Dr. h. c. Dr. h. c. Albert Schatz,* Ehrenmitglied zahlreicher medizinischer und zahnmedizinischer wissenschaftlicher Gesellschaften, Entdecker des Antibioticums Streptomycin (erstes wirksames Medikament gegen die menschliche Tuberkulose) und Begründer der Proteolyse-Chelations-Theorie der Zahnkaries, der sich jahrelang mit den zahnärztlichen Erfolgsstatistiken und Unbedenklichkeitsbehauptungen über die Fluoridierung befaßt hatte, schrieb bereits von „Fluoride Arithmetic" („fluorarithmetic"), „The Case of the Missing Data" („der Fall der fehlenden Daten"), „Fluoridation And Censorship" („Fluoridierung und Zensur"), „FLUORIDATION PROMOTION: A Case for the Public Prosecutor?" („Fluoridierungs-Empfehlung: ein Fall für den öffentlichen Ankläger?"), und zitierte Abraham Lincoln:

Prologue „You can fool some of the people all of the time, and all of the people some of the time, but you cannot fool all of the people all of the time."

Prolog „Man kann einige Leute die ganze Zeit, alle Leute einige Zeit, aber nicht alle Leute die ganze Zeit zum Narren halten."

(A. Lincoln)

In der Tat erscheint es höchst suspekt, wenn sogenannte „anerkannte Fluor-Experten", zahnärztliche Standesorganisationen und Standesführer die Werbetrommel für die Fluoridierung mit der Begründung rühren, sie würde ganz wesentlich zur Kostendämpfung im Gesundheitswesen beitragen.

In Wirklichkeit ist nämlich das Gegenteil der Fall:

Aus den amtlichen Daten über die fluoridierte Bevölkerung und die Zahngesundheitskosten im klassischen Fluoridierungsland USA geht nämlich unwiderlegbar hervor, daß die nach dem medizinischen Inflationsindex inflationsberichtigten Zahngesundheitskosten mit der Fluoridierungsrate nicht gesunken, sondern proportional mit der Fluoridierungsrate angestiegen sind.

Das heißt, je mehr Leute in den USA im Zeitraum von 21 Jahren (1950–1970) mit fluoridiertem Trinkwasser beaufschlagt wurden, desto höher sind auch die inflationsberichtigten Zahngesundheitskosten angestiegen.

Dieses Beispiel aus den USA ist kein Einzelfall und findet in Europa ein bemerkenswertes Gegenstück in Basel:

Dort hatte der Basler Schulzahnarzt und Leiter der Basler Schulzahnklinik, *Dr. Gutherz,* Berechnungen angestellt, daß durch Einführung der Trinkwasserfluoridierung innerhalb weniger Jahre 2/3 der Kosten und 2/3 der Schulzahnärzte eingespart werden könnten, und hierüber Darstellungen publiziert, die in der Folge nicht nur von den zahnärztlichen Lehrkanzeln gepredigt, sondern auch in Gutachten für Behörden und Krankenkassen als Beweis für die Kostendämpfung und Hebung der Zahngesundheit durch Trinkwasserfluoridierung aufgenommen wurden.

So erscheinen die (falschen) Darstellungen von *Dr. Gutherz* u.a. schon im Gutachten des Innenministeriums – Gesundheitsabteilung – des Landes Schleswig-Holstein (erstellt von den sogenannten „anerkannten Fluor-Experten" Professor *Cremer* und Professor *Büttner*) 1968, S. 23–26, aber auch im Kommissionsbericht „Zahnmedizinische Prophylaxe" des Wissenschaftlichen Instituts der Ortskrankenkassen AOK (WIDO-Schriftenreihe Nr. 4, 1979, S. 36/37), der 1979 unter Mitwirkung u. a. der sogenannten „anerkannten Fluor-Experten" Professor *Büttner*, Professor *Hötzel*, Professor *Ketterl*, Professor *König*, Professor *Marthaler* erstellt wurde.

Merkwürdigerweise wurde von den sogenannten „anerkannten Fluor-Experten" nicht erkannt, daß die Zahlen von *Dr. Gutherz*, auf die sie sich stützten, zwar den Erwartungen über die Trinkwasserfluoridierung entsprechen, aber sonst frei erfunden sind.

Die von *Dr. Gutherz* angegebenen Zahlen über die Kariesentwicklung durch Trinkwasserfluoridierung bei Kindergartenkindern stehen sogar zu seinen eigenen regulären Untersuchungsergebnissen in Widerspruch und sind falsch, wie man leicht nachrechnen kann.

Die von *Dr. Gutherz* ausgegebene Prognose über

die Einsparung von 2/3 der Schulzahnärzte und 2/3 der Kosten durch Trinkwasserfluoridierung in Basel erfolgte merkwürdigerweise zu einem Zeitpunkt (1966), als er selbst als Leiter der Basler Schulzahnklinik bereits gezwungen war, die Zahl der Schulzahnärzte wesentlich aufzustocken und die Kosten zu vervielfältigen.

Der Widerspruch zwischen der „Einsparungsprognose durch Trinkwasserfluoridierung" des Herrn *Dr. Gutherz* auf Grund der erfundenen Zahlen und dem wahren Aufwand nach den Jahresberichten des Sanitätsdepartements Basel-Stadt ist aus dem nachfolgenden Bild leicht zu ersehen (s. S. 200).

Offen bleibt die Frage, warum diese seit Jahren in der Fachwelt bekannte Tatsache von den sogenannten „anerkannten Fluor-Experten" immer wieder „übersehen" wird und solcherart die falschen Darstellungen immer wieder Eingang in Gutachten und Berichte für Behörden, Krankenkassen, etc. finden.

Aber nicht nur in den USA, in der BRD (dort wurden in Kassel „Erfolge" der Trinkwasserfluoridierung an Kindern festgestellt, von denen ein Großteil gar kein fluoridiertes Wasser bekommen hatte) und in Basel, auch in Graz stehen die Erwartungen auf die Fluoridierung eingeschworener Schulzahnärzte mit der Wirklichkeit im Widerspruch.

So hatte die derzeitige Leiterin der Grazer Schulzahnkliniken – eine „Fluoranhängerin" – im Oktober 1982 im Anschluß an den Weltzahnärztekongreß des Zahnärztevereins FDI in Wien, wo wieder einmal für die Fluoridierung votiert worden war, auf einer Pressekonferenz in Graz anhand einiger vorgelegter Zahlen behauptet, in Graz hätte sich die

Karies seit dem Absetzen der Fluortabletten (1973) verfünffacht.

In Wirklichkeit hatte die Karies nach Absetzen der Fluortabletten abgenommen (während der Tablettenaktion hatte sie zugenommen), wie eine Überprüfung durch den Steirischen Landesverband der Elternvereine an den öffentlichen Pflichtschulen und durch das Grazer Stadtschulamt ergeben hat.

Darüber hinaus stellten der Landesverband der Elternvereine und das Grazer Stadtschulamt fest, daß eine typische Statistikmanipulation durch die Grazer Schulzahnärztin vorlag, die zur angeblichen Verfünffachung der Karies geführt hatte.

Eine diesbezügliche Anmerkung findet sich in der nachstehenden Zuschrift im Organ der Sozialistischen Partei Steiermark, „Neue Zeit" vom 24. 12. 83:

Weniger Fluor – weniger Karies

Die Zahlenspiele von Frau LAbg. Kalnoky über die Zahngesundheit unserer Jugend in der Budgetdebatte des Landtages waren etwas konfus. In ihrer Pressekonferenz zusammen mit der Zahnärzteschaft im Oktober 1982 war behauptet worden, die Karies der Grazer Pflichtschüler hätte sich mit Absetzung der Fluortabletten in den Grazer Schulen verfünffacht. Eine Überprüfung dieser Behauptung durch den Steirischen Landesverband der Elternvereine an den öffentlichen Pflichtschulen in Zusammenarbeit mit dem Grazer Stadtschulamt kam zu dem Ergebnis, daß eine typische Statistikmanipulation vorlag. In Wirklichkeit hatte die Karies nach Absetzung der Fluortabletten abgenommen und stagniert derzeit. Die Vergleiche mit den Nachbarländern Schweiz und

BRD sind unbeweisbare Horrorzahlen, die die Fluor-lobby lanciert, damit ihr hochwirksames Umweltgift auch bei uns in die Zahnpasten, ins Trinkwasser und ins Kochsalz kommen soll.

„Neue Zeit" (Graz) v. 24. 12. 83 (Organ der Sozialistischen Partei Steiermark) von Prof. Johann Stadler, Elternvereinsreferent der steirischen Kinderfreunde, Wolfgang Poller, Elternvereinssekretär.

Längst ist auch nachgewiesen und aus der Fachliteratur ersichtlich, daß die angeblichen Kariesreduktionen durch natürlich fluorreiche Trinkwässer in den USA und durch künstlich angereicherte Trinkwässer in den Fluoridierungsexperimenten nicht real sind, sondern zweifelsfrei durch Datenmanipulation amerikanischer Zahngesundheitsbeamter und einiger Zahnärzte, von denen manche sogar zu „Fluor-Experten" der Weltgesundheitsorganisation avancierten, sowie durch Fehlinterpretation der Ergebnisse herbeigeführt wurden.

Diese Umstände mögen mit ein Grund sein, warum sogenannte „anerkannte Fluor-Experten" und zahnärztliche Standesfunktionäre in letzter Zeit große Anstrengungen machen, möglichst viele offizielle Stellen einschließlich der Krankenkassen zur Abgabe von Fluor-Empfehlungen und Mitfinanzierung von Fluoraktionen zu bewegen und sich damit Rückendeckung zu verschaffen.

Den Behörden und Krankenkassen wird dabei häufig suggeriert, man müsse die Kariesprophylaxe auf die drei Säulen (Trias) Mundhygiene, Ernährung und Schmelzhärtung (Fluoridapplikation) aufbauen.

Dabei sei die Mundhygiene noch lange nicht zufriedenstellend, die Ernährungsgewohnheiten könne man nur sehr langsam ändern (wobei die Absprachen der Zahnärzteschaft mit Werbeträgern der Zucker- und Süßwarenindustrie über gemeinsame Werbung tunlichst unerwähnt bleiben), und deshalb müsse man zunächst zum derzeit einzig verfügbaren und mit „Kariesreduktionen" bis 80% höchst bewährten „Fluor" greifen.

Auch in der „Gemeinsamen Empfehlung des Bundesverbandes der Deutschen Zahnärzte e. V. – Bundeszahnärztekammer – und des Bundesverbandes der Ortskrankenkassen vom 20. 4. 1983" werden die Trias – Mundhygiene – Ernährungsberatung – Schmelzhärtung (Fluoridapplikation) angesprochen.

Unerwähnt bleibt dabei, daß die Behauptung „Fluor härtet Schmelz" physikalisch falsch ist und daß Fluoridierungslösungen zur Lokalapplikation den Zahnschmelz anätzen, entkalken, und (destruktiv) erweichen, wie sogar der bundesdeutsche Fluortabletten-Hersteller Zyma-Blaes AG München in einer Broschüre zugibt.

Fluoride und Schmelzhärte
„Fluor härtet Schmelz" ist vielfach zu hören. Im physikalischen Sinn ist dies für intakten Schmelz falsch.
Fluorid und Schmelzerweichung
Fluoridierungslösungen, wie sie zur kariesprophylaktischen Lokalapplikation empfohlen werden, erweichen den Schmelz. Durch eine chemische Reaktion des Schmelzapatits mit diesen hochkonzentrier-

ten Fluoridlösungen (10 000–25 000 ppm F) wird die Schmelzoberfläche mikroskopisch angeätzt, entkalkt, erweicht. Es kann nicht übersehen werden, daß sie über den Weg einer destruktiven Erweichung der Schmelzoberfläche erkauft wird.
Fluoride und Zahngesundheit
Zyma-Blaes AG München

Als „überzeugendes europäisches Beispiel" für den angeblichen hohen karieshemmenden Effekt der Trinkwasserfluoridierung wird Unkundigen häufig Basel vor Augen geführt, von wo sogenannte „anerkannte Fluor-Experten" (Professor *Maeglin* von der Univ.-Zahnklinik Basel und Professor *Gülzow* von der Univ.-Zahnklinik Hamburg) berichten, daß der dort erzielte hohe Kariesrückgang (bis 73%) allein der Trinkwasserfluoridierung zuzuschreiben sei:

Zusammenfassung:

In Basel wird das Trinkwasser seit dem 1. Mai 1962 mit Fluorid bis auf einen Gehalt von 1,0 ppm angereichert. Seither sind Kariesbefall und Kariesfrequenz bei 7- bis 15jährigen Schulkindern signifikant zurückgegangen. Dieser Rückgang geht nur zu einem sehr geringen Teil auf gewisse zeitliche Unterschiede im Zahndurchbruch zurück. Er kann auch nicht als Folge einer Intensivierung von Aufklärung, Instruktion und Motivation in bezug auf optimale Mundhygiene und zweckmäßige Ernährung erklärt werden, denn die Mundhygiene der Basler Kinder hat sich in den letzten Jahren nicht verbessert, und eine allgemeine Verringerung im Zuckerverbrauch ist nicht nachzuweisen. Dann liegt die Schlußfolgerung nahe,

*daß maßgebend das dem Wasser zugegebene Fluorid
die Kariesfrequenz und den Kariesbefall verringert
hat.*

*H.-J. Gülzow/H. Kränzlin/B. Maeglin
in: Schweiz. Mschr. Zahnheilk. 88, Nr. 11/1978, S.
1192–1200*

Für den sachkundigen Kenner der Basler Verhältnisse ergibt sich allerdings ein anderes Bild, als es
den sogenannten „anerkannten Fluor-Experten"
und den Besuchern (Zahnärzte, Ärzte, Journalisten,
Politiker) der Basler Schulzahnkliniken anläßlich
von „Informationsfahrten" nach Basel geboten
wird.

Die über 36 Jahre (1931–1966) währenden Aufzeichnungen des Kariesbefalls der Basler Primarschüler lassen vielmehr einen Kariesrückgang *ohne*
„Fluor" um rund 60% von ca. 3 auf ca. 1 kariösen +
gefüllten bleibenden Zahn pro Kind erkennen, wie
aus dem amtlichen Zahlenmaterial der Basler Schulzahnkliniken feststellbar ist.

Die Karies ging demnach schon vor dem Krieg
(trotz steigenden Zuckerkonsums) signifikant zurück, während des Krieges wurde der Kariesrückgang noch verstärkt (gesündere Ernährung), und
nach dem Krieg wurde trotz wieder ansteigenden
Zuckerkonsums die Vorkriegshöhe nicht mehr erreicht (nur mehr etwa der Stand von 1944).

Die Ursachen für diese Entwicklung sind zwei-
felsohne in den 1931 eingeleiteten und im Laufe der
Jahre immer mehr verbesserten Prophylaxe-Maß-
nahmen der Basler Schulzahnkliniken sowie in der
Tatsache, daß allmählich die zweite Generation von

Kindern in die Schulen kamen, deren Eltern bereits zahnbewußter waren, zu sehen.

Mit der Trinkwasserfluoridierung hat dies alles nichts zu tun. Vielmehr zeigt das Diagramm einen deutlich rückläufigen Kariestrend schon *vor* Einführung der Trinkwasserfluoridierung, und kein vernünftiger Mensch wird annehmen, daß all die wirksamen fluoridfremden Maßnahmen und Faktoren mit Einführung der Trinkwasserfluoridierung trotz weiterer Verbesserung plötzlich unwirksam geworden sind und ihr Einfluß von der Trinkwasserfluoridierung übernommen wurde.

So wie die Daten dieses Diagramms zeigen auch spätere in Basel erhobene Daten keinerlei positiven Effekt der Trinkwasserfluoridierung.

Auch die von den sogenannten „anerkannten Fluor-Experten" viel strapazierte Zunahme der kariesfreien Primarschüler in Basel findet ihre einfache Erklärung in der Einbeziehung der Klein- und Kindergartenkinder in die längst bewährten und weiter verbesserten fluoridfremden Prophylaxemaßnahmen gleichzeitig bzw. bald nach Einführung der Trinkwasserfluoridierung, so daß immer mehr Kinder nicht nur mit kariesfreien bleibenden Gebissen, sondern auch mit kariesfreien Milchgebissen in die Schulen kamen.

Es ist zweifellos verfehlt, diesen Effekt, der mit der Trinkwasserfluoridierung nichts zu tun hat, dieser zuzuschreiben.

Nicht nur in Basel war die Karies *ohne* Trinkwasserfluoridierung und ohne „Fluor-Prophylaxe" rückläufig, sondern auch in Berlin.

So zeigt eine Untersuchung aus der Poliklinik für

Konservierende Stomatologie an der Charité der Humboldt-Universität zu Berlin (Leiter: Professor *Dr. Rainer Zuhrt*) über die „Kariesverbreitung bei Berliner Vorschulkindern aus den Jahren 1921 bis zur Gegenwart" (1980) ganz klar, daß auch hier die Kariesfrequenz *ohne* „Fluor" deutlich abgenommen hat.

Die Autoren schreiben dazu:
Diskussion:

Die in der Fachliteratur verbreitete Meinung, daß die Kariesmorbidität weiterhin im Steigen begriffen ist, trifft auf die 3- bis 6jährigen Berliner Kinder offensichtlich nicht zu. Der Vergleich kariesstatistischer Daten über einen Zeitraum von 60 Jahren läßt einen positiven Trend in der Kariesentwicklung bei Vorschulkindern erkennen, der sich am deutlichsten bei den 3jährigen zeigt. Seit den dreißiger Jahren nimmt die Zahl gebißgesunder Kinder kontinuierlich zu. Bei den 5- bis 6jährigen Kindern deutet sich diese günstige Entwicklung erst seit etwa 20 Jahren an.

Aus der Sicht der vorstehenden Betrachtungen rufen wir zum Widerstand gegen die programmierte Fluor-Verseuchung auf.

Gleichzeitig rufen wir alle zuständigen Behörden und Politiker auf, den sogenannten „anerkannten Fluor-Experten" und zahnärztlichen Standesfunktionären das bisher gewährte uneingeschränkte Vertrauen zu entziehen und nicht länger durch Kooperation die undemokratischen und reaktionären Methoden der Meinungsunterdrückung und des Gesinnungsterrors zu unterstützen. F. d. ARGE für alternative Gesundheitspolitik

Die Fluorbefürworter nehmen Fakten nicht zur Kenntnis

> *Totschreien und Totschreiben sind einander sehr ähnlich.*
> *Totschweigen ist die akademische Methode.*
> *Werner Kollath*

Es ist völlig unverständlich, daß trotz dieses erdrückenden Materials von den Befürwortern längst widerlegte Behauptungen immer wieder aufgestellt werden, als ob man durch Wiederholung Fakten aus der Welt schaffen könnte.

So brachte die ZM (Zahnärztliche Mitteilungen) in Heft 7/1984 erneut eine „Stellungnahme zur TWF und die Argumentation der Gegner". Die Behauptungen der Fluorbefürworter in der ZM wurden durch die Anfragebeantwortung der Deutschen Bundesregierung vom 15. 3. 1984 ad absurdum geführt.

Es erscheint uns daher zweckmäßig, daß wir uns noch einmal zusammenfassend zu den einzelnen Punkten äußern.

1. Behauptung der Fluoridisten:

Fluor ist ein essentielles Spurenelement, das dem Organismus in ausreichender Menge zugeführt werden sollte. (Aussagen von Naujoks, Bergmann, Newesely, Knappwost, Büttner, Ahrens, Schmidt,

Büchs, Gülzow, Marthaler in einer gemeinsam abge-
gebenen Erklärung anläßlich einer Forschungsveran-
staltung der Jugendzahnärzte im Lande NRW).
(Herausgeber IME, erschienen 1979).

Antwort der GGB:

Bis jetzt ist nicht schlüssig nachgewiesen, daß
Fluor „essentiell" (lebensnotwendig) ist. Bezeichnend ist, daß neuerdings verstärkt auf den Unterschied zwischen Fluor und Fluorid hingewiesen
wird, um die Gegner abzuwerten. Bis 1979 haben
offensichtlich und nachweislich die o. g. 10 Experten
der Unterscheidung selbst keinen Wert beigemessen,
oder haben sie den Unterschied gar nicht gekannt?
Karies ist unbestritten *keine* Fluormangelkrankheit.

Wir zitieren aus der Amerikanischen Pharmako-
pöe für Apotheker, 24. Ed., S. 1456/1457: „Aufgrund ihrer kalziumfällenden Eigenschaft stellen
Fluoride stärkste Gifte für alle lebenden Gewebe dar.
Sie verursachen Blutdrucksenkung, Schäden des Re-
spirationstraktes und allgemeine Lähmungen. *Fort-
gesetzte Einnahme unterschwelliger Dosen verursacht bleibende Wachstumsschäden.*" Auffallend ist,
daß diese Aussage in späteren Auflagen, als die Fluoridierung stärker propagiert wurde und ins Kreuz-
feuer geriet, nicht mehr erscheint.

Dr. Ludwig Gross, ein bekannter Krebsforscher,
in der New York Times vom 3. 6. 57:

„Die einfache Tatsache, daß Fluor ein schleichen-
des Gift ist, schädlich, toxisch und mit kumulieren-
der Wirkung, selbst wenn es in kleinsten Dosen
genommen wird, bleibt unveränderlich bestehen,
wenn auch noch so oft geschrieben wird, daß die

Fluoridierung der Wasserversorgung harmlos ist." (S. auch „Begriffsbestimmung Fluor – Fluorid", S. 23).

2. Behauptung der Fluoridisten:

Natriumfluorid ist nicht giftiger als Arsen. Als tödliche Einzeldosis gilt mindestens das 25fache von Arsenik.

Antwort der GGB:

Mindestens ein Todesfall eines Kindes in Österreich ist mit Sicherheit auf den Verzehr von Fluoridtabletten zurückzuführen. Wöchentliche Vergiftungsfälle gehen bei den Vergiftungszentralen ein.

Professor *Dr. K. O. Moeller,* Kopenhagen, maßgeblicher Pharmakologe für die nordischen Länder: „Fluor ist weitaus gefährlicher als Arsen oder Strychnin, bei denen die Maximaldosen mit 5 mg weit größer sind."

Dr. Charles A. Brush, B. S., M. D., Direktor des Cambridge Medical Center, Cambridge, Massachusetts: „Künstliches oder anorganisches Natriumfluorid ist ein stark toxisches Protoplasmagift, das 15mal so stark ist wie Arsen."

Dr. Jugh Sinclair, Direktor des Oxford Laboratory of Human Nutrition, England: „Fluor ist eine extrem toxische Substanz. Wir wissen noch zu wenig von seinen Wirkungen, um jetzt schon damit Experimente zu machen."

Professor *Emanuel Cheraskin,* US-amerikanischer Ernährungswissenschaftler in Birmingham, Alabama: „Fluor ist ein Breitbandenzymgift".

3. Behauptung der Fluoridisten:
Es ist Utopie, Zahnkaries durch Ernährung zu verhüten. Die Bevölkerung ist nicht bereit, das Ernährungsverhalten zu ändern. Deshalb sind Fluoride unverzichtbar.

Antwort der GGB:
Die auf Seite 15–21 genannten Beispiele zeigen, daß die Ursache der Zahnkaries denaturierte Zivilisationskost ist. Der Ernährungsbericht 1976 der Bundesregierung sagt eindeutig aus „ohne Zucker keine Karies", s. S. 119, 120.

Die Bevölkerung ist ungenügend über die Zusammenhänge von Krankheiten und falscher Zivilisationskost informiert. Solange selbst von seiten der Regierung eine Werbung für krankmachende Kost – ohne Aufklärung darüber – gebilligt und gefördert wird, ist keine andere Verhaltensweise des einzelnen zu erwarten.

Privatinitiativen zeigen jedoch, daß das Wissen um die Zusammenhänge fehlt und andererseits von der Bevölkerung gewünscht wird. Rund 700 Gesundheitsberater (GGB) klären seit etwa 4 Jahren mit zunehmendem und großem Erfolg darüber auf. Das Interesse wächst.

4. Behauptung der Fluoridisten:
Die Wirksamkeit der Kariesprophylaxe ist unumstritten. Die Fragen der Fluoridierung wurden in weit über 30000 wissenschaftlichen Publikationen behandelt. Vordingborg (Dänemark), Karl-Marx-Stadt (DDR) oder Basel sind beispielhaft.

Antwort der GGB:

Alle genannten angeblichen Erfolgsstatistiken wurden nachweislich exakt widerlegt, s. S. 31, 38. Bei den sogenannten wissenschaftlichen Arbeiten wird verschwiegen, daß sich davon nur ein geringer Teil mit der Fluoridierung befaßt, die meisten davon referieren als Sekundärliteratur. Die Mehrzahl dieser Arbeiten stammt von Wissenschaftlern, die die Arbeiten von Wissenschaftlern zu neuen „wissenschaftlichen Arbeiten" zusammengefaßt haben.

5. Behauptung der Fluoridisten:
Fluoride akkumulieren sich in der Plaque und greifen in den Stoffwechsel der Plaquebakterien ein.

Antwort der GGB:

Ohne raffinierte Kohlenhydrate keine schädigende Plaque.

6. Behauptung der Fluoridisten:
Die Experten, d. h. die Wissenschaftler, welche selbst geforscht haben, sind sich auf der ganzen Welt in wesentlichen Fragen einig.

Antwort der GGB:

Natürlich sind sich die Wissenschaftler der Gegenseite einig. Daran bestand nie ein Zweifel. Es ist nur äußerst bedauerlich, daß den Fluorgegnern unterstellt wird, Dinge zu verbreiten, die nicht selbst erforscht wurden.

Auf seiten der Befürworter tauchen auffallend oft immer dieselben Namen auf, die sich als angebliche

Vertreter der sogenannten Wissenschaft vorstellen, jedoch nur Behauptungen weitergeben, ohne selbst geforscht zu haben.

7. Behauptung der Fluoridisten:
Die Statistiken über Fluoridierungsmaßnahmen entsprechen der Wahrheit und wurden seit 1938 in Tausenden Untersuchungen auf der ganzen Welt bestätigt.

Antwort der GGB:
S. S. 31 „Kritische Betrachtungen zu Statistiken".

8. Behauptung der Fluoridisten:
Es ist nicht wahr, daß Zahnärzte, Gesundheitsämter und Krankenkassen gemeinsam Falschinformationen zur Einführung der Fluoride verbreiten.

Antwort der GGB:
ZM-Mitteilung vom 27. 3. 84:
„Die Bundeszahnärztekammer gibt bekannt:
Neuer Prophylaxe-Vertrag mit Krankenkassen Köln-zpm-
Die Bundeszahnärztekammer hat mit Krankenkassen ein neues Prophylaxe-Abkommen unterzeichnet. Ziel dieser Vereinbarung ist die Verbesserung der Zahngesundheit durch gemeinsame Aufklärung über zweckmäßige Ernährung, Mundhygiene und Schmelzhärtung durch Fluoridierung. In diese Voraussetzungen zur weiteren Vertiefung vorbeugender Zahnheilkunde sollen auch Ärzte, Kindergartenträger und -gärtnerinnen, Ministerien, Lehrer,

Gemeinden, Gesundheitsämter und Eltern einbezogen werden.

Partner der Vereinbarung sind der Verband der Angestellten-Krankenkassen und Arbeiterersatzkassen sowie die Betriebs-, Innungs-, landwirtschaftlichen Krankenkassen und die Bundesknappschaft. Mit dem Bundesverband der Ortskrankenkassen wurde vor Jahresfrist ein entsprechendes Abkommen geschlossen."

9. Behauptung der Fluoridisten:
Die Industrialisierung erhöht die Fluoridkonzentration in der täglichen Kost nur unwesentlich.

Antwort der GGB:
In der Nähe von Fluor-Emittenten wiesen Vegetabilien und Früchte einen 5–21fachen höheren Fluorid-Gehalt als normal auf, s. S. 196.

10. Behauptung der Fluoridisten:
Trinkwasserfluoridierung ist eine sinnvolle Kariesvorbeugung, auch wenn nur geringe Mengen effektiv genutzt werden.

Antwort der GGB:
Kaum 1% des gesamten Leitungswassers wird konsumiert, 99% werden sinnlos behandelt und belasten die Umwelt, s. S. 181.

11. Behauptung der Fluoridisten:
Es gibt keine wissenschaftlich stichhaltigen Beweise, daß Fluoride gesundheitlichen Schaden versursachen.

287

Antwort des GGB:

S. S. 41–54 „Gesundheitsschäden durch Fluoride"
1974 wiesen Biochemiker eine deutliche Wirkung
von Natriumfluorid auf die Exzisions-Reparatur
und teilweise auf die Phosphorylierung der DNA-
Vorstufen bis hin zur „signifikanten Unterdrückung
der DNA-, RNA- und Proteinsynthese und zu Veränderungen im Monophosphokinase-Schritt der
Nukleotidphosphorylierung" schon in überaus kleinen Konzentrationen nach. Die betreffenden Untersuchungen wurden von *Klein, Kocsis* und *Altmann*
am Institut für Biologie des Österreichischen Atom-
forschungszentrum Seibersdorf durchgeführt. Ausführungen der Fluortabletten-Firma Zyma-Blaes
AG, München besagen, daß Fluorid den Zahnschmelz *nicht härtet* und daß höhere Konzentrationen, wie sie zur Lokalbehandlung verwendet werden, den Zahnschmelz sogar anätzen, entkalken und
destruktiv erweichen. Weiteres s. S. 275.

12. Behauptung der Fluoridisten:
*Eine echte toxische Schädigung ist erst zu erwar-
ten, wenn täglich 10-20 mg Fluoride und mehr über
Jahre aufgenommen werden.*

Antwort der GGB:
Diese Behauptung ist durch das vorliegende Buch
oftmals widerlegt, s. Punkt 1 und 2, s. S. 41–54.

13. Behauptung der Fluoridisten:
*Die Krebssterblichkeit nahm sogar in fluoridierten
Städten ab.*

Antwort der GGB:
  Widerlegung s. S. 50 u. a.

14. Behauptung der Fluoridisten:
Die Trinkwasserfluoridierung führt nicht zu häufigerem Mongolismus.

Antwort der GGB:
  Widerlegung auf S. 41–54.

15. Behauptung der Fluoridisten:
Die Trinkwasserfluoridierung führt nicht zur Knochenfluorose.

Antwort der GGB:
  Widerlegung s. S. 41–54.

16. Behauptung der Fluoridisten:
Eine absolut sichere und genau dosierte Fluoridierung des Trinkwassers ist ohne weiteres möglich.

Antwort der GGB:
  Widerlegung s. S. 192.

17. Behauptung der Fluoridisten:
Es stimmt nicht, daß die Aluminiumhersteller ihre giftigen Abfälle durch die TWF beseitigen wollen.

Antwort der GGB:
  s. „Geschichtliche Entwicklung der Fluoridierung" S. 71.

18. Behauptung der Fluoridisten:
Schmelzflecken (Dentalfluorose) deuten lediglich auf eine Störung der Schmelzmineralisation hin.

Antwort der GGB:
Da der Zahn am Stoffwechsel des Gesamtorganismus teilnimmt, ist die Dentalfluorose nicht der Ausdruck einer lokalen Schädigung, sondern sicheres Zeichen einer Fluorvergiftung.

19. Behauptung der Fluoridisten:
Bei optimal fluoridiertem Trinkwasser kommt es nicht zur Knochenfluorose.

Antwort der GGB:
Die sogenannte Optimaldosierung ist ein Wunschdenken angesichts der toxischen Gesamtsituation, s. S. 194–198.

20. Behauptung der Fluoridisten:
Es trifft nicht zu, daß die Spanne zwischen vorbeugend und giftig wirkenden Fluoridmengen verhältnismäßig eng ist.

Antwort der GGB:
Diese Behauptung ist widerlegt u. a. auf S. 41–54. Von den Fluoridisten werden außerdem individuelle Schwankungen nicht berücksichtigt.

Nachwort

Sie halten mit dieser Ausgabe die zweite überarbeitete Auflage des Buches „Vorsicht Fluor" in der Hand. Dem nachfolgenden Schriftwechsel können Sie den derzeitigen Stand der Fluoridierungsmaßnahmen entnehmen.

Twiste, den 20. 7. 86

An
den Bundesverband der Ortskrankenkassen
Kortrijkerstr. 1
z. Hd. Frau Dr. Eberle
5300 Bonn-Bad Godesberg

Sehr verehrte Frau Dr. Eberle,
auf Ihren besonderen Wunsch habe ich zu den Texten der Fluordiskussion Zurückhaltung geübt. Nachdem ich Ihre „Schlußfolgerungen" erhalten habe und das restliche Material, ist dies leider nicht mehr möglich. Wenn Ihre *„Schußfolgerungen"* mit Fazit in dieser Form gedruckt werden sollten, hätte dies eine Gegendarstellung zur Folge, die allen Kassen zugeht und auch in der Bevölkerung bekannt wird. Ich würde dies gern vermeiden, da wir nur in Zusammenarbeit zu positiven Ergebnissen kommen können.
Dieses „Fazit" ist ein Hohn auf jede neutrale, d. h. wissenschaftliche Auswertung. Wenn Sie lediglich Material suchten, um Ihre bisherige Auffassung bestätigt zu erhalten, wie sie in „Kariesprophylaxe" und dem Fluoridatlas zum Ausdruck kommt, bedurfte es keiner Diskussionen.

Betr. des Nachweises der *Wirksamkeit* hatten Sie drei Arbeiten genannt, die eine Kariesreduktion durch Fluor beweisen sollten. In der besten der drei Arbeiten (Driscoll) weist die Fluorgruppe in 6 Jahren 1.17 kariöse „Flächen" weniger auf, (was statistisch noch nicht einmal gesichert ist). Da der kariesanfälligste Zahn 5 „Zahnflächen" hat, die kariös werden und gezählt werden können, braucht die Differenz noch nicht einmal 1 Zahn zu bedeuten. Es genügt, daß in der Fluorgruppe, die ja besonderer Aufmerksamkeit sicher ist, durch frühere Behandlung verhindert wurde, daß aus einer einflächigen eine mehrflächige Karies entstand (s. S. 32). Dies würde bedeuten, daß die Krankheitsanfälligkeit der beiden Gruppen die gleiche ist und kein Zusammenhang zwischen Fluoraufnahme und Karieshäufigkeit besteht. Warum sprechen Sie das nicht klar aus?
Das Interessante an dem Gespräch Bergmann – Busse ist, daß auch diese *keine Statistik nennen konnten, die einer Prüfung standgehalten hätte* – und sie hätten es bestimmt getan, wenn sie eine gekannt hätten! Dagegen müssen sie auf intensives Fragen Ihres hauseignen Statistikers, Herrn Schmidt, zugeben, daß „einige der alten Statistiken" *den Anforderungen nicht genügen,* nämlich gerade diejenigen, auf die sich die beiden Herren und die Zahnärzteschaft seit 30–40 Jahren berufen!
Warum kommt das in Ihrer Schlußfolgerung nicht zum Ausdruck?
Sie fordern in dem Gespräch am 28. 1. die Herren Bergmann und Busse ausdrücklich auf, den *Wirksamkeitsnachweis* der drei am 6. 12. 85 diskutierten Arbeiten zu erbringen (S. 109). Das tun die Herren nicht. Statt dessen fällt auf, daß Busse nicht diese fragwürdigen Arbeiten untersucht, sondern den Kritiker dieser Arbeiten, Ziegelbecker, kritisiert und mit hämischen Ausdrücken in Abwesenheit angreift und herabzusetzen versucht – ohne daß dies Ihren Widerspruch herausgefordert hätte. (S. 174 „Laienhaftigkeit als Statistiker", S. 175: „besonders böser Berufsstand" . . ., „Quod licet" . . ., S. 181: „wütend" . . ., S. 182: „weltanschauliche Positionen", „es ist bei uns . . . üblich, etwas sorgfältiger zu arbeiten" . . . (den Eindruck hat man leider bei diesen Ausführungen nicht), S. 185: „läßlichste der drei Sünden von Herrn Ziegelbecker. . ."
S. 189: „spekulative Argumente à la Ziegelbecker. . ." usw.

Und das bezeichnen Sie in Ihrer Schlußfolgerung als wissenschaftlich und Versachlichung der Diskussion? (S. 2). Warum geben Sie nicht an, wo die *„Emotionen"* zu suchen sind?
In der ganzen Diskussion ist *keine „signifikante Kariesreduktion"* in „korrekt erstellten Studien" nachgewiesen. „Biochemische Untersuchungsergebnisse" finden ständig andere Begründungen für die postulierte Karieswirksamkeit des Fluors. Wie Sie hierbei zu einer *Empfehlung* kommen, bleibt Ihr Geheimnis, es sei denn, Sie übernehmen bedingungslos die Meinung von Bergmann.
Auf die auf S. 196 erwähnte Arbeit von *Helwig-Klimek* muß kurz hingewiesen werden: Kennzeichnend ist, daß die Autoren nicht bereit sind, die Werte, auf denen sie ihre Behauptungen aufbauen, wie in der Statistik üblich, offen zu legen. Nachweisbar ist aber trotzdem, daß ihre Behauptungen geringerer Karies in Orten mit höherem F-Gehalt auf 2–5 Kindern pro Ort und Jahrgang beruhen, ohne Berücksichtigung der starken Unterschiede in der Ernährung und anderer sozialer Gegebenheiten. Da es sich z. T. um meine Patienten handelt, sind mir diese weitgehend bekannt.
Aber über die Frage der Wirksamkeit, die, da auf Statistiken beruhend, nur von Statistikern fachgerecht diskutiert werden kann, wird bzw. hat Herr Ziegelbecker Stellung genommen. Ich habe einiges zu den *gesundheitlichen Risiken* zu sagen. Dazu habe ich Ihnen bereits am 2. 12. einiges an Unterlagen geschickt und am 14. 1. 86 die Materialsammlung spez. zu gesundheitlichen Fragen, weil diese in der Diskussion bei weitem nicht ausreichend erörtert werden konnten. Leider haben Sie diese nicht berücksichtigt und uns auch keinen zweiten Termin angeboten, wie Sie dies bei Bergmann getan haben, sondern *auf Beendigung* gedrängt. Was noch zu sagen wäre, bedeuteten Sie uns, könne im Anschluß gesagt werden – damit es nicht ins's Protokoll käme? Ich habe Sie ferner gebeten, diese Unterlagen den Teilnehmern zugänglich zu machen – nicht nur Herrn Bergmann. Wie ich von diesen erfuhr, haben Sie dies *nicht* getan. Ich kann mir dies nur damit erklären, daß Sie ein eigenständiges Urteil bei den anderen Teilnehmern verhindern wollten, da mein Material auch die *kritischen Arbeiten* zur Fluormedikation enthält.

Auf einige der erwähnten Punkte möchte ich eingehen (dabei beziehen sich die angeführten römischen Zahlen auf die Ihnen zur Weitergabe übersandte Materialsammlung):

Bereits die *Fragestellung* Ihrerseits war nicht sehr glücklich gewählt, denn: Wenn der Wirksamkeitsnachweis nicht erbracht werden kann, ist „Fluorid" überflüssig (Frage 3), und wenn der Nachweis der Unbedenklichkeit nicht erbracht werden kann, ist es unter allen Umständen wegzulassen.

Eine der wichtigsten Fragen für Patient und Kassen dagegen wurde nicht gestellt: Die psychischen Auswirkungen einer *Medikamentengewöhnung,* wie sie durch tägliche Gaben (gewiß ungewollt, aber zwangsläufig) erzielt werden. Und zwar wirkt sich diese Medikamentengewöhnung nicht nur kostenmäßig aus, was für den Versicherungsträger auch nicht unwichtig ist, sondern auf die gesamte Lebenseinstellung zur Gesundheit. Ist Gesundheit nur noch über die Apotheke möglich, oder sollte nicht die gesunde Lebensführung nach den physiologischen, d. h. naturgegebenen Erfordernissen des Menschen angestrebt werden? Und wie verträgt sich die Medikamentengewöhnung mit all ihren bekannten Schäden mit der berechtigten Forderung der Kassen nach *Kostensenkung?*

Wenn nach Angabe des Gesundheitsministeriums (17. 7. 86) bereits 3–500 000 Versicherungsnehmer medikamentenabhängig sind, können Sie mindestens mit dem 10fachen an Medikamentengewöhnung bzw. Mißbrauch rechnen. Wie hoch schätzt man bei Ihnen den überflüssigen Medikamentenverbrauch ein, bei Anerkennung der Medikamententherapie und -Prophylaxe als sinnvolle Maßnahme? 30%, 50%? Vom Standpunkt des kausal behandelnden Arztes sind es bei ernährungsbedingten Krankheiten – und das sind doch ca. 80% bis über 90%.

„Selten sind sich Wissenschaftler auf internationaler Ebene so einig..." – wie über die Gefahrlosigkeit der Kernenergie – gewesen. Setzen Sie dies bitte in Bezug auf die „Sicherheit" der Fluormedikation. In diesem Zusammenhang ist von Interesse, daß bei verstärkter Fluoraufnahme auch die Aufnahme von *Strontium* – und zwar des radioaktiven Strontiums 89 und 90 – erhöht ist. Die Zusammenhänge ergeben sich *über den Kalkstoffwechsel* aus Abschnitt IV/A und F der Materialsammlung.

Wie kommen Sie zu der Behauptung, die *Schädlichkeit* von „Fluorid" könne nicht mit wissenschaftlichen Studien belegt werden? (S. 11). Die Materialsammlung enthält hunderte von wissenschaftlichen Arbeiten, die diesen Nachweis bringen. Sie haben hierbei unbelegte Behauptungen von Bergmann kritiklos übernommen, obwohl Sie zweifellos – auch an Hand meiner Unterlagen – über besseres Wissen verfügen.

Auf die von Lehman (S. 135) und auch von Bergmann in früheren Arbeiten behauptete *„Lebensnotwendigkeit"* des Fluors (Bergmann: Fluorid – ein *essentielles* Spurenelement, Dez. 1978) bin ich in IV E eingegangen. Der wissenschaftliche Nachweis dafür fehlt nach wie vor, was auch von Klein – Bergmann in der Sitzung v. 28. 1. 86 jetzt zugegeben wird (S. 226, 228–230). Im übrigen ist die Frage für eine Prophylaxe belanglos, da das Umweltgift Fluor in den auch von Newesely behaupteten notwendigen homöopathischen Dosen unvermeidbar und – als natürliches Vorkommen für eine Lebensdauer von 100–150 Jahren mit Sicherheit ohne gesundheitliche Auswirkungen wäre. (Die Speicherung von Schadstoffen, darunter F, ist bekanntlich auch bei sonst Gesunden eine der Ursachen der Altersinvalidität und -Tod). Wesentlich anders liegen die Verhältnisse bei den massiven Zufuhren in der heutigen Industriegesellschaft (IV O, G. IIH), spez. bei zusätzlicher Medikation.

Ob sich *„keinerlei Anhaltspunkte für gesundheitliche Störungen"* finden (S. 11), sollten Sie besser dem Urteil neutraler Beobachter nach Einsicht in meine Materialsammlung überlassen. Hier gibt es eindeutige spezifische und unspezifische Aussagen. (Mit der gleichen Begründung bestreitet die Nahrungsmittelindustrie und die von ihr abhängigen Ernährungswissenschaftler die ernährungsbedingten Schäden oder die Atomwirtschaft die nicht sofort nachweisbaren Strahlenschäden.)

Zu der Behauptung Lehmanns: „Würde es gelingen … Fluoridgehalt zu eliminieren, so gäbe es vielleicht überhaupt keine Skelettmineralisation mehr" (S. 135 u. F.). Ist dies nicht etwas zu spekulativ? Zur fluorreichen Umwelt: Es trifft zu, daß das Leben in einer fluor- und kochsalzreichen Umgebung, dem Meer, entstanden ist. Der biologische Unterschied – und den sollte der Biologe kennen, besteht darin, daß wir immer noch im Blut den Kochsalzgehalt des Meeres als physiologisch-lebensnotwendig haben (0,0% NaCl = 0,9 pro 100), Fluor jedoch bis an die Grenze der Ausscheidungsfähigkeit der Nieren herabgesetzt wird (0,004 ppm = 4 pro 100 Millionen Teile!), das typische Zeichen für ein Gift.

Die gleiche Bewertung betr. *Toxidität* von dem natürlicherweise im Wasser vorkommenden Kalziumfluorid (CaF^2) mit der Chemikalie Natriumfluorid (NaF) ist ein grundlegender Irrtum. Schon die höhere *Löslichkeit* des NaF, im wässrigen Milieu, wie sie bei oraler Aufnahme wirksam wird, aber auch seine größere *Affinität* (Neigung zum Eingehen von Verbindungen) bedingt eine um ca. 500mal höhere Giftigkeit des Tabletten-Fluorids NaF. So wurden die Tiere im Frankfurter Zoo 1947–1949 mit NaF vergiftet. CaF^2 wäre dazu völlig ungeeignet gewesen. (Die Löslichkeit von NaF ist ca. 4000fach größer, als von CaF^2 – (IV L). Dazu wäre weder Kochsalz, Eisen, Natrium usw. geeignet, wie Bergmann anregt (S. 208).

Eine Übersicht über die unterschiedliche Toxidität von Fluorverbindungen bringt Tab. 3, (IV L). Dabei steht NaF unter „sehr giftig" und wird nur von Fluorwasserstoff- und -Siliziumverbindungen übertroffen.

„Unkontrollierte *Kumulationen*" (S. 11) lassen sich nicht durch Berücksichtigung der Fluoridkarte vermeiden, sondern bestenfalls durch alljährliche Untersuchung aller Medikamentenkinder, da die Zufuhr durch andere Quellen als durch Wasser erheblich größer sein kann, wie z. B. das Waldsterben zeigt, bei dem F eine maßgebliche Rolle spielt (IV O). Aufgenommen wird es ferner durch Nahrung (IV D, IV G), je nach Gewohnheiten, Luft, je nach Verschmutzung, Medikamente, Zahnpasten (nach der Monitor-Sendung etwas vermindert), u. a. Es gibt auch kein Kriterium, daß gesundheitliche Beeinträchtigungen durch Kumulations- und Summationsgifte im Anfangsstadium nachwiese. Die einzige Vorsichtsmaßnahme beruht in der Kenntnis dieser Gifte und ihre Vermeidung oder zumindest Verminderung, wie dies am Beispiel Blei in der BRD vorbildlich praktiziert wird. Fluor gehört unbestritten zu diesen Kumulationsgiften. Die *Speicherung* ist eine der Abwehrmaßnahmen des Organismus, spez. bei nicht oder schwer

abbaubaren oder das Ausscheidungsvermögen überschreiten-
den Giften, wie z. B. Blei (im Zahnfleisch – „Bleisaum"), DDT
(im Fettgewebe) und ist typisch für viele Umwelt- und sonstigen Gifte. Diees Kumulation, d. h. Speicherung im Organismus, spez. den Knochen (und den Hauptschlagadern!) gerade
jetzt nach Tschernobyl als *„Entsorgung"* (S. 226) zu bezeichnen, ist geradezu provokativ.

Eine *unkritische Einstellung Ihrer Mitglieder als „subjektiv"*
und *„emotional"* herabzusetzen (S. 11, Fazit), zeugt von
Überheblichkeit der Autorin, die nicht hingenommen werden
sollte. Kritik hat ihre Berechtigung in den ständigen Skandalen
und Katastrophen, von denen auf dem Gebiet der Medikation
nur der geringste Teil bekannt wird. Es sollte dies eine Warnung an die Verantwortlichen sein, *alle zweifelhaften und umstrittenen Maßnahmen, spez. auf gesundheitlichem Gebiet, zu
unterlassen,* insbesondere, wenn es sich um Maßnahmen handelt, die zugegebenermaßen *keine Ursachenbeseitigung,* d. h.
echte Heilung zur Folge haben.

Das Wort *„multifaktoriell"* ist eine beliebte Leerformel für
„ich weiß nicht, was es wirklich ist". Wenn bei der Karies die
Ausschaltung *eines, nämlich des Faktors Fehlernährung,* zur
Prophylaxe genügt (Ausnahme: Stoffwechselzusammenbruch
bei schwerer Krankheit), ist diese Bezeichnung überflüssig,
denn sie bezieht sich auf Faktoren, die durch die Fehlernährung verursacht werden, wie z. B. eine krankhafte Bakterien-
flora.

Die *Säurelöslichkeit* des Schmelzes kann durch Fluor vermindert, sie kann aber auch erhöht werden, je nach Art des gebil-
deten Fluorapatits. Wenn dies sogar Mühlemann feststellt, der
die Fluormedikation in Europa maßgeblich eingeführt und
mitbestimmt hat, sollte Bergmann dies zur Kenntnis nehmen
(III F 14, bzw. Bild 26).

Wenn „häufig *sehr viel höhere Konzentrationen"* aufgenommen werden und zudem bereits *Gesundheitsstörungen* vorliegen, *wer kontrolliert dies bei unseren Kindern?* Entsprechende
Untersuchungen, z. B. auf Nierenfunktion, werden bekanntlich nicht durchgeführt.

Wenn von den drei Vertretern des BGA 1986 die Wirksamkeit
des F „ohne weiteres an den Anfang jeder Diskussion gestellt"

297

wird, unter Verzicht auf statistische Untersuchungen, den einzigen, auf denen sich die Annahme beweisen ließe, bedeutet dies, *Verlust der wissenschaftlichen Grundlage und der Kritikfähigkeit*. Ich brauche nur daran zu erinnern, daß in der Verlautbarung des BGA, Soz. Ep. Berichte 2/82 von sechs Herren eine wesentlich andere Ansicht vertreten wurde. (Deshalb sollte man nicht von „dem BGA" sondern von „Bergmann des BGA" sprechen, ebenso nicht von „dem WIDO", sondern von „Frau Eberle des WIDO".

Auf S. 210 behauptet Bergmann, daß Fluor (nicht der fälschlich gebrauchte Begriff „Fluorid") sich nicht in *Weichgeweben* ansammelt. Daß dies doch der Fall ist, geht aus untenstehender Tabelle hervor, die Frau Dr. Eberle (aus: Fluor – Fluorid S. 14) bekannt ist, zusammengestellt aus den Arbeiten von sieben Autoren. Tabelle 2.

Entscheidend für die Beeinflussung der *Enzyme* (II E) sind nicht Durchschnittswerte, sondern der lokal anzutreffende Fluorgehalt, der sehr unterschiedlich ist. Im Mundbereich kann der F-Gehalt bis auf 200 ppm ansteigen. Bemerkenswert ist vor allem die hohe Konzentration in der Hauptschlagader (Aorta), eine Erklärung für das verstärkte Auftreten von Herz-Kreislaufschäden unter Fluoreinfluß (I B). Es kommt also durchaus zu den erhöhten Fluorwerten, die zu *Enzymschädigungen* führen (Tab. 45 in II E, S. 8), genügen doch z. B. zur 50%igen Hemmung der *Cholinesterase* 0,01 M NaF. Sichtbares Zeichen eines Enzymschadens sind die *Schmelzflecken*. Daß diese nicht hypothetischer Natur sind, beweisen die Befunde in *Volketswil* (Schweiz) mit 44% (!) Schmelzflecken. Davon kommen nicht 23 (Schutzbehauptung der Verantwortlichen), sondern ca. 2–4% auf andere Ursachen, die bekannt sind (s. III E, Dentalfluorose). Die Ausgabe der Tabletten wurde in Volketswil sofort eingestellt. Erhöhte Schmelzfleckenhäufigkeit werden auch mehr und mehr aus anderen Orten mit Tablettenmedikation gemeldet. So aus Berlin und dem Sauerland mit über 30%! Die Informanten scheuen sich jedoch, soweit sie Lehrer sind, namentlich aufzutreten, weil sie Disziplinarverfahren angedroht bekommen! Schmelzflecken durch Flour beruhen auf der Hemmung des Enzyms Enolase.

Das beweist, daß sich die Hemmung keineswegs auf Gewebekulturen (Tab. 47, II E 9) beschränkt, sondern die Erhöhung
des Fluorid-Ionengehaltes ist auch im Vergleich von Fluoridierten mit Nicht-Fluoridierten an 2200 Pat. nachgewiesen
(Tab 45, II E 8). Die Wirkung auf den *Zitronensäure-* oder
Krebszyklus zeigt Abb. 24.
Durch die starke Affinität des F zu Ca kommt es zu den
bekannten *Knochenveränderungen* im ausgewachsenen Skelett
und der *Zahnfluorose* im kindlichen Gebiß während der Zahnbildung. Es wäre töricht, anzunehmen, daß diese *Strukturschäden* sich auf die Zahnbildung beschränkten, ist der Zahn
doch nur der äußerlich sichtbare Teil des Skeletts und von
gleicher Zusammensetzung. Die kreidige Verfärbung entsteht
durch Vakuolen unter der Schmelz-Deckschicht. Zahnfluorose
ist daher sichtbares Zeichen einer *Fluorvergiftung,* wie vor der
Fluorpropaganda allgemein bekannt war.
Selbst *Dean,* „father of fluoridation", mußte 15% *Zahnfluorose* zugeben. Bei *Tablettenfluoridierung* sind, soweit überhaupt objektive Untersuchungen vorliegen – sie werden im Interesse der Fluoridierung vermieden – bis zu 30–44%
Schmelzflecken festgestellt, von denen ca. 2–4% auf andere
Ursachen als F zurückzuführen sind (s. Volketswil). Struktur-
veränderungen, die bei 15– ca. 40% der Probanden durch eine
Medikation erzeugt werden, sind als krankhaft zu bezeichnen.
Diese als „kosmetisch" abzutun, ist verantwortungslos.
Der von Bergmann zitierte Toxikologe *Henschler* mußte sich
auf dem Fluorsymposion 1969, auf dem Staatssekretär Man-
ger-König die Fluoridierung durchsetzen wollte, vom Toxiko-
logen Marquart zurechtweisen lassen. (Das Tonband wurde,
trotz Anforderung von Prof. Schweigart, angeblich wegen ei-
nes Defektes, nicht herausgegeben. Da ich Teile dieses Bandes
abgehört habe, kann dies der Grund nicht gewesen sein.)
Es trifft zu, daß es im wachsenden Skelett nicht zu sichtbaren
Knochenveränderungen kommt, da durch Knochenwachstum
die Aufnahmekapazität für das Gift ständig erweitert wird.
Das ändert aber nichts an der *Schädigung des Kalk- und
Phosphat-Stoffwechsels* (IV F), entsprechend den Zähnen.
Ferner wird die Verfügbarkeit des Ca- und P-Angebotes durch
Festlegen verringert sowie das Angebot durch erhöhte Aus-

scheidung (IV F). Das starke Auftreten von Leukämie –
sie steht in den stark fluoridierten USA an erster Stelle der
Kindersterblichkeit bis 15 Jahre – kann ihre Ursache in der
Vergiftung des Knochenmarks, dem blutbildenden Organ,
haben (II L).

Die *Enzymaktivität* des Fluors gibt Bergmann übrigens selbst
zu am Beispiel Eisen. „Durch die feste Bindung ist die Inakti-
vierung auch sehr ausgeprägt" (S. 210). Die Folgen dieser „fe-
sten Bindung" ist z. B. Anämie (Blutarmut). „*Eisenmangel-
anämie:* Häufige Anämieform, bei der die Hämoglobinbildung
durch Eisenmangel behindert ist" ... (Pschyrembel 1986), eine
der häufigsten Erscheinungen bei Kindern, die durch die Fluoridierung verstärkt wird (s. auch I A, Hämopoetisches System).

Bei der Blutbildung der Kinder wird nicht nur der *Eisen-*, sondern in besonderem Maß der *Kalziumstoffwechsel* durch
Fluormedikation gestört. Das führt zwar im wachsenden Skelett nicht zu Knochenschwund oder Knochenverdichtung,
wohl aber zu einer zu schwachen Skelettform und verstärkt
damit die Schäden einer sog. „Luxus-Mangelernährung" und
führt u. a. zu verstärktem Auftreten des Schmal-Spitzkiefers
(Schöhl, H., BZM 3/1986), der einen Anstieg von ca. 30 auf
80 % zu verzeichnen hat. Der Kostenfaktor „*KfO*" könnte bei
einer kausalen Behandlung weitgehend gestrichen werden.
Dentalfluorotische Zähne können – genau wie die rachitischen
Zähne – etwas widerstandsfähiger gegen Karies erscheinen.
Aber wie bereits Smith und Smith feststellten: „Obgleich gefleckte Zähne gegen die Zerstörung etwas widerstandsfähiger
zu sein scheinen, sind sie doch strukturell schwach. Wenn die
Zerstörung einsetzt, ist sie meist unaufhaltsam." Diese strukturelle Schwäche – mikroskopisch feststellbare Störungen des
Schmelzaufbaues – sind Ursache des kreidigen Aussehens. Wer
käme auf den Gedanken – um der Beweisführung Bergmanns
zu folgen – eine künstliche Rachitis zur angeblich „besseren
Zahngesundheit" wegen zu erzeugen?

Besonderen Wert legt Bergmann auf die Eliminierung des Be-
griffes „Gift" (S. 208) und versucht, die Grenzen zwischen
„Gift" und „Nahrungsmittel" zu verwischen. Nach seinen
Ausführungen gäbe es den Begriff „Gift" nicht. Aber schon

300

die Gleichsetzung von Fluorverbindungen völlig unterschiedlicher Toxidität unter dem Oberbegriff „Fluorid" (den metallischen Verbindungen des Fluors), ist falsch. Was er zu Gunsten von Natriumfluorid sagt, gälte auch für Blei, für Cadmium, für DDT oder die chlorierten Kohlenwasserstoffe u. a., die man ebenso wenig als gesundheitsfördernd bezeichnen kann. Der Begriff: „wünschenswerter Nahrungsfaktor" ist eine der Fiktionen, mit denen ein Wissenschaftler nicht arbeiten sollte, zumal, nachdem die Herren selbst zugeben mußten, daß der Nachweis der Lebensnotwendigkeit nicht erbracht ist (s. IV E). Die Behauptung von Bergmann, „Fluorid" könne zu *keinerlei* „*Übelkeit oder akutem Unbehagen*" führen, an Hand einer Untersuchung von 34 Kindern (S. 208), ist Vogel-Strauß-Politik. Ich kenne persönlich derartige Fälle, darunter eine Ärztin, die durchaus in der Lage ist, die richtige Diagnose zu stellen und habe zahlreiche Beispiele und Untersuchungen angeführt. Es sind dies durchaus keine „Einzelfallstörungen" (V F). Es liegen Untersuchungen von hunderten von Patienten vor. Sich über die ständig wechselnden Kariestheorien und über die Gründe der angeblich karieshemmenden Wirkung des Fluors zu unterhalten, (S. 214–220) halte ich in diesem Rahmen für nutzlos. Sie zeigen nur die Unsicherheit, selbst nach 40 Jahren Fluoridierung. Wo nichts ist, ist nichts nachzuweisen. Zur *Osteoporose* (Knochenschwund S. 221) nimmt Bergmann auf die Arbeit von Bernstein Bezug. Dieser Arbeit sind grundlegende Fehler nachgewiesen, die sie wertlos macht (I H). Die Veröffentlichung führte u. a. zur Medikation der Osteoporose (Knochenschwund, spez. im Alter durch Fehlernährung) mit hohen Fluordosen. Wegen der schweren Nebenwirkungen ist man inzwischen wieder weitgehend davon abgekommen. Es kommt dabei zu einer partiellen Knochenverdichtung bei gleichzeitigem Knochenschwund an anderen Skeletten mit erhöhter Bruchgefahr (s. I H). Prof. Fabre von der Faculté de Pharmacie der Universität Paris ist verantwortlich, daß in Frankreich nicht fluoridiert wird. Er wurde selbst mit NaF gegen Osteoporose behandelt und bekam neuromuskuläre Schmerzen und Magen-Darmbeschwerden. Seine Arthritis verstärkte sich. „Die Kur war schlimmer, als die Krankheit" ist sein Urteil.

Die Wirkung von F auf die Zitratbildung zeigt Bild 24.

Aus den über 100 von mir angeführten Literaturstellen nur einige Beispiele:

In einer Doppelblindstudie zeigten Inkovaara et al., daß schon bei 25 mg NaF durch 8 Monate *spontane Knochenbrüche* und *Arthroseexerbationen* (Gelenkentzündungen) in der Fluoridgruppe ungleich häufiger auftraten.

Die NaF-Therapie, die zur Behandlung der Osteoporose eingesetzt wird, führt nicht zur Wiederherstellung des Normalbefundes, sondern zu einer letztlich *toxisch bedingten Osteosklerose* (Mathies).

Die Neubildung von Knochen ist von Knochenresorptionen begleitet und dieser Knochen ist nicht gesund, insbesondere neigt er zu *Brüchen* (Rockert).

Diese erhöhte Brüchigkeit kann auf *verminderten Zitrat- und Magnesiumgehalt* des Knochens zurückzuführen sein (Singer).

Im Knochenmark treten *Riesenzellen* auf (Duffy).

In verschiedenen Berichten werden *Knochenerweichungen, Spontanfrakturen* und *starke Kalziumverluste* angeführt (Henrikson).

Auch in der Krebsfrage muß ich Ihnen den Vorwurf machen, daß Sie das Ihnen zur Verfügung gestellte Material nicht ausgewertet haben, ehe Sie Ihre „Schlußfolgerungen" zogen. So blieb auch mein Hinweis betr. der Arbeit von Doll (II L 133) unbeachtet, den Sie gegen die Krebsgefährdung anführten und die ich aus zeitlichen Gründen nicht mehr beantworten konnte.

Das Problem ist im Zusammenhang mit Zellwachstum (II K), und Enzymwirkung (II E) zu sehen. Von den ca. 40 Originalarbeiten, die ich angeführt habe (II L) sprechen sich 9 gegen Zusammenhänge aus, darunter die genannte Arbeiten von Doll (133) und Kinlen (136), die zu dem Schluß kommen, es gäbe keine Unterschiede in der Krebshäufigkeit. Bei richtiger Auswertung weisen aber auch diese Daten unter Fluoreinfluß eine um 4,5 bzw. 5,3% höhere Krebssterblichkeit aus. Herr Schmidt kann dies an Hand der Ihnen übergebenen Unterlagen von Yianouyiannis nachprüfen. Unberücksichtigt bleibt von Ihnen ferner die gesteigerte Krebshäufigkeit aus Fluor verar-

beitenden Industrien und die expermientellen Erfahrungen.
Als Ergebnis umfangreicher Untersuchungen bleibt zu sagen,
daß kleinere Dosen, wie in der Medikation, das Krebswachstum fördern, größere Dosen dagegen als Zytostatika wirken
können, da sie das Zellwachstum hemmen, also auch die
Krebszelle.

Auf die unterschiedlichen Auffassungen betr. Kariesentstehung und Ernährung möchte ich in diesem Zusammenhang
nicht eingehen, obwohl sie bei der Beurteilung des Erfolges
einer kausalen Prophylaxe wichtig sind.

Nachdem die Fluorbefürworter die Möglichkeit einer Stellungnahme zu unseren Äußerungen hatten, bitten wir um eine abschließende Stellungnahme zu ihren Verlautbarungen.

Gleichzeitig bitte ich Sie jedoch, Ihre „Schlußfolgerungen"
entsprechend diesem Schreiben richtigzustellen.

Mit freundlichen Grüßen

gez. Schöhl, Zahnärzte
3549 Twistetal

1. September 1986

Arbeitsgemeinschaft für alternative Gesundheitspolitik
A-8042 Graz, Peterstalstraße 29
Tel. 0316/41128

Sehr geehrte Damen und Herren,
anbei erhalten Sie unseren „Offenen Brief" an die *Kranken-
kasse* betr. *Fluoridierung.* U. E. behauptet die „Fluor-Exper-
tin" des AOK Wissenschaftlichen Instituts der Ortskrankenkassen (WIdO), Frau Dr. Gudrun Eberle, ziemlich leichtfertig
und sachlich unzutreffend die „Ungiftigkeit" und „Wirksamkeit" der Fluoride gegen Karies.

Wir rufen Sie daher auf, zum Wohle der Kinder und im Interesse echter Kostendämpfung für den Ausstieg aus dieser fragwürdigen (Massen-)Medikation einzutreten. Die Befürwor-
tung dieser Medikation durch Zahn- und Kinderärzte erscheint
uns nicht zielführend, sind diese doch selbst in der Regel nur
einseitig informiert.

Die jahrelange *Zensur* der Kritik an der Fluoridierung in zahn-
und kinderärztlichen Medien und die Folgen einseitiger Pro-
blembeurteilung durch „Fluor-Experten" des Bundesgesundheitsamtes (BGA) und anderer Stellen wurden mit der FS-
MONITOR-Sendung *„Fluor, unwirksam gegen Karies?* – der
Filz zwischen Zuckerindustrie und Zahnärzteverbänden" vom
1. Oktober 1985 erstmals breitenwirksam *durchbrochen*. Damit wurden der Bevölkerung Bedenken bekannt, über die sie
u. E. im Rahmen der gesetzlichen Aufklärungspflicht gegenüber den Patienten (zahn-)ärztlicherseits längst hätte informiert werden müssen.

Die *Klage* des Bundesverbandes der Deutschen Zahnärzte e. V.
(BDZ) gegen den Westdeutschen Rundfunk Köln *(WDR)* auf
einstweilige Verfügung und Ausstrahlung einer Gegendarstellung des BDZ wurde von der 28. Zivilkammer des Landgerichtes Köln mit Urteil vom 15. Januar 1986, Be 28 0 707/85,
als sachlich und rechtlich nicht begründet abgelehnt. Der
WDR mußte die begehrte Gegendarstellung des BDZ nicht
ausstrahlen.

F. d. ARGE f. altern. Gesundheitspolitik

Arbeitsgemeinschaft für alternative Gesundheitspolitik
A-8042 Graz, Peterstalstraße 29
Tel. 0316/41128

An
Wissenschaftliches Institut der Ortskrankenkassen (WIdO)
AOK-Bundesverband der Ortskrankenkassen (BdO)
Bundesverband der Betriebskrankenkassen
Bundesverband der Innungskrankenkassen
Bundesverband der Landwirtschaftlichen Krankenkassen
Bundesknappschaft
Verband der Angestellten-Krankenkassen (VdAK)
Verband der Arbeiter-Ersatzkassen
Verband Deutscher Rentenversicherungsträger

Verband der Privaten Krankenversicherungen
zu Händen der Vorsitzenden und Vorstände
Redaktion „Die Ortskrankenkassen"

PROLOGUE

„You can fool some of the people all of the time,
and all of the people some of the time, but you
cannot fool all of the people all of the time."

(A. Lincoln)

18. August 1986

Kontra Fluorid
(Offener Brief an das WIdO und die [Orts-]Krankenkassen)
Der Versuch des AOK Wissenschaftlichen Instituts der Ortskrankenkassen (WIdO), Bonn, die „Fluoriddiskussion" zu
versachlichen und im Wortprotokoll „Pro oder Kontra Fluorid?" (WIdO-Materialien 29/1986) zu veröffentlichen, ist sicher anerkennenswert und teilweise auch gelungen.
Die Darstellung und Schlußfolgerungen aus der Diskussion
durch das WIdO und Frau Dr. *Eberle* – publiziert in „Die
Ortskrankenkasse" 14/1986 vom 15. Juli 1986, S. 421–423,
und in den WIdO-Materialien 29/1986, S. III–XIV – widersprechen jedoch in grundsätzlichen Belangen dem protokol-
lierten Inhalt und Verlauf der Diskussion im WIdO, dem
Stand der wissenschaftlichen Erkenntnis, und sicher auch gewissen Intentionen der Krankenkassen.
Sie können daher von uns als Teilnehmer an der Diskussion im
WIdO im Bemühen um eine Objektivierung der Situation und
Klarstellung des wahren Sachverhaltes nicht unwidersprochen
bleiben.
Auch in Zahnärztekreisen der AOK meint man inzwischen,
daß die Vorgangsweise von Frau Dr. *Eberle* unwissenschaftlich sei, der Zielsetzung des WIdO nicht gerecht werde, und
daß das „Fazit" des WIdO nicht Synthese und These und
Antithese darstelle, sondern die Antithese lediglich als Chroni-
stenpflicht abhandle und die These zur Synthese erhebe.
(Rolf *Bücken*, Beratungszahnarzt des AOK-Landesverb. Niedersachsen, am 8. 7. 1986 an das WIdO z. Hd. Herrn Dr.
Balzer)

Durch einseitige Darstellungen und Aktivitäten des WIdO begünstigt, haben Krankenkassen in den letzten Jahren Vereinbarungen mit Zahnärzteorganisationen über die zahnmedizinische Prophylaxe geschlossen. Dirigiert werden diese von Zahnärztekreisen unter Einflußnahme von Werbediensten der Zucker-, Süßwaren- und Pharmaindustrie. *Dafür* zahlen die Kassen!

Ob dies im Sinne echter Kostendämpfung liegt, sei dahingestellt. Zumindest sind die wahren Zahngesundheitskosten entgegen den Prognosen in Gebieten forcierter Fluoridierungsmaßnahmen wie etwa in Basel oder den USA nicht wesentlich zurückgegangen, sondern signifikant angestiegen (in den USA z. B. [inflationsberichtigt] proportional mit dem Prozentsatz der fluoridierten Bevölkerung)!

Andererseits ist die Zahnkaries – in den Aktivitäten des WIdO bisher nicht berücksichtigt und auch jetzt wieder unerwähnt – in den westlichen Industrieländern seit vielen Jahren deutlich rückläufig, und zwar in fluoridierten und unfluoridierten Gebieten gleichermaßen und unabhängig von Fluoridierungs- und Prophylaxeprogrammen.

(Siehe dazu u. a. H. M. *Bohannan:* The Impact of Decreasing Caries Prevalence: Implications for Dental Education. J Dent Res 61 (Sp Iss): 1369–1377, November 1982; sowie M. *Diesendorf:* The mystery of declining tooth decay. *Nature* Vol 322: 125–129, 10 July 1986).

Wir zitieren hier aus der Arbeit des australischen Mathematikers und Statistikers Dr. Mark *Diesendorf* (Universität Canberra) in der international renommierten Fachzeitschrift *Nature* vom 10. Juli 1986:

„Large temporal reductions in tooth decay, which cannot be attributed to fluoridation, have been observed in both unfluoridated and fluoridated aeras of at least eight developed countries over the past thirty years."

Statt „Schmelzhärtung" durch Fluoride zu propagieren – die physikalisch nicht stattfindet (gewisse Fluorpräparate ätzen den Zahnschmelz sogar an, entkalken ihn und erweichen ihn destruktiv) –, hätte das WIdO u. E. die Kassen auf die gravierenden Mängel in den „zahnärztlichen Erfolgsstatistiken" aufmerksam machen müssen, auf die Tatsache des deutlichen Kariesrückganges *ohne* Fluoridierung und kostspielige Programme. Es hätte auch vor den Gefahren der Erziehung, Gewöhnung und Prägung der Kinder und (werdenden) Mütter zum späteren Tabletten- und Pharmakonsum (Drogen?!) warnen müssen (bei konsequenter Tablettengabe schluckt ein Kind über 5000 Fluortabletten).

Statt irreführend zu behaupten, in 90% der Gemeinden der Bundesrepublik Deutschland (mit natürlich „fluorarmen" Trinkwässern, weniger als 0,25 mg F/1) sei eine „zusätzliche" Fluoridzufuhr ab Geburt „erforderlich" – siehe dazu „Fluoridkarte der Bundesrepublik Deutschland" WIdO-Materialien 25/1986, S. 131 – hätte das WIdO die Krankenkassen unseres Erachtens darauf aufmerksam machen müssen, daß Zahnkaries überhaupt keine Fluormangelkrankheit ist und beim Menschen noch nie irgendein Fluormangel erzeugt oder eine Fluormangelerscheinung oder Fluormangelkrankheit beobachtet werden konnte.

Statt unentwegt die wissenschaftlich nicht gerechtfertigte Tablettenfluoridierung zu propagieren, hätte das WIdO u. E. die Kassen darauf hinweisen müssen, daß diese Massenmedikation von den wahren Kariesursachen nur ablenkt. Diese liegen in der falschen Ernährung und insbesondere dem Zucker- und Süßwarenkonsum sowie der Häufigkeit und Art der Zwischenmahlzeiten (besonders der süßen und klebrigen). Sie haben nichts mit Fluorid zu tun.

Die nach Ansicht des WIdO „geschlossene Lehrmeinung" über die angebliche Nützlichkeit und Unschädlichkeit der Fluoridierung ist zu einem wesentlichen Teil die Konsequenz aus wirtschaftlichen und werbemäßigen Verquickungen zwischen Zahnärzte-, Zucker-, Süßwaren- und Pharmakreisen, nun auch unter Beteiligung von Krankenkassen. Gesteuert und durchgesetzt wurde sie über massive Eingriffe von Werbeagenturen und PR-Vereinen in den (wissenschaftlichen) Meinungsbildungsprozeß und durch die seit Jahren geübte strikte Zensur der wissenschaftlichen Kritik an der Fluoridierung in den von zahn- und kinderärztlichen Fach- und Standesorganisationen sowie von Vereinigungen aus dem Bereich des öffentlichen Gesundheitswesens kontrollierten Medien.

Die Rolle von Zahnärzteorganisationen und ihre Absprachen und Abkommen mit der Zucker- und Süßwarenindustrie sowie das langjährige Wirken von Professoren der Zahnheilkunde für Werbedienste und PR-Vereine dieser Sparte sind seit längerem bekannt.

Wir sind aber bestürzt zu erfahren, daß Frau Dr. *Eberle* vom *WIdO* ebenfalls Gründungsmitglied eines Public Relation-Vereins der Süßwarenhersteller und Pharmaindustrie ist (*Aktion zahnfreundlich* e. V., Darmstadt) und die Krankenkassen seit einiger Zeit Werbematerial des *IME* verbreiten, eines PR-Vereins der Agentur J. W. THOMPSON, Frankfurt/M., die mit Süßwarenwerbung betraut ist. *IME* wurde von THOMPSON, der Zucker verarbeitenden Industrie und der Wirtschaftlichen Vereinigung Zucker *(WVZ)* gegründet.

(Siehe auch Jahresbericht der Wirtschaftlichen Vereinigung Zucker (WVZ) für das Wirtschaftsjahr 1982/83, S. 196/197; IME = *Informationskreis für Mundhygiene und Ernährungsverhalten,* der sich als „Wissenschaftlicher Informationsdienst" bezeichnet und neben der Pressebetreuung im Sinne der Auftraggeber stark gesiebte „Nachrichten für Schlüsselpersonen" herausgibt.)

Wenn man im WIdO meint, Frau Dr. *Eberle* könnte durch ihre Mitgliedschaft bei PR-Vereinen der Süßwaren-, Zucker- und Pharmaindustrie die Werbung im Sinne der Krankenkassen beeinflussen, so ist bislang eher das Gegenteil der Fall, wie durch die Schriften des WIdO, die langjährige Nichtbeachtung der wissenschaftlichen Kritik an der Fluoridierung durch das WIdO und seine zahlreichen direkten und indirekten Angriffe auf die Kritiker, sowie des Einstiegs der Krankenkassen auf die Werbelinie des IME und Verbreitung von Werbematerialien desselben durch die Kassen nachhaltig belegt wird.

So war z. B. ein Großinserat der AOK in der auflagenstärksten Programmzeitschrift „Hör zu" unter dem irreführenden und wissenschaftlich unbegründeten Titel „Fluorid, das Rezept der Natur!" für die *Arbeitsgemeinschaft für alternative Gesundheitspolitik"* im Januar 1984 der Anlaß, beim Vorstand des Bundesverbandes der Ortskrankenkassen (BdO) gegen diese unseriöse Werbung zu protestieren und auf die Fragwürdigkeit der Fluormedikation aufmerksam zu machen. In dieser Anzeige wurde die Fluormedikation in den Vordergrund gestellt und die Ernährung in den Hintergrund gedrängt. Vorstandsvorsitzender Dr. *Balzer* lud daraufhin zu einem Fachgespräch ein und beauftragte das WIdO mit der Vorbereitung, das nach beachtlicher Verzögerung durch das WIdO schließlich am 6. 12. 1985 (Anhörung der „Fluoridgegner") und am 28. 1. 1986 (Anhörung der „Fluoridbefürworter") stattfand. Nach fast zweijährigen Recherchen konnte das WIdO am 6. 12. 1985 insgesamt nur drei Fluortablettenstudien vorlegen, die es selbst für brauchbar und gültig hielt. Doch konnten auch diese – selbst im randomisierten Doppelblindversuch – keinen karieshemmenden Fluorideffekt nachweisen bzw. stellten sich aufgrund mangelhafter Versuchsbedingungen und gravierender Mängel in den Daten als nicht stichhaltig heraus. Ebenso konnte vom WIdO nicht belegt werden, daß die Dauermedikation mit Fluoriden keine Nebenwirkungen verursacht. Es wäre auch das erste Mal, daß eine Dauermedikation mit einem Wirkstoff, der wie die betreffenden Fluorverbindungen längst als starkes Enzym-, Zell- und Speichergift bekannt ist, keine Nebenwirkungen hätte. Wesentliche Diskussionen über die Frage eines Zusammenhanges zwischen Fluoridierung und Krebs wurden vom WIdO außer Protokoll gestellt und sind daher im Wortprotokoll nicht enthalten. Nicht ausgewertet und nicht einmal in dem sehr einseitig aufgestellten Literaturverzeichnis enthalten ist auch die „Materialsammlung zur Fluormedikation" von *Schöhl*, die dem WIdO vorgelegen hat, mit hunderten Literaturangaben zur Toxizitätsfrage.

Bei seinen Recherchen mußte das WIdO selbst feststellen, daß den alten Studien, das machte der zugezogene AOK-Statistiker *Schmidt* deutlich, „nicht mit gutem Gewissen gefolgt werden kann". Auf diese alten Studien stützten sich aber bislang praktisch alle Fluor-Empfehlungen des *WIdO*, des *BGA*, viele andere Stellen und Gremien einschließlich der Fluorwerbung der *Werbedienste*.

Auf genau diese fragwürdigen alten Studien – bei denen dem AOK-Statistiker *Schmidt* „schon die Haare zu Berge stehen" und worauf er „keinen Heller geben, sondern es vom Tisch wischen" würde – stützten sich die BGA-Vertreter *Busse* und

Bergmann am 28. 1. 1986 bei ihren Analysen und „Nachauswertungen" und versuchten damit Fluorid als „Leitindikator mit einem karieshemmenden Effekt" plausibel zu machen. Wozu der AOK-Statistiker *Schmidt* (angesichts der Mängel der Daten und der von den BGA-Vertretern gewählten Analysenmethode berechtigt) meinte, dies könnte doch bedeuten, daß die schönen Rechnungen, die *Busse* und *Bergmann* anstellen, „auf wackeligen Füßen stehen".

Trotzdem stützt sich das WIdO in seinem „Fazit" ausdrücklich und völlig unverständlich auf diese fragwürdigen Analysen des BGA, „um Fluorid als einen von diversen anderen Einflußfaktoren zu akzeptieren" und „weiterhin Fluorid als Supplement zur Kariesprophylaxe" zu empfehlen, während Frau Dr. *Eberle* die Aufnahme der Gegendarstellung von R. *Ziegelbecker** zu den Unterstellungen und falschen Behauptungen, Darstellungen und Schlußfolgerungen der BGA-Vertreter *Busse* und *Bergmann* vom 28. 1. 1986 als Anhang zum Wortprotokoll verweigerte. Ebenso wurde die nur dreiseitige Arbeit von *Ziegelbecker* aus gwf-Wasser/Abwasser 11/1981 durch Frau Dr. *Eberle* nicht in das Protokoll genommen, wohl aber die Darstellung von *Busse* und *Bergmann* dazu, so daß der Leser nun keine Möglichkeit zum unmittelbaren Vergleich hat. Mit dieser Vorgangsweise folgt das WIdO offensichtlich der bisherigen einseitigen Haltung und Fluor-Propagandalinie, die vom WIdO de facto seit 1977 praktiziert wurde und den Intentionen der Krankenkassen zur Kostendämpfung und Einschränkung des Arzneimittelkonsums kaum entsprechen dürfte. Schon damals hatte sich das WIdO ausschließlich Fluorbefürworter als Berater geholt. Die maßgeblichen Mitglieder seiner angeblich „unabhängigen" Kommission „Zahnmedizinische Prophylaxe" (WIdO-Schriftenreihe 4/1979) waren bereits durch ihre beachtlichen Aktivitäten für *IME, J. Walter Thompson, Verein für Zahnhygiene e. V., JWT-Edu-Med-PRESSEDIENST,* u. a., und die dahinter stehenden Fir-

---

* R. *Ziegelbecker* war auch Sachverständiger in der nichtöffentlichen Anhörung durch den Ausschuß für Jugend, Familie und Gesundheit (13. Ausschuß) des Deutschen Bundestages am 25. 9. 1985).

men aus der Zucker-, Süßwaren- und Pharmabranche bekannt. Auf die Rolle von Herrn *Friedrich Römer* bei der Ausrichtung der Werbelinie auf die Fluoridierung sei ergänzend hingewiesen: Er war früher Angehöriger (Prokurist) der Werbeagentur *Thompson.* Seine vielfältigen Aktivitäten betreffen die *Aktion Zahnfreundlich e. V.* (Gründungsmitglied Frau Dr. *Eberle* vom *WIdO), Verein für Zahnhygiene e. V.* (Geschäftsführer *F. Römer*); dieser greift mit Werbematerial und finanziellen Mitteln aktiv ein im *Deutschen Ausschuß für Jugendzahnpflege, Landesarbeitsgemeinschaft zur Förderung der Jugendzahnpflege, Landesarbeitsgemeinschaft Zahngesundheit, Koordinierungsausschuß* der Abteilung Presse und Öffentlichkeitsarbeit des Bundesverbandes Deutscher Zahnärzte e. V. *(BDZ)* und der Kassenzahnärztlichen Bundesvereinigung *(KZBV), Pressestelle der Hessischen Zahnärzte, med-com-press Helga RÖMER MEDICAL RELATIONS, ORALPROPHYLAXE* (herausgegeben vom Deutschen Medizinischen Informationsdienst (der zu *Thompson* gehört) und *Verein für Zahnhygiene.* Er organisierte u. a. am 15./16. 8. 1986 die *„Fortbildungsveranstaltung für hessische Paten- und Jugendzahnärzte".*

Die vom *WIdO* bisher herangezogenen *„Fluor-Experten",* z. B. *W. Büttner, K. König, T. M. Marthaler, K. Bössmann, R. Naujoks, W. Ketterl,* erscheinen seit langem immer wieder in Verbindung mit Aktivitäten dieser PR-Vereine, Agenturen und Organisationen und können u. E. aus der Sicht der Krankenkassen kaum als neutral angesehen werden. Deren Linie aber folgt das WIdO nach wie vor.

So stellt das WIdO Fluorid in seinem „Fazit" als ungiftig hin, obwohl die fraglichen Fluoridverbindungen in der Fachliteratur einschließlich der gerichtsmedizinischen Literatur längst als starke Enzym-, Zell- und Speichergifte bekannt sind und schon zahlreiche Todesopfer gefordert haben. Bereits 1/1000 Gramm Fluorid („empfohlene" Dosis) führt bei 10–15%, nur 2/1000 Gramm schon bei ca. 50% der Kinder zu bleibenden Strukturschäden an den Zähnen, wenn es während der Zahnbildung regelmäßig genommen wird. Die vorzeitige Fluoridbelastung und „Alterung" des Skeletts durch zusätzliche Fluorgaben ist evident, zwischen Fluoridierung, Krebs und Leberzirrhose bestehen unwiderlegte hochsignifikante statistische

311

Zusammenhänge, die massiven gesundheitlichen Bedenken sind nicht ausgeräumt.

Frau Dr. *Eberle* und das WIdO sowie die BGA-Vertreter *Busse* und *Bergmann* konnten in der ganzen Diskussion im WIdO keine einzige Studie oder Analyse vorlegen, welche die Wirksamkeit von Fluorid gegen Karies bestätigt oder auch nur glaubhaft macht und die Unschädlichkeit dieser Dauermedikation belegt. Den Verzehr solcher Giftstoffe mit dem Verzehr von Äpfeln und Eiweiß zu vergleichen, erscheint unverantwortlich.

F. D. ARGE für alternative Gesundheitspolitik

H. Schöhl
Dr. W. Schöhl
Im Berggrund 1
D-3549 Twistetal 1 – Twiste
Fernsprecher 0 56 95/6 77, 0 61 51/2 33 85

Twiste, den 30. 8. 86

Herrn
Prof. Dr. Adolf Butenandt
Marsopstr. 9
8000 München 60

Sehr geehrter Herr Prof. Buntenandt,
Ich habe nicht die Absicht, den Schriftwechsel betr. der Monitorsendung weiterzuführen, den ich bereits abgelegt hatte, aber eine Anfrage veranlaßt mich, das Ergebnis aus meiner Sicht zusammenzufassen und Ihnen zur Kenntnis zu bringen.

Nachdem Sie mir in Ihrem Brief v. 25. 4. 86 das Gespräch mit Prof. Schweigart bestätigt haben, übereinstimmend mit der Aussage von Frau Dr. Schweigart, darf ich festhalten, daß Sie zum damaligen Zeitpunkt der Fluormedikation ablehnend ge-

genüberstanden. Ihr Name stand daher mit Recht auf der von Monitor gezeigten Liste, die Prof. Schweigart zusammengestellt hatte, da Sie Ihren damaligen Standpunkt nicht vor der Sendung widerrufen haben.

Diese Unterredung mit Prof. Schweigart bezog sich auf „Fluoride als Kariesprophylaxe" und war eine „Stellungnahme" Ihrerseits dagegen. Ihre briefliche Aussage, sowie der Vorwurf des Mißbrauchs Ihres Namens und die Klimek'sche Zusammenfassung: „Butenandt war nie dagegen" ist daher unrichtig. „Ich bin überzeugt, daß keiner" – (bezieht sich auf Nobelpreisträger) – „zu dem Problem Stellung genommen hat". Auch diese Behauptung ist falsch. Ich habe Ihnen die schriftlichen Aussagen von 3 Nobelpreisträgern genannt bzw. vorgelegt, die eindeutig die Fluormedikation auf's Schärfste verurteilen und sich – im Gegensatz zu Ihnen – mit der Materie intensiv befaßt haben. Die sog. „Trinkwasserfluoridierung" ist auch jetzt eine „heute verwendete Methode der Kariesprophylaxe", auf die Sie Ihre unrichtige Aussage beziehen. Wozu also die Winkelzüge?

Mit welchen guten Gründen Ihre fachlich versierten Kollegen gegen die Fluormedikation Stellung nehmen, glaube ich an Hand des Materials zur Enzymaktivität des Fluors hinreichend belegt zu haben. Ich bedaure, daß Sie auf meine Bitte, hierbei mitzuarbeiten, nicht eingegangen sind.

Ich finde es auch nicht gut, Ihren Kollegen Senilität vorzuwerfen – auf etwas anderes läuft es nicht hinaus, wenn Sie die Geburtsdaten anführen –, obwohl Sie in der gleichen Lage sind und nach Ihren Aussagen, sich „mit der Problematik persönlich nie beschäftigt" haben. Dann hätten Sie damals und sollten Sie auch jetzt keine Stellungnahme dazu abgeben!

Ich kann es verstehen, daß Sie die Nennung Ihres Namens überraschte, da Sie den Vorgang offensichtlich vergessen hatten. Wie ich Prof. Schweigart verstanden habe, hat er jedoch die Zustimmung zur Bekanntgabe der Namen ausdrücklich eingeholt. Leider sind Sie auf meine Bitte nicht eingegangen, mir das Schreiben von Klimek zugänglich zu machen, das zum Verständnis Ihres entrüsteten Briefes v. 9. 10. 85 hätte dienen können.

Die leichtfertige Art, mit der auch Sie Pauschalurteile übernehmen, ohne, wie Sie sagen, sich selbst mit der Materie befaßt zu haben, und diese zu rechtfertigen versuchen, ist erschreckend.

Dagegen hat sich die Redakteurin von Monitor ernsthaft um ein eigenständiges Urteil bemüht, ehe sie sich zum Thema geäußert hat. Wenn Ihnen auch die Form der Sendung nicht gefallen haben mag, mit der Aufdeckung der Mißstände hat sie sich sehr verdient gemacht. Es gehört allerhand Mut dazu, wie die sachlich ungerechtfertigten und polemischen Angriffe und Drohungen beweisen. Zu dieser Diskriminierung dient auch Ihr Brief, der in Standeszeitschriften und auf Elternabenden propagandistisch eingesetzt wurde – mit Ihrer ausdrücklichen Aufforderung dazu.

Ich bin enttäuscht, daß Sie nicht den Mut haben, einen Mißgriff offen zuzugeben und zurückzunehmen, nach Ausflüchten suchen und es nicht für nötig finden, sich bei der Redakteurin zu entschuldigen.

Mit den besten Empfehlungen

gez. Schöhl, Zahnärzte

Rudolf Ziegelbecker   8. September 1986
Peterstalstraße 29
A-8042 Graz

Stand der Diskussion um die Trinkwasserfluoridierung in der Bundesrepublik:

1953 wurde in Kassel-Wahlershausen versuchsweise mit der Trinkwasserfluoridierung (TWF) begonnen. Bis Ende der Sechzigerjahre gingen zahlreiche zahnärztliche Erfolgsmeldungen – gestützt auf eine Reihe von Doktorarbeiten über dieses Experiment – um die Welt. Am 31. 3. 1971 wurde jedoch das TWF-Experiment von Kassel von den dortigen Wasserwerken eingestellt, nachdem die wissenschaftliche Nachprüfung unter mathematisch-statistisch-naturwissenschaftlichen Gesichtspunkten die „Erfolgsberichte" als unglaublichen Pfusch deutlich gemacht hatte.

314

1974 wurde in das neue Lebensmittel- und Bedarfsgegenständegesetz überraschend und ohne entsprechende Sachverständigenanhörung durch eine Ausnahmeregelung die Zulassung der
Trinkwasserfluoridierung aufgenommen und vom Deutschen
Bundestag einstimmig beschlossen. Der Bundesrat hat diese
Bestimmung zwar in der Folge nicht beeinsprucht, doch haben
die Länder von der Einführung der TWF Abstand genommen.
Auch der jetzige Bundeskanzler Dr. Kohl hat damals als Mini-
sterpräsident von Rheinland-Pfalz erhebliche Bedenken gegen
diese Massenmedikation geäußert.
Insbesondere vom Bundesverband der Deutschen Zahnärzte
e. V. (BDZ), von der Deutschen Gesellschaft für Zahn-,
Mund- und Kieferheilkunde (DGZMK), vom Wissenschaftlichen Institut der Ortskrankenkassen (WIdO; das sich als Berater ausschließlich profilierte „Fluor-Befürworter-Experten"
geholt hat), und vom Bundesgesundheitsamt (BGA) wurde die
Einführung der TWF in der Bundesrepublik kräftig forciert.
Unterstützt wurden diese Aktivitäten insbesondere auch vom
Werbedienst IME (= Informationskreis Mundhygiene und Ernährungsverhalten) der Zucker- und Süßwarenindustrie.
1983 startete das Land Berlin einen Versuch zur Einführung
der TWF und führte dazu im Jänner 1984 ein TWF-Symposi-
um und anschließend eine große Werbekampagne durch. Der
Versuch scheiterte jedoch am Widerstand der Bevölkerung,
der Verbraucherorganisationen, und der Wasserfachleute.
1984 kam es im Deutschen Bundestag wiederholt zu Anfragen
(insbesondere der GRÜNEN) und Diskussionen über die
TWF und ihre Ersatzmethoden, die schließlich in eine nichtöffentliche Sachverständigenanhörung durch den Ausschuß für
Jugend, Familie und Gesundheit (13. Ausschuß) des Deutschen Bundestages am 25. September 1985 mündeten.
Bei den Beratungen des Ausschusses am 11. Dezember 1985
über die ersatzlose Streichung der Zulassung der TWF aus dem
Lebensmittel- und Bedarfsgegenständegesetz kam es in dem
Ausschuß, in dem die CDU/CSU mit 12, die FDP mit 2, die
SPD mit 10, und die GRÜNEN mit 1 Abgeordneten vertreten
sind (CDU/FDP-Mehrheit), zu Stimmengleichheit. Im Bundestag selbst wurde die Angelegenheit noch nicht abschließend
beraten, doch haben die Fraktionen der SPD und der GRÜ-

NEN bereits mitgeteilt, daß sie die TWF entschieden ablehnen und für die ersatzlose Streichung der TWF aus dem LMBG eintreten. In der FDP-Fraktion konnte man sich nach Mitteilung des Fraktionsvorsitzenden noch keine fachliche, abschließende Meinung bilden, jedoch überwiegen bei den Gesundheitspolitikern der FDP-Fraktion zur Zeit grundsätzliche Bedenken gegen eine Trinkwasserfluoridierung.

Am 1. Oktober 1985 strahlte der Westdeutsche Rundfunk Köln (WDR) im Fernseh-Magazin *MONITOR* den Beitrag „Fluor, unwirksam gegen Karies? – der Filz zwischen Zuckerindustrie und Zahnärzteverbänden" aus, der zu einer Flut von Anfragen aus der Bevölkerung (rund 80 000 bei Fernsehen und Verbraucherschutzverbänden; noch heute treffen laufend Anfragen ein) und heftigen Protesten besonders zahn- und kinderärztlicher Organisationen und Funktionäre führte.

Der Bundesverband der Deutschen Zahnärzte e. V., der als eine der treibenden Kräfte der Fluoridierung bekannt ist und sich als Spitzenorganistaion der Deutschen Zahnärzte und u. a. zu deren Interessenwahrung in der Öffentlichkeit berufen versteht, klagte sogar den Westdeutschen Rundfunk Köln auf einstweilige Verfügung und Gegendarstellung, verlor aber den Prozeß. Die Klage des BDZ wurde von der 28. Zivilkammer des Landgerichtes Köln vom 15. Januar 1986, Be 28 0 707/85, als sachlich und rechtlich nicht begründet abgelehnt, der WDR mußte keine Gegendarstellung bringen.

Im April 1983 schlossen der Bundesverband der Deutschen Zahnärzte e. V. und der Bundesverband der Ortskrankenkassen (BdO) eine Vereinbarung „Gemeinsame Empfehlung zur zahnmedizinischen Prophylaxe (Gruppenprophylaxe)" ab, die im wesentlichen darauf hinausläuft, daß die Geschäftsführung bei den gemeinsamen Prophylaxemaßnahmen bei den jeweiligen Zahnärztekammern liegen soll. Zahlen sollen dafür hauptsächlich die Krankenkassen, die sich in den Sachfragen bisher hauptsächlich vom Wissenschaftlichen Institut der Ortskrankenkassen WIdO beraten ließen und dessen einseitig „Pro Fluor" orientierter Linie folgten.

Inserate und Aktivitäten der AOK's, in denen „Fluor" extrem in den Vordergrund gestellt und kausale Kariesprophylaxe über den Ernährungsweg völlig in den Hintergrund gedrängt wurden, führten Anfang 1984 zu Prostesten beim Vorstand des Bundesverbandes der Ortskrankenkassen. Dieser regte daraufhin ein Fachgespräch an, das schließlich am 6. 12. 1985 und 28. 1. 1985 im WIdO stattfand.

Das Fachgespräch wurde vom WIdO im August 1986 im Wortlaut (als Wortprotokoll) in den WIdO-Materialen Band 29/1986 veröffentlicht, was immerhin eine Öffnung auf Ebene der Krankenkassen gegenüber der Kritik bedeutet und zu begrüßen ist. Damit wurde von der bisherigen Praxis, die Kritik zu ignorieren und – der Linie zahnärztlicher Organisationen und Funktionäre folgend – zu attackieren, auf Krankenkassenebene erstmals abgerückt.

Mit dem „Fazit" des WIdO aus dieser Fachdiskussion kann man jedoch als Diskussionsteilnehmer nicht einverstanden sein, da es dem Inhalt der Diskussion widerspricht. Dieser Umstand hat auch zum folgenden Schreiben von Herrn und Frau Dr. Schöhl vom 20. 7. 1986 an Frau Dr. Eberle vom WIdO und zum Offenen Brief „Kontra Fluorid" der *Arbeitsgemeinschaft für alternative Gesundheitspolitik* vom 18. August 1986 an die Vorsitzenden und Vorstände der Krankenkassen geführt.

Fachlich ergibt sich aus der Diskussion im WIdO, daß das WIdO und das Bundesgesundheitsamt (BGA) keine einzige wissenschaftliche Arbeit vorlegen konnten, welche die Wirksamkeit von Fluorid gegen Karies stichhaltig belegt oder auch nur glaubhaft macht, wohl aber Nebenwirkungen schon bei den zahnärztlich empfohlenen und angewendeten Fluoriddosierungen evident und die gesundheitlichen Bedenken nicht ausgeräumt sind.

Es wird sich zeigen, ob sich die Krankenkassen nunmehr von dieser akausalen, nutzlosen und keineswegs nebenwirkungsfreien Massenmedikation mit Fluoriden ab- und der kausalen, die Volksgesundheit auch allgemein hebende kausale Karies- und Gesundheitsvorbeugung über den Weg der gesunden Ernährung zuwenden werden. Die Bevölkerung hat jedenfalls vielfach schon selbst die einzig vernünftigen Konsequenzen gezogen und nach der *MONITOR*-Sendung „Fluor, unwirksam gegen Karies?" von der Fluormedikation Abstand genommen.

R. Ziegelbecker

Schlußwort

Unsere systemabhängige Gesellschaft ist in allen Lebensbereichen erkrankt und begnügt sich mit fragwürdiger Symptombehandlung. Auch im Fall des Fluorproblems ist es erschreckend, wie angeblich „neueste wissenschaftliche Erkenntnisse" ohne intensive Hinterfragung verantwortungslos verbreitet und kritiklos geschluckt werden.

Wird denn etwas dadurch zur Wahrheit, daß „anerkannte Wissenschaftler" unentwegt und ungestraft dieselben falschen Dinge wiederholen?

Die Wahrheit liegt meist nicht bei der Masse. Sinn und Ziel dieses Buches war, durch Sammlung objektiver Fakten zur Wahrheitsfindung beizutragen. Angesichts der finanziellen Übermacht der wirtschaftlichen Interessengruppen ist jedoch zu befürchten, daß trotz des in diesem Buch vorgelegten erdrückenden Beweismaterials die Fluorbefürworter ihren alten Standpunkt weiterhin vertreten werden und die unhaltbaren Behauptungen nach wie vor aus wirtschaftlichen Gründen, aus Bequemlichkeit, aus Unwissenheit oder, um ihr Gesicht nicht zu verlieren, verbreiten.

Es spielen auch Standesgründe eine Rolle, denn welcher Wissenschaftler und Arzt gesteht gern vor der Öffentlichkeit ein, daß er lange Zeit eine Irrlehre verbreitet hat?

Hier sind besonders die Zahnärzte und Ärzte

aufgerufen, den Mut zu haben, sich von eingefahrenen Vorstellungen auf Grund jahrzehntelanger Fehlinformationen zu lösen.

Dem unbefangenen Bürger wird es wohl am leichtesten fallen, sich die Erkenntnisse dieses Buches zu eigen zu machen, daß Zahnkaries durch den Verzehr von Fabrikzucker entsteht und die Behandlung mit einem chemischen Stoff, einem starken Umwelt-, Zell-, Enzym- und Speichergift, widersinnig ist.

Im Interesse der Volksgesundheit sollte jeder Leser seine Pflicht darin sehen, an der Verbreitung der hier dargestellten Zusammenhänge mitzuwirken.

Rudolf Ziegelbecker

Fluor – nutzlos für die Zahngesundheit, schädlich für den Körper;
Zahnfluorose, vorzeitig gealtertes Skelett, Belastung von Leber und Niere, Krebs, Unfruchtbarkeit.

Die Trinkwasserfluoridierung wurde heuer fünfzig Jahre alt. Sie begann noch während des II. Weltkrieges am 25. Jänner 1945 um 4 Uhr nachmittags in Grand Rapids, Michigan, USA, einer Stadt mit damals ca. 165000 Einwohnern. Da wurde erstmals, zunächst händisch, das als schweres Enzym-, Zell- und Speichergift, auch als Rattengift bekannte Natriumfluorid (NaF) dem Trinkwasser zur angeblichen Vorbeugung gegen Zahnkaries zugesetzt.

Es war dies das erste Mal, daß ein demokratischer Staat mit dieser Zwangsbehandlung über die Wasserleitung ohne jede medizinische Notwendigkeit und vor einem höchst dubiosen wissenschaftlichen Hintergrund auf die Gesundheit seiner Bürger zugriff. Die Zahnkaries ist weder eine ansteckende Krankheit, noch ist sie wirklich gefährlich. Sie hat ihre Ursache unzweifelhaft hauptsächlich im hohen Zucker- und Kohlenhydratkonsum und ist selbstverschuldet. Wer Süßwaren- und Süßgetränke sowie häufige süße Zwischenmahlzeiten meidet, meidet auch Zahnkaries.

Vergebliche „Reinwaschung" des Zuckers

Seit kurzem tauchen in verschiedenen Ländern Zahnärzte und Zahnprofessoren auf, die behaupten, Zuckerkonsum sei eigentlich gar nicht schädlich für die Zähne. Wenn man einmal am Tag die Plaque entferne und unterstützend mit Fluor den Zahnschmelz „härte", werde der Zahn nicht krank und man könne Zucker essen wie man wolle. Offenbar soll hier der Zucker mit zahnärztlicher Hilfe „reingewaschen" werden.

Es sei deshalb anhand umfangreicher epidemiologischer Zucker- und Kariesdaten aus 6 Ländern der Zusammenhang zwischen Zuckerkonsum und Zahnkariesbefall in Erinnerung gerufen und quantitativ dargestellt (die Zuckerdaten stammen vom *International Sugar Council in London*, die Kariesdaten aus der *globalen Kariesdatenbank der WHO in Genf*). Man erkennt, daß allein die Reduktion des Zuckerkonsums auf ca. 30 kg pro Kopf und Jahr den durchschnittlichen Kariesbefall der 12jährigen eines Landes auf 3,0 DMFT-Zähne pro Kind (WHO-Ziel 2.000) senkt (DMFT=Decayed, Missing, Filled Teeth). Ohne Zuckerkonsum sinkt die Zahnkaries auf 1,0 DMFT. Dieses Resultat ergibt sich auch aus der problemadäquaten Auswertung der Zucker- und Kariesdaten aus weiteren 44 Ländern.

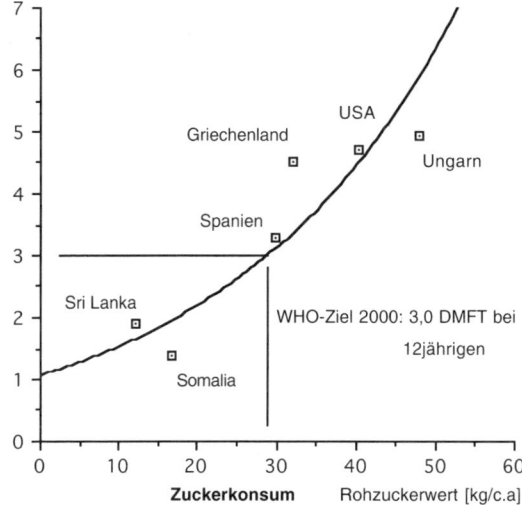

Kariesbefall [DMFT/K]

Abhängigkeit des Kariesbefalls bei 12jährigen Kindern vom durchschnittl. Zuckerkonsum (12jähr. Durchschnitt) pro Kopf und Jahr.
Weißzuckerwert = 0,92 x Rohzuckerwert

Der deutsche Zahnarzt und Med.-Direktor *Hans Nenninger* stellte schon 1973 nach mehrjährigen Untersuchungen an ca. 14 000 Kindern die Frage *„Dient das Zähneputzen der Kariesprophylaxe?"*. Danach ist sein Stellenwert viel geringer als behauptet. Richtige Ernährung und Mundspülung mit Wasser sind besser. Zuviel Putzen schadet sogar den Zähnen.

Ebenso wie der Zuckerkonsum einen Eingriff in den Stoffwechsel des ganzen Körpers bewirkt, der sich nicht nur auf die Zähne auswirkt, gilt dies noch viel mehr für das hochtoxische Fluoridion.

323

Gefahren der Fluoridierung: Zahnfluorose, Krebs, Unfruchtbarkeit

Bekannteste Auswirkung ist die Schädigung der Zähne durch Fluor, die **Zahnfluorose**. Der Zahnschmelz wird durch erhöhte Fluoraufnahme während der Zahnentwicklung (nachher nicht mehr) sichtbar geschädigt. Die Schmelzkristalle werden unregelmäßig gebildet und angeordnet, es kommt zu Schmelzflecken. Die Zahnfluorose ist ein sichtbares Zeichen von Fluorintoxikation (Fluorvergiftung des Körpers) und nicht mehr rückgängig zu machen. Sie tritt bei der Trinkwasserfluoridierung schon bei ca. 16% der Kinder auf. Im Skelett geht die Fluoreinlagerung auch dann noch weiter, wenn man die Auswirkungen an den Zähnen nach Abschluß der Zahnentwicklung nicht mehr sieht. Es kommt mit steigender Fluoreinnahme zu einer signifikanten Abnahme des Citratgehalts im Skelett. Bei 1,0 mg Fluorid im Trinkwasser nimmt der Citratgehalt des Skeletts, der für den Skelett- und Energiestoffwechsel äußerst wichtig ist, um ca. 10–15% ab. Durch die ständige Fluoreinspeicherung altert das **Skelett** vorzeitig.

Ein weiterer Angriff von Fluor auf die Gesundheit liegt in der Gefahr einer Förderung der Krebsentwicklung. Es gibt unwiderlegte Zusammenhänge zwischen der Trinkwasserfluoridierung, **Krebs und Leberzirrhose**. Das folgende Bild zeigt die hochsignifikante statistische Abhängigkeit der Krebstodesrate von der Fluoridierungsrate (FR% = Prozentsatz der fluoridierten Bevölkerung) 1949 bis 1970 in den USA anhand amtlicher Krebs-

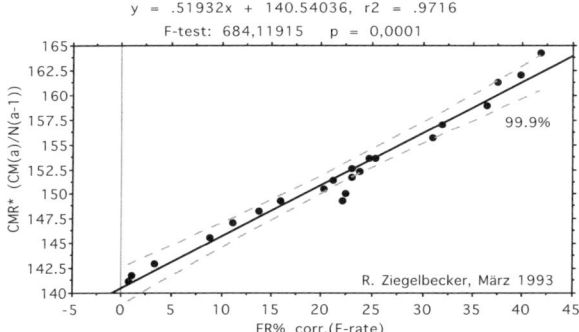

y = .51932x + 140.54036, r2 = .9716
F-test: 684,11915   p = 0,0001

99.9%

R. Ziegelbecker, März 1993

(CMR = Cancer Mortality Rate) und Fluordaten. Auch Tierexperimente zeigten die Relation zwischen Fluor und Krebs.

Auch die amerikanischen Bierbrauereien und diverse Nahrungsmittelhersteller gaben sich seinerzeit im Rahmen einer von der Fluor-Lobby organisierten Welle dazu her, eine Empfehlung für die Wasserfluoridierung abzugeben. Tatsächlich wird ja amerikanisches Bier vielfach mit fluoridiertem Wasser hergestellt. Es ist nun interessant, daß die Krebstodesrate 1957–1976 mit der Bierproduktion (und damit wohl auch mit dem Bierkonsum), nicht aber mit der Weinproduktion, hochsignifikant korreliert. Unter „Bier" werden hier Malzgetränke (Bier, Ale, Starkbier, Porter, usw.) verstanden. Steuerfreie Malzgetränke mit sehr geringem Alkoholgehalt sind darin nicht enthalten. Das nächste Bild zeigt diesen Zusammenhang. Man muß dazu bedenken, daß 1957 rund 21% (ca. 36 Millionen Amerikaner) und 1976 bereits ca. 44,4 % (rund 95 Millionen Amerikaner) über das Trinkwasser mit Fluor zwangsbehandelt wurden.

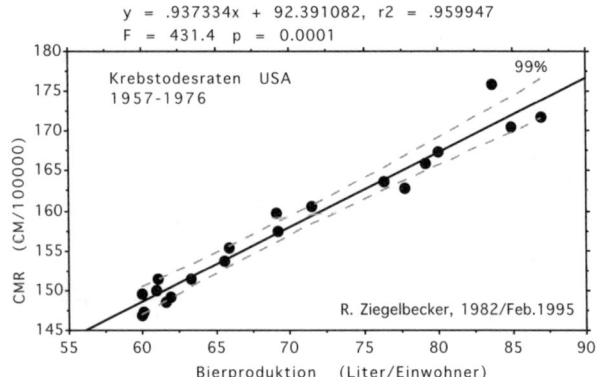

Das folgende Diagramm zeigt die beobachtete (volle Punkte) und die in Abhängigkeit von der Fluoridierungsrate und der Leberzirrhose-Todesrate berechnete (Ringe) Krebstodesrate in den USA 1949–1970:

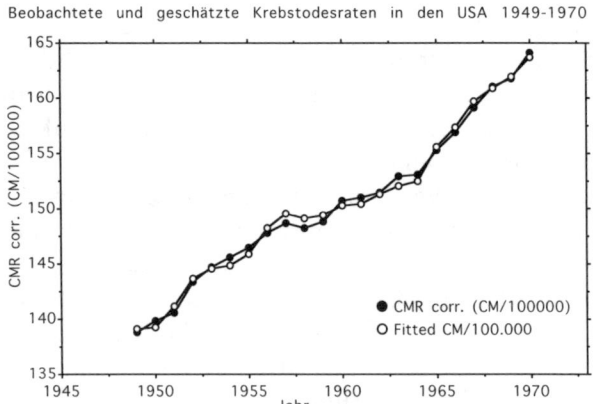

Beobachtete und geschätzte Krebstodesrate (Y: Krebstote/100.000) 1949-1970 in den USA in Abhängigkeit von der Fluoridierungsrate (X1: %-Satz der fluoridierten US-Bevölkerung) und der Leberzirrhose-Todesrate (X2: Leberzirrhosetote/100.000). Regressionsansatz: Y = bo + b1.X1 +b2.X2
(Der größte Fehler der Schätzung liegt unter 1 Krebstoten und damit unter 0.7%)

326

In Europa gibt es das Paradebeispiel der TWF von Basel. Dort wurde diese unmedizinische und undemokratische Zwangsbehandlung am 1. Mai 1962 unter dem Vorwand eingeführt, dadurch würden die Zahnarztkosten und die Zahl der Schulzahnärzte auf rund ein Drittel reduziert. Diese Prognosen entpuppten sich bald als reines Märchen wie „Des Kaisers neue Kleider". Schon zwei Jahre später wurde um eine Verdoppelung der Schulzahnarztposten angesucht und die Kosten explodierten. Die Karies ging zwar wirklich zurück, aber nachweislich nicht durch den Fluorzusatz zum Trinkwasser, sondern durch die ergriffenen zahlreichen und umfassenden Begleitmaßnahmen. Aus ganz Europa wurden Jahr für Jahr Politiker, Gesundheitsbeamte, Journalisten, Zahnärzte, und andere als Multiplikatoren geeignete Personen nach Basel gekarrt, um die angeblich segensreichen Wirkungen des Fluorzusatzes zum Trinkwasser in den Mündern der Kinder „mit eigenen Augen zu sehen" – was man ohne sorgfältige und geeignete statistische Auswertung der Daten in Wirklichkeit nicht kann.

Der statistisch hochsignifikante Anstieg der Krebstodesfälle nach Einführung der Trinkwasserfluoridierung in Basel, wie er sich aus den amtlichen Krebsdaten ergibt, wurde jedoch den herangekarrten Besuchern ebenso wie der Basler Bevölkerung bis heute sorgfältig verschwiegen. Das folgende Diagramm zeigt die Entwicklung der weiblichen Krebstoten vor und nach Beginn der Trinkwasserfluoridierung 1950 bis 1983 in Basel im problemadäquaten Modell (*beobachtet*: volle

Punkte; *berechnet:* Ringe). Bei der männlichen und der altersgewichteten Basler Bevölkerung ist eine ähnliche Entwicklung erkennbar .

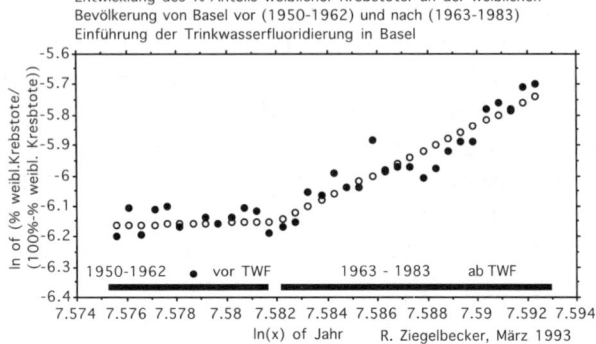

Entwicklung des %-Anteils weiblicher Krebstoter an der weiblichen Bevölkerung von Basel vor (1950-1962) und nach (1963-1983) Einführung der Trinkwasserfluoridierung in Basel

Die hier dargestellten Zusammenhänge zwischen Fluoridierung, Krebs und Leberzirrhose sind bis heute nicht widerlegt. Natürlich wurden diese statistisch hochsignifikanten Zusammenhänge von den Fluoranhängern totgeschwiegen oder, wo dies nicht mehr ging, mit ganz allgemein gehaltenen Behauptungen und ohne Vorlage konkreter Daten und Gegenbeweise bestritten. Keine einzige, mit konkreten Daten wissenschaftlich schlüssig belegte und fundierte Erklärung wurde gegeben, durch welche anderen Einflüsse die hier dargestellten Zusammenhänge sonst entstanden sind.

Wenn eingewendet wird, daß sich Krebs nur sehr langfristig entwickeln kann und daher kurzfristige Änderungen mit Fluorid nichts zu tun haben könnten, so ist dem entgegenzuhalten, daß sich Krebs auch sehr kurzfristig und rasch weiterentwickeln kann und daß man auch mit der Chemotherapie kurzfristig eine sehr rasche Wirkung auf die Krebszellen erzielen möchte, wenn auch in die andere Richtung.

Vor wenigen Monaten wurde von einem Mitarbeiter der amerikanischen Arzneimittelkontrollbehörde (Food and Drug Administration) (FDA), Division of Biometry and Risk Assessment, National Center for Toxicological Research) eine umfangreiche Arbeit veröffentlicht, die erstmals eine signifikante Abnahme der Geburtenrate mit zunehmender Fluorkonzentration im Trinkwasser und eine Erhöhung der Unfruchtbarkeit von Frauen durch Fluor an Menschen nachweist (Stan C. Freni: Exposure to High Fluoride Concentrations in Drinking Water is Associated with Decreased Birth Rates. Journal of Toxicology and Environmental Health, 42 (1994) 109–121).

Der Autor hat seine umfangreichen Daten (Total Fertility Rate TFR) auf 10–49jährige Frauen aus 30 Regionen in 9 US-Staaten über den Zeitabschnitt von 1970–1988 bei Fluorkonzentrationen ab 3 ppm (ppm = parts per million) im Trinkwasser bezogen und dabei auch eine große Anzahl maßgeblicher anderer Einflußfaktoren auf die Fertilität berücksichtigt. Trotzdem ergab sich ein deutlicher dosisabhängiger Rückgang der Fertilität mit steigender Fluoraufnahme. Auch wenn sich die Daten auf Fluorkonzentrationen ab 3 ppm beziehen, so ist nach allen Erfahrungen davon auszugehen, daß empfindliche Personen schon bei Fluorkonzentrationen unterhalb 3 ppm und somit im Bereich der künstlichen Trinkwasserfluoridierung (1 ppm) betroffen sein können und die Fertilität abnimmt. Dazu kommt, daß Fluor heute über viele weitere Quellen wie Fluorzahnpasten, Fluorgele, Fluorspüllösungen, Fluorsalz, Fluortabletten, und auch Fluor aus der Umwelt (Industrie, u. a. Benzin mit hoher Oktanzahl, fluorierte Kohlenwasserstoffe), Schädlingsbekämpfungsmittel, Medikamente, Mineralwässer, etc.) zusätzlich in den menschlichen Körper eindringen kann.

Der Autor *Stan C. Freni* von der *FDA* verweist ferner auf zahlreiche Tierversuche, wonach Fluor die Reproduktion von Tieren beeinflußt, bei Ratten eine Ausdehnung des Zyklus (anestrus) mit kumulativem Generationeneffekt und kleineren Würfen im zweiten Paarungszyklus von fluorexponierten Ratten (460 ppm) und reduzierte Fertilität bei Mäusen (100–200 ppm F$^-$) verursacht. Färsen (Kälber, die noch nicht gekalbt haben) entwickelten bei 5 ppm Fluorid im Wasser während 4 Tragesaisonen „anestrus" mit fallenden Kalbungsraten bis zu 30% vom Normalen, bei höheren Fluorkonzentrationen trat der Effekt früher ein und war schwerer. Bei 393–560 mg Fluorid pro Tag in der Nahrung sank die Milchproduktion, die Abortusrate und die Kälbersterblichkeit nahmen zu, die kongenitale Fluorose nahm zu und das postnatale Wachstum ab. In einer Füchsezuchtfarm verursachte die Fütterung ab 98 ppm Fluoride eine Jungensterblichkeit infolge fehlender Milch der Füchsin und die überlebende Nachkommenschaft produzierte später kleinere Würfe, was auf einen bleibenden Schaden hinweist. Geflügel und Raubvögel zeigten eine verminderte Eiproduktion, Ausbleiben von ausgebrü-

teten Eiern und/oder eine Zunahme der Küken-
sterblichkeit.

Viele Studien zeigen nach Angaben des Autors
Stan C. Freni von der *FDA,* wie Fluorid seine toxische Wirkung ausübt. Fluorid überschreitet leicht
die Plazenta. Tod von Feten und Nekrose der Plazenta wurden nach intraperitonealer Injektion von
0,1 mg NaF/Tag bei Ratten festgestellt. Auf mole-
kularer Ebene beeinflussen Fluoride die G-Pro-
teine, auf diese Weise das Adenyl Cyclase System
für die Signalübertragung, verursachen die Hemmung von Enzymen, die am Zellwachstum und an
der Proteinsynthese beteiligt sind. Das wiederum
könnte die Fertilität durch Herabsetzung der Aus-
schüttung von Hormonen und der Bewegungsfä-
higkeit von Spermien reduzieren. Die reprodukti-
ve Toxizität kann also aus einer Toxizität mütter-
licherseits wie Gewichtsverlust und geringere
Milchproduktion und aus einer Toxizität väterli-
cherseits resultieren. Bei geringeren Expositionspe-
geln sind die toxischen Effekte von Fluorid subti-
ler: niedriges Geburtsgewicht, verzögerte Skelett-
entwicklung der Feten, oder verzögerte postnatale
Entwicklung.

*Vor dem Hintergrund dieser möglichen schwe-
ren Nebenwirkungen durch Fluoride erscheint es
gesundheitspolitisch und (zahn-)ärztlich unverantwortlich und unethisch, statt den ganzen Menschen
zu sehen, nur auf die Zähne zu starren und die all-
fälligen Nebenwirkungen der Fluoridierung zu
verharmlosen oder gar zu verleugnen. Die Ignoranz dieser Fluoridwirkungen zwecks Aufrechterhaltung des längst überholten gesundheitspoli-*

tischen Dogmas von der angeblich völlig unschäd-
lichen und kariesprotektiv höchst wirksamen
„Kariesprophylaxe mit Fluoriden" ruft geradezu
nach einer Anklage wegen Täuschung und Ge-
meingefährdung sowie Beihilfe dazu.

Der „Etikettenschwindel" mit Fluor

Die Fluoridierung („Kariesprophylaxe mit Fluoriden") ist keine Erfindung der Industrie, wie häufig
gesagt wird, sondern von Beamten (Zahnärzten)
des *U. S. Public Health Service* (PHS, amerikanischer Gesundheitsdienst). Die Industrie hat sich
später aus verständlichen Gründen nur drange-
hängt und sich der „Erkenntnisse" der U. S. Zahngesundheitsbeamten, die besonders die Wasserfluoridierung zum gesundheitspolitischen Dogma erhoben haben, kräftig bedient.

Im Jahre 1901 fielen einem amerikanischen Ma-
rinearzt (*J. M. Eager*) auf dem U.S. Flottenstütz-
punkt bei Neapel italienische Auswanderer in die
USA auf, die gefleckte Zähne hatten. Bald darauf
machte der junge Zahnarzt *F. McKay* ähnliche Beobachtungen in Colorado Springs in den Rocky
Mountains. Ähnliche Berichte folgten bald von anderen Zahnärzten an anderen Stellen in den USA
und in anderen Ländern.

Über die Herkunft dieser Zahnflecken (mottled
enamel) rätselten Zahnärzte aus aller Welt 30 Jahre
lang bis 1931, als amerikanische Agrikulturche-
miker (*Smith, Lantz, Smith*) aus Tucson, Arizona,
die Ursache im hohen Fluorgehalt des Trinkwas-

sers fanden und nachwiesen. Inzwischen gab es längst Diskussionen in Zahnärztekreisen, ob nun die fluorotischen Zähne mehr, gleich oder weniger kariesanfällig waren als die gesunden Zähne. Eine Antwort konnte darauf nicht gegeben werden.

Zwei Jahre später organisierte der *amerikanische Gesundheitsdienst* teilweise zusammen mit der amerikanischen Zahnärztegesellschaft 1933/34 großangelegte Erhebungen über die Verbreitung der Zahnkaries und der Zahnfluorose bei Kindern in den USA. An mehr als einer Million Kindern verschiedener Altersstufen aus über 600 Orten in 26 Staaten der USA wurde der Zahnstatus erhoben, doch die für grundsätzliche Fragestellungen wertvolle Studie, an der der spätere Erfinder der Fluoridierung, der erste U.S. Zahngesundheitsbeamte *H. Trendley Dean,* maßgeblich mitwirkte, verschwand bald in der Versenkung und ist heute kaum greifbar. Zahnarzt *H. T. Dean* startete vielmehr eine Reihe von Einzelstudien insbesondere zur Frage des epidemiologischen Zusammenhanges zwischen Fluorid im Wasser und Zahnfluorose.

Im Jahre 1938 behauptete *H. T. Dean* schließlich, Kinder mit fluorotischen Zähnen und mehr Fluor im Trinkwasser hätten weniger Zahnkaries. Seine diesbezüglichen Studien sind zwar wissenschaftlich nicht haltbar, doch war das trotzdem der Auslöser für die Idee, dem Trinkwasser Fluor zur Kariesvorbeugung zuzusetzen. Es gab damals wohl Beweise für die Verursachung der Zahnfluorose durch Fluor, nicht aber für weniger Karies durch Fluor. *H. T. Dean* hatte nämlich den Einfluß zahlreicher anderer Faktoren auf die Zahnkaries zunächst nicht berücksichtigt und später einfach verdrängt, als es ihm um die „Bestätigung" seiner später zum gesundheitspolitischen Dogma hochstilisierten These von der Kariesabnahme bei Fluorzunahme ging.

1939 versuchte *Gerald Cox* vom *Mellon-Institut* in Pittsburgh die These von *H.T. Dean* mit Rattenversuchen zu untermauern, aus denen er (unzulässig) auf eine Karieshemmung durch Fluorid schloß, und präsentierte sein neues Wissen (*„New Knowledge of Fluorine in Relation to Dental Caries"*) im September 1939 auf einer Tagung der *American Water Works Association*. Dort war man allerdings noch skeptisch. Die Nachanalyse der Ergebnisse von *G. Cox* zeigt, daß der schwach negative Trend zwischen Fluor und Karies bei seinen Ratten statistisch überhaupt nicht signifikant ist und auf einem einzigen „Ausreißer" beruht. Entfernt man diesen „Ausreißer-Wert", so verschwindet selbst der schwach negative Trend vollständig. Von einem echten Zusammenhang zwischen Fluor und Karies kann im Rattenversuch von *G. Cox* keine Rede sein.

Trotzdem faßte die These des U. S. Zahngesundheitsbeamten *H. T. Dean und Mitarbeiter* nach Publikationen in den von seiner Behörde herausgegebenen und wissenschaftlich offenbar unkontrollierten *„Public Health Reports"* Fuß. 1942 publizierte *H.T. Dean* nach einigen Vorstudien – sie zeigen, daß *andere* Faktoren von starkem Einfluß auf die Karies waren – seine berühmt gewordene „21-Städte-Studie". Diese galt jahrzehntelang als „Beispiel der Natur", stellt Fluor unzulässig monokausal als kariesprotektiv in den Raum, und wurde von zahlreichen zahnmedizinischen Lehrkanzeln in aller Welt kritiklos übernommen. Der ärztliche Leiter des amerikanischen Gesundheitsdienstes, *Th. Parran*, sah in der Wasserfluoridierung sogar den größten Einzelfortschritt in der Zahngesundheit in dieser Generation (*„I consider water fluoridation to be the greatest single advance in dental health made in our generation."*). Nur 3 Jahre später wurde mit der Zwangsbehandlung der Bevölkerung von Grand Rapids über das Trinkwasser begonnen, beruhend auf dem folgenden, auf einem statistischen Artefakt basierenden Diagramm von *H. T. Dean.*

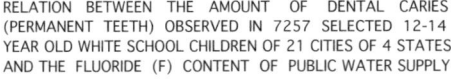

RELATION BETWEEN THE AMOUNT OF DENTAL CARIES (PERMANENT TEETH) OBSERVED IN 7257 SELECTED 12-14 YEAR OLD WHITE SCHOOL CHILDREN OF 21 CITIES OF 4 STATES AND THE FLUORIDE (F) CONTENT OF PUBLIC WATER SUPPLY

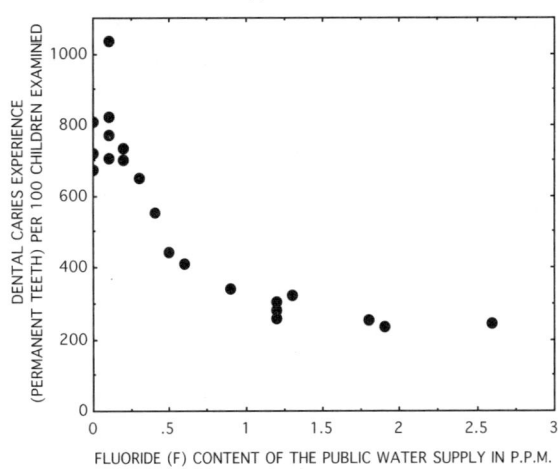

FLUORIDE (F) CONTENT OF THE PUBLIC WATER SUPPLY IN P.P.M.

Aus der Nachanalyse der vom US-Zahngesundheitsbeamten *H.T. Dean* selbst veröffentlichten Studien und Daten ergibt sich zwingend, daß es sich hier um eine manipulative Zusammenstellung von Daten handelt, in der nahezu alle anderen, für die Zahnkaries wichtigen Faktoren von *H.T. Dean und Mitarbeitern* (u. a. *F.A. Arnold, Jr.*) bewußt ausgeklammert und auf diese Weise der Eindruck eines kariesprotektiven Effektes der Fluoride konstruiert wurden. Die Nachanalyse zeigt u. a.:

1. Die Städte sind nicht wirklich vergleichbar. Das Diagramm wurde aus den Ergebnissen mehrerer Studien zusammengesetzt, die daraus gezogenen Schlußfolgerungen auf die kariesprotektive Fluorwirkung sind unzulässig und falsch.

2. Der Einfluß des schon damals bekannten (und noch heute existenten) Ost-West-Gefälles der Karies wurde in der *Dean*-Studie nicht berücksichtigt.

3. Die Trinkwässer unterschieden sich nicht nur hinsichtlich der Fluorkonzentration, sondern auch in anderen Komponenten, die von *H. T. Dean* nicht berücksichtigt wurden.

4. Die Kariesdifferenzen zwischen den Städten sind bei einigen Städten nachweisbar durch fluoridfremde Faktoren entstanden und wurden von *H.T. Dean* fälschlich einer Fluorwirkung zugeschrieben. Z. B. hatten die *fluorarmen* Städte Elkhart, Lima, und Pueblo 1933/34 praktisch

den gleich niedrigen Kariesbefall wie die *fluor-reiche* Vergleichsstadt Colorado Springs. Durch eine rasche Änderung der Lebensbedingungen ist die Karies in den drei fluorarmen Städten bis 1941/42 stark angestiegen. Die so entstandene Kariesdifferenz wurde jedoch von *H.T. Dean* wissentlich falsch nicht den ihm bekannten Änderungen in den Lebensbedingungen, sondern grob irreführend dem hohen Fluorgehalt im Trinkwasser der rund 2.000 km entfernten Bezugsstadt Colorado Springs in den Rocky Mountains zugeordnet.

5. *H.T. Dean* klammerte in seiner „21-Städte-Studie" den ihm aus seinen früheren Untersuchungen bekannten wichtigen Einfluß von Ernährungsfaktoren und daraus resultierenden Mundbakterien wissentlich aus. Beispielsweise bestand in den von ihm nach dem Vorkommen von *Lactobacillus acidophilus* im Speichel der Kinder untersuchten 11 Städten ein hochsignifikanter Zusammenhang zwischen der hohen *L. acidophilus*-Konzentration und dem Kariesbefall, der allein schon ohne jede Fluorwirkung die Kariesdifferenzen in der 21-Städte-Studie erklärt. Das folgende Diagramm zeigt diesen von *H. T. Dean* völlig vernachlässigten Zusammenhang zwischen der *L. acidophilus*-Konzentration und Karies.

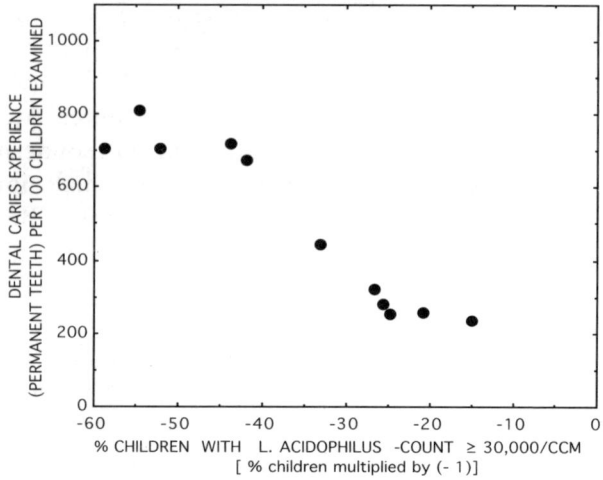

RELATION BETWEEN THE AMOUNT OF DENTAL CARIES (PERMANENT TEETH) OBSERVED IN 2265 SELECTED 12-14 YEAR OLD WHITE SCHOOL CHILDREN OF 11 CITIES OF 2 STATES AND THE PERCENTAGE CHILDREN WITH HIGH L. ACIDOPHILUS - COUNTS (≥ 30,000/CCM) IN SALIVA.

1941 begründete der Zahnarzt *H. T. Dean* die Ausklammerung wichtiger Einflüsse und insbesondere des *L. acidophilus* mit Ausnahme des Fluoridfaktors aus seinen weiteren Studien mit der völlig absurden und wissenschaftlich unhaltbaren Behauptung, diese Einflüsse seien vom epidemiologischen Standpunkt aus nur schwer verständlich („3. The differences in the counts of *L. acidophilus* in the saliva corresponded to the differences in the caries experience in the groups of communities studied. 4. Considering the relative homogenicity of these urban populations and the sampling method followed, it is difficult from an epidemiological standpoint to ascribe these observed differences to any cause other than the common water supply.").

338

Wenn man jedoch die Vorgeschichte der Städte (teilweise starke und unterschiedliche Zunahme der Karies durch unterschiedliche wirtschaftliche Entwicklung), das Ost-Westgefälle der Karies, und den möglichen Einfluß der *L. acidophilus*-Konzentration sowie die unterschiedlichen Wasserkomponenten unter wissenschaftlichen Gesichtspunkten berücksichtigt, so erkennt man unmittelbar, daß die Städte auch vom epidemiologischen Standpunkt aus *nicht* vergleichbar sind und der *Fluoridfaktor* in den Regressionsanalysen als *nicht signifikant* herausfällt.

Obwohl die nachvollziehbare Fragwürdigkeit der 21-Städte-Studie und der daraus von den US-Zahngesundheitsbeamten *H.T. Dean, F. A. Arnold und Mitarbeitern* gezogenen falschen Schlüsse offensichtlich und in sachkundigen Kreisen längst bekannt sind, wurden in maßgeblichen Kreisen der zahnärztlichen Fluor-Lobby und der Gesundheitsbehörden unter dem Deckmantel von „Freiheit der Wissenschaft und Forschung" keinerlei Konsequenzen gezogen. Im Gegenteil, beim Bundesgesundheitsamt Berlin und bei der WHO bedienten sich die Fluor-Lobbyisten weiterhin der irreführenden Darstellung und falschen Schlüsse der „*Dean*-Statistik" zur Behauptung der angeblichen „kariesprotektiven" Fluorwirkung.

Die zahnärztlichen WHO-Fluor-Experten *P. Adler* (Ungarn) und *I. Møller* (Dänemark) versuchten im Gegenteil in wissenschaftlich nicht akzeptabler Weise, in eigenen Studien auf ähnliche Weise zu ähnlichen Ergebnissen zu gelangen wie *H. T. Dean* und *F. A. Arnold.*

Die beiden Beamten *Karl Bergmann* (bekannter „Fluoridist") und *Horst Busse* des inzwischen aufgelösten Bundesgesundheitsamtes Berlin (BGA) mißbrauchten die konstruierten „Fluor-Erfolge" und fehlerhaften Studien von *H. T. Dean, P. Adler,* und *I. Møller* in irreführender und unwissenschaftlicher Weise vor dem Hintergrund ihrer amtlichen und damit besonders vertrauenswürdig scheinenden Position noch bis 1987 und später, um in Veröffentlichungen und (auch amtlichen) Stellungnahmen die von der Fluor-Lobby jahrzehntelang behauptete (angebliche) Wirksamkeit der Wasserfluoridierung zu „beweisen". Es handelt sich hier schlichtweg um einen „Etikettenschwindel". Die Auswirkungen solcher unverantwortlichen Machenschaften unter dem Deckmantel der Wissenschaft sind im Grunde katastrophal, führen sie doch dazu, daß Millionen Menschen, Kinder und Greise, Gesunde und Kranke, Empfindliche und Unempfindliche de facto völlig unkontrolliert, unkontrollierbar und unnützerweise mit einer hochtoxischen Chemikalie wie Fluorid behandelt werden, von den Kosten auch für die öffentliche Hand und die Steuerzahler einmal abgesehen.

Die problemadäquate Analyse (beschränkte lognormale Verteilung) der größtenteils von den Fluorbefürwortern selbst erhobenen, alterskorrigierten, als zufällig und repräsentativ für die Orte anzusehenden authentischen globalen Kariesbefunde von 12- bis 14jährigen Kindern beiderlei Geschlechts aus 144 Orten mit unterschiedlichen *natürlichen* Fluorkonzentrationen im Trinkwasser im Konzentrationsbereich von 0,3 bis 5,8 ppm F⁻ ergibt keinerlei Zusammenhang zwischen Fluor und Karies, wie das folgende Bild zeigt. Die Fluorkonzentrationen unter 0,3 ppm sind zahnmedizinisch nicht relevant und in diversen Studien von den Zahnärzten zum Teil unter dem Gesichtspunkt „wenig Fluor, viel Karies" selektioniert worden. Die Konzentrationen <0,3 ppm F$^-$ liegen zum Teil weit unter der natürlichen Grundbelastung durch Fluorid aus anderen Quellen und weisen große Meßfehler auf. Sie können auch an der grundlegenden Aussage des folgenden Diagramms, nämlich daß eine Erhöhung der Fluorkonzentration auf mehr als 0,3 ppm die Zahnkaries *nicht* reduziert, nichts ändern.

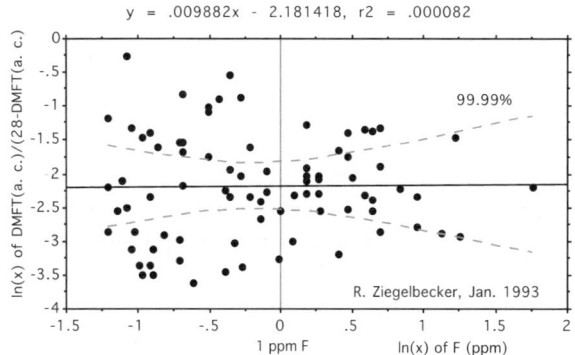

Analysen von neueren Karies- und Fluordaten aus der globalen WHO-Kariesdatenbank in Genf im Konzentrationsbereich 0,05–1,0 ppm führten übrigens zum gleichen Ergebnis.

Damit fällt das Dogma vom angeblich kariesprophylaktischen Effekt natürlich fluorreicher Trinkwässer und vom „Beispiel der Natur" in sich zusammen.

341

Erfolglose künstliche Trinkwasserfluoridierung (TWF) in USA

Die TWF wurde am 25. Jänner 1945 in Grand Rapids, Mich., USA, auf der Grundlage der wissenschaftlich unhaltbaren „21-Städte-Studie" vom *US-Gesundheitsdienst* eingeführt, wie schon erwähnt. 5 Jahre später (1950) gab es den ersten Bericht mit den „erwarteten" Erfolgen der TWF, aber ohne Angabe des Versuchsplanes und der Zwischenergebnisse in den Jahren vorher (1945–1950). Trotzdem wurde noch im gleichen Jahr vom *U.S.-Gesundheitsdienst* und von der *amerikanischen Zahnärztegesellschaft* eine politische Grundsatzerklärung für die generelle Einführung der TWF abgegeben. Schon zuvor hatte man die Zwangsbehandlung der Bevölkerung mittels TWF in weiteren Städten in den USA und auch in Kanada begonnen. 1950 wurden bereits über 1 Million Amerikaner mit Fluor zwangsbehandelt. Die Fluorempfehlung des *US-Gesundheitsdienstes* erfolgte somit stark verfrüht schon zu einem Zeitpunkt, als noch kein einziges nach Einführung der TWF geborenes und somit lebenslang fluoridiertes Kind das Schulalter erreicht hatte. Wirksamkeit und allfällige Spätfolgen der experimentellen Zwangsbehandlung der gesamten Bevölkerung von Grand Rapids konnten schon aus Gründen der Kürze der Zeit nicht untersucht worden sein.

Erst 1953 wurden von den US-Zahngesundheitsbeamten *F.A. Arnold Jr., H.T. Dean,* und *J.W. Knutson* erstmals der Versuchsplan und die Zwischenergebnisse über die Kariesentwicklung in

Grand Rapids1945-1951 publiziert. *H.T. Dean* war damals bereits zum Direktor des 1948 neu gegründeten Nationalen Zahnforschungsinstituts der USA *(National Institute for Dental Research (NIDR))* avanciert, *F.A. Arnold Jr.* war sein Stellvertreter. *J.W. Knutson* war Zahngesundheitschef der USA *(Chief Dental Health Officer of the U. S. Public Health Service)*. Er wurde einige Jahre später (1957) zum Gutachter bei der *Weltgesundheitsorganisation WHO* in Genf bestellt und hatte dort über seine eigenen Publikationen und gesundheitspolitischen Maßnahmen „in eigener Sache" gutachterlich zu befinden. Es bedarf keiner weiteren Erklärung, daß sein WHO-Gutachten für die generelle Empfehlung der TWF ausfiel, nachdem zuvor niemand die Erfolgsberichte der US-Zahngesundheitsbeamten und einiger anderer Zahnärzte unter mathematisch-statistisch-naturwissenschaftlichen Gesichtspunkten überprüft hatte. Alles, was damals von Amerika nach Europa kam, galt ja als „sacro sanct", und in „zahnärztliche Angelegenheiten" durften und wollten sich Vertreter anderer Wissenschaften erst gar nicht einmischen.

Indessen zeigt die Nachanalyse der erst 1953 veröffentlichten Versuchsplanung und Zwischenbefunde vom TWF-Experiment in Grand Rapids, daß die „Erfolge" der TWF offensichtlich durch Datenmanipulation mittels geeigneter Stichprobenauswahl konstruiert wurden. Bei der Basisuntersuchung 1944/45 vor Beginn der TWF wurden praktisch alle Schüler in allen Schulen von Grand Rapids zahnärztlich untersucht und der durchschnittliche Kariesbefall für jede Altersstufe festgestellt. Nach Einführung der TWF wurden nur mehr relativ kleine Stichproben gezogen, die ab 1951 noch weiter verkleinert und ab 1955 unter Weglassung der jüngeren Kinder überhaupt auf die 11–16jährigen Kinder eingeschränkt wurden.

Stichproben müssen repräsentativ sein und Zufallsauswahlen darstellen, wenn sie aussagekräftig sein sollen. In Grand Rapids wurde dieses Prinzip mißachtet. Nach Einführung der TWF wurden aus dem von der Basisuntersuchung her bekannten umfassenden Datenmaterial offenbar Schulen und Schüler als „Stichprobe" von den zahnärztlichen Experimentatoren passend ausgewählt. Die gezielte Auswahl erfolgte so, daß der durchschnittliche Kariesbefall der „Stichproben" schon von vornherein (ab 1946) um den gewünschten Betrag unter dem Kariesdurchschnitt aus der Basisuntersuchung lag, der als „Kariesreduktion" aufgrund der Prognosen aus der (ebenfalls manipulierten) „21-Städte-Studie" angestrebt wurde. 1951 wurden außerdem die Versuchsbedingungen einschneidend geändert. Einerseits wurden umfangreiche begleitende Maßnahmen eingeführt (Aufklärungs- und Mundhygienemaßnahmen), nachdem die TWF offensichtlich erfolglos war, und der Erfolg der Begleitmaßnahmen später als „Erfolg" der TWF ausgegeben. Andererseits wurde in der als „Kontrollstadt" mitgeführten unfluoridierten Stadt Muskegon schon 1951 ebenfalls die TWF eingeführt und damit die „Kontrollstadt" schon nach wenigen Jahren aus dem Experiment eliminiert. Der Health Officer von Grand Rapids, *G. S. Slemons*, hatte schon 1950 an den Public Health Service geschrieben. „*No be-*

neficial effects have been observed so far as caries control is concerned ..... and no adverse physical findings have been reported in any way."

Das folgende Bild zeigt die von den Zahngesundheitsbeamten *H.T. Dean, F.A. Arnold, Jr.,* und *J. W. Knutson* erst 1953 publizierten durchschnittlichen Kariesbefunde der 6jährigen Kinder bei der Basisuntersuchung vor Beginn und der „Stichproben" ab 1946 bis 1950 nach Einführung der TWF (1945). Weil die TWF bereits gefüllte und extrahierte, aber auch bereits kariös gewordene Zähne nicht mehr rückgängig und gesund machen kann, ist es klar, daß der starke Kariesrückgang nach nur einem Jahr TWF unmöglich von der TWF verursacht worden sein kann, sondern das Resultat der gezielten Stichprobenauswahl ist.

Ganz gleich liegt die Sache bei den 11jährigen Kindern (siehe Diagramm). Hätte die TWF einen echten kariesprotektiven Effekt gehabt, so hätte die Karies bis 1950 wenigstens von „Stichprobe zu Stichprobe" Jahr für Jahr weiter abnehmen müssen. Das Gegenteil war der Fall. Auch die Kariesbefunde in der bis 1950 noch unfluoridierten „Kontrollstadt" Muskegon zeigen 1945–1950 den gleichen Trend wie in der fluoridierten Stadt Grand Rapids. Es ist offensichtlich, daß die Stichproben aus der bekannten Grundgesamtheit schon am Anfang so ausgewählt wurden, daß am Ende das gewünschte Ergebnis herauskommen mußte.

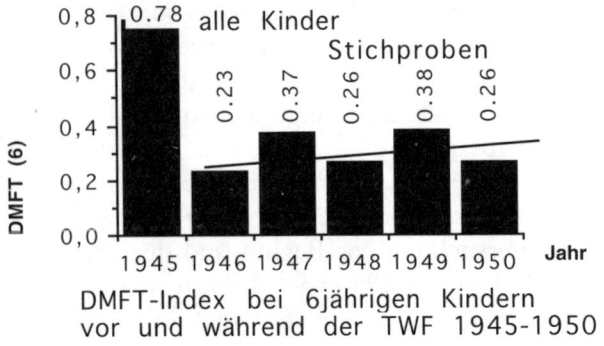

DMFT-Index bei 6jährigen Kindern
vor und während der TWF 1945-1950

DMFT-Index bei 11jährigen Kindern
vor und während der TWF 1945-1950
in Grand Rapids

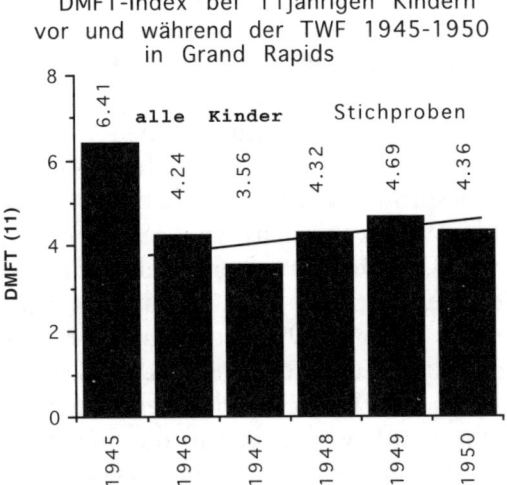

Bei kritischer Analyse der erst Jahre nach Einführung und Empfehlung der Zwangsbehandlung
der amerikanischen Bevölkerung mit fluoridiertem
Trinkwasser von den US-Zahngesundheitsbeamten
H. T. Dean, F. A. Arnold, Jr., J. W. Knutson veröf-

346

fentlichten Daten und Versuchsbedingungen aus dem TWF-Experiment von Grand Rapids entpuppen sich die in den anscheinend wissenschaftlich unkontrollierten „Public Health Report" berichteten und von zahnärztlichen Lehrkanzeln und Gesundheitsbehörden einschließlich der Weltgesundheitsorganisation WHO weltweit unkritisch übernommenen Erfolgsmeldungen der TWF als grobe Irreführung und Täuschung.

1986/87 führte das *U. S. Department of Health and Human Services, Public Health Service, National Institutes of Health,* eine umfangreiche Untersuchung über den Zustand der Zahngesundheit der 5–17jährigen Kinder in den U.S.A. durch *(„Oral Health of United States Children. The National Survey of Dental Caries in U.S. School Children 1986–1987. National and Regional Findings.")*. Die Studie ist repräsentativ für die U.S.A., die Stichproben sind Zufallsauswahlen. Es wurden insgesamt 39.206 Kinder untersucht, die 43 280 974 Kinder in den U.S.A. repräsentieren. Es wurde auch der Fluoridierungsstatus der Kinder erfaßt und insbesondere festgestellt, ob die Kinder von Geburt an der Trinkwasserfluoridierung teilnahmen oder ohne TWF waren. Eine Auswertung des Einflusses der TWF durch den *U.S. Public Health Service* wurde jedoch zum Unterschied von der Auswertung anderer Kariesdaten *nicht* bekanntgegeben.

Die Analyse des altersgewichteten durchschnittlichen Kariesbefalls bei den ab Geburt (lebenslang) mit TWF fluoridierten und den nicht fluoridierten 5- bis 17jährigen Kindern im problemadäquaten Modell der beschränkten log-normalen Verteilung ergibt *keinen* Unterschied des Kariesbefalls bei den mit TWF lebenslang zwangsbehandelten 12.747 Kindern und den nicht mit TWF behandelten 13.882 Kindern, wie das folgende Diagramm zeigt. **Es besteht *kein* Unterschied in der Kariesverteilung fluoridierter und unfluoridierter Kinder** (rechte Kurve (volle Punkte): unfluoridierte Kinder; linke Kurve (Kreise): lebenslang fluoridierte Kinder).

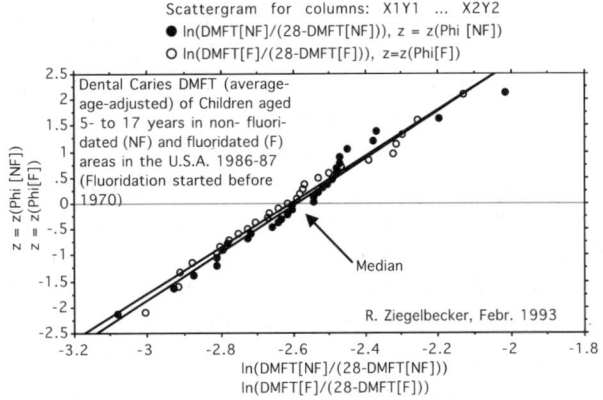

Der Zusatz von Fluorid zum Trinkwasser ist somit zweifelsfrei **keine** geeignete Maßnahme zur Kariesprophylaxe. Gleiches ist für die selbst nach Ansicht der Fluor-Lobby „schwächere Tabletten- und Salzfluoridierung zu erwarten.

Der „Griff nach Europa" und das „Fluor-Geschäft"

Von den *Gesundheitsbehörden* wurden in den USA und in Kanada neben dem Experiment von Grand Rapids in den Vierzigerjahren noch einige weitere TWF-Experimente gestartet (z.B. Newburgh/Kingston (N.Y.), Evanston, Brantford (Ontario)), die einer wissenschaftlichen Kritik ebenfalls nicht standhalten.

Der „Griff nach Europa" erfolgte im November 1952, als der Schweizer Zahnärztefunktionär und Fluoranhänger *Theo Hürny* unter Berufung auf die amerikanischen „TWF-Erfolge" eine mehrtägige „Fortbildungsveranstaltung" organisierte, auf der er die Kritiker der Fluoridierung kurzerhand als „Naturheilkundige", „Religiöse Gruppen", „Politiker, die prinzipiell Opposition machen", „Geschäftlich Interessierte, die befürchten, ihr Umsatz an Vitamin- und Mineralpräparaten gehe zurück", „Pseudo-Wissenschaftler und Leute, die sich selbst als Volksbeschützer bezeichnen und a priori gegen jede öffentliche Maßnahme zur Volksgesundheit wettern", hinstellte.

Die Schweizerische Medizinische Gesellschaft war damals allerdings noch vorsichtiger und gegen die TWF, so wie ursprünglich auch die WHO, bevor der US-Zahngesundheitsdienst „seinen Fuß in der Türe" hatte.

Nur kurz nach dieser „Fortbildungsveranstaltung" vom 7./8./14./ 15./21./22. Nov. 1952 sprach sich die *Schweizerische Sanitätsdirektorenkonferenz* für „die Verwendung dieses Vorbeugemittels" aus. Bereits am 18. Dez. 1952 brachte der damalige Großrat und spätere Regierungsrat *Wullschläger* im Großen Rat des Kantons Basel-Stadt den Antrag ein, das Trinkwasser der Stadt Basel zu fluoridieren. Dies wurde schließlich am 1. Mai 1962 realisiert.

Andere europäische Städte führten die TWF schon früher ein: Kassel (1952), Norrköping (Schweden, 1952), Tiel (Niederlande, 1953), Anglesey (Großbritannien,1955), Assesse (Belgien (1956), Tabor (Tschechoslowakei, 1958), Kuopio (Finnland, 1959), Karl-Marx-Stadt (Chemnitz, 1959), Norilsk (Rußland), 1960 wurde die TWF in Irland gesetzlich angeordnet.

Ergänzend sei erwähnt, daß die TWF 1953 auch in Neuseeland und 1956 in Australien, 1952 in Japan und 1958 in Singapur, 1961 in Hong Kong, 1950 in Panama, 1952 in Venezuela, 1953 in Brasilien, Chile, Columbien und Puerto Rico, 1956 in El Salvador, 1959 in Paraguay, 1960 in Mexiko eingeführt wurde.

Es ist einfach unfaßbar, wie schnell sich diese wissenschaftlich höchst dubiose Zwangsbehandlung über die Wasserleitung unter dem Einfluß national und international organisierter Zahnärztegruppen und öffentlicher Gesundheitsdienste weltweit selbst in demokratischen Staaten ausbreiten konnte, ohne daß wissenschaftlich gut fundierte Erfolgsberichte und Berichte über die Langzeitwirkungen der TWF vorlagen und wegen der kurzen Zeit seit der Ersteinführung auch nicht vorliegen konnten.

Das finanziell bestens ausgestattete und unter

der Direktion der Erfinder der Zwangsbehandlung mit Fluor über die Wasserleitung stehende *Nationale Zahnforschungsinstitut der U.S.A. (NIDR)* vergab hohe Geldsummen an ausländische zahnärztliche Institute zur Förderung der Verbreitung der Fluoridierung. Die folgende Tabelle gibt dafür ein Beispiel (in US-Dollar):

Land/Jahr	1958	1960	1963
Kanada	8640	810621	1237365
Dänemark	27297	101067	439704
Irland	19078	62250	78730
Niederlande	56945	175436	289320
Norwegen	14875	129286	258528
Schweden	87600	507570	1509011
Schweiz	5259	44288	892606
Großbritannien	232035	900048	2751326

Das war damals sehr viel Geld. Die wissenschaftlich unhaltbare Zwangsbehandlung der Bevölkerung mit Fluor über die Wasserleitung ist in der Folge nicht nur als solche und über ihre Ersatzmethoden (Tabletten- und Kochsalzfluoridierung und andere Methoden) zu einem bedeutenden Wirtschaftsfaktor sowie Prestigefaktor für die in diese undemokratischen Praktiken verwickelten Gesundheitsbehörden und Zahnärztekreise geworden, sondern auch ein beachtlicher Faktor für die Entsorgung von fluorhaltigem Sondermüll.

Ein großer Teil der bei bestimmten industriellen Prozessen anfallenden hochtoxischen Fluorverbindungen wird zur Herstellung von Schädlingsbekämpfungs- und Desinfektionsmitteln verwendet, ein weiterer großer Teil wird unter Berufung auf das gesundheitspolitische Dogma der „Karies-prophylaxe" über die Wasserleitung „entsorgt" und „feinst dosiert" (1,0 ± 0,1 ppm F$^-$) über das Land verteilt. Nur ca. 1-2% des Trinkwassers werden wirklich zum Trinken und Kochen verwendet, die restlichen 98–99% des Trinkwassers dienen anderen Zwecken.

Nach einem Bericht der amerikanischen Chemiker-Zeitschrift „*Chemical & Engineering News*" vom 1. August 1988 waren die zur Trinkwasser-fluoridierung jährlich eingesetzten großen Mengen an hochtoxischen Fluorverbindungen (80.000 t H_2SiF_6; 60.000 t Na_2SiF_6; 3.000 t NaF) Nebenprodukte der Phosphatkunstdüngerproduktion.

Erfolglose TWF-Experimente in Europa, Stop der Fluoridierung

Die Zwangsbehandlung mit Fluor im Trinkwasser wurde zwar in den U.S.A. und weltweit auf rund 250 Millionen Menschen immer mehr ausgedehnt und die erwarteten Erfolge behauptet. Die echten wissenschaftlichen Beweise blieben aber aus.

Die 1952 in Schweden (Norrköping) eingeführte TWF wurde 1961 durch den Obersten Gerichtshof als ungesetzlich wieder gestoppt.

Die Weltgesundheitsversammlung (WHA) der Weltgesundheitsorganisation (WHO) wurde 1969 von einer Fluor-Lobby aus (Zahn-) Gesundheitsbeamten und Zahnärztevertretern mit Unterstützung durch falsche und wissenschaftlich unhaltbare Gutachten und Darstellungen zum Beschluß einer

Resolution über die Empfehlung der Wasserfluoridierung und anderer Fluoridierungsmaßnahmen überredet. Durch die Kritik in Bedrängnis geraten, wurden auf Betreiben der zahnärztlichen und beamteten Fluor-Lobby später noch einige Male solche Empfehlungen abgegeben. Der italienische WHO-Delegierte *Prof. Penso* hatte jedoch schon 1969 erklärt, wenn die Resultate der Fluoridierungsexperimente wissenschaftlich überprüft würden, würde man sehen, daß sie nicht wirklich gültig sind („*If the results so far obtained from fluoridation experiments were studied scientifically, it would be seen that they were not really statistically valid.*" WHO-Protokoll A22/P&B/SR/10 vom 19, Juli 1969).

1970 brachte die *WHO* ihre bekannte Monographie „*Fluorides and Human Health*" heraus, an der zahlreiche Experten der Fluor-Lobby mitwirkten. Während die Experten hinsichtlich der Wirkungen und Nebenwirkungen der Fluoride teilweise unterschiedlicher Meinung waren und zahlreiche Widersprüche und offene Fragen hervorkamen, blieb die Behandlung der Frage der Wirksamkeit einem einzigen Zahnprofessor (*Peter Adler* aus Ungarn) vorbehalten, der sich mit der kritiklosen Wiedergabe der fehlerhaften zahnärztlichen Erfolgsberichte begnügte. Das Expertenkomitee stand unter dem Vorsitz des schwedischen Zahnprofessors *Yngve Ericsson*, der u. a. durch seine Fluor-Zahnpastenpatente bekannt war. Das erklärte Ziel der WHO-Monographie war es, die Gesundheitsbehörden gegen die starke Opposition zu unterstützen (*„Since the late 1940's, the use of fluorides for the preven-*

tion of dental caries – especially the adjustment of the fluoride content of drinking water – has been subject of considerable controversy. Public health authorities that have contemplated adopted measures of this kind have encountered strong opposition and have often had to undertake extensive reviews of the literature in order to reach a decision."). Die *WHO-Fluorempfehlung* und die *WHO-Monographie* stießen besonders in Europa auf wissenschaftliche Kritik und Widerstand.

Im März 1971 kritisierte der Verfasser in einer $2^{1}/_{2}$ Seitenarbeit in der Zeitschrift *„Städtehygiene"* das 1952 gestartete TWF-Experiment von *Kassel.* In 6 Doktorarbeiten hatte man mit völlig desolaten Statistiken und zum Teil an Kindern, die gar kein fluoridiertes Wasser erhalten hatten, die „Erfolge" und die „Unbedenklichkeit" der TWF „bewiesen" und weltweit propagandistisch ausgeschlachtet. 14 Tage später wurde die TWF in *Kassel* nach 19jähriger Dauer am 31. März 1971 eingestellt.

Eine erstmals möglich gewordene kritische Auseinandersetzung mit der Fluoridierung in der *Schweizerischen Monatsschrift für Zahnheilkunde* im März 1971 wurde nach entsprechender Aufregung in der zahnärztlichen Fluor-Lobby durch Beschluß von Zahnärzteorganisationen, Kritik an der Fluoridierung nicht mehr zu publizieren, abrupt beendet. Von da an lief die Fluorpropaganda wieder widerspruchlos und eingleisig und wurde die wissenschaftliche Kritik in den zahnärztlichen Publikationsorganen kategorisch unterdrückt. Zahnärztliche Standesorganisationen setzten später sogar Mitglieder unter Druck, an Veranstaltungen mit

Fluor-Kritikern nicht teilzunehmen und sich gegen Fluor nicht zu äußern. Gegen den Verfasser kam es zu zahlreichen Interventionen bis hinauf zur *österreichischen Bundesregierung* einschließlich des *Bundeskanzlers Dr. Kreisky,* um die Fluorforschungen und Aktivitäten des Verfassers zu verhindern.

Im März 1973 wurde die 1957 in der *Stadt Graz* eingeführte und erfolglos gebliebene Fluortablettenaktion an den Pflichtschulen, Kindergärten und Mütterberatungen, und im November 1973 nach Durchführung einer Fluor-Enquete durch die Steiermärkische Landesregierung trotz der Teilnahme von WHO-Fluorexperten im gesamten *Bundesland Steiermark* eingestellt. Die 8 Jahre nach Einstellung der Fluortablettenaktion in Graz erfolgte Überprüfung ergab, daß die Zahnkaries bei den Pflichtschülern während der Fluortablettenaktion zugenommen und nach Absetzen der F-Tabletten wieder abgenommen hatte.

1973 wurde auch im Großen Rat des Kantons Basel-Stadt von der Basler Großrätin und Biologin *R. Hernandez* ein Antrag auf Überprüfung der TWF in Basel eingebracht, der 1974 zu einer Anhörung im Gesundheitsamt Basel-Stadt führte. An dieser Anhörung nahmen neben führenden Schweizer Fluorbefürwortern, wie z. B. Zahnprofessor *Marthaler* aus Zürich und *Dr. Büttner* (Leiter der Basler Schulzahnklinik) sowie Zahnprofessor *Maeglin* aus Basel und zwei Regierungsräten, u. a. auch der deutsche Fluorkritiker und Zahnärztepräsident von Baden-Württemberg, *Prof. Rheinwald,* als Vertreter des „*Forum für verantwortbare*

Anwendung der Wissenschaft" aus Basel *Konradin Kreuzer,* sowie der Verfasser teil.

Das Gesundheitsamt Basel-Stadt führte in der Folge ergänzende Recherchen durch, gelangte u.a. zur Feststellung: *„Ohne uns in die Details der Fluor-Kontroversen einzulassen, müssen wir feststellen, dass der Beweis der Nützlichkeit der Fluor-Prophylaxe nicht erbracht ist."* und empfahl der Regierung und dem Grossen Rat nach umfassenden Erläuterungen die Einstellung der TWF in Basel: *„Abschließend sind wir daher der Auffassung, dass die Trinkwasserfluoridierung ohne Schaden für die Gesundheit der Zähne unserer Bevölkerung mindestens vorübergehend aufgehoben werden könnte. Eine neue Beurteilung nach einem Unterbruch von 5 bis 10 Jahren würde zweifellos eine klare Beurteilung ermöglichen, ob nicht die übrigen Zahnhygienemaßnahmen für den guten Zustand der Zähne ausschlaggebend sind."*

Die Fluor-Lobby machte daraufhin mobil und verhinderte nach jahrelangen Auseinandersetzungen und nach Einholung eines höchst einseitigen, nur von Fluorbefürwortern verfaßten und mit falschen Statistiken und Schlußfolgerungen angereicherten „Gutachtens" für den Regierungsbericht schließlich die Einstellung der TWF in Basel.

Die Kontroverse hatte aber in der Zwischenzeit immerhin dazu beigetragen, daß die Versuche der Fluor-Lobby, die TWF auch in *Luzern, St. Gallen* und *Genf* einzuführen, scheiterten.

Aus wissenschaftlicher Sicht besteht heute kein Zweifel, daß die TWF in Basel völlig nutzlos war und ist, die Kosten und Schularztzahlen entgegen den Prognosen durch die TWF nicht auf $1/3$ eingeschränkt wurden, sondern explodiert und die Kariesrückgänge in Wirklichkeit durch andere Faktoren als Fluor im Trinkwasser verursacht sind.

Im September 1973 führte der damalige *Präsident der Landeszahnärztekammer Baden-Württemberg* und *Vorsitzende der Wissenschaftlichen Vereinigung für Zahnheilkunde Stuttgart, Ulrich Rheinwald,* in Lindau am Bodensee ein Fluor-Symposion durch, an dem neben *Prof. Rheinwald* der einflußreiche WHO- und Europarat-Fluor-Experte *Klaus König* aus Nijmegen (NL) und der Verfasser als Referenten teilnahmen. Im Auditorium saßen zahlreiche führende Fluor-Experten und Lobbyisten aus dem deutschsprachigen Raum (Deutschland, Schweiz, Österreich). Die wenigen Einwendungen aus dem Auditorium gegen die von *Prof. Rheinwald* und vom Verfasser vorgebrachte Kritik an der Fluoridierung waren äußerst schwach. Hinter den Kulissen warfen jedoch Fluor-Lobbyisten ihrem Kollegen *Prof. König* vor, sich als Ko-Referent für dieses Symposion zur Verfügung gestellt zu haben. Im Zusammenhang mit der Teilnahme des Verfassers intervenierte das *österreichische Gesundheitsministerium* gegen *Prof. Rheinwald,* und Fluor-Lobbyisten versuchten ihn auf einer Sondersitzung des Bundesverbandes der Deutschen Zahnärzte *(BDZ)* als Präsident der Zahnärztekammer Baden-Württemberg abzusetzen, was mißlang. Auch die Drucklegung der Referate von diesem Symposion wurde heftig torpediert. Schließlich gelang es *Prof. Rheinwald,* die Referate in einer Broschüre unter dem Titel „*Zahn-*

357

karies und Fluoride – ein Diskussionsgespräch" im
A. W. Genter Verlag · Stuttgart 1974 mit hoher eigener Kostenbeteiligung herauszubringen. Im *„Bundesgesundheitsblatt"* 2/1976 des BGA hat der Wissenschaftliche Direktor im Bundesgesundheitsamt (BGA), *F. Griepentrog*, das Buch und die Vorträge sehr positiv besprochen (*„Wohl keine Methode des vorbeugenden Gesundheitsschutzes ist so hart umstritten wie die der Trinkwasserfluoridierung (TWF) zur Prophylaxe der Zahnkaries. Es ist daher verdienstvoll, daß die vier Autoren des vorliegenden kleinen Buches versuchen, das Pro und Kontra zur TWF, wie überhaupt zur Anwendung von Fluoriden, auf engem Raum ein wenig auszuleuchten. ... Das Studium des Buches ist dringend allen Zahnärzten zu empfehlen, ferner allen Kreisen, die sich mit den einschlägigen Fragen des Gesundheitsschutzes behördlich, wissenschaftlich oder auf andere Weise befassen."*).

Trotzdem mißbrauchten nur 10 Jahre später der Fluor-Lobbyist *Karl Bergmann* sowie *Horst Busse*, beide ebenfalls Direktoren im gleichen BGA, ihre amtliche Position und führten in höchst unwissenschaftlicher, um nicht zu sagen unseriöser Weise längst widerlegte und als Manipulation erkannte Studien (u.a. die 21-Städte-Studie von H.T. Dean und die dänische Studie von I. Møller) erneut als schlüssigen „Beweis" für die von ihnen behauptete karieshemmende Fluoridwirkung natürlich fluorreicher Trinkwässer an.

Auf Betreiben der Fluor-Lobby setzte das *Europa-Komitee für Gesundheitswesen des Europarates* im April 1971 eine *„Arbeitsgruppe über die Pro-*

bleme im Zusammenhang mit der Durchführung der Trinkwasserfluoridierung in Europa" unter dem Vorsitz des fanatischen Fluorbefürworters und Zahnprofessors *Rudolf Naujoks* aus Würzburg ein (dieser hatte 1976 beim österr. *Bundeskanzler Dr. Kreisky* gegen den Verfasser interveniert).

Prof. Naujoks verstieg sich in seinem Geleitwort zur Veröffentlichung des Expertenberichtes (1974) zur unwahren Behauptung, die Fluoride seien *„als wirkungsvollste und in der Massenprophylaxe als einzige Wirkstoffkomponente zur Reduktion des Kariesbefalls ausgewiesen"* worden, obwohl seine eigene Expertengruppe die umstrittene Wirksamkeit überhaupt nicht untersucht hatte, sondern nur die Möglichkeiten zur Verbreitung der TWF. Er behauptete sogar, die Bevölkerung Deutschlands hätte *„Gemäß der Europäischen Übereinkunft zum Schutze der Menschenrechte und Grundfreiheiten sowie gemäß der Europäischen Sozialcharta einen Anspruch darauf"*, an der TWF teilzuhaben.

Der *Ministerausschuß des Europarates* hat in seiner *„Resolution (74) 6 über Methoden zur Verbesserung der Gebißgesundheit"* vom 27. Februar 1974 zwar die wissenschaftlich unhaltbaren Empfehlungen der Arbeitsgruppe von *Professor Naujoks* zur Einführung der (in Europa nirgends mehr neu realisierten) Trinkwasserfluoridierung und ihrer Ersatzmethoden gutgläubig übernommen. Der **Europarat** hat aber auch, was heute durch Werbung völlig in Vergessenheit gebracht wurde, eine *radikale Einschränkung des Süßigkeitenkonsums von Kindern in Schulen und eine Werbung für andere Nahrungsmittel* empfohlen:

„2. Zur Bekämpfung der schädlichen Wirkung von Zucker werden folgende Maßnahmen empfohlen: ... b) In Schulen Verkaufs- und Konsumverbot von Süßigkeiten und kariesfördernden zuckerhaltigen Getränken; ... d) Förderung der Werbung für andere Nahrungsmittel, die an Stelle von Süßigkeiten als Zwischenmahlzeiten gegessen werden können. ... ".

Trotz der Empfehlung der TWF durch den *Europarat* im Jahre 1974 wurde die TWF im September 1976 auch in den Niederlanden, wo bereits ca. 4,2 Millionen Menschen mit dieser Zwangsbehandlung über die Wasserleitung „beglückt" wurden, mit Königlichem Dekret eingestellt. Der Verfasser hatte auch an dieser seit 1970 in den Niederlanden laufenden Auseinandersetzung um die TWF maßgeblichen Anteil, grobe Fehler und falsche Schlüsse in dem von der zahnärztlichen Fluor-Lobby bereits 1953 durchgesetzten und von den Gesundheitsbehörden eingeführten TWF-Experiment von Tiel/Culembourg aufgedeckt, und in einem Schreiben an die *Niederländische Königin* darauf hingewiesen. 1975 hatte der Verfasser anhand von Langzeitbefunden auch gezeigt, daß die TWF in Anglesey (GB) keinen positiven Effekt erkennen ließ. Auch diese TWF soll später eingestellt worden sein.

Im April 1978 führte die *ERO*, Europäische Regionale Organisation der *FDI* (Fédération Dentaire International = Internationale Zahnärzte-Vereinigung) – letztere war und ist die weltweit treibende Kraft hinter der TWF und anderen Fluoridierungspraktiken und hat 1969 auch den Bericht des *WHO-Generaldirektors* an die *Weltgesundheits-*

versammlung vorbereitet – eine Befragung über den Stand der kollektiven Fluoridierungsmaßnahmen im Raum der *ERO-Mitgliedsländer* durch.

In dem Bericht des Schweizerischen Delegierten *W. Hofer* an die *ERO* heißt es lakonisch: *„Aufgrund der durchgeführten Umfrage muss festgestellt werden, dass seit den Empfehlungen an den Europarat einzig in Jerusalem (230 000 Einw.) die TWF neu eingeführt wurde (Israel war im Bericht Naujoks nicht enthalten). Andererseits ist bei den Ländern, die in beiden Umfragen einbezogen waren, ein Rückgang zu verzeichnen (BRD). In keinem der übrigen Länder, die 1971 keine TWF aufwiesen, ist diese in der Zwischenzeit eingeführt worden. Von einem Erfolg der Empfehlungen kann unter diesen Umständen nicht gesprochen werden."*

Nachdem die TWF in Europa trotz aller Anstrengungen offenbar nicht mehr weiter durchsetzbar war, schlug der *zahnärztliche* Berichterstatter aus der Schweiz aus *taktischen* Erwägungen die Einführung der Salzfluoridierung vor: *„...sollte sowohl in der ERO wie der FDI geprüft werden, ob nicht aus taktischen Erwägungen eine Neubeurteilung der TWF im Vergleich zur Salzfluoridierung in Betracht gezogen werden sollte."*

Es sei vorweggenommen, daß die aus *„taktischen"* Gründen von der zahnärztlichen Fluor-Lobby angestrebte **Salzfluoridierung** für die Kariesprophylaxe genauso nutzlos ist und toxische Nebenwirkungen entfalten kann wie die Trinkwasserfluoridierung und andere Methoden (F-Tabletten, F-Milch, etc.).

Im April 1981 wurde vom Verfasser auf der XI.

Jahreskonferenz der Internationalen Fluorforschungsgesellschaft („*International Society for Fluoride Research*") erstmals das Ergebnis einer Metanalyse über den Zusammenhang zwischen dem natürlichen Fluorgehalt im Trinkwasser und Zahnkaries sowie Zahnfluorose anhand aller verfügbaren internationalen Daten veröffentlicht. Die Auswertung der umfangreichen authentischen epidemiologischen Daten im problemadäquaten Verteilungsmodell (beschränkte log-normale Verteilung) ergab *keinen Zusammenhang zwischen Fluor im Trinkwasser und Zahnkaries,* wohl aber einen *signifikanten Zusammenhang zwischen Fluor im Trinkwasser und Zahnfluorose.* Etwa 16% der Kinder bekommen bei 1 ppm Fluorid im Trinkwasser (zahnärztlich empfohlene Dosierung) Zahnfluorose, das ist eine bleibende Schädigung des Zahnschmelzes durch die Giftwirkung der Fluoraufnahme während der Zahnentwicklung. Anhand weiterer Analysen von authentischen Daten aus verschiedenen Fluoridierungsstudien und -experimenten konnte dieses Ergebnis auf einer internationalen Konferenz der Tschechoslowakischen Akademie der Wissenschaften im Juli 1982 in Liblice bei Prag vom Verfasser weiter erhärtet und auch gezeigt werden, *daß es* auch die von den „Fluoridisten" behauptete *toxikologische Sicherheitsspanne für Fluorid nicht gibt.*

Diese Ergebnisse trugen wesentlich dazu bei, daß es statt zu einer Ausweitung der TWF im Sinne der Regierungsprogramme und Gesetze sowie der WHO-Empfehlungen zu einer Stagnation der TWF in der damaligen DDR und in der Tschechoslowakei kam und die Einführung der TWF in Ungarn unterblieb. Nicht zuletzt scheiterte 1984/85 auch der Versuch der deutschen Fluor-Lobby, in Berlin, Hamburg, und Lörrach die TWF einzuführen, an diesen Ergebnissen. 1984 hatte auch die bekannte deutsche Ärztezeitschrift „Selecta" einen kritischen Artikel zur Fluoridierung veröffentlicht, der sofort zu heftigen Reaktionen und Androhungen von Inseratenentzug seitens der einschlägigen Pharmaindustrie führte. Mit Unterstützung von „Fluoridisten" des *Bundesgesundheitsamtes Berlin (BGA)* wurde kurzfristig eine „Informationsveranstaltung" über die Fluoridierung und die Kritik des Verfassers veranstaltet und die Zeitschrift „*Selecta*" eingeladen, ausführlich darüber zu berichten. Im Editorial zu diesem Heft schrieb daraufhin der Herausgeber von „*Selecta*" unter dem Titel „*Das Eisen war zu heiß*", man habe den Schürhaken am falschen Ende angefaßt, als man sich auf den Verfasser stützte. In Saarbrücken, Saarlouis, Bielefeld und anderen Städten und Gemeinden wurde die Fluortablettenaktion eingestellt.

Spätestens seit der Kritik des Verfassers an der TWF in den Jahren 1969–1971 und der kurzfristigen Einstellung der TWF in Kassel 1971 setzten sich auch die deutschen Wasserfachleute (*„Deutscher Verein von Gas- und Wasserfachmännern e. V".*) ganz massiv gegen die Einführung der TWF in der BRD zur Wehr.

Im September 1982 fand in Wien anläßlich des Weltkongresses der Internationalen Zahnärztevereinigung (*Fédération Dentaire International*

(FDI)) – an deren Beschlüsse die nationalen Mitgliedsorganisationen gebunden sind – eine mehrtägige Fluor-Konferenz der Fluor-Experten der FDI (die schon 1969 den Bericht des WHO-Generaldirektors über die Empfehlung der TWF vorbereitet hatte) und der WHO statt, auf der es natürlich wieder zu einer Fluor-Empfehlung kam. Zwecks Umsetzung dieser Empfehlung veranstaltete die führende österreichische Fluor-Lobby unter Beteiligung des zuständigen Beamten *Ministerialrat Schedy* des Gesundheitsministeriums eine großangelegte Pressekonferenz in Graz, auf der sie mit heftigen Attacken gegen den Verfasser und mit der Horrormeldung aufwartete, bei den Grazer Pflichtschülern (4. Klasse) habe sich die Karies nach Absetzen der Fluortabletten (1973) verfünffacht. Die Politiker wurden vehement aufgefordert, die Fluortablettenaktion in Graz und der Steiermark umgehend wieder einzuführen. Die angebliche „Verfünffachung" der Zahnkaries wurde vom Verfasser umgehend als Schwindel aufgedeckt. Die Fluor-Lobby hatte bei ihrem Vergleich bei den Kindern während der F-Tablettenaktion nur die kariösen Zähne ohne die gefüllten und extrahierten Zähne herangezogen, bei den Kindern nach Absetzen der F-Tabletten hingegen nicht nur die kariösen, sondern auch die gefüllten und extrahierten Zähne. In Wirklichkeit hatte die Karies bei den Grazer Schulkindern während der Fluortablettenaktion zugenommen und nach Absetzen der Tabletten wieder abgenommen. Die Stadt Graz nahm daraufhin eine amtliche Überprüfung vor und verlautbarte eine Richtigstellung, in der es hieß: *„Bei*

einer Pressekonferenz ... wurden .... Zahlen über
Kariesschäden bei Grazer Schulkindern bekanntge-
geben, die sowohl in den Medien als auch bei bun-
desdeutschen Stellen zu irreführenden Vergleichen
geführt haben. Es wurden bei diesem Anlaß Zahlen
bekanntgegeben, die nicht miteinander vergleich-
bar sind, sodaß die daraus gezogenen Schlußfolge-
rungen (verfünffachtes Auftreten von Karies nach
Absetzen der Fluortablettenaktion) falsch sein
mußten. Hierzu wird festgestellt, daß die Stadt
Graz zwar an allen Forschungen auf dem Gebiet
der Zahnkaries-Prophylaxe grundsätzlich interes-
siert ist, jedoch auf Grund der gegenwärtigen Ge-
gebenheiten keine Veranlassung sieht, den Beschluß
über Einstellung der Fluortabletten-Aktion zur
Diskussion oder in Frage zu stellen."

Im September 1985 kam es im *Gesundheitsaus-*
schuß des Deutschen Bundestages zu einer nichtöffentlichen Anhörung betreffend die Trinkwasserfluoridierung, an der der Verfasser als Sachverständiger teilnahm. Die nach einigen Monaten erfolgte
Abstimmung im Gesundheitsausschuß ergab Stimmengleichheit, sodaß die im Jahre 1974 über Betreiben der Bundestagsabgeordneten und Zahnärz-
tin *Hanna Neumeister* in letzter Minute einstimmig
in das Lebensmittelgesetz (LMG) aufgenommene
Bestimmung über die Zulassung der TWF in der
BRD zwar im Gesetz blieb, aber von einer Einführung der TWF in der BRD trotz aller Anstrengungen der „Fluoridisten" und trotz der TWF-
Empfehlungen von *WHO* und *Europarat* Abstand
genommen wurde.

Am 1. Oktober 1985 wurde vom ARD/WDR-

Köln die Monitor-Sendung *„Fluor unwirksam gegen Karies? – der Filz zwischen Zuckerindustrie und Zahnärzteverbänden"* ausgestrahlt, die in der Bevölkerung, unter Zahnärzteorganisationen und auf gesundheitspolitischer Ebene der Gemeinden, Länder und des Bundes zu teils heftigen und langanhaltenden Reaktionen führte. Dabei soll es in den ersten 6 Wochen zu über 60 000 Anfragen zu dieser Sendung (teilweise noch Jahre später) gekommen sein. Während die eingespielten Fluoraktionen (F-Tabletten, etc.) praktisch über Nacht zusammenbrachen, gaben Gesundheitsbehörden, Krankenkassen und Zahnärzteverbände Gegendarstellungen (letztere auch ein Weißbuch) heraus. Der Bundesverband der Deutschen Zahnärzte verklagte sogar das Fernsehen vor dem Landgericht Köln, verlor aber den Prozeß. Von Politikern, Zahnärztevertretern und anderen wurde gegen die Verantwortlichen der Sendung interveniert. Die Stadt Hamburg mußte mehrere Kubikmeter Fluortabletten als Sondermüll entsorgen, Berlin-Wilmersdorf, Berlin-Charlottenburg und andere Orte stellten die Fluortablettenaktion ein.

Nach langem Bemühen des Verfassers, den *AOK-Bundesverband der Ortskrankenkassen* zu einer Abkehr von seiner höchst einseitigen Pro-Fluor-Politik und zu einer Überprüfung der Fluoridierung zu bewegen, kam es im Dezember 1985 nicht zuletzt als Folge der Monitor-Sendung im *Wissenschaftlichen Institut der Ortskrankenkassen (WIdO)* doch zu einer Diskussion, an der als Kritiker *H. und W. Schöhl* und der Verfasser teilnahmen. Die notwendige Ausgewogenheit der

Diskussion wurde jedoch von der Fluorbefürworterin und Leiterin des WIdO, *Gudrun Eberle,* gezielt verhindert, indem sie die Fluor-Lobbyisten *Karl Bergmann* und *Horst Busse* vom BGA Berlin zu einem späteren Zeitpunkt im Jänner 1986 referieren ließ und die Kritiker zu deren falsche Behauptungen und Darstellungen daher keine Stellungnahmen und Richtigstellungen mehr abgeben konnten. Immerhin führte die Diskussion insofern zu einer Haltungsänderung des AOK-Bundesverbandes, als die bislang geforderte TWF fallen gelassen und die Ernährungsaufklärung forciert wurde.

1986 überprüfte der frühere neuseeländische Fluor-Anhänger und „formerly Principal Dental Officer, Department of Health, Auckland, Chairperson of the Fluoridation Promotion Committee of the NZ Dental Health Foundation, and President of the NZ Society of Dentistry for Children, *John Colquhoun,* nach seiner Pensionierung 1984 die Amtlichen Unterlagen und Daten zum bekannten und weltweit beachteten TWF-Experiment von Hastings (Autor *TG Ludwig),* welches angeblich die hohe Wirksamkeit der TWF belegt. Dabei stellte er fest, daß während des TWF-Experiments die Diagnose-Kriterien geändert wurden, die Daten manipuliert und unglaubwürdig waren und die Karies bei den nicht fluoridierten Kindern gleich zurückgegangen war wie bei fluoridierten. *Dr. Colquhoun* bezeichnete daraufhin die Ergebnisse des TWF-Experimentes von Hastings in Neuseeland als „Schwindel".

Im Mai 1988 referierten der Verfasser und sein

Sohn (ein theoretischer Atomphysiker) auf einer internationalen Konferenz der *Tschechoslowakischen Akademie der Wissenschaften* über Umweltfragen in Budweis (Ceské Budějovice) zum Thema der Fluoridierung und ihrer Nebenwirkungen. Am 1. Juli 1988 wurde daraufhin nach einem Gutachten der Akademie die TWF in Budweis und am 1. Oktober 1988 auch die langjährige TWF in Prag eingestellt. Weitere CSSR-Städte folgten, was heftige Attacken des CSSR-Gesundheitsministeriums (der stellvertretende Gesundheitsminister war ein fluorbefürwortender Zahnarzt(!)) zur Folge hatte. Ergänzend muß bemerkt werden, daß die CSSR bis dahin das am stärksten über die TWF fluoridierte Land des damaligen Ostblocks war. Der langjährige Leiter der Zahngesundheitsabteilung im WHO-Europabüro in Kopenhagen war übrigens der tschechische „Fluoridist" und ORCA-Mann *Prof. Kostlan,* der die erste TWF in der CSSR (1958 in Tabor) eingeführt hatte.

1959 wurde über Betreiben des Zahnarztes *Walter Künzel* die TWF in Karl-Marx-Stadt (Chemnitz) in der ex-DDR eingeführt. Plauen war die „Kontrollstadt", sie wurde später ebenfalls fluoridiert. *Künzel* berichtete laufend über die angeblichen TWF-Erfolge, setzte die TWF als gesetzlich verankerte und umgehend überall einzuführende Staatsmedizin durch, gelangte in einflußreiche Stellungen, wurde Leiter eines neuen Zahnforschungszentrums und auch WHO-Fluor-Experte. Die Nachanalyse der von *Künzel* veröffentlichten Daten und Erfolgsberichte über die TWF in Chemnitz ergab jedoch, daß er die kinderstomatologische Betreuung und die Gemeinschaftsernährung in positiver Weise umorganisiert hatte und den Erfolg dieser Maßnahmen fälschlich der TWF zuschrieb. Aus seinen Daten ergab sich hingegen kein wissenschaftlich stichhaltiger Nachweis für den behaupteten karieshemmenden Effekt der TWF. *Künzel* hatte u. a. auch mit nicht repräsentativen Stichproben argumentiert, wobei die Stichprobenwerte am Beginn der TWF deutlich über dem Gesamtdurchschnitt und nach Jahren der TWF immer mehr unter dem Gesamtdurchschnitt des Kariesbefalls in Chemnitz lagen. Auf diese Weise wurde eine scheinbare „Kariesreduktion" mit TWF erzeugt. Mit Anstieg des Zuckerkonsums stieg auch die Zahnkaries in Chemnitz trotz langjähriger TWF erwartungsgemäß an, doch wurde darüber nicht gesprochen. Eine Überprüfung der 1973 in Spremberg (Kreis Cottbus) eingeführten TWF ergab nach 8 Jahren TWF keinerlei Kariesreduktion. Im Gegenteil, bei den jüngeren Kindern (6- bis 8jährige) hatte die Karies sogar zugenommen. Ende 1990 berichtete *Horst Busse* nach einer Untersuchung der Kariesprävalenz bei DDR-Schülern, in Chemnitz sei die DMF *mit* TWF zwar um 28% zurückgegangen, aber in Leipzig sei sie *ohne* TWF ebenfalls um 28% und im Landkreis Potsdam *ohne* TWF sogar um 41% zurückgegangen.

Im Sommer 1990 übergab der Verfasser den deutschen Wasserfachleuten umfangreiches wissenschaftliches Material und kritische Analysen über die TWF in Chemnitz, in der ex-DDR, und in anderen Ländern. Im Mai 1991 wurde die 1959 gestartete TWF in Chemnitz (ex Karl-Marx-Stadt) und in der Folge auch in der gesamten ex-DDR eingestellt, obwohl ihre Fortführung auch nach der Wiedervereinigung möglich gewesen wäre.

Skandal: Fluor-Gegner von Stasi und Stapo überwacht

Der Verfasser hatte wegen seiner massiven wissenschaftlichen Kritik an der Fluoridierung fast zwei Jahrzehnte lang kein leichtes Leben und beruflich die größten Schwierigkeiten. Sogar die österreichische Staatspolizei wurde eingeschaltet. Kürzlich wurde dem Verfasser bekannt, daß Fluor-Kritiker auch von der Stasi in der DDR überwacht wurden. So wurde der Veterinärtechniker und Mitarbeiter des Deutschen Roten Kreuzes in R., *B. H.*, der sich mit Sachargumenten gegen die Einführung der TWF in Rathenow gestellt hatte, seit 15. Jänner 1985 vom Stasi unter der Nummer P086 00 385 unter „Operative Personenkontrolle" (OPK) mit dem Decknamen OPK „Fluor" gestellt und einschließlich seiner Kontakte mit dem NSW (Nichtsozialistischer Westen) und NSA (Nichtsozialistisches Ausland) überwacht. Im Zwischenbericht zur OPK „Fluor", Reg.-Nr. IV/80/85 vom 8. März 1989 wurde die Verlängerung der OPK bis 1.Februar 1990 angeordnet. Es ist bemerkenswert, daß die Vorbereitungen für die TWF im Kreisgebiet Rathenow am 15.1.1985 bereits abgeschlossen, entsprechende Tests durchgeführt und die TWF-Anlagen seit 1986 installiert waren, die Inbetriebnahme der TWF laut Stasi „wegen Fehlen der notwendigen Fluor-Substanzen" aber scheiterte. Man fürchtete, wie aus dem Zwischenbericht vom 8. März 1989 hervorgeht, daß die OPK-Person *(B.H.)* „die vorhandenen rechtlichen Möglichkeiten (Verwaltungsgericht) erst einmal ausschöpfen" wird, „um dann weiter aktiv zu werden."

Die Salzfluoridierung, eine Fehlleistung der präventiven Medizin

In Deutschland versuchte die Fluor-Lobby rund 20 Jahre lang vergeblich, sowohl die TWF als auch die „aus taktischen Gründen" forcierte **Salzfluoridierung** durchzusetzen. Erst 1991 gelang es ihr, die Zulassung der Salzfluoridierung durch ein offenbar überfordertes Gesundheitsministerium und ein in der Fluorsache anscheinend auf beiden Augen „fast blindes" und inzwischen aufgelöstes Bundesgesundheitsamt (BGA) zu erreichen. Im Dezember 1992 wurde die Salzfluoridierung in Deutschland gestartet. Maßgeblichen Einfluß hatten dabei der international agierende Schweizer „Fluorfanatiker" und als Fluor-Experte aufgebaute Zahnprofessor *Thomas Marthaler* aus Zürich und der deutsche Zahnarzt *W. Hey* vom „*Deutschen Arbeitskreis für Zahnheilkunde*" aus München, der mit *Marthaler* eng zusammenarbeitet.

Wie schon weiter oben erwähnt, floß viel Geld vom US-Gesundheitsdienst auch in die Schweiz, um die Fluoridierung in Europa voranzutreiben. Schon 1953 vermittelte der Lehrstuhlinhaber *(Hans-Rudolf Mühlemann)* des Zahnärztlichen Instituts der Universität Zürich, das zu einer Drehscheibe für die Verbreitung der Fluoridierung in Europa werden sollte, den jungen Zahnarzt *Thomas Marthaler* an die *Forsyth Dental Infirmary* in Rochester, Massachusetts, U.S.A., von wo er 1955 zurückkehrte und als Assistent bei *Mühlemann* eintrat, sich später habilitierte und eine Station für Angewandte Prävention erhielt. Dort widmete er einen großen Teil der letzten 30 Jahre kompromißlos der Fluorforschung und unter dem Deckmantel der Wissenschaft der Fluorpropaganda. *Marthaler* wirkte bei der *WHO* und nahm an dem Meeting der *WHO, PAHO (Pan American Health Organisation),* und *Kellog Foundation* über die **Salzfluoridierung** in Medellin, Kolumbien, 1977 teil. Er beriet auch verschiedene Länder Zentral- und Südamerikas über die Einführung der Salzfluoridierung. In Europa trieb er zuletzt aus „taktischen Gründen" insbesondere die Salzfluoridierung voran, weil die TWF als angeblich „beste aller Methoden" nicht durchzusetzen war.

Offensichtlich ist die wissenschaftliche Stichhaltigkeit der zahnärztlich behaupteten Erfolge der Salzfluoridierung von den zuständigen Stellen, die sie zugelassen haben, trotz der bekannten wissenschaftlichen Kritik und der evidenten Nutzlosigkeit solcher Fluoridierungsmaßnahmen nicht wirklich und unabhängig wissenschaftlich überprüft worden. Sonst hätte diese Massenmedikation über das Kochsalz jedenfalls abgelehnt und die Bevölkerung vor einer immer offensichtlicher werdenden Täuschung über den Nutzen und vor der Verharmlosung der Nebenwirkungen durch das Gesundheitsministerium bzw. den Gesundheitsminister geschützt werden müssen. Zu den möglichen Nebenwirkungen siehe ergänzend auch das Ende 1994 erschienene Buch von *H. Schöhl,* welches eine umfangreiche und anschauliche Dokumentation über mögliche toxische Nebenwirkungen der Fluoride enthält (*„Gebißkrankheiten und Gesundheit – Ätiologie und Prophylaxe auf Stoffwechselgrundlage“*).

Die Anreicherung des Speisesalzes mit 250 mg F⁻/kg führt zwangsläufig zu einer erheblichen zusätzlichen, unnötigen und unzumutbaren Fluorbelastung des Körpers und insbesondere der Ausscheidungsorgane und des Skeletts der Betroffenen.

Über den Magen-Darmtrakt oder die Mundschleimhäute aufgenommenes Fluorid – insbesondere das leicht wasserlösliche – versucht der Körper über die Leber zu entgiften und über die Niere auszuscheiden. Der größte Teil des nicht ausgeschiedenen Fluorid wird in das Skelett verdrängt und eingelagert und stört dort den Skelettstoffwechsel. Bei Kindern wird dabei im Verhältnis mehr Fluorid in das noch im Wachstum befindliche Skelett eingebaut als bei Erwachsenen. Bei längerer Dauer zusätzlich erhöhter Fluoridaufnahme kommt es zunehmend zur Beeinträchtigung des Skeletts.

Die normale Fluorausscheidung im Urin liegt ohne zusätzliche Fluorgaben und ohne erhöhten Fluorgehalt der Trinkwässer bei Erwachsenen bei etwa 0,3 mg/Tag (24 Stunden-Urin). 1974 wurden in der Schweiz anläßlich einer öffentlichen Gesundheitswoche im Kanton Zug 0,34 ± 0,19 mg F/l Urin und bei Patienten im Kantonsspital Glarus 0,28 ± 0,15 mg F/l bzw. 0,34 ± 0,23 mg F im 24-Stunden-Urin gemessen.

Nach Einführung des Fluorsalzes mit 250 mg F/kg Salz wurden im Kanton Waadt 1974 bei Kindern (Schüler) und 1978 bei Erwachsenen die folgenden Fluoridkonzentrationen in mg F/l in Urinproben gemessen (Nach Daten von *Th. Marthaler, M. Steiner, H.R. Mühlemann, G. Peters:* „Die Fluorversorgung in der Schweiz". Schweiz. Mschr. Zahnheilk. 92 Nr. 4/1982, S. 321–331).

Ort	Cossonay	Lausanne	Lausanne	Morges
mg F/l				–
1974	–	–	–	–
1978	0,92	0,95	0,95	0,90
x̄±s	±0,47	±0,46	±0,58	±0,38

Ort	Moudon	Vevey	Yverdon	Grandson
mg F/l				
1974	1,00	1,01	1,10	1,15
1978	0,77	0,75	1,18	–
mg F/l	±0,34	±0,32	±0,69	

Es steht somit außer Zweifel, daß durch die Einführung des Fluorsalzes mit 250 mg F⁻/kg die normale *Fluorkonzentration im Urin* der Bevölkerung *auf etwa das Dreifache künstlich angehoben* und damit die Entgiftungs- und Ausscheidungsorgane Leber und Niere zusätzlich belastet wurden.

Die künstlich erhöhte Fluorbelastung hat neben der zusätzlichen Belastung von Leber und Niere auch zu einer zusätzlichen Beladung mit Fluor und damit künstlichen Belastung des Skeletts mit Beeinträchtigung des Skelettstoffwechsels geführt. Je größer die systemische Fluoridaufnahme (d.h. die eingenommene Fluoridmenge) ist, desto mehr Fluorid wird im Skelett gespeichert, wie das folgende Diagramm zeigt (Nach Daten von I. ZIPKIN, F.J. McCLURE, N.C. LEONE, W.A. LEE: Fluoride Deposition in Human Bones after Prolonged Ingestion of Fluoride in Drinking Water. Pub. Health Rep. 73 (1958) 732–740).

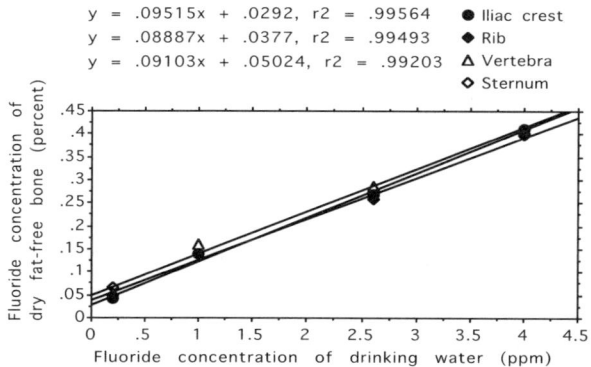

8 Jahre nach Einführung des Fluorsalzes mit 250 mg F/kg wurden in Lausanne im Skelett von 20 Personen im Alter von 22 bis 82 Jahren anhand von Knochenproben folgende Fluorkonzentrationen, mg F⁻/kg fettfreies Trockengewicht, Durchschnitte (x), statistischer Vertrauensbereich bei einer Vertrauenswahrscheinlichkeit von P = 0,95 und niedrigster bzw. höchster gefundener Einzelwert (Bereich), festgestellt. Im Vergleich dazu wurde auch

der Fluorgehalt autoptischer Knochenproben von 47 Personen im Altersbereich von 41–89 Jahren im Stadtspital Triemli in Zürich, 0,1 mg F/l Trinkwasser, Fluorsalz mit nur 90 mg F/kg, bestimmt (Daten nach *Marthaler et al;* wie oben).

Entnahme-material	x (Mittelwert) mg F-/kg	Vertrauensbereich (95%) mg F-/kg	Bereich mgF-/kg
Lausanne 1978*)	583	465–701	297–1299
Zürich:			
Femur, compacta außen	326	298–354	131–562
Femur, compacta innen	332	300–364	133–610
Wirbel, spongiosa	440	384–496	182–1016

) Die beiden jüngsten Fälle (22- und 25jährig) lagen mit 324 und 279 mg F-/kg erwartungsgemäß unter dem Mittelwert. Die beiden Fälle mit über 1000 mg F-/kg (1083 und 1299) hatten das Alter von 69 bzw. 74 Jahren erreicht.

Es besteht somit kein Zweifel, daß der Fluorgehalt des Skeletts bei der betroffenen Bevölkerung in Lausanne – ähnliches ist auch andernorts bei gleichen Bedingungen zu erwarten – schon nach 8 Jahren Anwendung des Fluorsalzes von 250 mg F-/kg wesentlich erhöht wurde. Mit zunehmender Dauer der Anwendung des Fluorsalzes und zunehmendem Alter der Betroffenen ist somit mit einer steigenden Beeinträchtigung des Skelettstoffwechsels durch das Enzym-, Zell- und Speichergift „Fluor" und einer erheblichen Fluor-Anreicherung des Skeletts der Betroffenen zu rechnen.

Eine *künstliche Steigerung der Fluorzufuhr* (**z.B. über das Speisesalz**) führt somit automatisch zu einer Steigerung der Fluoreinlagerung und damit zu einer Citratabnahme im menschlichen Skelett und *Störung des Skelettstoffwechsels* (nach Daten von I. ZIPKIN, F.J. McCLURE, W.A. LEE: Relation of the Fluoride Content of Human Bone to its Chemical Composition. Arch. Oral. Biol. 2 (1960), 190–195)

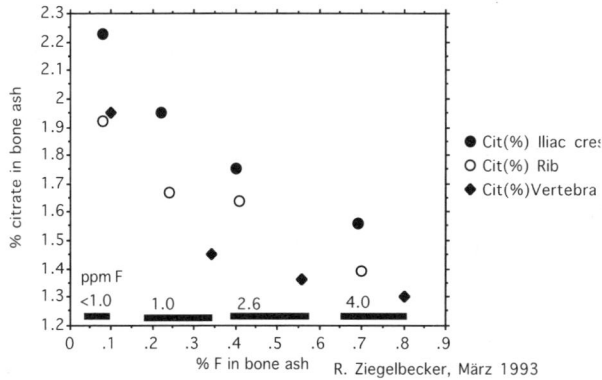

Dieser künstlichen Belastung der Ausscheidungs- und Entgiftungsorgane sowie Störung des Skelett- stoffwechsels steht, wie schon bei der TWF und Tablettenfluoridierung, keinerlei positiver karies- hemmender Effekt der Salzfluoridierung gegen- über, wie auch die folgenden Diagramme nach den Daten von *Marthaler* in der Schweiz zeigen.

1985 haben *Marthaler und Mitarbeiter* Daten über die Kariesentwicklung im Kanton Waadt ab 1970 nach Einführung des 250 mg F/kg Fluorsalzes bei 10- und 12jährigen Schülern publiziert und Vergleiche mit Kontrollgruppen in den Kantonen Fribourg und Neuchâtel, sowie mit Basel (TWF seit 1962) und Züricher Gemeinden (Schulprävention incl. F-Tabletten) publiziert (Ph.de CROUSAZ et al: „Caries Prevalence in Children After 12 Years of Salt Fluoridation in a Canton of Switzerland. Helv. Odont. Acta 29, Nr.3/1985. 813). Ich habe dieses Diagramm noch mit den Kariesbefunden der gleichaltrigen Grazer Volksschüler nach Absetzen der Fluortabletten (1973) in Graz ergänzt. Die Kariesvergleiche bei den 10- und 12jährigen sind in den beiden folgenden Diagrammen dargestellt.

Es besteht überhaupt kein Zweifel, daß für die Kariesunterschiede und die späteren Kariesabnahmen zwischen der Fluorsalz-Gruppe (Kanton Waadt) und der Kontrollgruppe (Kantone Fribourg und Neuchâtel) schon von Anfang andere Faktoren als das dem Kochsalz zugesetzte Fluorid bestimmend waren, und dies hätte berücksichtigt werden müssen. Außerdem ist ersichtlich, daß die gleichaltrigen Grazer Kinder *ohne* Fluor (die F-Tabletten wurden bereits im März 1973 abgesetzt) etwa den gleichen oder sogar weniger Kariesbefall und den gleichen Kariesrückgang hatten wie die Schweizer Kinder. Daraus einen „Erfolg" des Fluorsalzes mit 250 mg F/kg im Kanton Waadt zu konstruieren und zu behaupten, ist glatte Täuschung der Öffentlichkeit.

Kariesvergleich bei 10jährigen Kindern:

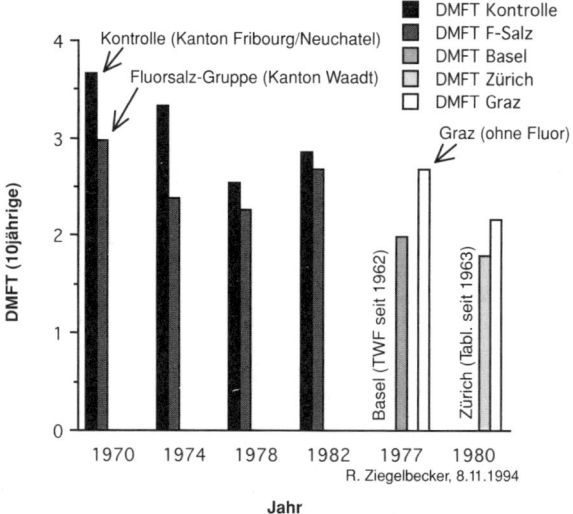

R. Ziegelbecker, 8.11.1994

Die Fluorsalzgruppe der 10jährigen in der Schweiz wies schon von Anfang an einen geringeren Kariesbefall auf als die Kontrollgruppe. In beiden Gruppen kam es im gleichen Zeitraum zunächst zu vergleichbaren Kariesabnahmen und dann wieder zu Karieszunahmen, wobei die Kariesabnahme in der Kontrollgruppe stärker war als in der Fluorgruppe. Vergleichsweise wurden auch die Kariesbefunde für Basel und Zürich aus der Schweizer Arbeit und ergänzend die Kariesbefunde in Graz 4 bzw. 7 Jahre nach Absetzen der Fluortablettenaktion mit der eingetretenen Kariesabnahme angegeben. Ähnlich verläuft die Entwicklung bei den 12jährigen Kindern in der Fluorsalz- und Kontroll-

379

gruppe (siehe nächstes Diagramm) sowie in Graz nach Absetzen der F-Tabletten.

Kariesvergleich bei 12jährigen Kindern:

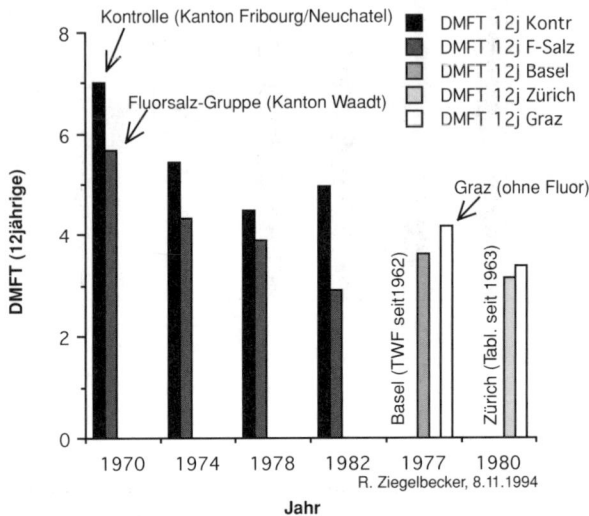

R. Ziegelbecker, 8.11.1994

Es ist offensichtlich, daß die Kochsalzfluoridierung in der Schweiz auch nach den eigenen Daten des kompromißlosen Schweizer „Fluoridisten" und Beraters von Zahnärzteorganisationen, Krankenkassen und Gesundheitsbehörden verschiedener Länder, *Th. Marthaler,* **keinerlei karieshemmenden Effekt erkennen läßt.**

Obwohl die Schweiz das Land mit dem seit Jahrzehnten vermutlich größten „Fluor-Kult" ist und dort die Kochsalzfluoridierung ebenfalls schon Jahrzehnte durchgeführt wird, ergaben vergleichende Untersuchungen mit anderen europäischen

Ländern, daß die Schweizer 35- bis 44jährigen am schlechtesten abschnitten.

Die folgenden beiden Diagramme zeigen die DMFT-Durchschnitte von Personen im Alter von 35 bis 44 Jahren in 24 europäischen Ländern 1983–89 und die M-, F- und D-Komponenten des DMFT von Personen im Alter von 35 bis 44 Jahren in 9 europäischen Ländern 1983–89 (Daten nach D. FELDMANN, A.F. HEFTI, Ph. de CROUSAZ, Th.M. MARTHALER, P. HOTZ, G.D. MENGHINI, P. VOCK: „Zahnkaries (DMFT) bei Erwachsenen in der Schweiz 1988." Schweiz. Monatsschr. Zahnmed. Vol. 103: 7/1993, S. 835–843). Die Tatsache, daß die Schweizer 35- bis 44jährigen trotz jahrzehntelanger intensivster „Fluor-Karies-prophylaxe" unter den verglichenen europäischen Staaten ziemlich die schlechtesten Zähne haben, ist mindestens seit 1988 und somit seit 7 Jahren bekannt. Trotzdem reist *Prof. Marthaler* herum und versucht – wohl auf der „Flucht nach vorne" – andere Länder zur Einführung der Fluoridierung und insbesondere zur Salzfluoridierung zu überreden. Die Salzfluoridierung ist übrigens eine wissenschaftlich nicht stichhaltig begründete Erfindung des Schweizer Frauenarztes *H.J. Wespi,* dessen Schwiegervater *H. Eggenberger* seinerzeit die Salzjodierung erfunden hatte.

DMFT in Europa 1983-89, 35 - 44jährige

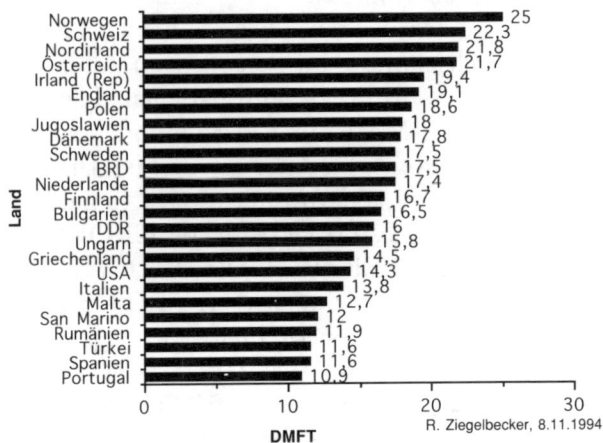

Extrahierte (M), gefüllte (F), kariöse (D) Zähne in Europa 1983-89, 35 - 44jährige

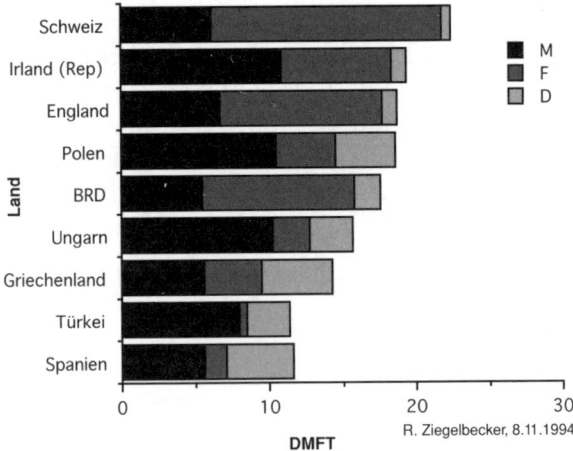

Auf dem Symposium „Kariesprophylaxe für alle?!" des *Informationskreises Mundhygiene und Ernährungsverhalten" (IME)* im Februar 1994 in Hamburg (veröffentlicht im Februar 1995) gibt Zahnprofessor *Johannes Einwag* vom Zahnärztlichen Fortbildungszentrum in Stuttgart weitere und zum Teil neuere Kariesbefunde aus repräsentativen Studien (r) bzw. nationalen Durchschnitten (n) für 12jährige sowie für 35- bis 44jährige im Zeitraum 1983–1992 aus verschiedenen europäischen Ländern an, die in der folgenden Tabelle dargestellt sind:

12jährige

Land	Jahr	DMFT
Finnland (n)	1990	1,2
Dänemark (n)	1990	1,3
Niederlande (n)	1990	1,7
Schottland (r)	1988/89	2,2
Schweden (r)	1990	2,2
Schweiz (r)	1988	2,3
Norwegen (n)	1988	2,7
Republik Irland (r)	1984	2,7
Frankreich (r)	1990	3,0
England und Wales (r)	1983	3,1
Nordirland (r)	1989	3,1
Bulgarien (r)	1990	3,1
BRD – NBL (r)	1992	3,3
Liechtenstein	1987	3,4
Tschechoslowakei (r)	1987	3,7
BRD – Gesamt (r)	1989/92	3,9
Italien (r)	1990	4,0
BRD – ABL (r)	1989	4,1

35–44jährige Land	Jahr	DMFT
BRD – NBL (r)	1982	13,4
Italien (r)	1985	13,8
Republik Irland (r)	1990	15,4
BRD – Gesamt (r)	1989/92	16,1
Bulgarien (r)	1983	16,5
BRD – ABL (r)	1989	16,7
Niederlande (n)	1990	17,4
Tschechoslowakei (r)	1990	17,8
England und Wales (r)	1988	18,7
Norwegen (r)	1990	20,5
Schottland (r)	1988	20,8
Nordirland (r)	1988	21.3
Schweiz (r)	1988	22,3

Obwohl die „Fluor-Kariesprophylaxe" in der Schweiz schon seit rund 40 Jahren auf vollen Touren läuft und dieses Land europaweit als nahezu „kariesfreies" Land hingestellt wird, ist die Wirklichkeit eine ganz andere, wie die vorstehenden Tabellen und Diagramme gezeigt haben. Eine **Salzfluoridierung ist daher wissenschaftlich nicht gerechtfertigt.**

Niemand hat auch das Recht, Entgiftungs- und Ausscheidungsorgane wie Leber und Nieren sowie das Skelett des Menschen ohne echten gesundheitlichen Nutzen und ohne die Menschen wahrheitsgemäß über diese Vorgänge zu informieren, durch Zufügung hochtoxischer Fluoride zum Speisesalz zu „Werbezwecken" – der Salzindustrie dient der Fluorzusatz nur als Mittel zur Umsatzsteigerung – aus rein wirtschaftlichen Gründen künstlich zu belasten.

Versagen der Gesundheitsbehörden und Gesundheitspolitiker

Die Gesundheitsbehörden verstecken sich hinter der Ausrede, mit der Salzfluoridierung einen wichtigen Beitrag zur Gesundheitsvorsorge zu leisten und die hohen Gesundheitskosten zu senken. In Wirklichkeit wissen sie ganz genau, daß die „Fluor-Kariesprophylaxe" schon bisher versagt hat und die Zahngesundheitskosten nicht gesenkt wurden, sondern gestiegen sind. Wie es scheint, sind manche Fachbeamte und Gesundheitspolitiker einfach zu schwach und zu bequem, um der Fluor-Lobby Widerstand entgegen zu setzen. Lieber nehmen sie eine unnötige und gesundheitlich bedenkliche weitere Belastung der Bevölkerung mit Giftstoffen in einer ohnehin schon verseuchten Umwelt in Kauf und unterstützen damit nur die rein wirtschaftlichen Interessen einiger weniger.

Wie die folgenden Diagramme beispielhaft zeigen, sind die inflationsberichtigten Zahngesundheitskosten in den USA 1950–1970 direkt proportional zum Prozentsatz der über das Trinkwasser zwangsbehandelten US-Bevölkerung (Fluoridierungsrate) gestiegen und die Zahngesundheitskosten in Österreich 1956–1991 trotz Einführung der Fluraktionen (1956/57) geradezu explodiert. Auch in der Schweiz, dem Mekka der „Fluoridisten", sind die Zahngesundheitskosten nach Einführung der TWF in Basel und anderer Fluoridierungsmaßnahmen im Kanton Zürich nicht gesunken, sondern gestiegen, wie amtliche Daten belegen.

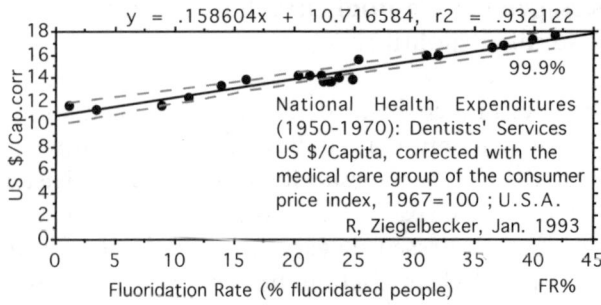

y = .158604x + 10.716584, r2 = .932122

99.9%

National Health Expenditures
(1950-1970): Dentists' Services
US $/Capita, corrected with the
medical care group of the consumer
price index, 1967=100 ; U.S.A.
R, Ziegelbecker, Jan. 1993

US $/Cap.corr

Fluoridation Rate (% fluoridated people)   FR%

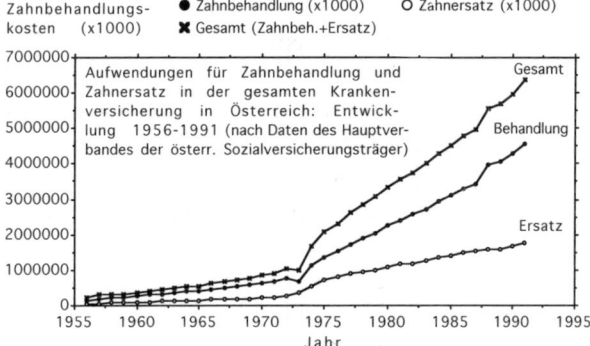

Zahnbehandlungs-   ● Zahnbehandlung (x1000)   ○ Zahnersatz (x1000)
kosten   (x1000)   ✘ Gesamt (Zahnbeh.+Ersatz)

Aufwendungen für Zahnbehandlung und
Zahnersatz in der gesamten Krankenversicherung in der gesamten Österreich: Entwicklung 1956-1991 (nach Daten des Hauptver-
bandes der österr. Sozialversicherungsträger)

Gesamt

Behandlung

Ersatz

Jahr

Kosteneinsparungen durch Fluoridierung sind offensichtlich eine reine **gesundheitspolitische Illusion** und ein **unseriöser Vorwand** für diese Massenmedikation.

Seit über einem Jahrzehnt werden der Bevölkerung die Ergebnisse der äußerst umfangreichen, kostspieligen, unabhängigen, an über 30.000 Kindern mit einem Aufwand von rund 10 Millionen US $ (damals über 200 Mio öS) durchgeführten vierjährigen NPDDP-Studie (National Preventive

386

Dentistry Demonstration Program) der berühmten RAND CORPORATION in Santa Monica, Cal., zur Überprüfung von Fluoridierungsmaßnahmen unter Berücksichtigung zahlreicher möglicher Einflußfaktoren verschwiegen und von den Gesundheitsbehörden ignoriert. Das folgende Diagramm zeigt als Ergebnis dieser Longitudinalstudie, daß die umfangreichen Schul-Prophylaxeprogramme mit Fluor völlig nutzlos waren (nur die äußerst aufwendige Versiegelung hat in 4 Jahren 1–2 Zahnflächen insgesamt „geschützt").

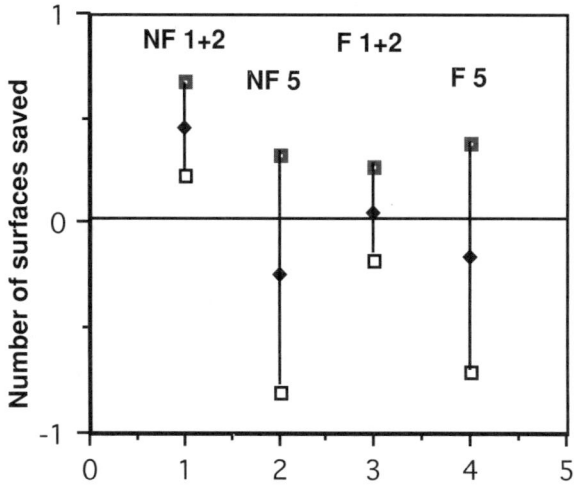

95% confidence intervals for "classroom effects" (number of surfaces saved)

Erklärung: Es handelt sich hier um eine Longitudinalstudie. NF sind die Gruppen ohne TWF, F jene mit TWF. 1+2 bedeutet Beginn der Maßnahmen in den 1. und 2. Klassen (Dauer 4 Jahre), 5 bedeutend Beginn in den 5. Klassen. Alle Kinder erhielten 4 Jahre Mundspülung mit Fluorlösung, Kinder ohne TWF auch F⁻-Tabletten. „Education" (Plaque control (brushing, flossing and home use of fluoride dentifrices), diet regulation, and dental health lessons) wurden bei den kleineren Kindern (1+2) 4 Jahre lang, bei den größeren Kindern die ersten 1½ Jahre durchgeführt. Der Effekt war praktisch Null. Nur bei einer Gruppe (NF 1+2) wurde in 4 Jahren weniger als eine halbe Zahnfläche insgesamt „geschützt", bei zwei anderen Gruppen war der „Schutz" hingegen negativ.

Wie sehr manche Gesundheitsbehörden gegenüber der Fluor-Lobby zum Schaden der Bevölkerung versagen und manipulieren, zeigt das Beispiel Österreich. Hier wurde 1957 die Fluortablettenaktion in den Schulen, 1964 auch in den Kindergärten und Mütterberatungen eingeführt. 1973 wurde diese Maßnahme auf Grund schwerwiegender Bedenken und evidenter Nutzlosigkeit gegen den heftigen Widerstand des Gesundheitsministeriums in der Stadt Graz und im Bundesland Steiermark, 1986 auch im Bundesland Kärnten eingestellt.

Erst die wissenschaftlich bestens fundierte und äußerst umfangreiche schriftliche parlamentarische Anfrage (längste Anfrage in der Geschichte der II. Republik) der Abgeordneten zum Nationalrat, *MMag.Dr. Madeleine Petrovic*, betreffend „Bedenken in der Fluor-Kariesprophylaxe" vom 2. Oktober 1992, Zl. 3540/J, vermochte das österreichische Gesundheitsministerium aus seiner Lethargie und prinzipiellen Ablehnung der Kritik an der Fluoridierung zu reißen. Es beauftragte das ihm unterstehende „unabhängige" *„Österreichische Bundesinstitut für Gesundheitswesen" (ÖBIG)* mit einer „unabhängigen" Überprüfung der maßgeblichen internationalen Fluor-Literatur der letzten 10 Jahre und „Neubewertung von Fluoriden zur Kariesprophylaxe". Die Studie des ÖBIG wurde unter völliger Geheimhaltung und absoluten Ausschluß aller Kritiker 1993 erstellt, wobei das ÖBIG aus der Vielzahl der Fluorliteratur nur Originalarbeiten mit höchstem „impact factor" zum Thema TWF, Tabletten- und Zahnpastenfluoridierung sowie Krebs auswählte und diese von drei Gutachtern der Toxikologie, Epidemiologie, und Statistik (der zugezogene zahnärztliche Gutachter legte sein Mandat zurück) überprüfen ließ. Die Kritiker hatten daher auch keinerlei Gelegenheit, Stellung zu nehmen oder daran mitzuarbeiten.

Daher war auch die mit der ÖBIG-Studie beabsichtigte *Manipulation zur Vorbereitung der Salzfluoridierung* nicht zu verhindern. Obwohl das Gesundheitsministerium die Salzfluoridierung einzuführen beabsichtigte, ließ es in unverantwortlicher Weise ausgerechnet die vorhandenen (und wissenschaftlich ebenfalls nicht stichhaltigen) internationalen Studien über die angeblich kariesprophylaktische Wirksamkeit und gesundheitliche Unbedenklichkeit der Salzfluoridierung vom ÖBIG *nicht* überprüfen. Daher wurde vom ÖBIG auch *keine einzige Studie über die Salzfluoridierung* erfaßt.

Dennoch war das Ergebnis der Überprüfung der Studien mit hohem „impact factor" durch das ÖBIG offenbar auch für das Gesundheitsministerium unerwartet und unangenehm. Das ÖBIG zog nämlich aus den vorliegenden Gutachten u.a. folgendes Resümee:

1. „Große Bedeutung hat die Tatsache, daß die meisten Arbeiten von mangelhafter Qualität sind. Zumeist basieren die in den einzelnen Arbeiten erzielten Ergebnisse auf zu kleinen Studienpopulationen und einer mangelhaften Berücksichtigung intervenierender Variablen, also aller jener Faktoren, die möglicherweise neben der Untersuchungsvariablen „Fluorid" die Kariesentstehung beeinflussen."

2. „Angesichts der heute gegebenen gesteigerten Fluoridexposition des Menschen ist es nicht möglich, einen eindeutigen Nachweis für die kariesprotektive Wirksamkeit der Trinkwasser- und Tablettenfluoridierung zu erbringen. Hingegen kann – wiederum vor dem Hintergrund der heute erhöhten Fluoridverfügbarkeit – sicher gesagt werden, daß beide Maßnahmen Risikofaktoren für die Entwicklung von Zahnfluorosen sind." (Lediglich bei den fluoridhaltigen Zahnpasten „erscheint" dem ÖBIG eine positive Dosis-Wirkungsbeziehung „plausibel".)

3. Bezüglich Kanzerogenität der Fluoride stellte das ÖBIG fest: „Zur eindeutigen Klärung dieser Frage bedarf es jedoch sorgfältig geplanter prospektiver analytischer epidemiologischer Studien." (Der epidemiologische Gutachter *Prof. Jöckel* stellte fest, daß sich die Frage eines Krebsrisikos durch Fluoride derzeit nicht befriedigend beantworten lasse. „Einzig und allein analytische epidemiologische Studien, hier insbesondere Fall-Kontrollstudien, wären geeignet, weiteren Aufschluß über das bestehende Risiko zu geben. Zum gegenwärtigen Zeitpunkt kann le-

diglich festgestellt werden, daß eine moderate Risikoerhöhung für alle Tumorformen und mittlere Risikoerhöhungen für spezielle Lokalisationen aufgrund der bislang vorgelegten Evidenz nicht ausgeschlossen werden können.")

Aus den vielen kritischen Analysen vorhandener Daten und Fluor-Arbeiten wird immer deutlicher, daß die „Fluoridierungserfolge" konstruiert wurden oder aus der Vernachlässigung anderer wichtiger Faktoren entstanden sind.

Die bereits im Oktober 1993 fertiggestellte ÖBIG-Studie wurde bis April 1994 absolut geheim gehalten, wobei inzwischen ebenfalls geheim gehaltene Vorbereitungen für die Einführung der nicht überprüften Salzfluoridierung liefen. Erst am 7. April 1994 präsentierte die österreichische Gesundheitsministerin *Dr. Christa Krammer* die ÖBIG-Studie auf einer Pressekonferenz, wobei sie erklärte, daß sich die klassische Lehrmeinung, wonach für eine optimale kariesprophylaktische Wirksamkeit eine **Einnahme** von Fluoriden erforderlich sei, geändert habe und dieser Effekt primär über eine direkte, **lokale Anwendung** zu erzielen ist. Obwohl die kariesprotektive Wirksamkeit der Fluoride mit keiner einzigen der vom ÖBIG überprüften Studien von hohem „impact factor" bewiesen werden konnte, fand sie den „Rang der Fluoride als Kariesprophylaktikum bestätigt". Die in Vorbereitung befindliche Salzfluoridierung wurde im Pressepapier der Gesundheitsministerin mit keinem Wort erwähnt. Diese Vorgangsweise zeigt, wie sich das Gesundheitsministerium entgegen dem

Stand der wissenschaftlichen Diskussion weiterhin in einer gegenüber der Bevölkerung höchst fragwürdigen Weise krampfhaft an sein gesundheitspolitisches Dogma von Nutzen und Unbedenklichkeit der Fluoridierung klammert.

Die Gesundheitsministerin empfahl die Anwendung von Fluorzahnpasten statt der Fluortabletten und gab zu, daß ein eindeutiger Nachweis für die kariesprophylaktische Wirksamkeit der Trinkwasser- und Tablettenfluoridierung nicht erbracht werden konnte. Weiter machte sie über die Kariogenität süßer Zwischenmahlzeiten Angaben und empfahl Zähneputzen mit fluoridhaltiger Zahnpaste nach dem Frühstück statt den Verzicht auf zuckerhaltige Brotaufstriche am Morgen. Für den Vormittag schien ihr ein solcher Verzicht jedoch zumutbar. Ebenso sollte nach dem abendlichen Zähneputzen mit fluorhaltigen Zahnpasten auf zuckerhaltige Nahrungsmittel und Getränke verzichtet werden. Das ist ganz die Werbelinie des IME, eines Werbedienstes der Zuckerindustrie.

Im Frühjahr 1994 ersuchte daraufhin die Abgeordnete *Dr. Madeleine Petrovic* den Rechnungshof, die Fluor-Angelegenheit zu überprüfen. In der Folge wurde die seit Jahrzehnten bestandene und massiv in die Fluor-Propaganda eingebundene „Österreichische Arbeitsgemeinschaft für Volksgesundheit" (ÖAV) vom Gesundheitsministerium überraschend kurzfristig aufgelöst (die Förderung dieses Vereins war auch schon vorher Gegenstand von parlamentarischen Anfragen gewesen). Der Fluor-Propagandaverein „Arbeitsgemeinschaft für Zahngesundheitserziehung" war schon 1993 aufgelöst worden. In beiden Fluor-Propaganda-Vereinen war das Gesundheitsministerium aktiv vertreten gewesen. Der Oberste Sanitätsrat, dem falsche Fluor-Gutachten vorgeworfen worden waren und der schon im Jänner 1994 eine Stellungnahme zur Fluoridierung hätte abgeben sollen, schaffte dies nach mehreren Verschiebungen bis Jahresende 1994 nicht mehr.

Mit Erlaß vom 3. August 1994 teilte das Gesundheitsministerium den zuständigen Stellen schließlich mit, daß es die Fluortablettenaktion in den Schulen etc. ab Schulbeginn 1994/95 nicht mehr finanzieren werde. Daraufhin stellten die meisten Bundesländer (bis auf Salzburg und Tirol, welche die Finanzierung selbst übernahmen) die Fluortablettenaktion ein.

Für die **Salzfluoridierung** besteht in Österreich im Gegensatz zur Salzjodierung keine Zulassung, obwohl Jod und Fluor hochtoxische Halogene sind. Es fand auch keine Prüfung durch den Obersten Sanitätsrat oder die Codex-Kommission statt. Wie die Salinen Austria selbst mitteilten, erzeugen und verkaufen sie fluoridiertes Speisesalz aus rein wirtschaftlichen Gründen (EU-Konkurrenz). Vom Gesundheitsministerium wurde nicht nur die ÖBIG-Studie lange Zeit geheimgehalten, sondern es wird auch ein von den Salinen Austria vorgelegtes toxikologisches Privatgutachten (*PD DDR. Dekant* und *PD Dr. Vamvakas,* Würzburg) noch immer geheim gehalten.

Zusammenfassung

Die aus dem Obigen resultierende gesundheitspolitische Forderung kann nur die Forderung nach einer sofortigen Beendigung der Täuschung der Bevölkerung über nicht existente Erfolge der Fluoridierung und eine sofortige Entlastung der Entgiftungs- und Ausscheidungsorgane Leber und Niere sowie des Skeletts vom starken Enzym-, Zell- und Speichergift „Fluorid" durch sofortige Einstellung aller Fluoraktionen einschließlich der Salzfluoridierung in Deutschland, Österreich und der Schweiz sein.

Die „Fluor–Kariesprophylaxe" ist nutzlos für die Zahngesundheit und schädlich für den Körper. Sie stellt einen Risikofaktor für die Entwicklung von Zahnfluorosen, Skelett- und Stoffwechselstörungen, Krebs, Leberzirrhose und Unfruchtbarkeit dar. Sie fördert überdies die Kostenexplosion im Gesundheitswesen und lenkt von echter und kausaler Kariesvorbeugung ab.

Die Gesundheitsbehörden sind aufgerufen, ihr unseliges gesundheitspolitisches Dogma von der Fluoridierung endlich aufzugeben.

Vorsicht Fluor! – Neue Warnung!
Dringender Aufruf zum Widerstand!

Prologue

*„You can fool some of the people all of the time,
and all of the people some of the time, but you
cannot fool all of the people all of the time."*

A. Lincoln

1. Kurzer historischer Rückblick:

Vor bald 20 Jahren (1984) erschien die 1. Auflage des nach
wie vor hoch aktuellen Buches **„Vorsicht Fluor – Das
Kariesproblem"** von *Dr. med. M. O. Bruker,* 1995 die
4. Auflage (emu-Verlag) **„Vorsicht Fluor – Das Kariesproblem. Fluoridtabletten, Fluoridlacke, Kochsalzfluoridierung"** von *Dr. med. M. O. Bruker* und *Rudolf Ziegelbecker.* Das von *Ilse Gutjahr* hervorragend gestaltete
Buch ist *„eine Sammlung von wichtigen Materialien zur
Wahrheitsfindung für Eltern, Zahnärzte, Ärzte, Apotheker, Krankenkassen, Behörden und Politiker"* und liest
sich wie ein moderner Kriminalroman. Das Buch hat mit
seinem umfangreichen brisanten Schriftwechsel und seiner wissenschaftlich fundierten, mit nachvollziehbaren
Diagrammen und Tabellen belegten und unwiderlegten
Argumentation nichts an Aktualität eingebüßt. Im Gegenteil, die jüngsten Entwicklungen und Machenschaften
der international organisierten Fluor-Lobby und ihrer
Handlanger rufen zur Wahrnehmung der Eigenverant-

wortung und zum öffentlichen Widerstand jedes Einzelnen auf, wenn Gesundheitsbehörden taube Ohren und blinde Augen für fundierte Kritik an Dogmen haben, die gegen Denkgesetze und wissenschaftliche Redlichkeit und auch gegen die tägliche praktische Erfahrung verstoßen.

Die Fluoridierung zur „Kariesprophylaxe" wurde Ende der Dreissiger-, Anfang der Vierzigerjahre von Zahnärzten des *U. S. Public Health Service* erfunden, als die Probleme mit der Entsorgung hochgiftigen fluorhältigen Sondermülls kumulierten. Zuvor hatte der dänische Arzt *Kaj Roholm* 1937 in einem Londoner Verlag seine berühmte und noch heute gültige Monographie über die Toxizität von Fluoriden veröffentlicht. Mit der erstmals 1945 in den USA umgesetzten Trinkwasserfluoridierung bot sich nun die Möglichkeit, hunderttausende Tonnen dieses hochgiftigen Sondermülls feinst dosiert über die Trinkwasserleitungen unter dem Vorwand der „Kariesprophylaxe" auf Staatskosten über das ganze Land zu entsorgen.

Der U. S. Zahngesundheitsbeamte *H. Trendley DEAN* und seine Mitarbeiter (insbesondere *F. A. Arnold, Jr.; F. J. McClure; E. Elvove, J. W. Knutson*) hatten ihre auf statistische Artefakte und behördliche Autorität **gestützte These einer** *„inversen Relation zwischen Fluorid und Zahnkaries"* **(d.h. viel Fluor, wenig Karies – wenig Fluor, viel Karies)** und ihre Vergleichsdaten aus Gebieten mit natürlich fluorreichen und fluorarmen Trinkwässern („Beispiel der Natur") meist in ihrer hauseigenen Zeitschrift *„Public Health Report"* veröffentlicht. Versehen mit dieser „Autorität" wurde die Sache praktisch an der *Scientific Community* vorbei diskutiert und von dieser nie wirklich überprüft. *Dr. Thomas Parran*, **Surgeon Ge-**

neral des U.S. Public Health Service 1936–1948, erklärte *„I consider water fluoridation to be the greatest single advance in dental health made in our generation"* und erhob damit die Wasserfluoridierung zum Dogma und zahnärztlichen Prestigeprojekt. Auf dieses Dogma wurden alsbald Zahnärzte- und Ärzteorganisationen eingeschworen. Fanatisierte Zahnärzte und Zahngesundheitsbeamte zogen teils wie Sektenprediger durch die Lande und forderten zunächst die Einführung der Trinkwasserfluoridierung (TWF) und bald nach deren versuchsweisem Start (1945 in Grand Rapids) eine generelle Empfehlung. Noch vor dem Ende der Großversuche mit der TWF an den Einwohnern ganzer Städte und trotz fehlender Daten und schlüssiger Beweise für die Wirksamkeit und Unschädlichkeit der TWF erließ der **Chief Dental Officer of the Public Health Service, *Dr. Bruce D. Forsyth,*** an die **American Dental Association (ADA)** ein **„policy statement"** mit der Empfehlung zur generellen Einführung der TWF, welches im August 1950 im Journal der ADA veröffentlicht wurde. Von da an brachen alle Dämme und unzählige zahnärztliche und ärztliche Organisationen und Vereine bis hin zu Bierbrauer- und Bäckerorganistionen, Reiseversicherungen usw. gaben fachlich inkompetente „Fluor-Empfehlungen" ab, auf die sich Fluorbefürworter auch heute noch berufen. Die wissenschaftliche Auseinandersetzung mit der Sache selbst blieb weitgehend auf der Strecke, Kritiker wurden diffamiert und die Veröffentlichung der wissenschaftlichen Kritik verhindert. Als die angesehene deutsche Ärztezeitschrift **„Selecta"** 1984 einen **Artikel *„Mehr Schaden als Nutzen durch Fluorid?"*** publizierte, meldete sich sofort eine in **„Selecta"** inserierende Pharmafirma. Es wurde unter maßgeblicher Mitwirkung eines fluorbefürwortenden Beamten des Bundesgesundheitsamtes Berlin in Frankfurt/Main eine „Gegenveranstaltung" organisiert, über die „Selecta" berichten mußte. Im Editorial schrieb der Chefredakteur und Herausgeber, *„das Eisen war zu heiß"*, man habe *„den Schürhaken am heißen Ende angefaßt"*, als man sich auf mich berief.

Nach der Fluorempfehlung des USPHS wurden weltweit Organisationen und *„Fluoridation Societies"* mit sogenannten „anerkannten Fluor-Experten" gegründet, um die Regierungen, Gesundheitsbehörden und Politiker zu beraten und im Sinne der Fluoridierung zu beeinflussen. Die ursprünglich **skeptische WHO** wurde „umgedreht" und ausgerechnet solche Zahnärzte als „WHO-Fluor-Experten" nominiert, die falsche „Erfolgstatistiken" teilweise selbst produziert hatten und für die Einführung der Fluoridierung in ihren Ländern zumindest mitverantwortlich waren. Die WHO hatte damit den „Bock zum Gärtner" gemacht.

1969 verabschiedete die WHO eine von der **britisch-nordirischen Delegation** eingebrachte und von 29 Staaten unterstützte **„Fluor-Resolution",** zu der die *International Dental Federation* den **Bericht des Generaldirektors** vorbereitet hatte. Delegierte wie z.B. der Schweizer Delegierte **Dr. Sauter** und der österreichische Delegierte **Dr. Bauhofer** „lobten" den Bericht des Generaldirektors der WHO und berichteten aus ihrem Land „Erfolge" wie z.B. 60% „Kariesreduktion" durch die TWF in Basel bzw. 30% „Kariesreduktion" durch Fluortabletten in Österreich, die in Wirklichkeit nie existiert haben. **Die TWF in Basel wurde erst kürzlich nach 41 Jahren Betrieb mangels erwiesener Wirksamkeit, die Fluortablettenaktion in Graz und Steiermark bereits 1973 und in ganz Österreich 1994, eingestellt.**

Der über Europa leuchtende Stern der zahnärztlichen Fluoridisten und „Wasserfluoridierer" in Europa begann bald nach dieser WHO-Resolution vom 22. Juli 1969 zu sinken. Im April 1969 hatte ich eine mathematisch-statistisch fundierte und auf offizielle US-amerikanische und kanadische Daten gestützte Analyse veröffentlicht, aus der hervorging, dass das Kariesmaß (DMFT-Index) nicht eindeutig war, die Karieszuwachsraten nach 10 jähriger Trinkwasserfluoridierung signifikant erhöht statt vermindert waren, die Kariesunterschiede zwischen den fluoridierten und unfluoridierten Kindern andere Ursachen haben mußten als die Fluoridierung, und der Zahndurchbruch durch Fluor verzögert werden konnte. Im September 1969 hielt ich auf dem 15. Internationalen Vitalstoff-Konvent der vom Lebensmittelchemiker *Prof. Dr. Dr. phil. habil. Hans A Schweigart* 1956 gegründeten *Internationalen Gesellschaft zur Erforschung von Zivilisationskrankheiten und Vitalstoffen* (es waren mehrere Nobelpreisträger Mitglied dieser namhaften Gesellschaft und ihres Wissenschaftlichen Rates) in der Stadthalle Hannover den Vortrag **„Kritischer Beitrag zu den Grundlagen der Kariesprophylaxe durch Fluoride"**, der im Dezember 1969 publiziert wurde. Darin wies ich u. a. nach, dass die Kariesdifferenzen in den Vergleichsstudien von *H. T. Dean et al.* aus natürlich fluorreichen und fluorarmen Gebieten, die die Grundlage aller Fluoridierungsempfehlungen waren, auf statistischen Artefakten beruhten und andere Ursachen hatten als Fluorid. Weiters wies ich nach, dass es die von *H. T. Dean* sowie *Hodge und Smith* konstruierte **„optimale Dosis"** und die **„Unbedenklichkeitsschwelle"** für Fluorid bei 1 ppm (1 mg F/l) ebenfalls nicht gibt.

Auch diese Behauptungen und Festlegungen der

zahnärztlichen Erfinder der Fluoridierung beruhen auf falschen Prämissen. Eine von mir in der Schweizerischen Monatsschrift für Zahnheilkunde (Organ der Schweizerischen Zahnärztegesellschaft) Bd. 81, Nr. 3 (1971), Seite 215–239 publizierte Arbeit trug bereits den Titel *„Falsche Prämissen der Fluorkariesprophylaxe"*. Die dadurch auch in Zahnärztekreisen ausgelöste Diskussion über die Fluoridierung rief sofort die internationale und **gesundheitsbehördliche Fluor-Lobby** auf den Plan und führte zu einer praktisch weltweiten Sperre und Unterdrückung der Kritik an der Fluoridierung in praktisch allen zahnärztlichen Medien mit der Androhung von Maßnahmen gegen „Abtrünnige".

Am 18. 12. 1969 schrieb mir der ***Direktor des Hygiene-Instituts des Ruhrgebiets, Gelsenkirchen, Prof. Dr. med. J. Wüstenberg***, u. a.: *„Mich hat ihre Arbeit indessen sehr interessiert, wir sind auf dem Gebiete der Trinkwasserhygiene seit Jahren mit dem Thema beschäftigt. Ihre wissenschaftliche Auffassung kam fast am gleichen Tage, wo sich die WHO zu meinem Erstaunen zur Prophylaxemaßnahme in Form einer Empfehlung der Trinkwasserfluoridierung durchgerungen hat."*

Am 9. März 1970 schrieb mir ***Prof. Dr. Erich Naumann, em. Erster Direktor des Bundesgesundheitsamtes Berlin, Max von Pettenkofer-Institut***, u. a.: *„Ihre Ergebnisse sind in Deutschland überall mit größtem Interesse aufgenommen worden und haben die schwerwiegenden Bedenken gegen die Trinkwasserfluoridierung bei Zahnärzten, Hygienikern, Toxikologen, Wasserfachleuten usw. verstärkt. Es ist bedauerlich, dass die bekannten Ergebnisse der Trinkwasserfluoridierung nicht schon früher nach mathematisch-statistischen Methoden geprüft worden sind. Dann hätte sich der Mythos der TWF schon* *längst in Nichts aufgelöst. Einige Statistiker, mit denen ich über ihre Ergebnisse sprach, erklärten sie für nicht widerlegbar. Wir sehen in ihren Arbeiten einen entscheidenden Beitrag zur objektiven wissenschaftlichen Kritik der TWF, der das Problem aus dem Nebel der Voreingenommenheit und des Prestiges herausführen wird."*

In einer Reihe weiterer Analysen und Publikationen, deren Veröffentlichung zunehmend erschwert wurde, konnte ich nachweisen, dass die grundlegenden fluorbefürwortenden zahnärztlichen Studien und „Erfolgsberichte" gravierende Mängel aufwiesen, wenn nicht sogar unglaubwürdig sind. Am 31. März 1971 wurde die auf 6 zahnmedizinische und medizinische Doktorarbeiten gestützte und 1952 als erste Trinkwasserfluoridierung Europas gestartete TWF in Kassel aufgrund meiner Kritik eingestellt (***Kurze Kritik zur Trinkwasserfluoridierung in Kassel.*** Städtehygiene Vol. 22, No. 3 (1971), p. 66–68). Ebenfalls 1971 (Kritik des schwedischen Pharmakologen und späteren ***Nobelpreisträgers Prof. Arvid Carlsson***) stellte Schweden die TWF ein. 1973 wurde das TWF-Experiment von Tiel/Culemborg (NL) und 1976 die langjährige TWF in den Niederlanden generell eingestellt.

Trotzdem folgten 1975 und 1978 weitere „Fluor-Resolutionen" der WHO mit massiven Fluor-Empfehlungen an die Mitgliedsländer. Die Folge war und ist, dass hunderte Millionen Menschen mit hochtoxischen, als starke Enzym-, Zell- und Speichergifte bekannte Chemikalien, denen man eigentlich das **Attribut** „***Nutzlos für die Zahngesundheit, schädlich für den Körper***" geben müßte, belastet wurden und werden, statt die Bevölkerung vor dieser unnötigen Umwelt- und Chemikalienbelastung zu schützen. **Hier versagten und versagen die Gesundheitsbehörden restlos, indem sie diese höchst fragwür-**

dige Zwangsmedikation über die Trinkwasserleitung zu einer gesundheitspolitischen Notwendigkeit erklärten.

2. Der aktuelle Stand der Fluoridierung in Europa – Basel stoppt Wasserfluoridierung!

Basel war viele Jahre das „Mekka" der Fluoridisten, wo jahrzehntelang Zahnärzte, Ärzte, Gesundheitsbeamte, Politiker und Journalisten hingekarrt wurden, um die (angeblich) großartigen Erfolge der beispielgebenden Trinkwasserfluoridierung *„mit eigenen Augen"* zu sehen. Solche Fahrten wurden jährlich von einer deutschen Pharmafirma organisiert. Jetzt stellte sich heraus, **dass die Experten in Basel auch nach 41 Jahren keine Beweise für den kariesprophylaktischen Nutzen dieser Zwangsbehandlung vorlegen konnten.**

Am 9. April 2003 beschloß der Große Rat des Kantons Basel-Stadt nach mehrjährigen Überprüfungen durch die Gesundheits- und Sozialkommission die sofortige ersatzlose Einstellung der am 2. Mai 1962 gestarteten Trinkwasserfluoridierung. Die intensive Auseinandersetzung um die TWF in Basel hatte schon 1974 begonnen. Damals hatte das Gesundheitsamt Basel-Stadt eine Expertenanhörung durchgeführt, zu der ich eingeladen war, und nach ergänzenden Recherchen 1975 der Regierung die Einstellung der TWF empfohlen, da der Beweis der Nützlichkeit nicht erbracht war und Nebenwirkungen nicht ausgeschlossen werden konnten. Die unter massivem Einfluß der zahnärztlichen Fluor-Lobby stehende Basler Regierung hatte dafür jedoch taube Ohren, modelte den negativen Bericht des Gesundheitsamtes in eine

Fluor-Empfehlung um und setzte die Trinkwasserfluoridierung fort.

Die **Hauptgründe für die nunmehrige Einstellung der TWF** durch den Großen Rat auf Empfehlung der Gesundheits- und Sozialkommission waren:

a) **Die prophylaktische Wirksamkeit der Fluoridierung des Trinkwassers konnte durch keine Studie nachgewiesen werden. Wenn Fachleuten 40 Jahre lang ein Beweis nicht gelingt, müssen wir das Thema fallen lassen.**

b) **Die Zahnkaries hat bei den Kindern trotz Fluoridierung des Trinkwassers zugenommen.**

c) **Man verharmlost die Fluorose. Von Knochenfluorose spricht kein Mensch. Die Fluoridierung des Trinkwassers ist bei Kleinkindern und Säuglingen besonders problematisch.**

d) **Vom eingebrachten Fluorid im Trinkwasser gehen weniger als 1% in die angebliche „Prophylaxe", mehr als 99% gehen zum Waschen, Putzen, Industrie etc. weg und belasten die Umwelt, ein Unverhältnis.**

Es mutet **geradezu politisch schizophren** an, wenn nun unter diesen Umständen bei extrem dürftiger Datenlage mit 250 mg Fluorid pro kg **hochdosiert angereichertes Speise- und Bäckersalz** verkauft werden soll, **für dessen kariesprophylaktischen Nutzen es ebenfalls keinerlei wissenschaftlich fundierten Beweis gibt**. Derart hohe Fluorkonzentrationen wurden früher in der Gärungsindustrie zur Desinfektion von Geräten verwendet. Die in Wirklichkeit **nicht existenten „Erfolge" der Salzfluoridierung** wurden von den zahnärztlichen Fluor-Lobbyisten immer schon von den ebenfalls nicht existenten „Erfolgen" der Trinkwasserfluoridierung abgeleitet, wie man aus der einschlägigen Literatur nachvollziehen kann. **Die Fluoridierung des Bäckersalzes** stellt wieder eine **verdeckte Zwangsmedikation** dar.

In einer Reihe europäischer Staaten wurden die notwendigen Konsequenzen aus diesem Dilemma und Unverhältnis schon viel früher und gegen die WHO-Fluor-Resolutionen gezogen und die **langjährige Trinkwasserfluoridierung eingestellt:** Kassel (BRD) (1952–1971), Schweden (1952–1971), Niederlande (1953–1976), Tschechoslowakei (1958–1988/90, Prag und Budweis bereits 1988 nach meinem Referat im Mai 1988 auf einem intern. Kongreß der CSSR-Akademie der Wissenschaften), ex-DDR (1959–1990/93), UdSSR (1960–1990), Polen (1990), Finnland (1959–1993), und außereuropäisch in Japan (1952–1972). Dadurch wurden rd. 53 Millionen Menschen von der gegen Zahnkaries nutzlosen Zwangsbehandlung über die Trinkwasserleitung befreit. Ebenso wurde die von der Fluor-Lobby (einschließlich jener des Bundesgesundheitsamtes Berlin) beabsichtigte Einführung der TWF u. a. in Berlin und Hamburg verhindert.

Ebenso wurden **zahlreiche Fluortablettenaktionen** wie z. B. in Graz (1973), im Bundesland Steiermark (1973), im Bundesland Kärnten (1986), in ganz Österreich (1994), in Saarbrücken (1984), Saarlouis (1984), Bielefeld (1984), Berlin-Wilmersdorf (1985), Berlin-Zehlendorf (1985) und in vielen anderen Gemeinden Deutschlands, in Volketswil (1986) in der Schweiz u. a. m. **eingestellt.** Auch hier hatten die zahnärztlichen Fluorbefürworter eine Karieszunahme prophezeit, während z. B. bei den Kindern in Graz in den folgenden 8 Jahren in Wirklichkeit eine signifikante Kariesabnahme eingetreten ist.

Bereits in den Fünfzigerjahren folgten die europäischen Gesundheitsbehörden und Zahnärzteorganisationen völlig unkritisch und unwissenschaftlich den vom US Gesundheitsdienst kommenden Behauptungen und Darstellungen. Daran hat sich bis heute nicht viel geändert. Wie sich erst kürzlich herausstellte, hatte sich sogar die US-Umweltschutzbehörde (**Environmental Protection Agency [EPA]**), die die Wasserstandards in den USA festsetzt, ohne eigene Prüfung auf die Angaben aus dem US Public Health Service verlassen und die TWF so wie in Europa keiner ernsthaften wissenschaftlichen Prüfung und Diskussion auf mathematisch – statistisch – naturwissenschaftlicher Ebene unterzogen. Dieses Feld wurde – völlig unverständlich und wissenschaftlich unbegründet – weitgehend den wissenschaftlich vielfach inkompetenten Zahnärzten und Zahngesundheitsbeamten überlassen.

Als die Trinkwasserfluoridierung in den betreffenden Ländern eingestellt wurde, prophezeiten die „sogenannten anerkannten Fluorexperten" und WHO-Experten eine „Kariesflut". Sie hatten Erklärungsbedarf und Erklärungsnotstand, als die Karies nach Absetzen der TWF gegen alle ihre „wissenschaftlichen" Voraussagungen nicht anstieg, sondern signifikant abnahm.

3. Fluor-Lobby auf gefährlicher „*Flucht nach vorne*" – Widerstand erforderlich!

Die berechtigten Rückschläge der Fluoridisten mit der Trinkwasserfluoridierung in Europa wurden im Jahr 2000 wissenschaftlich noch weiter untermauert. Die britische Regierung hatte das renommierte **NHS Centre for Research and Disseminations (CRD), University of York, UK,** mit der Überprüfung der Trinkwasserfluoridierung anhand der anerkannten Weltliteratur auf der Basis der *„Evidence Based Medicine"* mit der modernen statistischen Methode der *„Systematic Review"* beauftragt. Ein 10-köpfiges Expertenteam überprüfte daraufhin von 1998 bis 2000 insgesamt 3246 Originalarbeiten (keine Reviews). Nach dem ersten Filter blieben nur 735, nach dem zweiten Filter nur mehr 254 Publikationen übrig, wovon letztlich nur 214 analysiert werden konnten. Nur 26 waren für die Prüfung des Effekts der TWF auf die Zahnkaries relevant, nur 9 zeigten einen positiven Effekt. 13 Arbeiten betrafen soziale Gruppen und geographische Lokationen. 176 Arbeiten betrafen negative Effekte, davon 88 Zahnfluorose, 29 Knochenfrakturen, 26 Krebs, 33 andere Effekte, wobei eine ganze Reihe in Betracht zu ziehender Effekte (z. B. Fluorid und Schilddrüse) gar nicht erfasst wurden. Es handelte sich ausschließlich um Studien am Menschen aus der Zeit von 1939 bis 2000.

Laut Diktion der Fluor-Lobby ist Fluorid für die „Kariesprophylaxe" das *„am besten untersuchte Medikament der Welt"* überhaupt. In Wahrheit hatte keine einzige Arbeit den evidence level A (höchste Beweiskraft), von den insgesamt 39 Arbeiten zur Wirksamkeit hatten nur 29 den evidence level B (mäßige Beweiskraft), die anderen evidence level C (geringe Beweiskraft, höchste Fehlerquellen). Von den 176 Arbeiten über Nebenwirkungen hatten überhaupt nur ein paar level B, alle anderen level C.

Statt der von der Fluor-Lobby immer behaupteten 50% bis 80% „Kariesreduktion" durch die TWF fanden die Experten im Mittel nur magere 14,6% (und diese sind nicht schlüssig). Nach dem Ergebnis noch genauerer Analysen der Daten unter Berücksichtigung der Änderungen der Versuchsbedingungen in den betreffenden Experimenten, wie sie von mir schon vor vielen Jahren durchgeführt wurde, ist eine Kariesreduktion überhaupt nicht vorhanden und erweist sich die von Zahnärzteseite behauptete und Gesundheitsdiensten als statistischer Artefakt. Diesen mageren 14,6 % „Kariesreduktion" standen jedoch in der „York-Studie" **12,5 % bleibend geschädigter Zähne** durch **ästhetisch störende Zahnfluorose** gegenüber. Zahnfluorose ist bekanntlich nur der sichtbare Teil einer bleibenden Schädigung des Skeletts, dessen Stoffwechsel gestört und das chemisch angreifbarer wird. In der Arbeitsmedizin zählt Fluorose sogar zu den Berufskrankheiten.

Vor dem Hintergrund dieser für die Fluor-Lobby vernichtenden wissenschaftlichen Resultate, der schlechten Qualität ihrer Publikationen und der gesundheitspolitischen Entwicklung zur Abkehr von der Trinkwasserfluoridierung hat die **Fluor-Lobby** nun die **„Flucht nach vorne"** angetreten, indem sie versucht, die Regierungen unter Druck zu setzen, die Trinkwasserfluoridierung fortzuführen oder auszudehnen statt sie einzustellen.

Solche Versuche der Fluor-Lobby gibt es derzeit massiv in England, Irland, Neuseeland, Australien, USA, wobei die Gefahr des Überschwappens auf die EU besteht. Die dabei praktizierten Methoden sind wissenschaftlich unehrenhaft und verwerflich. So haben die **British Fluoridation Society (BFS)**, die **British Dental Association (BDA)** und die **British Medical Association (BMA)** noch vor der Publikation des offiziellen Berichtes des NHS CRD York über die Ergebnisse der *„Systematic Review of Water Fluoridation"* in einer Presseaussendung wahrheitswidrig verbreitet, die Experten hätten die (hohe) kariesprophylaktische Wirksamkeit und Unschädlichkeit der Trinkwasserfluoridierung bewiesen, um die Politiker von vornherein auf eine „Pro-Fluor-Position" festzunageln.

Die betroffenen Wissenschaftler des NHS Centre for Reviews and Dissemination, University of York, *Professor Jos Kleijnen, Director, NHS Centre for Reviews and Dissemination; Professor Trevor Sheldon, Head of Department, Department of Health Sciences, University of York; Sir Iain Chalmers, UK Cochrane Centre; Professor George Davey-Smith, Department of Social Medicine, University of Bristol,* haben sich daraufhin in einem Brief vom 11. Dezember 2002 an die *britische Gesundheitsministerin Hazel Blears* heftig darüber beschwert. *Professor Sheldon* als Vorsitzender und *Lord Baldwin of Bewdley* als Mitglied des **„Advisory Panel"** der „Systematic Review of Water Fluoridation" haben den drei Gesellschaften BFS, BDA, BMA, bereits am 28./29. Jänner 2001 in einem Artikel in der *„Financial Times"* vorgeworfen, entweder von der Fachliteratur nichts zu verstehen oder **wissenschaftlich unehrenhaft** zu handeln. Doch die **britische Regierung** beharrt unter dem Druck der **Fluor-Lobby** auch unter dem neuen Gesundheitsminister auf der Erlassung eines Gesetzes zur Ausweitung der Trinkwasserfluoridierung in Großbritannien bei gleichen Bestrebungen in Australien und Neuseeland. Der *irische Gesundheitsminister Micheál Martin* beharrt seinerseits als einziger europäischer Staat mit gesetzlicher Regelung der TWF auf dem bestehenden Gesetz über die Trinkwasserfluoridierung, deren Absetzung von der Bevölkerung vehement gefordert wird. Solche Vorgänge liefern uns ein Beispiel für die Ignoranz unerwünschter wissenschaftlicher Erkenntnisse und den Mißbrauch politischer Macht. Die dabei auf gesundheits- und gesellschaftspolitischer Ebene zu Tage tretenden Denkmuster erinnern fatal an die Denkmuster der katholischen Kirche am Ausgang des Mittelalters im Streit um das geozentrische und heliozentrische Weltbild.

Am 29. Jänner 2003 hat das **New York City Department of Environmental Protection** (DEP) **die Trinkwasserfluoridierung (TWF) in New York City suspendiert.** Es gibt keinen Beweis für die Nützlichkeit der TWF, insbesondere auch nicht bei sozial schwachen Schichten, wohl aber Hinweise auf schädliche Nebenwirkungen u.a. infolge vermehrter Bleibelastung bei Anwendung von hydrofluosilicic acid (H_2SiF_6) als Additiv zum Trinkwasser. Jetzt läuft der Fluor-fanatische New Yorker Zahnarzt *Michael Easley* mit seiner Propagandamaschinerie dagegen Sturm, diffamiert die Fluor-Kritiker mit Aussagen wie *„Debates give the illusion that a scientific controversy exists when no credible people support the fluorophobics' view.", „Like parasites, opponents steal undeserved credibility just by sharing the stage with respected scientists who are there to defend fluoridation.", „A most flagrant abuse of the public trust occasionally occurs when a physician or a dentist, for whatever personal reason, uses their professional standing in the community to argue against fluoridation, a clear violation of professional ethics, the principles of science and community standards of practice" (Easley, 1999).* Nachdem das **New York City Department of Environmental Protection** die **Trinkwasserfluoridierung in New York City** als zuständige Behörde am 29. Jänner 2003 **suspendiert** hatte, verlangt **Easley** vom **NY State Department of Health,** auf dessen Betreiben die seinerzeit eingeführt wurde, jetzt Geld für seine unseriöse und wissenschaftlich unhaltbare Fluor-Propaganda.

Solche Entwicklungen **zur Verteidigung eines längst**

obsoleten zahnmedizinischen und medizinischen Dogmas stellen zweifellos eine **allgemeine Gefahr** dar. Die Hartnäckigkeit, mit der die Fluoridierung verteidigt wird, hat offenbar auch ihren Grund darin, dass diese *„Fehlleistung der präventiven Medizin"* von Beamten des öffentlichen Gesundheitsdienstes mit dem entsprechenden Autoritäts- und Machtgefüge sowie politischen Interessen im Hintergrund erfunden und in die Welt gesetzt wurde und nicht aus unabhängiger wissenschaftlicher Forschung entstand.

Der *norwegische Mathematiker und Statistiker Prof. Dr. Per Ottestad schrieb* schon 1969/70 an seine Regierung: *„Niemand, der sich mit exakten Forschungen beschäftigt und der daran gewöhnt ist, das Problem der Untersuchungsmethode ernsthaft zu behandeln, kann die sogenannte wissenschaftliche Basis anerkennen, die für die Trinkwasserfluoridierung in Anspruch genommen wird."*

Jetzt möchten sich diese gesundheitsbehördlichen und politischen Kreise mit ihrer „Flucht nach vorne" aus der Verantwortung gegenüber dem berechtigten Vorwurf stehlen, jahrzehntelang eine unwirksame und schädliche Zwangsbehandlung der Bevölkerung betrieben zu haben.

4. EU auf Abwegen: Verseuchung der (Kinder-)Nahrungsmittel mit hochtoxischen Fluoriden geplant! – Widerstand dringend geboten!

Im Sommer 2002 hatte die **belgische Gesundheitsministerin Magda Aelvoet** alle **Fluorzusätze** in Belgien verboten.

Im Gegensatz dazu enthält ein **neues EU-Dokument** des „**Wissenschaftlichen Komitees für Ernährung**"[1] vom 6. März 2003 eine **Empfehlung** für die **tägliche Aufnahme von 3,5 mg Fluorid als „Nahrungsergänzungsstoff"** (Reference Labelling Value (RLV)) **bei Erwachsenen und von 0,7 mg Fluorid bei Kleinkindern (6–12 Monate) und Kindern 1–4 bzw. 4 Jahre.** Fluorid ist erst jetzt in die Empfehlungen neu aufgenommen worden. Diese **Empfehlung für eine tägliche Aufnahme von Fluorid als „Nahrungsergänzungsstoff"** ist **wissenschaftlich absolut unhalt**bar und unvertretbar und schlicht verantwortungslos. (Die genaue Adresse dieses EU-Komitees habe ich in der Fußnote angeführt, damit sich die Bürger dort beschweren können.)

Während in diesem **EU-Dokument** aus dem Jahre 2003 gegen besseres Wissen einer hoch toxischen Fluoridkonzentration von 3,5 mg bzw. 0,7 mg in Nahrungsmitteln das Wort geredet wird, schrieben der **Zahnarzt Frederic S. McKay,** der 1902 das Problem **der „brown-stained" patients in Colorado Springs** aufgegriffen und sich über Jahrzehnte damit beschäftigt hatte, bzw. der Erfinder der Fluoridierung, der **US Zahngesundheitsbeamte H. Trendley Dean,** der die Verbreitung von Zahnfluorose

---

[1] EUROPEAN COMMISSION; HEALTH & CONSUMER PROTECTION DIRECTORATE-GENERAL, Directorate C – Scientific Opinions, C2 – Management of scientific Committees; scientific cooperation and networks; **Scientific Committee on Food,** SCF/CS/NUT/GEN/18 Final, 6 March 2003; **Opinion of the Scientific Committee on Food on the revision of reference values for nutrition labelling** (expressed on 5 March 2003). B-1049 Bruxelles/Brussels – Belgium. Telephone: direct line (+32–2) 29 599.10/659.48/648.70, exchange 299.11.11. Fax: (+32–2) 299.48.91 Telex: COMEU B 21877 Telegraphic address: COMEUR Brussels.
http://europa.eu.int/comm/food/fs/sc/scf/index_en.html

als Zeichen sichtbarer Fluorvergiftung in den USA untersucht hatte, bereits 1929 bzw. 1938 und 1941:

H. T. Dean (1938) cited F. S. McKay (1929): „*Probably the first attempt to study specifically the relationship of mottled enamel to dental caries was made by McKay (7) who, in 1929, attacked the hypothesis that dental decay might be superinduced by „defective" enamel structure, by citing as evidence the observation that mottled enamel teeth, which probably constitute* **„the most poorly constructed enamel of which there is record in the literature of dentistry."** do not appear to show any greater liability to dental caries than do normally calcified teeth." (Pub. Health Rep. 53: 1440–1452, 1938)

H. T. Dean (1941): „*It is obvious that whatever effect the waters with relatively high fluoride content (over 2.0 p.p.m. of F) have on dental caries is largely one of academic interest; the resultant permanent disfigurement of many of the users far outweighs any advantage that might accrue from the standpoint of partial control of dental caries.*" (Pub. Health Rep. 56: 761–792, 1941)

Zahlreiche spätere unabhängige Untersuchungen verschiedenster Autoren haben die schädliche Wirkung von Fluorid auf das Skelett mit zum Teil modernsten Methoden eindrucksvoll nachgewiesen. Darauf soll hier aus Platzgründen nicht weiter eingegangen werden.

Die **Empfehlung** des „*Wissenschaftlichen Komitees für Ernährung*" der EU ist wissenschaftlich **nicht begründet,** sondern stützt sich lediglich auf unüberprüfte Angaben verschiedener Mitgliedsstaaten der EU sowie aus den USA, wobei gesundheitspolitische Aspekte und behördliche Machtposition offenbar den Vorrang hatten. Diese Angaben dieser Staaten stammen meist wieder von **„Ernährungsgesellschaften"** und wurden vom **„Scienti-**

fic Committee on Food" der EU offensichtlich wissenschaftlich nicht ausreichend überprüft.

Beispielsweise wurde die empfohlene **tägliche Einnahme von Fluorid durch Erwachsene** (*"recommended daily intakes (RDAs/PRIs) of vitamins and minerals for adults"*) auf folgende Angaben der Mitgliedsländer gestützt: F (mg): France, 2001: 2.5/2.0; Germany, Austria, Switzerland, 2000: 3.8/3.1; Portugal, 1982: 2.7; United Kingdom, 1991: 3.7/3.0; United States, 1997, 98, 2000, 2001: 4/3. Das **Scientific Committee on Food** der **EU** hat daraus am 5. März 2003 einen *"Reference Labelling Value (RLV)"* für die empfohlene tägliche Fluorideinnahme durch **Erwachsene von 3.5 mg F** gemacht.

Für die **Fluoridempfehlung bei Kindern** (6–12 Monate bzw. 1–3 bzw. 4 Jahre) wurden folgende Werte herangezogen: **F (mg):** France, 2001: – bzw. 0.5; Germany, Austria, Switzerland, 2000: 0.5 bzw. 0.7; Portugal, 1982: 0.8 bzw. 1.2; United Kingdom, 1991: 1.1 bis 1.2 bzw. 1.5; United States, 1997, 98, 2000, 2001: 0.5 bzw. 0.7; *Overall values:* 0.5 bzw. 0. 7. Das **Scientific Committee on Food** der **EU** hat daraus am 5. März 2003 einen *"Reference Labelling Value (RLV)"* für die empfohlene tägliche Fluorideinnahme **durch Kinder bis 4 Jahre von 0.7 mg F** gemacht. Danach gilt anscheinend die Erwachsenendosis als täglich empfohlene Fluorideinnahme.

Diese Vorgangsweise ist keine Methode einer fundierten wissenschaftlichen Überprüfung in der Sache, wie sie die EU-Bürger von einem wissenschaftlichen Komitee, das derart einschneidende Empfehlungen für eine gesunde Ernährung der gesamten Bevölkerung der EU abgibt, erwarten können und verlangen müssen.

Das „wissenschaftliche EU-Komitee für Ernäh-

rung" gibt keinerlei wissenschaftliche Begründung an, warum es das hochtoxische, als Enzym-, Zell- und Speichergift seit langem bekannte und in derart hoher Konzentration **mit Sicherheit gesundheitsschädliche Fluorid** mit 3,5 mg F für Erwachsene bzw. 0,7 mg F für Kinder bis 4 Jahre in die Liste der *„Reference Labelling Values (RLVs)"* als **„Nahrungsergänzungsmittel" neu aufgenommen und empfohlen** hat.

Am Beispiel der im Jahre 2000 von der Deutschen, der Österreichischen, und der Schweizerischen Gesellschaft für Ernährung (DGE, ÖGE, SGE + SVE) veröffentlichten „Referenzwerte für die Nährstoffzufuhr" ist nachvollziehbar, dass die **„D-A-CH Referenzwerte (2000)" und Erläuterungen für Fluorid nicht dem Stand der wissenschaftlichen Erkenntnis entsprechen und zum Teil inhaltlich falsch, irreführend, unbewiesen und widerspruchsvoll sind.** Die daraus abgeleiteten Empfehlungen für Fluorid sind wissenschaftlich und gesundheitspolitisch unhaltbar. **Die Anwendung dieser Referenzwerte wird nach dem Stand der wissenschaftlichen Erkenntnis gesundheitsschädliche Auswirkungen auf die Bevölkerung haben und das Gesundheitswesen unnötig finanziell belasten.**

Die Behauptung der DGE et al. in den Erläuterungen auf Seite 186: *„ Wegen seiner erwiesenen kariespräventiven Wirkung wird Fluorid den gesundheitlich notwendigen Elementen zugeordnet [2, 5]."* stützt sich auf zwei wissenschaftlich längst obsolete Literaturstellen (Bergmann, R. L. und Bergmann, K. E. [1991], sowie Food and Nutrition Board/Institut of Medicine. [1997]) und ist falsch. Weder die kariespräventive Wirkung von Fluorid ist *„erwiesen"* noch ist Fluorid *ein „gesundheitlich notwendiges Element".* Fluorid ist weder ein essentielles

414

Spurenelement noch ist Zahnkaries eine Fluormangelkrankheit, noch gibt es eine fluorfreie Nahrung und auch keinen Fluormangel im menschlichen Körper, da rund die Hälfte des mit der Nahrung, den Getränken und aus der Luft aufgenommenen Fluorids im Körper zurückbleibt und im Skelett gespeichert wird. **Erhöhte Fluoraufnahme führt unweigerlich zu Stoffwechselstörungen des Skeletts und zu seiner vorzeitigen Alterung.**

Die allen Fluorempfehlungen zugrunde liegende Prämisse, dass die kariespräventive Wirkung von Fluorid erwiesen sei, ist nachweislich falsch.

Die **Detailanalysen der großen führenden Fluoridierungsexperimente** und Studien, insbesondere jene mit der natürlichen und künstlichen Trinkwasserfluoridierung (21-Städte-Studie [USA], Ungarn, Vulkaneifel, Grand Rapids, Kingston/Newburgh, Muskegon, Evanston, Brantford/Sarnia, Chemnitz (Karl-Marx-Stadt), Basel, Schweizerische Fluortabletten- und Fluorsalzstudien, u. a. m.), **ergeben durchwegs keinen nachweisbaren kariesprotektiven Effekt der Fluoride.** Werden die Begleitumstände, Umgebungsbedingungen, Versuchsbedingungen und deren Veränderungen während der Experimente sowie der vorausgegangene Kariestrend berücksichtigt, so ergibt **sich keinerlei nachweisbarer karieshemmender Effekt der Fluoridierungsmaßnahmen.** Es steht außer Zweifel, dass die von Zahnärzten fälschlich als kariesprotektive Fluoridwirkung interpretierten Kariesdifferenzen mit und ohne Fluorid durchwegs andere Ursachen hatten als die Fluoridgaben.

Diese **nachvollziehbaren Fakten** sind den „sogenannten anerkannten Fluorexperten" und Regierungsberatern, zu denen auch der Berater der **Deutschen Gesellschaft** für **Ernährung, Karl. E. Bergmann,** gehört, seit vielen Jahren gut bekannt. Trotzdem werden sie gegen besseres Wissen und gegen jene wissenschaftliche Redlichkeit, wie sie von **der Deutschen Forschungsgemeinschaft** von den Angehörigen der **Scientific Community** verlangt wird, einfach totgeschwiegen, um das **Fluoridierungsdogma** und das damit aufgebaute **Prestige** aufrecht halten zu können. Ich verweise dazu ergänzend u. a. auf die umfangreichen Ausführungen und Literaturangaben im Anhang.

Die **Deutsche Gesellschaft für Ernährung (DGE) widerspricht sich** auch **selbst.** In der Erläuterung zur Tabelle *„A. Richtwerte für die Fluoridgesamtzufuhr (Nahrung, Trinkwasser und Supplemente) sowie der Fluoridsupplemente zur Kariesprävention“.* Auf Seite 185 schreibt sie: *„... das Risiko einer Fluoridakkumluation (chronischer Überdosierung) ist wegen der großen Wachstumsrate im 1. Lebensjahr besonders gering“* und im Widerspruch dazu auf Seite 186: *„In Bilanzuntersuchungen retinieren Säuglinge und Kleinkinder 50–90% des löslichen Fluorids, Erwachsene hingegen nur 10% oder weniger. Das übrige Fluorid wird renal und gerinfügig auch intestinal ausgeschieden [1, 2].“* (Die Literaturstellen sind Bergmann K. E. und Bergmann, R. L. und Bergmann, K. E. [1995], und von Bergmann, R. L. und Bergmann, K. E. [1991].)

Auch die Behauptung der DGE et al., dass Kinder sehr viel und Erwachsene nur 10% oder weniger Fluorid retinieren, ist falsch. Etwa die Hälfte des aufgenommenen Fluorids wird ausgeschieden, die andere Hälfte retiniert. Das spiegelt sich auch darin wider, dass die Kurve der Fluoridgehalte in den Knochen mit zunehmendem Alter der Individuen nicht verflacht, sondern rascher ansteigt. (Siehe dazu Fig. 4 *„Fluoride Content of Femoral Compacta from Humans of Different Ages Living in Districts Supplied with Drinking Water Containing < 0.5 ppm F"* auf Seite 123 in der WHO-Monographie *„Fluorides and Human Health"*, Genf, 1970). **Erhöhte Fluoraufnahme führt offensichtlich zur vorzeitigen Alterung des Skeletts.**

Nachfolgend sind einige **Beispiele aus der wissenschaftlichen Literatur zur Fluorschädigung des Skeletts** angeführt, die zum Teil schleichend auftreten können und keineswegs harmlos sind:

- **Der Direktor des Radium-Institut Bern, Prof. Dr. W. MINDER,** stellte schon vor 40 Jahren experimentell fest, dass *„eine Fluorzufuhr beim Knochenkalziumphosphat einen erheblich vermehrten Wassereinbau und damit eine entsprechende Auflockerung und höhere chemische Angreifbarkeit des submikroskopischen Kristallgefüges verursacht"* (W. MINDER: *Fluor als Bestandteil der anorganischen Knochensubstanz.* In T. GORDONOFF (em. Prof für Toxikologie der Univ. Bern): *Toxikologie des Fluors.* Schwabe & Co. Verlag Basel/Stuttgart 1964).

- Vor bald 30 Jahren stellte der **Vorstand des Instituts für Medizinische Chemie und Pregl-Laboratoriums der Universität Graz, Prof. Dr. W. PALETTA** et al. eine **Verzögerung des Stoffwechsels und der Fluoridausscheidung bei älteren Menschen** fest: *„Three age groups were investigated (A – 4 to 6 years, B – 25 to 45 years and C – 60 to 70 years). Results:* „1. A time drift in urinary fluoride excretion in the direction of delayed fluoride metabolism was seen in group C subjects. 2. A periodic increase in the urinary fluoride values was also seen in these elderly subjects, indicative of an alte-

red regulatory mechanism". (B. Paletta, W. Beyer, E. Rossipal und M. Minauf: *Fluoridausscheidung bei Menschen verschiedener Altersgruppen*. Wiener klinische Wochenschrift. 88 (6) 209–212, 1976)

- 1998 berichtete der **Vorstand des Instituts für Metallphysik** der **Montan-Universität Leoben, Prof. Dr. P. FRATZL,** nach Untersuchungen mit modernsten physikalischen Methoden, **dass erhöhte Fluoridaufnahme zu einer <u>Verschlechterung der Knochenstruktur</u>** führt. <u>Summary:</u> *"Fluoride therapy may lead to an altered structure of the mineral crystals in bone which, in turn, may affect its mechanical properties. The paper reviews recent work using small-angle x-ray scattering and back-scattered electron imaging to study this question. Characteristic changes occur in the crystallinity and in the size distribution of the mineral cristals. These changes are concentrated on isolated spots in the trabecular structure, probably corresponding to bone forming sites. The number and extension of these spots typically increase with the fluoride dose and there are indications from studies with animal models that these changes in the mineral crystals correlate with a reduced biomechanical strength of bone."* (Fratzl ., Rinnerthaler S. Roschger P. Klaushofer K. *Mineral Crystals after Fluoride Treatment in Osteoporosis:* OSTEOLOGIE Band 7, Heft 3, 1998, 130–133 Verlag Hans Huber, Bern (Switzerland; http://verlag.hanshuber.com/Zeitschriften/Osteo/98/os9803.html])

- Bereits vor 40 Jahren wurde von **F. Rozeik** an der **Universitätszahnklinik Mainz** festgestellt, dass **hohe Fluoridkonzentrationen,** wie sie **in Fluorzahnpasten** regelmäßig verwendet werden, bei Ratten zu folgenden Störungen führen: *1. Hemmung des Wachstums der Tiere, 2. Verzögerung der Dentition, 3. Minderung der Härte des Zahnes, 4. Verringerung des Phosphorgehaltes des Zahnes, 5. Reduzierung des Aschegehaltes der Knochen, 6. Hyperämie der Pulpa und verbreiterte Prädentinzone, 7. Hemmung des Wachstums des Nagezahnes, 8. Störung in der Knochenbruchheilung.* (F. Rozeik: *Über den Einfluß toxischer Fluordosen auf Zahnhartsubstanzen und Knochen.* In T. GORDONOFF: Toxikologie des Fluors. Schwabe & Co. Verlag Basel/Stuttgart 1964).

- Auch die **zahnärztlich permanent kolportierte These von der „Schmelzhärtung" durch Fluorid,** die dem Fluorid als Erklärung des Wirkungsmechanismus zugeschrieben wird, **ist falsch,** wie schon seit Jahrzehnten bekannt ist. Dies kann man bereits in der Broschüre *„Fluoride und Zahngesundheit"* des Fluortablettenherstellers ZYMA-BLAES AG München vom 4. Dezember 1974 nachlesen. Dort heißt es:

a) *Fluoride und Schmelzhärte:* „'Fluor härtet den Zahn' ist vielfach zu hören. Im physikalischen Sinn ist dies für intakten Schmelz falsch".

- *Fluoride und Schmelzerweichung:* „Fluoridierungslösungen, wie sie zur kariesprophylaktischen Lokalapplikation empfohlen werden, erweichen den Schmelz. Durch eine chemische Reaktion des Schmelzapatits mit diesen hochkonzentrierten Fluoridlösungen (10 000 bis 25 000 ppm F) wird die Schmelzoberfläche mikroskopisch angeätzt, entkalkt, erweicht, wie aus der Tabelle, Auszug aus einer Arbeit von Mühlemann et al. (3) hervorgeht Obwohl die Kariesprophylaxe mit jährlich ein- bis zweimal erfolgenden Lokalapplikationen von Fluoridierungslösungen klinisch wirksam ist, kann nicht übersehen werden, dass sie über den Weg einer destruktiven Erweichung der Schmelzoberfläche erkauft wird".

Dazu hat die ZYMA-BLAES AG folgende Literatur als Beweis angeführt: 1. Backer-Dirks O.: *Posteruptive changes in Dental enamel.* J. dent. Res. 45, 503 (1966) 2. Koulourides Th., Cuelo H., Pigman W.: *Rehardening of softened enamel surfaces of human teeth by solutions of calcium phosphate.* Nature 189, 226 (1961) 3. Mühlemann H. R., Rossinsky K., Schait A.: *Physikalisches, chemisches und mikromorphologisches Verhalten von Schmelz nach Behandlung mit anorganischen und Aminfluoriden.* Schweiz. Mschr. Zahnheilk. 77, 238 (1967)".

- **Was Chemiker seit 70 Jahren über die Härte des Zahnschmelzes wissen** und seit 40 Jahren **Lehrbuchwissen** ist, **wollen Zahnärzte und Kinderärzte** einschließlich ihrer permanenten Fluorpropaganda **offensichtlich bis heute nicht wahrhaben** und fand dieses Wissen **bisher** auch **keinen Eingang in** die **Empfehlungen der DGE** sowie des „**Committee on Food**" der EU: „*Der Zahnschmelz* enthält nicht, wie man früher glaubte, hauptsächlich Fluorapatit, $3 Ca_3(PO_4)_2.CaF_2$, sondern die Zusammensetzung seiner anorganischen Substanz ist, wie spätere Untersuchungen (vor allem von R. Klement und G. Trömmel, 1933) ergeben haben, im wesentlichen die gleiche wie in den übrigen Knochen. Die größere Härte des Zahnschmelzes hängt damit zusammen, dass der Hydroxyl- bzw. Carbonatapatit darin in verhältnismäßig größeren Kriställchen vorliegt (Durchmesser 10^{-4} cm, gegenüber 10^{-5} bis 10^{-6} cm in den übrigen Knochen." (H. REMY: *Lehrbuch der anorganischen Chemie.* Band I,

11. Auflage, Seite 734. Akademische Verlagsgesell-
schaft Geest & Portig K.-G., Leipzig 1960)

Es soll hier nicht unerwähnt bleiben, dass die WHO die
empfohlene Fluoridkonzentration für die in Wahrheit
kariesprophylaktisch unwirksame Trinkwasserfluoridierung wegen erwiesener toxischer Nebenwirkungen
bei nur 10% Toleranz mit nur 1,0 ± 0,1 ppm F (1,0 ±
0,1 mg F/l) festgelegt hat, während das „Scientific
Committee on Food" der EU nun im Widerspruch
dazu 3,5 mg Fluorid pro kg als „Nahrungsergänzungsmittel" in seine Ernährungsempfehlungen neu aufgenommen hat. Zu dieser hohen empfohlenen Fluoridkonzentration von 3,5 mg F aus der „Nahrungsergänzung"
kommt noch die Fluoridaufnahme aus der „lokalen
Fluoridprophylaxe" (Fluorzahnpasten, F-Mundspülun-
gen, F-Gele, F-Lacke, F-Versiegelungen, usw.)

*Zusammenfassend sind die in den „D-A-CH Refe-
renzwerten (2000)" der DGE, ÖGE, SGE, SVE abgegebenen Fluor-Empfehlungen für Fluorid in der Nahrung
und als „Nahrungsergänzungmittel" und die daraus abgeleiteten „Reference Labelling Values (RLVs)" des
„Scientific Committee on Food" der EUROPEAN
COMMISSION wissenschaftlich absolut unhaltbar und
unverantwortlich und bedürfen dringend der Revision.*
Die Fluorempfehlungen der Deutschen, Österreichischen und Schweizerischen Gesellschaften für
Ernährung und damit auch des „Scientific Committee
on Food" der EU, das diese Empfehlungen ungeprüft
übernommen hat, sind rein dogmatischer Natur und
beruhen zweifelsfrei auf falschen Prämissen.

5. „Betrug in den Wissenschaften"

Am 3. Juni 2003, 19 Uhr 05, strahlte der österr. Rundfunk ORF im **Radio Ö1** in der Sendereihe *„Dimensionen: Die Welt der Wissenschaft"* einen hervorragenden Beitrag *„Blender – Forscher – Scharlatane: Betrug in den Wissenschaften"* aus, in dem über die Problematik und mehrere Fälle berichtet wurde.

In der Zeitschrift **FORMAT** Nr. 35/2001, Seite 110 ff., wurde in der *Rubrik „Wissenschaft"* ein Artikel *„Pillen, die krank machen"* veröffentlicht. Darin sagt der **Kritiker Prof. Glossmann** u.a.: *„Da wird mit Aussagen geworben, die hart an der Grenze des Erlaubten oder sogar erfunden und erlogen sind."*

Am 31. August 1999 strahlte das **ARD Fernsehen** in der Sendereihe „plus – minus" einen Beitrag *„Morast: Korruption im Gesundheitswesen"* aus. Darin wurde u.a. berichtet: *„Zur Zeit laufen bundesweit rund fünftausend Ermittlungsverfahren gegen Ärzte wegen Bestechung und Betruges."*

1997 hat die **Deutsche Forschungsgemeinschaft DFG** aufgrund eines besonders schwerwiegenden Falles wissenschaftlichen Fehlverhaltens eine internationale Kommission *„Selbstkontrolle in der Wissenschaft"* eingesetzt, deren Empfehlungen von der DFG 1998 in der **Denkschrift „Vorschläge zur Sicherung guter wissenschaftlicher Praxis"** bei Wiley-VCH in Weinheim veröffentlicht wurden.

Auch die „Erfolge" der Fluoridierung und ihre angebliche „Unschädlichkeit" sowie die Unterdrückung der Kritik und die „Nichtzitierung" publizierter kritischer wissenschaftlicher Arbeiten zur Fluoridierung ebenso wie Arbeiten und Doktorarbeiten, in denen sich aus dem Hauptteil der Arbeit etwas anderes ergibt als dann in der Zusammenfassung zur „Bestätigung" der Fluoridierung steht, sollten längst unter dem Gesichtspunkt wissenschaftlichen Fehlverhaltens untersucht worden sein und werden.

a) Die Rolle der Erfinder der Fluoridierung und ihre falschen Erfolgsstatistiken:

Das beginnt schon 1938 bis 1942 mit dem **Erfinder der Trinkwasserfluoridierung, dem US-Zahngesundheitsbeamten H. T. Dean,** der einen nach dem anderen der ihm bekannt gewordenen, die Höhe des Kariesbefalls in seinen Studien beeinflussenden fluoridfremden Faktor weglassen und Daten selektiert hat, bis nur mehr „Fluorid" als (angeblich) kariesrelevanter Faktor in seiner aus den Daten mehrerer Studien zusammengestoppelten und später als (angebliches) **„Beispiel der Natur"** berühmt gewordenen **"21-Städte-Studie"** übrigblieb. Daraus wurde sehr rasch das **Dogma** von der (angeblich*) „inversen Relation zwischen dem Fluoridgehalt des Trinkwassers und dem Kariesbefall der Zähne von Kindern"* konstruiert und propagiert.

Wenige Jahre danach (Jänner 1945) kam es bereits zur Einführung der künstlichen Trinkwasserfluoridierung in der Stadt Grand Rapids (165000 Einwohner) durch den U. S. Public Health Service und damit zur ersten Zwangsbehandlung einer ganzen Bevölkerungsgruppe über die Trinkwasserleitung.

Auch beim **Experiment an der Bevölkerung** der Stadt **Grand Rapids** kam es 1945 und danach **durch den U. S. Zahngesundheitsbeamten H. T. Dean und seine Mitarbeiter (F. A. Arnold, Jr; Ph. Jay, J. W. Knutson** (Knutson fungierte 1957 als einflußreicher WHO-Fluorexperte und

erstellte das WHO-Gutachten über die (angebliche) kariesprophylaktische „Wirksamkeit" von Fluorid. Knutson war damals gleichzeitig Assistent Surgeon General,
Chief Dental Officer, des U. S. Public Health Service) zu
weiteren gravierenden und schwerwiegenden Manipulationen der Daten und Ergebnisse. Dies geschah auf
folgende Weise:

Bei der Basisuntersuchung 1944 vor Einführung der TWF
wurden alle in den Schulen und Kindergärten anwesenden Kinder untersucht und der Kariesbefall festgestellt.
In den Folgejahren nach Einführung der TWF im Jänner
1945 wurden ab 1946 jedoch nur mehr Stichproben gezogen und die Ergebnisse aus den Stichproben später mit
den Basiswerten vor Einführung der TWF verglichen.
Der Stichprobenplan wurde ebenso wie die Zwischenergebnisse von 1946–1950 erst 8 Jahre später (1953) veröffentlicht. Als Kontrollstadt ohne Fluoridierung wurde
Muskegon (ca. 40 000 Einwohner, etwa 50 km entfernt)
am Ostufer des Michigan Sees ausgewählt. Als „Zielvor-
gabe" diente die Stadt Aurora (ca. 46 000 Einwohner) mit
natürlich fluorreichem Trinkwasser von 1,2 mg F pro Liter aus der „21-Städte-Studie", ca. 260 km von Grand Rapids (ca. 165 000 Einwohner) entfernt über den Michigan-
See hinweg westlich von Chicago. Wodurch die drei
Städte wirklich vergleichbar sein sollten mit Ausnahme
des Fluorgehaltes im Trinkwasser, wurde nicht festgestellt.
  Die Stichproben wurden auch nicht zufällig gezogen,
sondern Schulen und Klassen aus der bekannten Basisuntersuchung von 1944/45 so ausgewählt, dass die Kariesbefunde von vornherein bereits im Jahre 1946 nach einem
Jahr Fluoridierung jene Werte hatten, die sie nach minde-

stens 5jähriger Fluoridierung aufgrund der „Zielvorga-
ben" durch die Werte von Aurora haben sollten. Dies läßt
sich anhand der erst 8 bis 10 Jahre später publizierten
Zwischenergebnisse schlüssig nachvollziehen. Obwohl
die Zahnkaries auch innerhalb der selektierten Stichproben durch die Trinkwasserfluoridierung hätte abnehmen
müssen, wenn Fluorid wirklich wirksam gewesen wäre,
hat die Karies bei den 6- und 11jährigen Kindern während der 5jährigen Fluoridierung nicht abgenommen,
sondern eher zugenommen. Weil aber von den Autoren
nicht die Kariesentwicklung innerhalb der selektierten
Stichproben verglichen, sondern die Zwischenwerte jahrelang verschwiegen und 1950/51 nur die „Endwerte"
mit den Anfangswerten (Basiswerte) verglichen wurden,
entstand der falsche Eindruck einer „Kariesreduktion".
In Wirklichkeit wurde dieser Scheineffekt von den **Zahngesundheitsbeamten H.T. Dean et al.** mittels Stichprobenauswahl konstruiert und die dadurch erzeugte wohl
gegen besseres Wissen als „kariesprophylaktische Fluoridwirkung" interpretiert und propagiert.

Gleichzeitig mit der Einführung der Trinkwasserfluoridierung in Grand Rapids wurde auch die zahnärztliche
Versorgung wesentlich verbessert, was sich in dem um
rund 20% bis 30% höheren Anteil der gefüllten bleibenden Zähne im Jahre 1951 gegenüber 1944/45 widerspie-
gelt. Ohne die Ergebnisse dieses Experimentes und die
vollständige Entwicklung des bleibenden Gebisses bei
den von Geburt an fluoridierten Kindern überhaupt ab-
zuwarten (die bleibenden Zähne beginnen erst mit 5 Jahren durchzubrechen), wurde nach nur 6 Jahren bereits im
Juli 1951 die Trinkwasserfluoridierung auch in der „Kontrollstadt" Muskegon eingeführt, wodurch die „Kontrollstadt" vorzeitig aufgelassen wurde und Vergleiche

nicht mehr möglich waren. Die Kariesdifferenzen wurden durch die Zahnärzte selbst mittels Stichprobenauswahl konstruiert und sind somit ein statistischer Artefakt. Nach 10jähriger Fluoridierung wurden die Kinder unter 10 Jahren nicht einmal mehr untersucht, sondern erst ab 11 Jahren und ein Jahr später überhaupt erst ab 12 Jahren. Dadurch fehlen notwendige Daten, die es ermöglicht hätten, den tatsächlichen Einfluß anderer Faktoren auf die Zahngesundheit vom zahnärztlich behaupteten Fluorideinfluß im Grand Rapids-Experiment zu isolieren. Es könnte auch sein, dass diese Daten vorhanden waren, aber von den US Zahngesundheitsbeamten verschwiegen wurden, um ihr Fluoridierungsdogma nicht zu gefährden.

Trotz dieser gravierenden Mängel und Ungereimtheiten in den „Erfolgsstatistiken" und den einem wissenschaftlichen Fehlverhalten gleichkommenden Praktiken der von Autorität und politischem Einfluß getragenen Zahngesundheitsbeamten kam es bereits 1951 zur generellen gesundheitspolitischen Empfehlung der Trinkwasserfluoridierung durch den US Public Health Service noch weit vor Abschluß des Experimentes an der Bevölkerung und ohne echte wissenschaftliche Diskussion. Auf diese Weise wurde die Fluoridierung zum Dogma erhoben und bis heute zu einem kritiklos übernommenen zentralen Inhalt zahnmedizinischer Lehre.

Die wissenschaftlich schlüssig nachvollziehbare und teilweise sogar offenkundige Mangel- und Fehlerhaftigkeit dieser und vieler weiterer Fluoridierungsstudien und Experimente ist den heute tätigen, von Autorität und politischem Einfluß getragenen, die Regierungen beratenden „sogenannten anerkannten Fluor-Experten" seit vielen Jahren durchaus bekannt. Trotzdem werden die massive, wissenschaftlich begründete Kritik in wissenschaftlich und staatspolitisch absolut untragbarer Weise verschwiegen und unterdrückt. *„Im Nebel der Voreingenommenheit und des Prestiges"* (Prof. Naumann) werden die Regierungen und Politiker in wissenschaftlich untragbarer Weise einseitig und falsch beraten, um die Trinkwasserfluoridierung und ihre Ersatzmethoden, von denen hunderte Millionen Menschen betroffen waren und sind, als **gesundheitspolitisches Dogma** von der „Kariesprophylaxe mit Fluoriden" aufrecht erhalten zu können. Abschließend seien zu diesem wissenschaftlichen Fehlverhalten „sogenannter anerkannter Fluorexperten" drei aktuelle gravierende Beispiele angeführt:

b) Die fragwürdige Rolle des Bundesgesundheitsamtes Berlin und seiner „Fluorexperten"

Die massive, bis heute unwiderlegte und deshalb von der Fluor-Lobby beharrlich unterdrückte wissenschaftliche Kritik an der „21-Städte-Studie" und dem TWF-Experiment von Grand Rapids sowie an vielen weiteren Fluoridierungsexperimenten war und ist **dem Bundesgesundheitsamt Berlin** längst bestens bekannt. Siehe dazu u. a. die ausführliche Buchbesprechung *„Rheinwald, U.: Zahnkaries und Fluoride – Ein Diskussionsgespräch. Gentner Verlag 1974"* von F. Griepentrog, Berlin, Wissenschaftlicher Direktor im Bundesgesundheitsamt Berlin, im **Bundesgesundheitsblatt** Nr. 2, 1976. Darin heißt es abschließend*: „Das Studium des Buches ist dringend allen Zahnärzten zu empfehlen, ferner allen Kreisen, die sich mit den einschlägigen Fragen des Gesundheitsschutzes behördlich, wissenschaftlich oder auf andere Weise befassen."* Im **Bundesgesundheitsamt** war auch längst bekannt, dass der wie erwartet angeblich großartige Kariesrückgang nach Einführung der TWF in **Chemnitz** (damals noch „Karl-Marx-Stadt") durch **Prof. Künzel** nicht durch die TWF, sondern durch die Umorganisation der kinderstomatologischen Betreuung und andere Begleitmaßnahmen sowie durch anfänglich überhöhte und nach längerer TWF abgesenkte Stichprobenwerte für die Karies gegenüber den Gesamtwerten erzeugt wurde und nicht durch die TWF. Als die TWF in Chemnitz 1990 eingestellt wurde, prophezeite **Zahnprofessor Künzel** eine „*Kariesflut*", während die Zahnkaries zu seinem späteren Erstaunen in Wirklichkeit abnahm.

Im **Bundesgesundheitsamt (BGA)** hatte man sich angesichts der bereits vorliegenden und **vom BGA verschwiegenen Kritik** auch auf die **zahnärztlichen Erfolgsmeldungen aus Basel** berufen. Im Gegensatz dazu stellte die **Gesundheitskommission** des Großen Rates Basel Stadt im Frühjahr 2003 klar und deutlich fest, dass es den Experten in den 41 Jahren TWF nicht gelungen sei, die kariesprophylaktische Wirksamkeit der TWF zu beweisen, und beschloss der **Große Rat des Kantons Basel Stadt** am 9. April 2003 die **ersatzlose Aufhebung und Einstellung der Trinkwasserfluoridierung.**

Als am 9. 1. 1984 in der **Ärztezeitschrift „Selecta"** der Artikel „*Mehr Schaden als Nutzen durch Fluorid?*" erschien, wurde in Frankfurt/Main am 14. 2. 1984 „blitzartig" eine von einer Pharmafirma unterstützte „*Kinderärztliche Fortbildungs-Veranstaltung*" mit Prof. Bergmann vom BGA organisiert. Ein Redakteur von „*Selecta*" mußte darüber berichten. Er tat dies in „**Selecta"** Nr. 15 vom 9. April 1984 unter dem Titel „*Sichergehen – mit Fluorid*". Zuvor mußte der Redakteur sein Manuskript allerdings dem **Prof. Bergmann** vom BGA vorlegen und korrigieren lassen. **Prof. Bergmann** nahm **kräf-**

tige handschriftliche, mit 12.3.1984 datierte **Abänderungen des „Selecta"-Manuskriptes** einschließlich des Titels vor. Der Redakteur hatte am Schluß seines Beitrages angemerkt: *„Kinderärztliche Fortbildungs-Veranstaltung des Zentrums für Kinderheilkunde der Universität Frankfurt, unterstützt von der Albert-Roussel Pharma GmbH, Frankfurt, 15. Februar 1984".* **Prof. Karl E. Bergmann** schrieb dazu: *„Muß das sein? Ich habe doch dort nicht gesprochen, weil die Veranstaltung von Albert-Roussel unterstützt wurde! A. R. legt wahrscheinlich auch keinen Wert auf die Erwähnung. 12.3.84 K E B."* Das Manuskript war auch der Pharmafirma vorgelegen. Im Artikel *„Sichergehen – mit Fluorid"* vom 9. April 1984 (der Titel stammt von Prof. Bergmann vom BGA) fehlte daraufhin dieser Hinweis auf die Finanzierung. Bereits am 12. März 1984 hatte der Verleger und Chefredakteur von „Selecta" sein *„Vorwort des Herausgebers"* überschrieben *„Das Eisen war zu heiß".* Als in der Zeitung **„Die Welt"** vom 10. März 1984 ein großer Artikel mit dem Titel *„Eine Prise Fluorid als Betthupferl"* erschien und daraufhin die stellvertretende Chefredakteurin und Frau des Herausgebers von „Selecta" einen persönlichen Leserbrief als Ärztin unter dem Titel *„Verharmlost?"* schrieb („Die Welt" vom 24. März 1984), beschwerte sich die Pharmafirma beim Herausgeber und Chefredakteur von „Selecta" am 29. März 1984 mit dem Hinweis, man werde *„mehr und mehr gedrängt, eine engere Zusammenarbeit mit einem anderen Fachblatt zu suchen, dessen Verleger sich nicht so deutlich gegen eine von angesehenen Medizinern und Zahnmedizinern empfohlene Kariesprophylaxe wenden."* Der Herausgeber und Chefredakteur von **„Selecta"** gab daraufhin schriftlich die verbindliche Anweisung an die Redaktion heraus, von mir und anderen Kritikern der Fluoridierung nichts mehr abzudrucken.

Auf einer **Podiumsdiskussion der Landeszentrale für Gesundheitserziehung in Rheinland Pfalz e. V.** am 6. 7. 1984 in Koblenz, an der ich als Referent teilnahm, ebenso Dr. M. O. Bruker, behauptete **Prof. Bergmann** in unverschämter Weise, es bestünden Zweifel, ob das Grazer Zahlenmaterial, das ich verwendet habe, überhaupt existiert. Weiters wurde in der Zusammenfassung der Landeszentrale über die Podiumsdiskussion behauptet, **Prof. Bergmann habe in einer explorativen Analyse der Grazer Daten einen sicheren Zusammenhang zwischen Fluorid und Karies ermittelt.**

Ich habe daraufhin Anzeige bei der Stadt Graz erstattet und eine Richtigstellung und Überprüfung verlangt. Am 25. 10. 1984 richtete die Pressestelle der Hessischen Zahnärzte eine Anfrage betreffend die Aussagen von Prof. Bergmann an die Stadt Graz, drängte auf eine Wiedereinführung der 1973 eingestellten Fluortablettenaktion in Graz und wollte die Daten der Grazer Schulzahnambulatorien zur statistischen Bearbeitung haben. **Die Magistratsdirektion – Präsidialamt** ließ daraufhin die Daten aus dem Schulzahnambulatorium in die Magistratsdirektion transportieren, unter Verschluß nehmen und überprüfen. Die Daten waren selbstverständlich vorhanden, die von mir mitgeteilten Ergebnisse (Karieszunahme während der Fluortablettenaktion, Kariesabnahme nach Absetzen der Tabletten) richtig, und die Behauptungen von Prof. Bergmann falsch. Eine „explorative Analyse der Grazer Daten" hat Prof. Bergmann in Wahrheit nie gemacht und auch keinerlei „sicheren Zusammenhang zwischen Fluorid und Karies ermittelt". Er wollte nur Zugang über die neue Leiterin der Grazer

Schulzahnambulatorien, einer gläubigen Fluoranhängerin, die bereits 1982 falsche Vergleichszahlen verbreitet hatte, Zugang zu den Grazer Daten. Nach eigener Überprüfung der Daten schrieb die Magistratsdirektion – Präsidialamt sowohl an die Landeszentrale für Gesundheitserziehung in Rheinland Pfalz e. V. und die Pressestelle der Hessischen Zahnärzte als auch an Prof. Bergmann, dass die Daten vorhanden seien, von den Schulzahnambulatorien in die Magistratsdirektion – Präsidialamt verbracht wurden, es im übrigen einen Widerspruch darstelle, wenn einerseits Zweifel an der Existenz der Daten und andererseits eine explorative Analyse dieser Daten durch Prof. Bergmann behauptet würden. Prof. Bergmann wurde ersucht, diese „explorative Analyse" der Grazer Daten der Magistratsdirektion – Präsidialamt zur Verfügung zu stellen, wozu es natürlich nie kam. Die Stadt Graz sehe aufgrund der Datenlage und eigenen Wahrnehmungen auch keinerlei Anlass für eine externe Überprüfung und den Beschluss von 1973 über die Einstellung der Fluortablettenaktion an den Grazer Schulen auch nur zur Diskussion und in Frage zu stellen.

Am 14. 8. 1985 ging im Einvernehmen mit dem Bürgermeister und dem Stadtschulamt eine Aussendung der Rathauskorrespondenz Graz mit dem **Titel „Kein Fluor in Grazer Schulen"** an die Medien. Hierin wurde festgestellt, dass die Stadt Graz keine Veranlassung sieht, den Beschluß über die Einstellung der Fluortabletten- Aktion zur Diskussion oder in Frage zu stellen und die anläßlich einer Pressekonferenz der Steirischen Gesellschaft für Gesundheitsschutz [Fluoranhänger, eig. Bem.] im Oktober des Jahres 1982 bekanntgegebenen Zahlen über Kariesschäden bei Grazer Schulkindern, die sowohl in den Medien als auch bei deutschen Stellen zu irreführenden

Vergleichen geführt haben, nicht vergleichbar waren, „so dass die daraus gezogenen Schlußfolgerungen (verfünffachtes Auftreten von Karies nach Absetzen der Fluortablettenaktion) falsch sein mußten".

Diese ganzen Vorgänge sind ein gravierendes Beispiel, wie hier von öffentlich tätigen Fluorfanatikern versucht wurde, mit falschen Behauptungen, falschen Vergleichen und falschen Zahlen Horrormeldungen in den Medien zu erzeugen und damit u. a. Druck auf die Stadt Graz auszuüben, die Fluortablettenaktion wieder einzuführen.

Im Anschluß an eine Sachverständigenanhörung durch den Gesundheitsausschuß des Deutschen Bundestages zur Trinkwasserfluoridierung am 25. September 1985 in Bonn, an der ich als Sachverständiger beteiligt war, strahlte der Westdeutsche Rundfunk Köln (WDR) im ARD am 1. Oktober 1985 im Fernseh-Magazin MONITOR den Beitrag *„Fluor, unwirksam gegen Karies? – der Filz zwischen Zuckerindustrie und Zahnärzteverbänden"* aus, an der **Zahnarzt Helmut Schöhl** und ich mitwirkten. Der ebenfalls eingeladene Fluorbefürworter **Prof. Naujoks** (er hatte seinerzeit bei Bundeskanzler Dr. Kreisky gegen mich interveniert und war Vorsitzender der Deutschen Gesellschaft für Zahn-, Mund- und Kieferheilkunde. Er war auch mein Gegenspieler bei der Sachverständigenanhörung im Gesundheitsausschuß des Bundestages) lehnte eine Teilnahme an der Sendung ab und entzog sich damit der öffentlichen Diskussion. In der Folge dieser MONITOR-Sendung kam es zu einer Flut von rund 80 000 Anfragen bei Fernsehen und Verbraucherschutzverbänden sowie einer Klage des für seine fanatische Fluorbefürwortung **bekannten Bundesverbandes der Deutschen**

Zahnärzte e. V. gegen das Fernsehen, die der Zahnärzteverband verlor.

Hinter den Kulissen schrieb **BGA-Prof. Bergmann,** der im Fernsehen nicht Stellung nehmen wollte, weil er offenbar die Konfrontation fürchtete, namens des Instituts für Sozialmedizin und Epidemiologie des Bundesgesundheitsamtes unter der Aktenzahl DI-4713–1187/85, am 16. 10. 1985 einen Brief an die Albert-Roussel Pharma GmbH Wiesbaden, in dem er die Fluoridierung verteidigte: *„ Wir haben am Bundesgesundheitsamt die Behauptung, Fluorid sei gegenüber der Zahnkaries unwirksam, anhand der Originalarbeiten einer sorgfältigen Nachanalyse unterzogen und weisen diese Behauptung als unrichtig zurück. Sie kann nur entstehen, wenn man in vorhandenes Datenmaterial durch Weglassen, Aggregieren, Anwendung ungeeigneter Modelle und einer unsinnigen, monokausalen Fragestellung erheblich eingreift. Wenn man nicht alle Eingriffe gleichzeitig vornimmt, ist der Zusammenhang zwischen dem Fluorid im Trinkwasser und der Zahnkaries statistisch einwandfrei nachweisbar. "*

Diese bloß auf die Autorität des BGA gestützte Behauptung, die BGA-Prof. Bergmann schon anläßlich *des „Symposium Trinkwasserfluoridierung"* des Senators für Gesundheit, Soziales und Familie Berlin am 27. Jänner 1984 in meiner Abwesenheit vorgetragen hatte, es wurde damals versucht, den Boden für die Einführung der Trinkwasserfluoridierung in Berlin vorzubereiten, ist eine glatte Unterstellung und Irreführung der im Detail nicht informierten Öffentlichkeit. Die Vorgangsweise von **BGA-Prof. Bergmann und BGA-Prof. Busse,** ihre Berechnungen und Schlußfolgerungen bei gleichzeitigem Verschweigen der Kritik auf die wissenschaftlich längst widerlegten und dem BGA seit Jahren als grob fehlerhaft bekannten Arbeiten der Zahnärzte **H. T. Dean (USA), I. Möller (Dänemark), und P. Adler (Ungarn),** fällt in die Kategorie wissenschaftlichen Fehlverhaltens im Sinne der Denkschrift „*Sicherung guter wissenschaftlicher Praxis*" der Deutschen Forschungsgemeinschaft (1998) und ist schärfstens abzulehnen. Denn der angebliche Zusammenhang zwischen natürlichem Fluorid im Trinkwasser und Zahnkaries wurde, schlüssig nachgewiesen, durch die betreffenden zahnärztlichen Autoren konstruiert und existiert in Wirklichkeit nicht.

Nachfolgend werden die wichtigsten, aus diversen Veröffentlichungen des Erfinders der Fluoridierung, des **U. S. Zahngesundheitsbeamten H .T. Dean** offenkundigen und nachvollziehbaren Faktoren angeführt, die von **H. T. Dean** bei der Konstruktion der 21-Städte-Studie gezielt eliminiert wurden, um zum gewünschten Ergebnis *eines „sicheren Zusammenhanges zwischen Fluorid und Zahnkaries"* zu kommen. Es sind dies das Ost-West-Gefälle der Zahnkaries (allein damit kann schon eine Reihe von Kariesdifferenzen zwischen den „Vergleichsstädten" erklärt werden; ein solches Gefälle besteht teilweise noch heute); der teilweise stark unterschiedliche, nachweislich fluoridfremde Kariestrend in einzelnen „Vergleichstädten" in den Jahren vor der Konstruktion der „21-Städte-Studie" (die Entstehung mehrerer Kariesdifferenzen kann allein schon durch diesen unterschiedlichen Kariestrend erklärt werden); der unterschiedliche und verspätete Zahndurchbruch in den „Vergleichsstädten" mit höherem Fluorgehalt im Trinkwasser (daher in der Regel auch späteres Auftreten von Zahnkaries); die unterschiedlichen Ernährungsbedingungen (meßbar u. a. durch die *Lactobacillus acidophilus*-Konzentration im Speichel als Indikator; dieser stand in einem signifikanten Zusam-

434

menhang mit der Höhe des Kariesbefalls und war teilweise stark verschieden), die Trinkwässer der „Vergleichsstädte" hatten neben Fluorid auch andere möglicherweise das Kariesmilieu beeinflussende Komponenten (Alkali); die „Vergleichsstädte" hatten teilweise stark unterschiedliche Strukturen und waren teilweise rd. 1700 km voneinander entfernt (z. B. Goldgräberstadt Colorado Springs in den Rocky Mountains und Evanston im Hafengebiet von Chicago City); die „21-Städte-Studie" wurde aus mehreren Studien zusammengesetzt.

Alle diese auch dem Bundesgesundheitsamt Berlin bekannt gewordenen relevanten Faktoren wurden vom Zahngesundheitsbeamten H. T. Dean und seinen Mitarbeitern bei der Konstruktion der 21-Städte-Studie eliminiert und ignoriert und die Kariesdifferenzen zwischen den Städten in wissenschaftlich unqualifizierter Weise monokausal dem Fluorid als Verursacher zugeordnet.

Ich werfe den Gesundheitsbeamten Karl E. Bergmann und Horst Busse, Institut für Sozialmedizin und Epdimiologie des Bundesgesundheitsamtes Berlin, vor, die „21-Städte-Studie" von H. T. Dean et al. im Wissen um deren Untauglichkeit unter dem Deckmantel ihrer eigenen Autorität als Gesundheitsbeamte des BGA und unter dem Deckmantel der „Wissenschaft" mißbraucht zu haben, um u. a.

e) dem Senator für Gesundheit, Soziales und Familie Berlin anläßlich des *„Symposium Trinkwasserfluoridierung"* am 27. Jänner 1984, (K. E. Bergmann, BGA Berlin)

f) der Öffentlichkeit einschließlich der Gesellschaft für Gesundheitsberatung (GGB) e. V. und der Landeszentrale für Gesundheitserziehung in Rheinland

Pfalz e. V. auf der Podiumsdiskussion am 6. 7. 1984 in Koblenz, (Karl E. Bergmann und Horst Busse)

g) in der Stellungnahme des Instituts für Sozialmedizin und Epidemiologie des BGA Berlin vom 16. 10. 1985 (nach der MONITOR-Sendung vom 1. 10. 1985) an die Albert-Roussel Pharma GmbH Wiesbaden, (K. E. Bergmann)

h) im zweiten Teil eines Expertengespräches am 28. Jänner 1986 im AOK Wissenschaftlichen Institut der Ortskrankenkassen in Bonn, an dem ich nicht teilnehmen durfte, die Herren Busse und Bergmann in ihrem vorgetragenen „multiplikativen" Modellansatz zum angeblichen Nachweis der karieshemmenden Fluoridwirkung (Fluoridfaktor $f_{1R}(F)$ = [(0.15+0.20)/ (F+0.20)]R, R ist ein Indikator für die Region) ihren „Fluoridfaktor" wider besseres Wissen an den Kurvenverlauf der absolut untauglichen „21-Städte-Studie" angepaßt und damit den positiven „Fluorideffekt" aus einem statistischen Artefakt konstruiert haben (Horst Busse und Karl E. Bergmann in „Pro oder kontra Fluorid?" WidO-Materialien Band 29, Bonn 1986, Seite 167–205)

i) den Kinderärzten und Sozialen Diensten im Artikel „Mißbrauch der Statistik bei Untersuchungen zur Fluoridwirkung" in der Zeitschrift „Sozialpädiatrie in Praxis und Klinik" 8, Nr. 12, 866–870 (1986), (Horst Busse, Institut für Sozialmedizin und Epidemiologie des Bundesgesundheitsamtes Berlin)

j) der wissenschaftlichen Öffentlichkeit und Scientific Community in der Arbeit „Fluoride and Dental Caries: Two Different Statistical Approaches to the same Date Source" in Statistics in Medicine, Vol 6., 823–842 (1987) (H. Busse, E. Bergmann and K. Bergmann, Institute for Social Medicine and Epidemiology of the Federal Health Office Berlin) – hier haben offenbar auch die „Peer-Reviewer" der Zeitschrift völlig versagt.

zwecks Verteidigung des langjährigen Fluoridierungdogmas der öffentlichen Gesundheitsdienste gegen die wissenschaftliche Kritik einen angeblichen „Beweis" für die behauptete karieshemmende Fluoridwirkung und für den angeblich großen Nutzen („benefits") der Trinkwasserfluoridierung (und ihrer Ersatzmethoden) in wissenschaftlich und gesundheitspolitisch inakzeptabler Weise vorgespiegelt zu haben.

Wegen dieser wissenschaftlich und gesundheitspolitisch völlig inakzeptablen Vorgangsweise sowie der unsachlichen falschen Behauptungen und Unterstellungen durch die Gesundheitsbeamten und **Dir. und BGA-Prof. Dr. Karl. E. Bergmann** („Fluorexperte") und **Dir. und BGA-Prof. Dr. Horst Busse** des **Bundesgesundheitsamtes Berlin,** habe ich mich beim **Präsidenten des Bundesgesundheitsamtes** beschwert. Der Schriftwechsel, in dem der Präsident die unqualifizierte Vorgangsweise seines Beamten verteidigte, fand ein jähes Ende, als bald danach der damalige Präsident des Bundesgesundheitsamtes, **Prof. Überla,** wegen Korruption den Hut nehmen mußte.

Jahre später habe ich mich wegen der fortgesetzten wissenschaftlich unqualifizierten Vorgangsweise und der unerhörten Unterstellungen der **Gesundheitsbeamten BGA-Prof. Horst Busse und BGA-Prof. Karl Bergmann** gegen mich beim **neuen Präsidenten des Bundesgesundheitsamtes, Prof. Großklaus,** erneut beschwert. Von diesem Präsidenten bekam ich überhaupt keine Antwort. Auch dieser **BGA-Präsident** mußte später das BGA verlassen. **Gesundheitsminister Dr. Horst Seehofer** hat schließlich das Bundesgesundheitsamt Berlin überhaupt aufgelöst und neue Strukturen geschaffen.

Was da auf dem Gebiet der sogenannten „Fluor-Kariesprophylaxe" durch die sogenannten „anerkannten Fluor-Experten" geschehen ist und geschieht – Kritik wird unterdrückt, ignoriert, Kritiker und kritische Arbeiten werden nicht zitiert oder herabgesetzt, falsche Beweismittel werden wissentlich weiter aufrecht erhalten und zur Verteidigung des Fluoridierungsdogmas massenhaft weiter verbreitet – die Gesundheitsbeamten *Karl Bergmann* und *Horst Busse* stehen in dieser Sache mit ihrem Vorgehen keineswegs allein (der Schweizer Zahnprofessor und Fluor-Propagandist *Thomas Marthaler* u. a. m. gehören auch dazu), ist im Sinne der Empfehlungen der Kommission „*Selbstkontrolle in der Wissenschaft*" und der „*Vorschläge zur Sicherung guter wissenschaftlicher Praxis*" in der Denkschrift der Deutschen Forschungsgemeinschaft (1998) schlimmes und unverantwortliches wissenschaftliches Fehlverhalten

c) Dramatische Fehlinformation *des „Scientific Committee on Food"* der Europäischen Kommission und damit der politischen Entscheidungsträger der EU durch die Fluor-Lobby

Das wissenschaftliche Komitee für Ernährung wurde von der Europäischen Kommission ersucht, Empfehlungen für Referenzwerte für Vitamine und Mineralien in der Nahrung auszuarbeiten. Fluoride, die in die Kategorie Mineralien fallen, waren in den bisher geltenden Referenzwerten nicht enthalten und wurden vom „Scientific Committee on Food" mit 3.5 mg F pro kg für Erwach-

438

sene und 0.7 mg F pro kg für Kinder bis 4 Jahre als „Nahrungsergänzungsmittel" neu aufgenommen, so als ob derartige hochkonzentrierte „Nahrungsergänzungen" mit hochtoxischen, als starke Enzym-, Zell- und Speichergiften längst bekannten Fluor-Chemikalien überhaupt notwendig wären.

1976/77 hatte die neue Deutsche Kosmetik-Ordnung bereits ein totales Verbot sämtlicher Fluorzusätze zu Kosmetika vorgesehen. Fast 30 Jahre später kommen offizielle beratende Gremien der EU auf die absurde und wissenschaftlich völlig indiskutable Idee, solche hochtoxische Chemikalien in die Nahrung und insbesondere auch in die Kindernahrung zu mischen bzw. zuzulassen.

Das zeigt, dass im Wissenschaftsgetriebe etwas falsch läuft. Millionen von Jahren hatte der weitaus größte Teil der Menschen fluorarme Trinkwässer und fluorarme Nahrung und trotzdem, wie Funde zeigen, großteils weitaus bessere Zähne als die Menschen von heute trotz ihres Fluor-Kults. Jetzt auf einmal sollen die Menschen „zu wenig" Fluorid aufnehmen, obwohl es weder fluorfreie Nahrung noch fluorfreie Wässer gibt und rund die Hälfte des aufgenommenen Fluorids sich immer im Körper speichert und der Fluorgehalt des Körpers (hauptsächlich des Skeletts) mit steigendem Alter ständig zunimmt, während gleichzeitig Zahnkaries keine Fluormangelkrankheit sowie Fluorid kein essentielles Spurenelement ist und es keinen Fluormangel im Körper gibt?

Wie schon erwähnt, stützte sich das „*Scientific Committee on Food*", SCF/CS/NUT/GEN/18 Final, 6 March 2003; in seiner „*Opinion of the Scientific Committee on Food on the revision of reference values for nutrition labelling* (expressed on 5 March 2003)" völlig unkritisch und offenbar ohne eigene Überprüfung und ohne diese

„Referenzwerte" bezüglich Fluorid deren Prämissen zu hinterfragen, bloß auf ein paar Referenzwerte aus ein paar Mitgliedsstaaten, vor allem auf jene der Ernährungsgesellschaften aus Deutschland, Österreich und der Schweiz aus dem Jahr 2000.

In der Publikation der „Referenzwerte für die Nährstoffzufuhr" dieser Gesellschaften zum Thema „Fluorid", das nach Diktion und Literatur vermutlich vorwiegend **von Prof. Bergmann** bearbeitet wurde, heißt es u.a.: *„Auf weitere besondere Situationen, wie die Kariesprävention durch Fluorid..., wird bei den entsprechenden Nährstoffen eingegangen."* (S. 15)... *„Allerdings sind zusätzliche Gaben von Vitamin D, Vitamin K und Fluorid während des ersten Lebensjahres auch bei gestillten Säuglingen notwendig."* (S. 18)... *„Wegen seiner erwiesenen kariespräventiven Wirkung wird Fluorid den gesundheitlich notwendigen Elementen zugeordnet [2, 5]"*(S. 186)... (Literatur [2] von Bergmann und [5] von Food and Nutrition Board. eig. Bem.).... *„Säuglinge und Kinder, die mit einer bilanzierten Diät ernährt werden, benötigen keine systematische Fluoridprophylaxe, weil nach EU-Vorschriften bilanzierte Diäten mit allen Spurenelementen, einschließlich Fluorid, bedarfsgemäß angereichert sind [8]."* (S. 188)

Es ist fatal und bedenklich, dass sich das die EU-Kommission beratende „*Scientific Committee on Food*" derart bedenkenlos auf nachweislich falsche, auf Datenmanipulation, statistische Artefakte, und wissenschaftliches Fehlverhalten von (Zahn-) Gesundheitsbeamten gegründete Behauptungen über die kariespräventive Wirkung von Fluorid stützt, die Bevölkerung unbotmäßig und unnötig einer zusätzlichen Belastung mit hochtoxischen Fluorchemikalien aussetzt und damit gleichzeitig die toxische Gesamtsituation verschlimmert.

d) Wissenschaftlicher Fehlgriff und schlechter gesundheitspolitischer Rat an die Regierung durch die „Working Group" des „Medical Research Council" betreffend Fluoridierung in Großbritannien.

Während auf dem europäischen Festland nach der Einstellung der Trinkwasserfluoridierung in Basel am 9. April 2003 alle auch langjährigen Wasserfluoridierungen eingestellt sind und die letzte Bastion der Wasserfluoridierer fiel, tobt in England die Auseinandersetzung um eine Ausweitung der Wasserfluoridierung, von der derzeit ca. 10 % der Bevölkerung erfaßt sind. Dahinter steht die Fluor-Lobby der „British Fluoridation Society" (BFS), der „British Dental Association" (BDA), und der „British Medical Association" (BMA) und setzt die Regierung „auf der Flucht nach vorne" kräftig unter Druck.

1999 beauftragte die Regierung das NHS Centre for Reviews and Dissemination (NHS CRD) University of York mit der Überprüfung der internationalen wissenschaftlichen Literatur über die Trinkwasserfluoridierung (TWF) hinsichtlich Wirksamkeit und gewisser Nebenwirkungen. Ein zehnköpfiges Review-Team und ein zwölfköpfiges Advisory Panel sollte das durchführen. Als Methode wurde das statistische Modell der „Systematic Review" gewählt und über 3200 Original-Veröffentlichungen (keine Reviews) überprüft. Das Ergebnis war für die Fluor-Lobby in Wahrheit niederschmetternd, auch wenn sie dies bis heute nicht wahrhaben will und die Tatsachen verdreht. Namhafte Professoren des Advisory Panel haben gegen diese Praktiken der Fluor-Lobby bereits in einem Brief an die britische Gesundheitsministerin protestiert.

Vom „bestuntersuchten Medikament der Welt" – so die dauernde zahnärztliche Diktion – mußten über 3000

Arbeiten als ungeeignet und fehlerhaft ausgeschieden werden. Keine einzige hatte höchste Qualität und Beweiskraft, nur wenige mäßige Qualität und Beweiskraft und der große Rest von fast 200 Arbeiten schlechte Beweiskraft und höchste Fehlerquellen. Auch die zahnärztlich viel gepriesene „Kariesreduktion" von 50 bis 80% durch die TWF konnte nicht gefunden werden. Es blieben magere 14,6% „Kariesreduktion", gestützt auf bloß 4 als für die Auswertung noch als tauglich befundene Arbeiten (Beal, Guo, Künzel, Brown). Hierzu ist anzumerken, dass eine weitere, vom NHS CRD aus Geld- und Zeitmangel nicht mehr durchgeführte Analyse jener Arbeiten, aus denen die 14,6% hergeleitet wurden, auch diese 14,6% in sich zusammenfallen läßt. Andererseits hatten 12,5% der Kinder sichtbare, störende, irreversible Zahnfluorose als Zeichen einer Fluorvergiftung.

Gegen jede wissenschaftliche Korrektheit behauptet nun die „*Working Group*" des „*Medical Research Council*" in ihrem Report vom September 2002, die kariesprophylaktische Wirksamkeit der Trinkwasserfluoridierung sei durch die „Systematic Review" „des NHS Centre for Reviews and Dissemination at the University of York" bewiesen worden *(„The York Review confirmed the beneficial effect of water fluoridation on dental caries")*. Dieses wissenschaftliche Fehlverhalten der „Working Group" ist um so schwerwiegender, als einige maßgebende Mitglieder auch dem Review Team *(Zahnprofessor Elisabeth Treasure)* bzw. dem Advisory Panel *(Zahnarzt Prof. Michael Lennon, gleichzeitig Chairman of the British Fluoridation Society; Mr. Jerry Read, Department of Health)* in der YORK-Studie angehört hatten.

Angesichts der wissenschaftlich schlechten Qualität der zahnärztlichen Publikationen über die Trinkwasser-

fluoridierung und der mageren Ergebnisse und Beweis-
lage protestierten die betroffenen Wissenschaftler des
NHS Centre for Reviews and Dissemination, University
of York, *Professor Jos Kleijnen, Director, NHS Centre for
Reviews and Dissemination; Professor Trevor Sheldon,
Head of Department, Department of Health Sciences,
University of York; Sir Iain Chalmers, UK Cochrane
Centre; Professor George Davey-Smith, Department of
Social Medicine, University of Bristol,* in ihrem Brief vom
11. Dezember 2002 an die *britische Gesundheitsministerin
Hazel Blears* heftig gegen die Unterstellung, sie hätten die
Wirksamkeit und Unbedenklichkeit der Trinkwasser-
fluoridierung bewiesen.

Es soll hier kurz dargestellt werden, warum z. B. von
den lediglich 4 für die statistische Auswertung in der „*Systematic Review of Public Water Fluoridation*" des NHS
CRD York geeigneten Arbeiten die Arbeit von Prof.
Künzel über die TWF in Chemnitz (Karl-Marx-Stadt) als
Beweis für einen karieshemmenden Effekt der Fluoridierung ungeeignet ist. Zwar hatte die Zahnkaries nach Einführung der TWF in Chemnitz (1959) bei den Kindern
abgenommen. Das geschah aber nicht wegen der TWF,
sondern weil Prof. Künzel bei der Basisuntersuchung der
Kinder vor Beginn der TWF erkannt hatte, dass die kinderstomatologische Betreuung viel zu spät ansetzte, diese
daher gleichzeitig mit Beginn der TWF wirksam umorga-
nisierte und bis ins Kleinkindalter vorverlegte. Weiters
wurden Aufklärungsaktionen über gesunde Ernährung
gestartet und die Gemeinschaftsverpflegungen, an denen
sehr viele Kinder teilnahmen, einschließlich entsprechender Zwischenmahlzeiten etc. und verbesserter Mundhygiene, entsprechend gestaltet Die Erfolge dieser bewährten gesundheits- und kariesprophylaktischen Maßnah-

men wurden dann fälschlich (wie seinerzeit auch in Basel) in wissenschaftlich nicht vertretbarer Weise der Trinkwasserfluoridierung zugeschrieben. Dazu kamen noch statistische Artefakte, indem nach Einführung der TWF Stichproben gezogen wurden, die anfänglich Karieswerte oberhalb des tatsächlichen Durchschnittes, der alle 4 Jahre an allen Kindern erhoben wurde, und nach etwa 12 Jahren TWF unterhalb des Durchschnittes lagen. Dadurch kam es in den „Erfolgsberichten" über die TWF zu scheinbar größeren „Kariesreduktionen", die in Wirklichkeit nicht existierten. Als die TWF etwa 1971/72 kurzzeitig unterbrochen wurde und die Zahnkaries danach anstieg, wurde das von Prof. Künzel wieder fälschlich dem Ausfall der TWF zugeschrieben. In Wirklichkeit hatten sich um diese Zeit die Lebensbedingungen in der DDR und so wohl auch in Chemnitz geändert und war der Zuckerkonsum als Hauptverursacher der Zahnkaries beträchtlich angestiegen. Außerdem hatte Prof. Künzel nach dem vorübergehenden Ausfall der TWF einen massiven zusätzlichen Einsatz von Aminfluorid (Fluid, Gel) und NaF-Lack in Kindergarten und Schulen zur kollektiven Präventivbetreuung eingeführt, was wohl im „Glauben an Fluorid" (wie in Basel) zu einer Vernachlässigung der echten kariesprophylaktischen Maßnahmen führte. Faktum ist, dass die Zahnkaries etwa ab 1972 trotz Trinkwasserfluoridierung und trotz zusätzlicher Fluoridierungsmaßnahmen (Aminfluoride, Fluorid, Gele, NaF-Lacke) bis etwa 1983 stark anstieg und erst danach ein rückläufiger Kariestrend einsetzte, der nach Einstellung der TWF im Jahre 1990 verstärkt anhielt.

Ähnliche Überprüfungen sind bei den restlichen 3 Arbeiten der *Systematic Review of Public Water Fluoridation* (Beal, Guo, Brown) anzustellen. So ist auch die Arbeit von Brown (1965) über die Brantford-Sarnia-Stratford Fluoridierung als „Erfolgsnachweis" für die TWF in keiner Weise wissenschaftlich haltbar.

Im ‚*Working group report: Water fluoridation and health*' des Medical Research Council" vom September 2002, der eine Reihe von Empfehlungen an die Politik mit dem Ziel der Verteidigung des Fluoridierungsdogmas und Ausweitung der Trinkwasserfluoridierung enthält, wird nicht nur fälschlich behauptet, die „*Systematic Review of Water Fluoridation*" des NHS Centres for Reviews and Dissemination at the University of York vom September 2000 hätte die kariesprophylaktische Wirksamkeit („benefits") der Trinkwasserfluoridierung bewiesen, sondern es werden ergänzend ohne jede weitere wissenschaftliche Überprüfung einige von Fluorbefürworterseite laufend zitierte Arbeiten und Sekundärarbeiten bekannter Fluorbefürworter weiter zitiert (z. B. Murray, Rugg-Gunn, und mehrere Berichte von Gesundheitsbehörden, die sich bekanntlich seit langem auf die falschen Erfolgsstatistiken der US Gesundheitsbeamten *H. T. Dean et al.* und ihrer Nachahmer stützten und noch stützen).

Es besteht kein Zweifel, dass die britischen Gesundheitspolitiker und die britische Regierung vom „*Medical Research Council*" und seiner „*Working Group*" unter dem Einfluß der Fluor-Lobby über die Effektivität („benefits") der Trinkwasserfluoridierung gegen Zahnkaries falsch und in wissenschaftlich unhaltbarer Weise beraten wurden und auf diese Basis gegründete politische Entscheidungen zu Gunsten einer Fluoridierung eine Gefahr für die Bevölkerung von ganz Europa darstellen.

e) Irischer Gesundheitsminister Micheál Martin vom irischen „Forum on Fluoridation 2002" und „Scientific Committee of the Food Safety Authority of Ireland (FSAI)" nachweislich wissenschaftlich falsch beraten.

Irland ist der einzige Staat in Europa und in der EU, in dem die Zwangsbehandlung der Bevölkerung durch die Trinkwasserfluoridierung trotz aller wissenschaftlichen Kritik und dem Widerstand der Bevölkerung nach wie vor gesetzlich angeordnet ist. Rund 60% der Bevölkerung sind davon betroffen. In den ehemals kommunistischen Staaten wie der Ex-DDR, der Tschechoslowakei, Polen, Rußland, etc. ist diese früher gesetzlich angeordnete Zwangsmedikation über die Trinkwasserleitung längst eingestellt (1988–1990) und hat danach die Zahnkaries gegen die Prophezeiungen der Fluor-Lobby nicht zugenommen, sondern deutlich abgenommen. Auch der Schweizer Kanton Basel-Stadt hat das seit 9. April 1959 bestandene Gesetz über die Einführung der Trinkwasserfluoridierung am 9. April 2003 ersatzlos aufgehoben und die TWF eingestellt.

Im **EU-Mitgliedsstaat Irland** sträubt sich dagegen **Gesundheitsminister Micheál Martin** unter dem **massiven Einfluß der Fluor-Lobby** und der **Empfehlungen** eines von ihm eingesetzten „**Forum on Fluoridation 2002**" gegen die Einstellung der Trinkwasserfluoridierung und möchte sie am liebsten noch ausweiten.

Neben gravierenden unwahren Behauptungen über die Verbreitung der Wasserfluoridierung in der Welt sind auch die Behauptungen des „**Forum on Fluoridation 2002**" über die Effektivität („benefits") der Trinkwasserfluoridierung und die vom Forum dafür angeführten Beweise aus wissenschaftlicher Sicht nicht akzeptabel und falsch:

446

Die Behauptung des Irischen „**Forum on Fluorida-tion 2002**", weltweit bekämen ungefähr 317 Millionen Menschen in 39 Ländern „benefits" von der künstlichen Wasserfluoridierung und rund 40 Millionen von der natürlichen Wasserfluoridierung.

„**Fluoridation Status Worldwide (Seite 80):** „*Approximately 317 million people in 39 countries benefit from artificially fluoridated water. An additional 40 million benefit from water supplies which are naturally fluorida-ted.*"

Diese Behauptung ist schlicht **unwahr** und eine offen-bar **beabsichtigte grobe Irreführung** der Öffentlichkeit und politischen Entscheidungsträger durch das *irische „Forum on Fluoridation 2002"*, wie die nachfolgenden authentischen Angaben zeigen:

k) Laut **Bericht des Generaldirektors der WHO** vom 29. Mai 1969, A22/P&B/7, bekamen weltweit 110 964 548 Menschen künstlich fluoridiertes Trink-wasser, davon 12 185 333 im Westpazifik (Australien, Neuseeland, Malaysia, usw.)

l) Laut **Fluoridation Census 1985** des U.S. Public Health Service bekamen per 31. Dezember 1985 in den USA 130 172 334 künstlich und natürlich fluoridiertes Trinkwasser.

m) Laut **WHO Regional Office for Europe** „*Experience on Water fluoridation in Europe*" 1987, ICP/ORH 101 s02, bekamen 58 544 500 Menschen in Europa (inklu-sive Israel) künstlich fluoridiertes Trinkwasser.

n) Laut **National Research Council** in „*Health Effects of Ingested Fluoride*", National Academy Press, Wa-shington 1993, bekamen in den USA rund 132 Millio-nen Amerikaner künstlich oder natürlich fluoridiertes Trinkwasser.

o) Zwischen 1988 und 1993 sowie im Jahre 2003 wurde die Trinkwasserfluoridierung in der Tschechoslowakei, der DDR, Finnland, Polen, UdSSR, Schweiz eingestellt. **Die Zahl der über das Trinkwasser fluoridierten Menschen in Europa hat sich daher um 49 840 500 auf lediglich 8 704 000 Menschen verringert.**

Bei den Angaben des vom irischen Gesundheitsminister beauftragten *„Forum on Fluoridation 2002"*, **wonach weltweit rund 357 Millionen Menschen vom künstlich oder natürlich fluoridierten Trinkwasser profitieren, handelt es sich offenbar um** <u>reine Phantasiezahlen</u> **und eine massive Täuschung des Ministers und der Öffentlichkeit.**

In den „Overall Conclusions" des *„Forum on Water Fluoridation in Ireland"* (Seite 80 der Studie), wird u.a. wahrheitswidrig und wissenschaftlich unhaltbar behauptet, die Wasserfluoridierung verbessert die Mundgesundheit der irischen Bevölkerung sehr effektiv, speziell der Kinder, aber auch der Erwachsenen und Alten. Der am besten verfügbare und zuverlässigste wissenschaftliche Beweis zeigt, dass die menschliche Gesundheit durch den maximal zugelassenen Pegel von 1 ppm (part per million) Fluorid im Trinkwasser nicht ungünstig beeinflußt wird.

„Water fluoridation has been very effective in improving the oral health of the Irish population, especially of children, but also of adults and elderly." und „The best available and most reliable scientific evidence indicates, that at the maximum permitted level of fluoride in drinking water at 1 part per million, human health is not adversely affected."

Diese Prämissen des „*Forum on Fluoridation 2002*" als Voraussetzung für die Empfehlung der Trinkwasserfluoridierung ist nachweislich falsch. Fluoridiertes Trinkwasser ist zur Kariesvorbeugung unwirksam und ungeeignet und hat toxische Nebenwirkungen. Auch die entsprechenden Prämissen in den Fluor-Empfehlungen der WHO sind nachweislich falsch und bedürfen der Revision.

Im Kapitel 11: „*Benefits and Risks of Water Fluoridation*" (Seite 102–102) sind drei Tabellen mit Kariesbefunden aus Irland und ein Diagramm aus der „21-Städte-Studie" des U.S. Zahngesundheitsbeamten H. T. Dean, des Erfinders der Wasserfluoridierung, angeführt, die die „benefits" der Wasserfluoridierung in Irland beweisen sollen.

Aus wissenschaftlicher Sicht liefert keine der drei Tabellen und auch das Diagramm von H. T. Dean nicht den geringsten Beweis für eine karieshemmende Wirkung der Wasserfluoridierung in Irland oder anderswo. Im Gegenteil, aus den Diagrammen ergibt sich, dass die Kariesentwicklung mit Sicherheit durch fluoridfremde Faktoren massiv beeinflußt wurde und die geringe Kariesdifferenz zwischen fluoridierten und nicht fluoridierten Kindern auch ein statistischer Artefakt aus der Stichprobenziehung sein kann.

In Tab. 11.1 (Seite 101 des Forum-Berichtes) hat z. B. die Zahnkaries, gemessen als DMFT-Index (Anzahl kariöser, extrahierter, gefüllter bleibender Zähne pro Kind) von 1961–63 –> 1984 –> 1992 in den Stichproben der 8jährigen Kinder im „Western Health Bord" ohne Fluoridierung von 1,4 DMFT –> 0,9 DMFT –> 0,5 DMFT abgenommen und in den Stichproben mit Fluoridierung von 1,4 DMFT –> 0,4 DMFT –> 0,4 DMFT, d. h. praktisch gleich mit und ohne Fluoridierung, wobei der Ausgangswert keine Stichprobe ist, sondern der Durchschnitt aus allen Kindern.

In Tab. 11.2 (Seite 102) fehlen die Angaben für den „Eastern Health Bord" für das Jahr 1993 überhaupt, sodass ein Vergleich nicht möglich ist.

In Tab. 11.3 (Seite 102 des Forum-Berichtes) hat z.B. die Zahnkaries, gemessen als DMFT-Index (Anzahl kariöser, extrahierter, gefüllter bleibender Zähne pro Kind) von 1961–63 –> 1984 –> 1995 in den Stichproben der 8jährigen Kinder im „North Eastern Health Bord" ohne Fluoridierung von 1,5 DMFT –> 0,6 DMFT –> 0,5 DMFT abgenommen und in den Stichproben mit Fluoridierung von 1,5 DMFT –> 0,5 DMFT –> 0,4 DMFT, d.h. praktisch gleich mit und ohne Fluoridierung, wobei der Ausgangswert keine Stichprobe ist, sondern der Durchschnitt aus allen Kindern. Bei den 12jährigen Kindern war die Entwicklung ganz ähnlich: ohne Fluoridierung von 4,3 DMFT –> 2,8 DMFT –> 1,6 DMFT; mit Fluoridierung von 4,3 DMFT –> 2,3 DMFT –> 1,3 DMFT Ein Fluorideffekt kann aus diesen Kariesdifferenzen angesichts der offensichtlichen Existenz fluoridfremder Faktoren überhaupt nicht abgeleitet werden. In allen Untersuchungen fehlt auch die quantitative Analyse des Zuckerkonsums als Kausalfaktor, der abgenommen hat.

Tab. 11.4 (Seite 103) enthält Angaben über die Zahngesundheit bei Erwachsenen aus fluoridierten und unfluoridierten Gebieten im Jahre 1989–1990. Da Angaben über die Kariesentwicklung in den Jahren vorher fehlen und andere Faktoren eine Rolle spielen, sagen Kariesdifferenzen zwischen Erwachsenen mit und ohne fluoridierten Trinkwässern nichts über eine Fluoridwirkung aus.

Das „**Forum on Fluoridation 2002**" stützt seine grundsätzliche Argumentation und Empfehlung der

450

Fluoridierung vor allem auch auf die „21-Städte-Studie" des U.S. Zahngesundheitsbeamten H.-T. Dean von 1942, die weltweit Ausgangspunkt aller Fluoridierungsmaßnahmen und Empfehlungen war. Auf Seite 104 und 127 ist dieses Diagramm dargestellt, welches angeblich den Zusammenhang zwischen dem natürlichen Fluoridpegel im Trinkwasser und der Zahnkaries bei 12- bis 14jährigen Kindern – Kariesabnahme mit steigendem Fluoridgehalt – zeigt.

Es ist in der einschlägigen wissenschaftlichen Literatur seit ungefähr 30 Jahren bekannt und nachzulesen, dass dieser behauptete und dargestellte Zusammenhang zwischen Fluorid und Zahnkaries nicht existiert und vom U.S. Zahngesundheitsbeamten H.T. Dean und seinen Mitarbeitern schon 1942 durch unseriöse wissenschaftliche Praktiken aus den eigenen Veröffentlichungen des Zahnarztes H.T. Dean schlüssig nachvollziehbar konstruiert wurde.

Die verglichenen Städte waren nicht vergleichbar, das Ost-West-Gefälle der Zahnkaries, die unterschiedlichen Kariestrends, der unterschiedliche Zahndurchbruch, die unterschiedlichen Lebens- und Ernährungsbedingungen (u.a. *L. Acidophilus*), die unterschiedlichen Wasserkomponenten wurden nicht berücksichtigt, obwohl sie bekannt waren. Das Diagramm (Seite 104 bzw. 127 des Forumberichtes), dessen „Vergleichsorte" teilweise 1600 km voneinander entfernt in den Rocky Mountains bzw. am Michigan-See lagen, wurde **von H.T. Dean** aus den Ergebnissen dreier Studien zusammengestellt, um die postulierte „inverse Relation zwischen Fluorid und Zahnkaries" zu konstruieren und daraus unter dem Deckmantel der Autorität und Macht des U.S. Public Health Service ein zahnärztliches Dogma zu produzieren. Diese Vor-

451

gangsweise ist wissenschaftlich inakzeptabel und wissenschaftliches Fehlverhalten.

Die Fluorempfehlungen des irischen „*Forum on Fluoridation 2002*" vom September 2002 zur Kariesprophylaxe sind wissenschaftlich und gesundheitspolitisch nicht vertretbar, bewirken eine gravierende Fehlinformation der politischen Entscheidungsträger. Das Verschweigen und Ignorieren der vorhandenen und bekannten wissenschaftlichen Kritik ist als gravierendes wissenschaftliches Fehlverhalten zu qualifizieren. Das „*Forum on Fluoridation 2002*" vermochte keine wissenschaftlich stichhaltigen Beweise für die „benefits" der Wasserfluoridierung in Irland vorzulegen. Unter diesen Umständen ist die dogmatische Aufrechterhaltung der Trinkwasserfluoridierung in Irland aus wissenschaftlicher Sicht gesellschafts- und gesundheitspolitisch unverantwortlich.

Aufruf!

Bürger Europas, wehrt Euch gegen die wissenschaftlich und ethisch unhaltbare Verseuchung Eurer Umwelt und Eurer Körper mit hochtoxischen Fluorchemikalien in Trinkwasser, Salz, Milch, Brot, Käse und anderen Lebensmitteln sowie als „Nahrungsergänzungsmittel" in der Kindernahrung, mit der Euch eine zahnärztliche Fluor-Lobby, gewisse Behördenvertreter und falsch beratene Politiker unter dem Vorwand und Dogma einer höchst umstrittenen „Kariesprophylaxe" mit Fluoriden beglücken wollen. Verlangt „fluorfreie" und nicht mit Fluorchemikalien gedopte Lebensmittel und Getränke, die Euer Skelett und Eure Zähne schädigen könnten und deren Nutzen unbewiesen ist. Denkt daran, dass die langjährige Trinkwasserfluoridierung in Basel, das europäische Vorzeigeprojekt der zahnärztlichen und behördlichen Fluor-Lobby, im April dieses Jahres eingestellt wurde, weil die Experten deren Nutzen auch nach 41 Jahren nicht beweisen konnten, die Karies zunahm, die Fluorose heruntergespielt wurde und die Fluoridierung im Falle kleiner Kinder oder Babies besonders problematisch ist. Wenn Fachleuten 40 Jahre lang ein Beweis nicht gelingt, muss man das Thema fallen lassen.

Rudolf Ziegelbecker
Graz, 10.7.2003

Zur aktuellen Situation der Fluoridierung
Nachtrag von Dr. Rudolf Ziegelbecker jun.

Ing. Rudolf Ziegelbecker, dem nicht wenige der wissenschaftlichen Grundlagen und Aktivitäten zu verdanken sind, durch die viele Millionen Europäer vor einer Zwangsfluoridierung verschont blieben, starb am 11. Januar 2009 im 85. Lebensjahr an Krebs. Ein „Obituary" und ein ausführlicherer Nachruf („In Memoriam") sind im frei im Internet zugänglichen Organ der International Society for Fluoride Research (ISFR), „Fluoride", können auf der Website www.fluorideresearch.org (in englischer Sprache) unter „Full text of the current and back issues of Fluoride" in Fluoride 2009, 42(1) bzw. 42(3) auf den Seiten 2 bzw. 162–166, so wie alle dort veröffentlichten Forschungsarbeiten von jedem Interessierten frei abgerufen werden.

Als sein Sohn, mit dem sich Rudolf Ziegelbecker Senior schon während dessen Physikstudiums immer wieder beraten hatte und der seinen Vater 1987–88 auch mit eigenen Beiträgen auf zwei Tagungen (z. B. S. 368) und bei den Nachforschungen am Sitz der Weltgesundheitsorganisation (WHO) in Genf begleitet hatte (S. 341 unten), möchte ich ihm hier nochmals für all das danken, was er im Sinne der betroffenen Bevölkerung in der Fluoridierungsfrage getan und vor allem auch erreicht hat (ein Rückblick auf den Brief von Prof. Naumann S. 400/401 lohnt sich an dieser Stelle). Sein Forscherdrang und sein Verständnis von den sozialen Verpflichtungen eines Wissenschafters hatten ihn auf diesen steinigen Weg geführt, der durch seine kurz nach ihm verstorbene Gattin immer mitgetragen wurde. Trotz fortschreitender Erblindung gab er im Alter noch immer seinen vollen Einsatz, auch für die Stadt Graz und wieder unerwartet erfolgreich, was der Bürgermeister und der Gemeinderat zum Anlass nahmen, ihm – auch im Hinblick auf sein international erfolgreiches, gemeinnütziges Wirken – die seltene Ehre der Ernennung zum „Bürger der Landeshauptstadt Graz" zukommen zu lassen. Diese Anerkennung war Ziegelbecker sen. sehr viel Wert und wurde sogar durch die ISFR im *Fluoride*-Journal (*Fluoride* 2007,40(3):160–161) gewürdigt. In derselben Ausgabe 40 erschien auf den Seiten 205–206 auch eine Besprechung der 7. Auflage von „Vorsicht Fluor", in der Jörg Spitz das vorliegende Buch von Bruker und Ziegelbecker als *„eine ausgezeichnete Quelle gut fundierter Informationen und Argumente gegen die Fluoridierung"* bezeichnet und formuliert: *„Obwohl **Vorsicht Fluor** erstmals vor 20 Jahren geschrieben wurde, ist es voll wertvoller und wichtiger Informationen über viele Aspekte des scheinbar endlosen Problems der Wasserfluoridierung, besonders aus Deutschland und den USA."*

Um das Bild des Fluoridierungsexperten Ziegelbecker abzurunden, der ganz im Sinne von Dr. Bruker für eine kausale Bekämpfung der Karies mit nachprüfbar wirksamen Methoden eintrat, mit einer gesunden Ernährung an vorderster Stelle, möchte ich MMag.Dr. Madeleine Petrovic, Spitzenpolitikerin der „Grünen" in Österreich, die den Wert und die Qualität von Ziegelbeckers Arbeit erkannte und mit ihm gemeinsam das Moratorium für Fluoridierungen in Österreich auch politisch durchsetzte, zitieren: *„Rudi Ziegelbecker ist dort, wo es nötig war, immer gegen den Strom geschwommen, ohne dabei je*

seine liebenswürdige und zutiefst menschliche Art zu
verlieren – eine Kombination, die sehr selten, nahezu
einzigartig ist. Ich kenne etliche PionierInnen und auch
Querköpfe, die vor keiner unangenehmen Wahrheit zu-
rückschrecken. Die meisten von ihnen werden im Lauf
der Jahre und ihrer Kämpfe gegen scheinbar übermäch-
*tige GegnerInnen doch recht hart. **Rudi war immer***
***konsequent, mutig und fachlich brilliant** – aber niemals*
verhärtet! Er ist und bleibt einer der ganz, ganz Wenigen,
an die es wirklich nur die besten Erinnerungen gibt!"

Für all jene, die sich mit harten wissenschaftlichen
Fakten gegen die unvertretbare und irrationale Vorgangsweise irregeleiteter Gesundheitsbehörden wehren wollen
oder müssen, welche – wie zum Beispiel Anfang 2009 in
Southampton, bei uns in Europa(!), trotz heftigster Kritik
vieler Fachleute und sogar gegen den Widerstand von bis
zu 75 % der Bevölkerung – heute(!) noch Zwangsfluori-
dierungsbeschlüsse fassen, von denen dann alle betroffen
sind (siehe z. B. den Artikel „*Southampton fluoride deci-*
sion is a travesty of local democracy" von Philip Johnston
im Daily Telegraph vom 26. Februar 2009), möge ein Satz
gelten, den mir Carole Clinch (BA, BPHE, Forschungs-
koordinatorin, „People for Safe Drinking Water") vor
Kurzem aus Kanada schrieb: *„The work of your father*
lives on and WILL NOT BE FORGOTTEN."

Nun ist es aber niemandem möglich, diesen Kampf
gegen die mit unrichtigen Behauptungen nicht zurück-
haltende Fluor-Lobby allein zu gewinnen, die unsere
Ärzte- und Zahnärzteschaft offenbar gut in der Hand hat.
Denn wie sonst ist es möglich, dass die auflagenstärkste
österreichische Tageszeitung noch am 1.4.2006 berichtete, erst 5000 bis 15000 Fluoridtabletten seien tödlich,
obwohl am 29. Juni 1976 der kleine Daniel Huala (siehe

S. 9) an Atemlähmung durch nur rund 200 Fluoridtabletten starb, dass die Zeitung dies trotz der von mir zahlreich zitierten Beweise für eine um ein bis zwei Zehnerpotenzen(!) höhere Gefährlichkeit von Natriumfluorid (für dieses dreijährige Kind hätten auch 100 Tabletten tödlich sein können), nicht widerrief und mir ein Schreiben einer Fluoridbefürworterin der Universitätszahnklinik Wien zur Kenntnis brachte, in dem es heißt, es läge in den entsprechenden Gremien (Universitäten, Fachgesellschaften, Ministerien) „zu diesem Thema eine absolut einheitliche Auffassung vor". Wenn dann noch, obwohl schon die „York-Review" von 2000 keine einzige voll beweiskräftige Fluoridierungsstudie, dafür aber einen nicht zu verantwortenden Prozentsatz bleibender Schäden durch Fluoridierung finden konnte, der Welt-Zahnärzteverband FDI in den Jahren 2000 und 2008 die schon 1974 vorhandene (S. 359) These vom „Menschenrecht" auf „Zugang zu Fluorid" weiter per Beschluss bekräftigt, die dann – wie in Southampton – nach gezielter Gesetzesänderung mit einem Zwangsfluoridierungsbeschluss umgesetzt wird, erkennt man, wie eine solche „einheitliche Auffassung" zu Stande kommt und das übliche Rechtsempfinden pervertiert wird.

Die tatsächliche rechtliche Stellung von fluoridiertem Wasser wurde vor kurzem sehr genau von Douglas Cross untersucht, einem britischen Umweltanalytiker, der kürzlich für seine wissenschaftliche Arbeit zum „Fellow of the Society of Biology in London" gewählt wurde. Seine Schlussfolgerungen wurden bereits dem Scientific Committee on Health and Environmental Risks („SCHER") der EU, dem „UK Regulator of Medicines" und dem „UK Parliamentary and Health Ombudsman" übermittelt und vor den Folgen der Duldung dieser nicht zugelassenen Verwendung von Fluoriden als Arzneimittel gewarnt. Cross kam zum Schluss, dass sich Wasserfluoridierung nicht mit europäischem Recht verträgt (Bereiche Arzneimittel und Menschenrechte). Die aus dem Jahr 1965 stammende Definition eines Arzneimittels (65/65/EC) wurde wiederholt durch europäische und nationale Rechtsprechung bestätigt und durch den Europäischen Gerichtshof geklärt. Fluoridiertes Wasser müsste sogar dann den Bestimmungen für Arzneimittel unterliegen, wenn es als Nahrungsmittel betrachtet würde und medizinische wirkungslos wäre. Selbst im Fall der Zulassung könnte es nur in vorschriftsmäßig etikettierten Gebinden ausgeliefert werden. Fluoridierung ist auch unverträglich mit jenen internationalen Vereinbarungen, welche die Verabreichung von Medikamenten ohne Einverständniserklärung verbieten.

Die Missachtung dieser Rechtslage führte laut gemeinsamer Mitteilung der Organisationen „VOICE" und „ANH" aus Irland zwischen 1984 und 2002 bereits zu einem 700-prozentigen Anstieg der Fluorose bei 15-jährigen Kindern, die in fluoridierten Gebieten leben, sodass von diesen nur mehr 63 % einen normalen Zahnschmelz aufwiesen (Irish *North South Oral Health Survey in Children 2002*). Im Oktober 2003 habe die Weltgesundheitsorganisation (WHO) für Anfang 2004 eine Risikobewertung der für die Wasserfluoridierung in Irland und England verwendeten Fluorkieselsäure (Hexafluorokieselsäure) versprochen, die aber auch Anfang 2010 noch nicht publiziert war. Spätestens seit 30.10.2004 falle diese Substanz aber unter die Richtlinie 2004/27/EC, eine Abänderung der Arzneimittelrichtlinie 2001/83/EC.

Auf welch unhaltbaren „wissenschaftlichen" Grundlagen die Wasserfluoridierung speziell in England und

Irland beruht, haben die Leser bereits auf den Seiten 441–452 erfahren. Wegen der erdrückenden Beweislage gegen die Fluoridierung muss man sich fragen, ob die bisherige Weigerung der britischen und der irischen Regierung und der Europäischen Kommission, Wasserfluoridierung zu verbieten, wirklich nicht von politischem Druck und/oder wirtschaftliche Interessen beeinflusst ist. Diese Frage ist umso berechtigter, wenn man bedenkt, dass eindeutige Nahrungsmittel und Nahrungsergänzungsmittel von der oben genannten Arzneimittelrichtlinie ausgenommen sind, und dass es die Fluorlobby noch im Jahr 2003 geschafft hat, hochgiftige Fluor-Chemikalien als Nahrungsergänzungsmittel zugelassen zu bekommen (S. 438–440).

Rudolf Ziegelbecker Senior hat noch 2006 mit einer umfangreichen Dokumentation beim Direktor der EFSA gegen die viel zu hohe Festlegung der tolerierbaren Fluoridaufnahme durch die EFSA, durch welche nicht verantwortbare Schäden bei einem Teil der Bevölkerung zu erwarten sind, protestiert (NDA-panel, Opinion … related to the Tolerable Upper Intake Level of Fluoride, EFSA-Q-2003-018, adopted on 22 February 2005), insbesondere gegen den falschen zweiten Teil der Feststellung „Fluoride is not essential for human growth and development **but is beneficial in the prevention of dental caries**", weil sich dieses Gremium auf längst widerlegte, über 60 Jahre alte, vorwiegend zahnärztliche Literatur stützte, aber keine einzige jener Arbeiten berücksichtigte, durch welche diese seit über 30 Jahren bisher unwidersprochen widerlegt worden waren und welche für die Einstellung vieler Fluoridierungen verantwortlich waren. Aber weder die bekannte wissenschaftliche Kritik an den grundlegenden amerikanischen Fluoridierungsstudien und Erfolgsberichten noch die genannte umfangreiche Dokumentation scheinen für die EFSA existent. Auf der Website der EFSA findet man nämlich ein Gutachten vom 27. November 2008 mit dem deutschen Titel: „Calciumfluorid als Fluoridquelle, die Nahrungsergänzungsmitteln für Ernährungszwecke zugegeben wird". Dies ist auch juristisch hoch interessant, weil damit vom Körper anerkanntermaßen nicht und schon gar nicht zusätzlich benötigte Fluoride (siehe erster Teil der oben zitierten „Opinion" des NDA-panels) zu Nahrungsmitteln gemacht werden. Damit hat die EFSA eine profitable „Entsorgungsmöglichkeit" für Hexafluorokieselsäure über den menschlichen Körper genehmigt, denn Calciumfluorid kann aus dieser rein hergestellt werden: In natürlicher Form ein Gesteinsbestandteil, laut „Draft Agenda" des begutachtenden ANS-Panels der EFSA eine „nutrient source", eine „Nährstoffquelle" – eine Perversion gesunder Lebensweise. Die geplante Mehrbelastung durch dieses Fluorid wird im „wissenschaftlichen" Gutachten mit „bestenfalls 0,25 mg pro Tag" bloß geschätzt.

Sogar nachdem es irischen und englischen EU-Abgeordneten durch ständige Anfragen an die Kommission, gestützt von einer Petition, dass die Kommission jene Richtlinien, welche in Europa die Wasserfluoridierung verbieten, (endlich) durchsetzen möge, rang sich diese bloß zu einer Untersuchung der Sicherheit der Wasserfluoridierung durch, auch weil neuere (vor allem chinesische) Studien deutliche Hinweise auf eine Herabsetzung der Intelligenz durch Fluorid ergeben haben (was in diesem Buch schon auf den Seiten 45–46 angesprochen wurde). Aber schon das „working mandate" zu dieser Untersuchung, das im Frühjahr 2009 durch das DG-SANCO im Rahmen eines öffentlichen „Call for information" im Internet gepostet war, liest sich wie von der Fluor-Lobby verfasst, denn es beginnt mit den Worten: „While no one doubts the beneficial effects of fluoride…" („Während niemand die segensreichen Fluoridwirkungen bezweifelt…")

An den Autoren dieses „working mandates" wie auch an den entscheidenden Gremien sind Zeit und Information offenbar wirkungslos vorübergegangen. Das vorliegende Buch scheint ihnen nicht bekannt. Die wirksamkeitskritische Fachliteratur, insbesonders jene, welche in „Fluoride" publiziert ist, scheint ihnen nicht bekannt, obwohl die EFSA bereits 2006 von Ziegelbecker auf diese aufmerksam gemacht wurde. Sie dürften auch nicht die vielen Beispiele dafür bemerkt haben, dass die Karies im Lauf der letzten Jahrzehnte in Ländern mit und ohne Fluoridierung etwa im gleichen Ausmaß zurückgegangen ist. Möglicherweise kennen sie auch noch nicht die vom emeritierten amerikanischen Universitätsprofessor für Chemie, Prof. Dr. Paul H. Connett, gestaltete Website www.fluoridealert.org, auf der neben einer gewissenhaften Dokumentation fast aller wichtigen Ereignisse zum Thema Fluoridierung auch ein „Professionals' Statement" existiert, in dem Anfang 2010 bereits über 2700 „Health Professionals" aus den USA und der ganzen Welt, unter ihnen der Nobelpreisträger für Physiologie oder Medizin Arvid Carlsson aus Schweden, ein weltweites Ende der Trinkwasserfluoridierung fordern. Unter „Personal Quotes from some Signers" findet man viele Argumente gegen Fluoridierung, darunter auch die Statements von Rudolf Ziegelbecker Senior und Junior. Professor Connett hat auch eine DVD „Professional Perspectives on Water Fluoridation" produzieren lassen, die über das Internet frei zugänglich ist und deren Verbreitung ebenfalls zum Ende der Wasserfluoridierung beitragen wird.

Wie kann es aber zu so konträren Meinungen betreffend (Un-)Wirksamkeit und (Un-)Schädlichkeit von Fluoriden für den Menschen kommen? Die Ursache ist im Grunde die Verletzung der Regeln guter Wissenschaft. Wenn in der Naturwissenschaft ein einziges Experiment einer Theorie widerspricht und dieser Widerspruch nicht ausgeräumt werden kann, so ist diese Theorie zu verwerfen. Auf dem Gebiet der Fluoridforschung wird aber von den Fluoridbefürwortern die These von der Unschädlichkeit der Fluoridierung selbst dann nicht aufgegeben, wenn Schäden beobachtet werden, oder jemand an einer „unschädlichen" Dosis Fluoridtabletten stirbt (S. 9). Es wird auch die These von der Wirksamkeit der Fluoridierung nicht aufgegeben, wenn praktisch überall, wo diese Maßnahme gestoppt wurde, anstatt der durch Fluoridbefürworter angekündigten „Kariesflut" das Gegenteil, nämlich ein weiterer Kariesrückgang, eingetreten ist. Es werden weiter „wissenschaftliche" Arbeiten veröffentlicht, die – wie jene der EFSA – auf widerlegten Arbeiten aufbauen, oder Schlüsse ziehen, ohne die sehr starken Auswirkungen des verspäteten Durchbruchs der bleibenden Zähne bei Fluorideinfluss und andere wichtige Einflüsse zu berücksichtigen (S. 451). Und es wird Information über die negativen Aspekte der Fluoride bewusst und unbewusst selektiert (auf S. 363, S. 397–398 und S. 428–430 wird ein ganz krasses Beispiel geschildert).

So überrascht es auch nicht, dass die einzige völlig unabhängige wissenschaftliche Zeitschrift auf diesem Gebiet, das „Fluoride"-Journal bzw. „FLUORIDE", das von der Internationalen Fluoridforschungsgesellschaft (International Society for Fluoride Research Inc., ISFR, www.fluorideresearch.org) herausgegeben wird, auf deren Tagungen sich die Elite der Fluoridforscher aus der ganzen Welt trifft, mit fadenscheinigen Begründungen auch 2009 noch immer nicht in den medline-Index aufgenommen wurde, der eine Hauptinformationsquelle für Forscher auf medizinischem Gebiet darstellt (siehe das Editorial in *Fluoride* 2009, 42(4):256–259). Wo bleibt da der Aufschrei der „Scientific Community"? Wann wird das Fluorid-Karies-Problem endlich wieder auf den Boden der Wissenschaftlichkeit gestellt?

Albert W. Burgstahler, hoch angesehener Professor Emeritus für Chemie an der University of Kansas, Lawrence, der seinen Doktor (PhD) 1953 in Harvard gemacht hat, Schriftleiter der oben genannten, frei im Internet zugänglichen, vierteljährlich erscheinenden wissenschaftlichen Zeitschrift *„Fluoride"*, der über mehrere Jahrzehnte alle wesentlichen Publikationen auf dem Gebiet der Fluoridierung mit höchster wissenschaftlicher Aufmerksamkeit verfolgt hat, schrieb mir am 23.8.2007: „Even now, despite no clear evidence of any real caries reduction from water fluoridation or even from topical fluorides, many researchers submitting research reports for publication in Fluoride still adhere to the belief that there is such evidence. But then, when asked to cite it, they bring up outdated and disproved reports or else drop the claim." Kurz gesagt, ein wissenschaftlicher Nachweis der karieshemmenden Wirksamkeit von Fluoriden ist bis heute noch niemandem gelungen.

Nicht wenige Kenner der Materie sind bereits der Meinung, dass der im Prinzip längst entschiedene wissenschaftliche Disput in der Praxis vom Widerstand einer aufgeklärten Bevölkerung und von Juristen entschieden werden wird. Dieses Buch soll dazu beitragen.

Literaturverzeichnis

Adler, P.: Über die Beziehung zwischen Zahnkaries und Fluoriden, J. A. Barth, Leipzig 1950

Adler, P.: Proc. 41, ORCA-Kongress 1957, 48

Adler, P.: Journ. Dent. Res. 30 (1951), 368

Adler, P.: Fluorides and Dental Health. WHO-Monograph Series No. 59: 323–354, 1970

Aslander, Alfred: Dental Caries, The Bone-Meal Method and the Cariogenic Properties of Sugar, Report from the Division of Agriculure. The Royal Institute of Technology, Stockholm 70, Sweden Nr. 2, 1960

Auermann, E.: Dtsch. Ges.wesen 27 (1972) 86; s.a. Fluoride Quart. Rep. 6 (1973), 78

Bartsch, W.: Wasserwirtschaft/Wassertechnik 10 (1960), 208 (ref.) GWF 102 (1961), 199

Baume, L.J.: Schweiz. Mschr. Zahnheilk. 63 (1953), 541

Bell, R.M., Klein, St.P., Bohannan, H.M., Disney, J.A., Graves, R.C., Madison, R.: Treatment Effects in the National Preventive Dentistry Demonstration Program. Rand Corporation R-3072–RWJ, February 1984

Berry, R.J. and Trillwood, Wilfred: Sodium Fluoride and Cell Growth, British Medical Journal 2/1064, October 1963

Binder, K.: Praktische Erfahrungen mit der Fluoridierung in Österreich. Zahnärztl. Mitteilungen 17: 867–871, 1970

Bircher, R.: Rettung der Zähne (Ergebnisse so günstig wie noch nie), Der Wendepunkt, Zürich, Nov. 1953, 30. Jahrgang, Heft 12

Blum, K.: Die Problematik der Trinkwasserfluoridierung als Kollektivmaßnahme zur Zahnkariesprophylaxe im Hinblick auf unterschiedliche Trinkwasserqualitäten. Inaug.-Dis-. s. Univ. Erlangen-Nürnberg 1969

Boettcher, F.: Der Städtetag 20 (1967), 272

Brändle, Ch.R., Marthaler, Th.M., Menghini, G.D.: Die Kostenentwicklung der Schulzahnpflege im Kanton Zürich von 1967 bis 1986. Schweiz. Mschr. Zahnmed. 100 Nr. 8 (1990) 948–952

Brand, C. St.: VDI-Bericht Nr. 14, Fluorhaltige Luftemissionen, Düsseldorf 1971

Bruker, M.O.: Krank durch Zucker, Helfer-Verlag, Bad Homburg

Bruker, M.O.: Gesund durch richtiges Essen, Tomus Verlag, München

Bruker, M.O.: Unsere Nahrung – unser Schicksal, emu-Verlag, Lahnstein

Bruker, M.O./Gutjahr: Biologischer Ratgeber für Mutter und Kind, emu-Verlag, Lahnstein

Buck, R. M.: The Grim Truth about Fluoridation, G. P. Putnam's Son, New York 1964

Bühler-Manner, U. Hefti, A. F.: 24-h-Ausscheidung von Fluorid im Urin nach Einführung der Paketsalzfluoridierung mit 250 mg F/kg, Schweiz. Mschr. Zahnmed. 98 Nr. 8 (1988) 836–840

Burgstahler, A. W.: Transact. Kansas Acad. Science 68 (1965), 223; Arch. Environm. Health 8 (1967), Dec. mit zahlr. Quellenangaben

Caldwell, G. und Zanfagna, Ph. E.: Fluoridation and Truth Decay. Top-Ecol Press, Lawrence, Mass. 1974

Carlsson, A.: Farmakologiska synpunkter pa vattenfluoridering: Fluorens giftverkningar daligt utredda, Egentliga epidemiologiska studier saknas. Läkaridningen 67; 943–953, 1970

Carlsson, A.: Ett systematiske bagatelliserande. Läkartidningen, 67; 1534–1536, 1970

Colquhoun, J., Mann, R.: The Hastings Fluoridation Experiment, Science or Swindle? The Ecologist 16 No. 6 (1986) 243–248, 17 No. 2 (1987) 125–126

Colquhoun, J.: Child Dental Health Differences in New Zealand. Community Health Studies XI No. 2 (1987) 85–90

Colquhoun, J.: Decline in Primary Tooth Decay in New Zealand. Community Health Studies XII No. 2 (1988) 187–191

Colquhoun, J.: Disfiguring, or „White and Strong"? Presented to the 17th conference of the International Society for Fluoride Research, Budapest, Hungary, June 22–25, 1989

Colquhoun, J.: Fluorides and the Decline in Tooth Decay in New Zealand. Fluoride 26 No. 2 (1933) 125–134

Colquhoun, J.: Is there a Benefit from Water Fluoride? Fluoride 27 No. 1 (1994) 13–22

Colquhoun, J.: Some Investigations into the „DMF" Measurement of Fluoride Dental Benefit. Presented to the 17th Conference of the International Society for Fluoride Research, Budapest, Hungary, June 22–25, 1989

McCarrison, Sir Robert & Sinclair, H.M.: Nutrition and Health, Verlag Faber and Faber Limited, 24 Russel Square, London, dritte Aufl., 1961

Celedin, A., Ziegelbecker, R. (1979): Zur Fluortherapie in Österreich. Diaita Beilage zur Erfahrungsheilkunde 28 (H5), S. DII/III

Cleave, T. L. u. Campbell, G. D.: Saccharine Disease (Die Saccharidose), Bircher-Brenner Verlag, Bad Homburg 1966

Cremer, H.-D., Büttner, W.: Argumente und Gegenargumente zur Fluoridierung des Trinkwassers. Öff. Gesundh.-Wesen 33; 166–183, 1971; Sonderheft 4

Cremer, H.-D.: Die chemische Untersuchung der Zähne, Bestimmung

466

anorganischer Bestandteile; Die Zahn-, Mund- und Kieferheilkunde, 1. Band, S. 399, Verlag von Urban und Schwarzenberg, München/ Berlin 1958

Dean, H. T.: in 82. Congress Hearings on Fluoridation, Seite 1648

Dean, H. T.: Eidl. Aussagen bei Verhandlungen in Oroville, Calif. im Oktober 1953 und in Chicago, JTT. im Mai 1960

Dean, H. T.: Endemic Fluorosis and its Relation to Dental Caries, Pub. Health, Rep. 53: 1443–1452, 1938

Dean, H. T., Arnold, F. A., Jr., Elvove, E.: Domestic Water and Dental Caries. V. Additional studies of the relation of fluoride domestic waters to dental caries experience in 4425 white children, aged 12 to 14 years, of 13 cities in 4 States. Pub. Health Rep. 57: 1155–1179, 1942

Dean, H. T.: The Investigation of Physiological Effects by the Epide-miological Method. In „Fluorine and dental health", Moulton, F. R., editor, Amber, Assoc, Adv. Sc., Wash. D. C. Publication no. 19; 23–31, 1942

Dean, H. T., Arnold, F. A., Jr., Jay, Ph., Knutson, J. W.: Studies on Mass Control of Dental Caries through Fluoridation of the Public Water Supply. Pub. Health Rep. 65: 1403–1408, 1950

Dental Care provided by Anglesey's School Dental Service. County Med. Officer's Reports 1944–1972

Deptm. of Health and Social Security, Rep. No. 122: The Fluorida-tion Studies in the United Kingdom on the Benefits achieved after Eleven Years. London 1969

de Crousaz, Ph., et al.: Caries Prevalence in Children after 12 Years of Salt Fluoridation in a Canton of Switzerland. Helv. Odont. Acta 29 Nr. 3 (1985) 813

Dettwiler, E.: Zur quantitativen Bestimmung von Fluor Diss. ETH, Zürich 1961

Dokumentation zur Frage der Trinkwasserfluoridierung ZfGW-Ver-lag, Frankfurt

DVGW: Dokumentation zur Frage der Trinkwasserfluoridierung. DGVW-Schriftenreihe Wasser Nr. 8 (1975)

Eichholtz, F.: Biologische Existenz des Menschen in der Hochzivilisa-tion, G. Braun, Karlsruhe 1959

Eichholtz, F. und Mitarbeiter: Therapeut. Umschau 20 (1963); 93; Dtsch. Med. Journ. 16 (1965), 29

Eichholtz, F.: Dtsch. med. Journ. 16 (1965), 29

Einwag, J.: Epidemiologie der Karies (unter Berücksichtigung der Polarisierung des Kariesbefalls) – Entwicklungen und Per-spektiven. Symposium des Informationskreises Mundhygiene und Ernährungsverhalten (IME): „Kariesprophylaxe für alle?!", Hamburg, Februar 1994, herausgegeben Februar 1995

Ericsson, Y.: Caries Res. (ORCA) 8 (1974), Suppl. 1, 18

Ericsson, Y.: In WHO-Monographie No. 59 „Fluorides and Human Health", Genf 1970, S. 15 zit. von Y. Ericsson, Caries Res. 8 (1974), Suppl. 1, 20

Europa-Komitee für Gesundheitswesen: 9. Sitzung Straßburg, 23.–26. November 1971), Arbeitsgruppe über die Probleme im Zusammenhang mit der Durchführung der Trinkwasserfluoridierung in Europa. 2. Sitzung (Straßburg, 23.–26. Februar 1971). Öff. Gesundh.-Wesen 36 (1974) 1–55

Europarat Ministerausschuß: Resolution (74) 6 über Methoden zur Verbesserung der Gebißgesundheit. (Angenommen am 27. Februar 1974 in der 229. Sitzung) Zahnärztl. Mitteil. 15 (1974) 806–809

Exner, F. B.: in The American Fluoridation Experiment (F. B. Exner u. G. L. Waldbott). Davin-Adair, New York. 1957

Exner, F. B. und Waldbott, G. L.: The American Fluoridation Experiment, Devin-Adair, New York 1957

Exner, F. B.: „Regarding the Study of 32 Fluoride and 32 Non-Fluoride Cities"

Exner, F. B.: M. D., F. A. C. R., 316 Medical Dental Building Seattle, Washington 98101, USA, S. 1–4, 1970

Exner, F. B.: The „Margin of Safety" in Fluoride Treatment in a Fluorine-Polluted Environment, F. B. Exner, M. D., F. A. C. R. Seattle, Washington 98101, USA S. 1–25, 1970
Fifty Years of Progress in Water Purification 1913–1963. Journ. AWWA 55 (1963), 813 Fluorwasserbuch der ÖAV, Wien 1972 u. 1973 Fluoride Drinking Water. USPHS-Publication No. 825 (1962). Zusammenfassung der Veröffentlichungen von H. T. Dean und Mitarbeitern, Studie über Grand Rapids u. a.

Fechner, E.: Recht, Macht und Wahrheit im Kampf um unsere Gesundheit; Das Leben, Zeitschrift für Biologie und Lebensschutz, Biologie-Verlag, Hamburg-Sasel, Heft 5, Okt. 1964

Fechner, E.: „Über den Einfluß wirtschaftlicher Interessen auf wissenschaftliche Organisationen und wissenschaftliche Meinungen", Rechtsgutachten, 14 Seiten, November 1962 Gesundheitswesen: Fluoride und menschliche Gesundheit. Übersetzung aus WHO-Chronic 24, 1970, 271, Öff. Gesundh.-Wesen 33: 173–182, 1971
Gewerbliche Vergiftungen durch Fluor und seine Verbindungen. Heft 13 der Schriftenreihe des Ges. dtsch. Metallhütten- u. Bergleute, Clausthal-Zellerfeld 1963

Feldmann, D., Hefti, A. F., de Crousaz, Ph., Marthaler, Th. M., Hotz, P., Menghini, G. D., Vock, P.: Zahnkaries (DMFT) bei Erwachsenen in der Schweiz 1988. Schweiz. Mschr. Zahnmed. 103 Nr. 7 (1993) 835–843

468

Foch, C.B., Klein, St.P., Bohannan, H.M. Anderson, P.E., Leone, F.H., Disney, J.A., Oshiro, M.: Cost of Treatment Procedures in the National Preventive Dentistry Demonstration Program. Rand Corporation R-3034-RWJ, February 1984

Freni, Stan C.: Exposure to High Fluoride Concentrations in Drinking Water is Associated with Decreased Birth Rates. J. Toxicology and Environmental Health 42 (1994) 109–121

Geyer, C.F.: Zur Frage der Trinkwasserfluoridierung. Inter. J. Vitalstoffe-Zivilisationskrankh. 13; 165–170, 1968

Geyer, C.F.: Kariesprophylaxe – falsch programmiert (I.) Zahnärztl. Welt/Rundschau 78; 569–571, 1969

Geyer, C.F.: Kariesprophylaxe – falsch programmiert (II.) Zahnärztl. Welt/Rundschau 79; 677–679, 1970

Geyer, C.F.: Das Kariesproblem im öffentlichen Gesundheitsdienst. Öff. Gesundh.-Wesen 32; 36–42, 1970

Geyer, C.F.: Jawohl – Fehlleistung der präventiven Medizin! Öff. Gesundh.-Wesen 32; 551–552, 1970

Geyer, C.F.: Das öffentliche Gesundheitswesen 32 (1970), 36; Zahnärztl. Welt 78 (1969), 569

Gordonoff, T.: Toxikologie des Fluors; Schwabe & Co. Verlag, Basel und Stuttgart, 1964

Griepentrog, F.: Buchbesprechung: Rheinwald, U.: Zahnkaries und Fluoride – ein Diskussionsgespräch. A.W. Gentner Verlag Stuttgart 1974, Bundesgesundheitsblatt No. 2 (1976)

Gutherz, M.: Sozialmedizinische Aspekte der Trinkwasserfluoridierung. Ihre Auswirkung nach 5jährigem Bestehen auf das Gebiß des Kleinkindes und der Kinder der 1.Primarschulstufe im Kanton Basel-Stadt, Schweiz. Mschr. Zahnheilkunde 77; 492–514, 1967

Gutherz, M.: Klinischer Nachweis der Karieshemmwirkung einer metaphosphathaltigen Fluorzahnpaste, Schweiz. Mschr. Zahnheilk. 78; 235–247, 1968

von Haller, Albert: Gefährdete Menschheit, Ursache und Verhütung der Degeneration, Hippokrates Verlag, Stuttgart 1986

Hesch, R.D., Harms, H., Rittinghaus, E.-F.: Fluoride sollten zur Behandlung der Osteoporose in der täglichen Praxis nicht mehr angewendet werden. Dt. Ärztebl. 87 H. 3 (1990) C-91–C-92

Hileman, B.: Fluoridation of Water. Questions about health risks and benefits remain after more than 40 years. Chemical & Engineering News 66, August 1 (1988) 26–42

Hofer, W., Delegierter der SSO: Übersicht über den Stand der kollektiven Fluoridierungsmassnahmen im Raum der ERO-Mitgliedsländer (April 1978)

469

Hornung, H.: 25 Jahre Trinkwasserfluoridierung zur Kariesverhütung, Städtehygiene 21; 193–194, 1970
Jahresberichte des Sanitätsdepartment des Kantons Basel-Stadt und der Schulzahnklinik Basel-Stadt; s. a. ZM 59 (1969), 563; 60 (1970), 804 u. a.

Hürny, Th.: Der heutige Stand der Fluorfrage. Schweiz. Mschr. Zahnheilk. 63 (1952) 214–255

Imfeld, A. L.: Zucker, Unionsverlag, Zürich

Kalsbeek, H., Verrips, G. H. W.: Dental Caries Prevalence and the Use of Fluorides in Different European Countries. J. Dent. Res. 69 (Spec. Iss.): Febr. (1990) 728–732

König, K. G.: Kariesprophylaxe in ärztlicher Sicht, Medizinischer Verlag Hans Huber, Bern und Stuttgart, 1964

Kollath, W.: Die Ordnung unserer Nahrung, Haug-Verlag, Heidelberg

Kollath, W.: Zivilisationskrankheiten und Todesursachen, Haug-Verlag

Kollath, W.: Vollwert der Nahrung, Haug-Verlag, Heidelberg

Koller, S.: Öst. Z. Stomat, 1950, 505

Krafft, A.: Kariesbefall und Kariesfrequenz bei 7- bis 15jährigen Basler Schulkindern im Jahre 1967, nach 5jähriger Trinkwasser-Fluoridierung. Schweiz. Mschr. Zahnheilk. 78: 1195–1208, 1968

Kreuzer, K.: Kritische Betrachtungen zur Arbeit aus der Basler Schulzahnklinik von M. Gutherz: Sozialmedizinische Aspekte der Trinkwasserfluoridierung, Schweiz. Mschr. Zahnheilk. 81: 243–247, 1971

Kreuzer, K.: Replik auf den offenen Brief von Dr. M. Gutherz, Schweiz. Mschr. Zahnheilk. 81: 252–254, 1971

Kreuzer, K.: Fluor und Fluoride aus biochemischer statt zahnärztlicher Sicht: Hintergründe zu einem Dogma. Soziale Medizin 16 Nr. 12 (1989) 24–30

Kreuzer, K.: So viel Pfusch lassen wir uns nicht mehr gefallen! nux Nr. 63 Jan. (1990) 1–7. Herausg. Forum für verantwortbare Anwendung der Wissenschaft, CH-4112 Flüh

Lammers, Th., Hafer, H.: Biologie der Zahnkaries, Dr. Alfred Hüthig Verlag, Heidelberg, 1956

Leimgruber, Ch.: Die Fluorprophylaxe: eine große Illusion? Deutsche Zahnärztl. Zschr. 8; 419–423, 1953

Leimgruber, Ch.: Schweiz. Mschr. Zahnheilk. 55 (1945), 1003, 1054; 56 (1946), 584; 58 (1948), 1; DZZ 8 (1953), 419

Leimgruber, Ch.: Zahn, Zahnkaries und Fluor, Diaita Nr. 3, 12. Jg., 1966; Bad Homburg v. d. H.

Leone et al., N. C.: Publ. Health Rep. 69 (1954), 925

Marthaler, Th., Steiner, M., Mühlemann, H. R., Peters, G.: Die

470

Fluorversorgung in der Schweiz. Schweiz. Mschr. Zahnheilk. 92 Nr. 4 (1982) 321–331

Marthaler, Th.: Deutschland: Fluoridiertes Salz wird seit Dezember 92 hergestellt. Schweiz. Mschr. Zahnmed. 103 No. 2 (1993) 243

Marthaler, Th.: Eine Überprüfung der Resultate der Trinkwasserfluoridierung in Basel. Öff. Gesundh.-Wesen 33, 183–190, 1971 (Sonderheft 4)

Marthaler, Th., König, K. G.: Der Einfluß von Fluortablettengaben in der Schule auf den Kariesbefall 6- bis 15jähriger Kinder, Schweiz. Mschr. Zahnheilk. 77; 539–554, 1967

Marthaler, Th. M.: Karieshemmung durch Aminfluoridzahnpasten nach 7jähriger Studiendauer, Schweiz. Mschr. Zahnheilk. 78; 134–147, 1968

McClure, F. J.: Water Fluoridation – The Search and the Victory. U.S. Dep. Health, Educ., and Welfare. NIH, NIDR (1970) U.S. Printing Office, 1970 O–353–090

Menghini, G., de Crousaz, Ph., Steiner, M., Helfenstein, U., Sener, B.: Excrétion Urinaire de Fluorures Chez des Écoliers de Genéve et Lausanne, en Relation avec la Fluoration du Sel. Rev. mens. suisse odonto-stomatol. 99 No. 3 (1989) 292–298

mf.: Fluorzusätze raus aus Kinderzahnpasten. „der artikulator", Bonn Okt. 1986, S. 4

Meyer, A.: Fluor fördert die Entstehung der Karies. Schweiz. Mschr. Zahnheilk. 80; 380–383, 1970

Meyer, A.: Der gegenwärtige Stand der Fluormedikation als kariesprophylaktische Maßnahme, Zschr. Allgemeinmedizin – Der Landarzt 48; 173–175, 1972

Minder, W., Gordonoff, T.: Über Stoffwechselversuche mit radioaktivem Calcium, Experientia VIII/2; 71–76, 1952

Minder, W., Gordonoff, T.: Über den Einfluß von Fluor auf den Wassergehalt des Knochens, Archives Internationales de Pharmacodynamie et de Thérapie CXL; 173–182, 1962

Minder, W., Gordonoff, T.: Jod-Fluor-Antagonismus. Schweiz. Mschr. Zahnheilk. 65; 759–761, 1955

Naujoks, R.: Das öff. Ges.wesen 36 (1974), Sdh. 1

Naumann, E.: Trinkwasserfluoridierung – ein Widerspruch zum deutschen Recht und zur Aufgabe der öffentlichen Wasserversorgung. DVGW – Broschüre „Güteprobleme der Wasserversorgung in der Industriegesellschaft", 1968, Deutscher Verein von Gas- u. Wasserfachmännern, Frankfurt (Main), Theodor-Heuss-Allee 90–98

Naumann, E.: Die Trinkwasserfluoridierung vom wasserfachlichen Standpunkt. Intern. J. Vitalstoffe-Zivilisationskrankh. 15; 1970

471

Naumann, E.: Trinkwasserfluoridierung zur Cariesprophylaxe – ja oder nein? Öff. Gesundh.-Wesen 32; 163–172, 1970

Nenninger H.: Dient das Zähneputzen der Kariesprophylaxe? Die Quintessenz H. 2 (1973) 61–67

Oelschläger, W.: Fluoride Quart. Rep. 3 (1970)

Oelschläger, W.: Mitt. v. 24. 1. 1975 an DVGW (Veröff. vorgesehen)

Oelschläger, W. u. Rheinwald, U.: Das öff. Ges.wesen 30 (1968), 11; s. a. DZZ 23 (1968), 128; Zahnkaries und Fluoride – ein Diskussionsgespräch, S. 37. A. W. Gentner, Stuttgart 1974 Hrsg. U. Rheinwald

Österr. Bundesinstitut für Gesundheitswesen (ÖBIG): Neubewertung von Fluoriden zur Kariesprophylaxe. Wien 1993

ÖZZ: Pressespiegel zum Thema Fluorid: Fluoridaktion in den Schulen gestoppt. Österr. Zahnärzte-Zeitung 9/1994, S. 13

Ottestadt, P.: ReFluoridation of Drinking Water in Norway. (Submitted to the Ministry of Social Welfare, September 1969) Intern. J. Vitalstoffe-Zivilisationskrankh. 15; 145–149, 1970

Parlamentarische Anfrage: Bedenken in der Fluor-Kariesprophylaxe. Schriftliche Parlamentarische Anfrage Nr. 3540/J vom 2. Oktober 1992. Beilagen zu den Stenographischen Protokollen des Nationalrates XVIII. Gesetzgebungsperiode. Wien

Petraborg, H. T.: Die Trinkwasserfluoridierung als gutes Geschäft? Reform & Diät Nr. 1/1965, Separatdruck für die Liga für biologische Landesverteidigung, 8039 Zürich, Fach 130, Schweiz

Petraborg, H.T.: Fluoride Quart. Rep. 7 (1974), 47

Pottenger, Francis M.: The Effect of Heat-Processed Foods and Metabolized Vitamin D Milk on the Dentofacial Structurs of Experimental Animals, American Journal of Orthodontics and Oral Surgery, St. Louis, Vol. 32, No. 8, Oral Surgery Pages 467–485, August 1964

Pottenger, Francis M.: Fragmentation and Scarring of the Tarsal and Metatarsal Bones: An Index of Dental Deformity: American Journal of Orthodontics and Oral Surgery, St. Louis, Vol. 32, No. 8, Oral Sugery Pages 486–515, August 1946

Price, Weston A.: Nutrition and Physical Degeneration, A Comparison of Primitive and Modern Diets and Their Effects, published by The American Academy of Applied Nutrition, 1105 (105?) South la Brea Avenue, Los Angeles 19, California 1939, 1940, 1942, 1945, 1950

Rapaport, L.: „Mongoloism and Fluoridated Drinking Water", The Bulletin of the National Academy of Medicine of France, 140/529, 1956

Regierungsrat Basel: Bericht des Regierungsrates zum Anzug St. Hofer und Konsorten betreffend Fluoridierung des Basler Trinkwassers. 1. Febr. 1980

472

Rehbinder, E.: Rechtliche Schranken der Trinkwasserfluoridierung, E. Schmidt Verlag, Berlin–Köln, 1974; ref. GWF 116 (1975), H. 4, RuS Nr. 3/4, 16

Rheinwald, U.: Zahnkaries und Fluoride – ein Diskussionsgespräch. A.W. Gentner Verlag Stuttgart 1974

Ripke, B.: Trinkwasserfluoridierung, Zahnfluorose und Karies, Inaug.-Diss. Univ. Marburg 1969

Roos, Adolf: Kulturzerfall und Zahnverderbnis, eine neue Feldforschung im Hochtal Goms von 1955–1958 als Vergleichsstudie zum Kariesstatus der Gomser Kinder von 1930, unter Berücksichtigung der in 25 Jahren erfolgten wirtschaftlichen Umwälzung auf dem Gebiete der heutigen Ernährungsweise; Medizinischer Verlag Hans Huber, Bern und Stuttgart, 1962

Rost, A.: Was erwarten wir von einer Trinkwasserfluoridierung? Zahnärztl. Rundschau 64: 83–87, 1955

Schnitzer, J. G.: Gesunde Zähne von der Kindheit bis ins Alter, Bircher-Benner-Verlag, Bad Homburg

Schöhl, H.: Erfahrungsheilk. XXI (1972), 41

Schöhl, H.: Erfahrungsheilk. XXIV (1975), H. 7 u. 8

Schöhl, H.: Erfahrungsheilk. 21 (1972), 41

Schöhl, H.: Zahnärztliche Welt 80 (1971), 815

Schöhl, H.: Gebißkrankheiten und Gesundheit. Ätiologie und Prophylaxe auf Stoffwechselgrundlage. Medizinische Literarische Verlagsanstalt mbH · Ülzen 1994

Spinnler, K.: Prophylaxemaßnahmen mit Jod- und Fluorsalz sind in der Schweiz mit Erfolg durchsetzbar. Schweiz. Mschr. Zahnheilk. 92 Nr. 4 (1982) 290–294

Spira, L.: The Drama of Fluorine – Arch-enemy of Mankind. Lee Foundation for Nutr. Research, Milwaukee 1953

P.R.N. Sutton, Fluoridation: Errors and Omissions in Experimental Trials. Melbourne Univ. Press, 1959, 2. Aufl. 1960

Steyn, Douw G.: Once more – Fluoridation; Publikasies van die Universiteit van Pretoria, Nuwe Reeks, Nr. 24; 1964. (Erhältlich bei The Librarian, Merensky Library, University of Pretoria, Pretoria, Republik of South Africa; R 0.35 = thirty-five cents)

Steyn D. G.: Fluoridation of Public Water Supplies, Intern. J. Vitalstoffe-Zivilisationskrankh. 15; 100–107, 1970; Fortsetz. 142–144, 1970

USPHS: Oral Health of United States Children. The National Survey of Dental Caries in Children: 1986–1987. National and Regional Findings. U.S. Dept. Health and Human Services Public Health Service. National Institutes of Health. NIH Publication No. 89–2247 September 1989

473

Waldbott, G. L.: A Struggle with Titans. Carlton Press, 84 Fifth Avenue, New York, N. Y. 10011, 1965

Waldbott, G. L.: Fluoride in Clinical Medicine S. Karger Basel–New York, 1962, S. 1–60

Waldbott, G. L.: Acute Fluoride Intoxication. Acta Medica Scandinavica 1963, Stockholm, S. 1–44

Waldbott, G. L.: Cecilioni, V. A.: „Neighborhood" Fluorosis. Fluoride 2: 206–213, 1969

Waldbott, G. L.: Airborne Fluoride in the Lake St. Clair-Detroit River Areas, Fluoride 4: 93–96, 1971

Waldbott, G. L.: Health effects of environmental pollution, C. Mosley Co., St. Louis 1973 und 1978

Waldbott, G. L.: Fluoride Quart. Rep. 1 (1968), 94

Waldbott, G. L.: Fluoride Quart. Rep. 8 (1975), 41

Waldbott, G. L.: Int. Arch. Allergy 12 (1958), 34; s. a. 20 (1966), Suppl. 1; Journ. Asthma Res. 21 (1962), 51

Waldbott, G. L.: betr. K. K. Paluev, Austral. Journ. Dent. 59 (1955), 15, s. a. Fluoride Quart. Rep. 8 (1975), 41

Waldbott G. L.: A Struggle with Titans. Carlton Press 1965

Wespi, H. J., Bürgi, W.: Fluoridausscheidung im Urin unter Salz- und Trinkwasserfluoridierung. Schweiz. med. Wschr. 112 (1982) 1033–1038

Wespi, H. J.: Die Salzjodierung als Vorläufer der Salzfluoridierung, Schweiz. Mschr. Zahnheilk. 92 Nr. 4 (1982) 273–289

Wesslau, Eva: Zahnkaries und Ernährung, ein statistischer Beitrag zum Kariesproblem; Zahnärztliche Praxis 16. Jg. Nr. 8, S. 88–89, 15. 4. 1965

World Health Organization (WHO): Fluoridation and Dental Health. Report by the Director General. A22/P&B/7, 29 May 1969

WHO: Fluoridation and Dental Health. Committee on Programme and Budget. A22/P&B/SR 7, 17 Juli 1969

WHO: Fluoridation and Dental Health (continued). Committee on Programme and Budget, A22/P&B/SR/10, 19 July 1969

WHO: Fluoridation and Dental Health. Draft Second Report of the Committee on Programme and Budget, A22/P&R/21, 22 July 1969

WHO: Twenty Second World Health Assembly – read out the resolution „Fluoridation and Dental Health", A22/VR/12, p. 9, 23 July 1969

WHO: Resolution of the World Health Assembly. „Fluoridation and Dental Health", WHA22,30, 23 July 1969

WHO: Fluorides and Dental Health. Monograph Series No. 59, Geneva 1970

WHO-IARC, International Agency for Research on Cancer: IARC Monographs on the Evaluation of the Carcinogenic Risk

474

of Chemicals to Humans: Some Aromatic Amines, Anthraquinones and Nitroso Compounds, and Inorganic Fluorides Used in Drinking-water and Dental Preparations. Vol. 27 April 1982

WHO: Fluorides and Human Health. World Health Organization Monographs Series No. 59 (1970)

WHO: Twenty-Second World Health Assembly 8–25 July 1969. Official Records No. 177 Part II, Dec. 1969 p. 305

WIdO: Pro oder Kontra Fluorid? AOK Wissenschaftliches Institut der Ortskrankenkassen Bonn, WIdO – Materialien 29 (1986)

Yiamouyiannis, J. A.: Früher alt durch Fluoride. Waldthausen Verlag 1988

Yiamouyiannis, J. A.: Water Fluoridation and Tooth Decay: Results from the 1986–1987 National Survey of U.S. Schoolchildren. Fluoride 23 No. 2 (1990) 55–67

Ziegelbecker, R. (1969): Kritischer Beitrag zu den Grundlagen der Kariesprophylaxe durch Fluoride. Vortrag am 15. Int. Vitalstoff-Konvent, 8.–14. September 1969 in Hannover

Ziegelbecker, R. (1969): Gesetzmäßigkeiten im Verlauf der Zahnkaries. Prophylaxe 8 (H 4), S. 73–83

Ziegelbecker, R. (1969): Nuevos puntos de vista para valora la profilaxis anticaries con flúor. Folia Clinica International To. XIX (Nr. 11), 539–549

Ziegelbecker, R. (1969): Kritischer Beitrag zu den Grundlagen der Kariesprophylaxe durch Fluoride. Int. J. Vitalstoffe – Zivilisationskrankheit, 14 (H 6) S. 229–233

Ziegelbecker, R. (1970): Stellungnahme zum Referat von T. M. Marthaler in der Schweiz. Mschr. Zahnheilk. 79, S. 903. Schweiz. Mschr. Zahnheilk. 80 (H 3) S. 297–299

Ziegelbecker, R. (1970): Anwendung mathematischer Funktionen in der Auswertung der Zahnkaries, Zahneruption und Fluorideinlagerungen in Hartgeweben. Vortrag auf der Third Annual Conference of the International Society for Fluoride Research, March 22–25, 1970, Hochschule für Bodenkultur Wien

Ziegelbecker, R. (1970): A Critical Review on the Fluorine Caries Problem. Fluoride 2, p. 71–79

Ziegelbecker, R. (1970): Acerca de la demonstración de una acelerada presentación de caries y una retrasada erupción de la las piezas dentarias permanentes par el aporte incrementado de fluor. Folia Clinica International To. XX – Num 5, 332–350

Ziegelbecker, R. (1970): Kritischer Beitrag zu den Grundlagen der Kariesprophylaxe durch Fluoride (Autorreferat). GWF – Wasser/Abwasser 111 (H 8), S. 463–464

Ziegelbecker, R. (1970): Über die Hypothesen der Kariesprophylaxe mit Fluoriden. Vortrag am 16. Int. Konvent für Zivilisationskrankheiten, Ernährung und Lebensbedingungen in Luxemburg und Trier vom 14.–20. September 1970

Ziegelbecker, R. Diskussionsbeitrag. VDI-Berichte Nr. 164: Fluorhaltige Luftverunreinigungen – Wirkung u. Messung –, S. 52, 1971: VDI-Verlag GmbH Düsseldorf

Ziegelbecker, R. (1970): Neue Wege der Beurteilung kariesstatistischer Befunde. Vortrag auf der österreichischen Zahnärztetagung 1970 am 18. 9. 70 in Pörtschach/Wörthersee

Ziegelbecker, R. (1970): Aktuelle Befunde zur Fluorprophylaxe der Zahnkaries. Vortrag am Kongreß der Weltunion für prophylaktische Medizin und Sozialhygiene, Grado/Italien 22. 9. 70

Ziegelbecker, R. (1971): Kurze Kritik zur Trinkwasserfluoridierung in Kassel. Städtehygiene 22 (H 3) S. 66–68

Ziegelbecker, R. (1971): Betrachtungen zur Fluoridierung, insbesondere in Basel und Grand Rapids (USA). Schweiz. Mschr. Zahnheilk. 81 (H 3). S. 192–200

Ziegelbecker, R. (1971): Falsche Prämissen der Fluorkariesprophylaxe. Schweiz. Mschr. Zahnheilk. 81 (H 3), S. 215–239

Ziegelbecker, R. (1971): Über die Hypothesen der Kariesprophylaxe mit Fluoriden, Protecto vitae (Int. J.) (H 37) S. 105–109

Ziegelbecker, R. (1971): Interdisziplinäre Zusammenarbeit zur Klärung des Kariesproblems notwendig! ZWR Zahnärztliche Welt, Zahnärztliche Rundschau, Zahnärztliche Reform 80 (H 17), S. 780–783

Ziegelbecker, R. (1971): Fluoride sind keine Kariesprophylaktika. Erfahr.-Heilkunde 20 (H 12), S. 389–402

Ziegelbecker, R. (1971): Erwiderung auf die Stellungnahme von Prof. Dr. med. H. Hornung zur „Kurzen Kritik" zur Trinkwasserfluoridierung in Kassel, Erfahr.-Heilkunde 21 (H 2), S. 45–48

Ziegelbecker, R. (1972): Schlußwort zu den Stellungnahmen von R. Braun und K. Binder zu meiner Arbeit „Interdisziplinäre Zusammenarbeit zur Klärung des Kariesproblems notwendig!" (ZWR 81.11. 542–844, 1972). Zahnärztliche Welt, Rundschau 81 (H 11), S. 542–544

Ziegelbecker, R. (1972): Über die Hypothesen der Kariesprophylaxe mit Fluoriden. Dokumentation Sozialmedizin, öffentlicher Gesundheitsdienst, Arbeitsmedizin. Herausgeber: Minister für Arbeit, Gesundheit und Soziales des Landes Nordrhein-Westfalen. Bd. 4 (H 9), S. 682–683

Ziegelbecker, R. (1972): Fluor und die Zähne. Ein Pro und Kontra unter Fachleuten. Diskussion mit Prof. Mühlemann (Zürich), Prof. Marthaler (Zürich), Ing. chem. ETH Kreuzer (Basel), Dr. Schnitzer (St.

476

Georgen, BRD), Ing. R. Ziegelbecker (Graz) im Schweizer Radio (Studio Radio Zürich) am 15. 10. 72

Ziegelbecker, R., Thomson, H. M. (1973): Comments on the Paper by G. W. Kwant „Sixteen Years of Water Fluoridation in the Netherlands and its Influence on Dental Decay". Fluoride 6 (No. 1), p. 57–63

Ziegelbecker, R. (1973): Fluoride sind keine Kariesprophylaktika (Autorreferat). Allgem. Homöopath. Zschr. H 1, S. 32–33

Ziegelbecker, R. (1973): Mechanischer Mundschutz gegen Karies (Pk Nr. 48, S. 1 und S. 3, 1972, Leserbrief), Praxis-Kurier 3, (H 8), S. 7

Ziegelbecker, R. (1973): Rechtfertigen kariesprophylaktische Erfolge in der Relation zur Schadensmöglichkeit Fluoreinsatz? Vortrag auf dem Symposion der Wissenschaftlichen Vereinigung für Zahnheilkunde Stuttgart in Lindau/Bodensee, 13.–15. 9. 73

Ziegelbecker, R. (1973): Untersuchungen über die Kariesentwicklung im Milchgebiß nach Einführung der Trinkwasserfluoridierung in Basel, Diaita S. 1–4, Beilage zur Erfahrungsheilk. 22 (H 8)

Ziegelbecker, R. (1973): Fluorenquete der Steiermärkischen Landesregierung am 8. 10. 73. Kritik an den Kariesstatistiken von Binder, Marthaler und König. Veröffentlicht im Protokoll über Enquete, S. 4–10 (Teilnehmer: Binder, König, Keresztesi, Kleinert, Celedin, Saller, Ziegelbecker, u. a.)

Ziegelbecker, R. (1973): Das große Versäumnis. Trinkwasserfluoridierung in der BRD. Zahnärztliche Praxis 24 (H 23), S. 638

Ziegelbecker, R. (1974): Fluor und Karies. Diskussionsbeitrag zur Fernseh-Live-Sendung im Österreichischen Fernsehen (FS 2) am 5. 3. 73 in Wien, 21–22.15 Uhr (Teilnehmer: Prof. Kostlan (WHO), Prof. Flamm (Oberster Sanitätsrat), Doz. Regolati (Zürich), Dr. Brenner (Int. Zahnärzte-Vereinigung), Dr. Saller (Graz), Ing. Ziegelbecker (Graz), Leitung: Ernst Hilger).

Ziegelbecker, R. (1974): Bemerkungen zur Trinkwasserfluoridierung in Basel, Beilage 3 zum Kontradiktorischen Gespräch am 3. April 1974 im Gesundheitsamt Basel (Teilnehmer: M. Schüpbach, G. Benz, M. Büttner, E. Keller, K. Kreuzer, B. Maeglin, Th. Marthaler, B. Regolati, U. Rheinwald, G. Ritzel, R. Ziegelbecker (Graz)

Ziegelbecker, R. (1974): Situationsanalyse der Kariesprophylaxe mit Fluoriden unter Berücksichtigung von Umwelteinflüssen v. 2. 7. 74, Forschungsprojekt – Zwischenbericht an die Steiermärkische Landesregierung. S. mit „Analyse einer Studie über den Einfluß von Fluortablettengaben an Schulkinder und Stellungnahmen, ca. 70 Seiten

Ziegelbecker, R. (1974): Fluor-Kariesprophylaxe (Kurzinformation Nr. I und II). Erfahrungsheilk. 23 (H 12), Beilage, „Diaita" Seite D III

Ziegelbecker, R. (1974): Rechtfertigen kariesprophylaktische Erfolge in der Relation zur Schadensmöglichkeit Fluoreinsatz? In: U. Rhein-

477

wald: Zahnkaries und Fluoride – ein Diskussionsgespräch. A. W. Gentner Verlag, Stuttgart, S. 53–106

Ziegelbecker, R. (1975): Zur Schädigungswirkung von Fluoriden. Bericht an die Steiermärkische Landesregierung v. 6. 2. 75, S. 1–18

Ziegelbecker, R. (1975): Pro und Kontra Kariesprophylaxe. Medizinisches Forum der Selecta. Selecta 17 (H 8), S. 702 – 705

Ziegelbecker, R. (1975): Gesundheits- und Gesellschaftspolitik in der Kariesprophylaxe. Das Manifest 2 (H 5/6), S. 11–12

Ziegelbecker, R. (1975): Analyse der Arbeit „Kariesschutz durch natürlich fluoridreiches Trinkwasser in Österreich". Bericht an die Steiermärkische Landesregierung, 18. Juni 1975, S. 1–27

Ziegelbecker, R. (1975): Für und wider Fluorid. Selecta 17 (H 23), S. 2172/75

Ziegelbecker, R. (1975): Statistische Betrachtungen zur Effektivität der Trinkwasserfluoridierung

Ziegelbecker, R. (1975): Kariesprophylaxe: Für und wider Fluoride. Selecta 17, (H 40), S. 3482

Ziegelbecker, R. (1975): Nutzen durch Fluoridierung bestritten. Noi-International 10 (H 32), S. 43 – 45

Ziegelbecker, R. (1975): Analyse der Arbeit „Klinische Überprüfung einer fluoridhaltigen Zahnpaste bei Erwachsenen". Bericht an die Steiermärkische Landesregierung, 14. 11. 75, S. 1–10

Ziegelbecker, R. (1976): Niereninsuffizienz: Erhöhter Fluoridspiegel, Selecta 18 (H 19), S. 1829/30

Ziegelbecker, R. (1976): An Analysis of the Fluoridation in Anglesey – A Critical Study. National Pure Water Association, Great Britain, 1976, S. 1–9

Ziegelbecker, R. (1976): Analyse und Dokumentation zur derzeitigen Situation in der Kariesprophylaxe mit Fluoriden. Bericht (Entwurf) an die Steiermärkische Landesregierung, 29. 11. 76, S. 1–176

Ziegelbecker, R. (1977): Karieszuwachs bei fluoridierten und nicht fluoridierten Kindern, Bericht an die Steiermärkische Landesregierung, Februar 1977, S. 1–18

Ziegelbecker, R. (1977): Kommentar zur Stellungnahme von Dr. P. Regolati v. 16. 2. 77. Bericht an die Steiermärkische Landesregierung, 17. 3. 77, S. 1–5

Ziegelbecker, R. (1977): Der Einfluß von Fluortablettengaben in der Schule. Stellungnahme zu Bemerkungen von Linder. Bericht an die Steiermärkische Landesregierung, 17. 5. 77, S. 1–6

Ziegelbecker, R. (1977): Wie Prim. Dr. Binder zum „Erfolg" der Wiener Fluortablettenaktion kam. Bericht an die Steiermärkische Landesregierung, 31. 5. 77

Ziegelbecker, R. (1977): Kritische Anmerkung zur Prognose von Dr.

478

Kostlan, WHO, über den Kariesrückgang nach Einführung der Trinkwasserfluoridierung in Europa. Bericht an die Steiermärkische Landesregierung, 11.11.77, S. 1–10

Ziegelbecker, R., Deråker, O. (1978): Tandrötan ökade i USA-städer trots vattenfluoridering. Milijö o Framtid 7 (Nr. 3), S. 8–9/38

Ziegelbecker, R. (1978): Offener Brief zur Aussendung „Fluoridprophylaxe bleibt wesentliche Maßnahme zur Karieseindämmung. Öffentliche Erklärung gegen ihre Diskriminierung durch unbelehrbare Fanatiker". Der Naturarzt 100 (H 1) S. 1–2

Ziegelbecker, R. (1978): Kurze Kritik der Trinkwasserfluoridierung in Canberra (Australien). Bericht an die Steiermärkische Landesregierung, Mai 1978, S. 1–10

Ziegelbecker, R. (1978): Kurze Kritik der Publikation „The Dental Health Revolution: The dramatic improvement in dental health of school children in the Northern Metropolitan Region of New South Wales". (Med. J. Australia 1978–02–22, p. 124–125). Bericht an die Steiermärkische Landesregierung, Mai 1978, S. 1–6

Ziegelbecker, R. (1979): Fluor-Kariesprophylaxe, Kurzinformation Nr. 1–7, Institut für Umweltforschung Graz v. 29.4.74, 3.5.74, 29.1.75, 25.5.75, 29.9.75, 7.11.75, 23.4.76, Bericht an die Steiermärkische Landesregierung, Mai 1979, S. 1–32

Ziegelbecker, R. (1979): Über die Fluormedikation und Auswirkungen der Fluortablettenaktion bei Grazer Schulkindern. Vortrag vor den Grazer Schulzahnärzten, Schulzahnambulatorium, Okt. 1979

Ziegelbecker, R. (1980): Dokumentation zu Aussendungen des Vereins „Arbeitsgemeinschaft für Zahngesundheitserziehung" (AGZ), Wien, und des Bundesministeriums für Unterricht und Kunst, Pressereferat, an Schulbehörden und Lehrer, betreffend die Kariesprophylaxe mit Fluoriden. Institut für Umwelt u. Umweltforschung, Mitteilung an die Sanitätsdirektionen der Länder, 17.4.80, S. 1–73

Ziegelbecker, R. (1980): Fragenkatalog zur „Fluor-Enquete", Erstellt für die Steiermärkische Landesregierung, 24.7.80, S. 1–175

Ziegelbecker, R. (1981): Study of the Relation between Dose and Effectiveness of Fluoride in Drinking Water and Dental Fluorosis or Dental Caries. Vortrag XI. An. Conf. d. Int. Society for Fluoride Research in cooperation with the Society for Osteology of GDR, Dresden 8.–10.4.81

Ziegelbecker, R. (1981): Fluoridated Water and Teeth. Fluoride 14 (Nr. 3), p. 123–128

Ziegelbecker, R. (1981): Natürlicher Fluoridgehalt des Trinkwassers und Karies. gwf-Wasser/Abwasser 122 (H 11), S. 495–497

Ziegelbecker, R. Zur Beurteilung der Fluoridbelastung in der Umwelt. Vortrag auf der IV th International Conference Bioindicatores Dete-

479

riosationis Regionis, Institute of Landscape Ecology Chechoslovak Academy of Sciences, Liblice near Prague, 28 th June–2nd July 1982

Ziegelbecker, R. Beitrag zur Epidemiologie der Trinkwasserfluoridierung. Vortrag auf dem Kongreß der Société Internationale pour la Recherche sur les Maladies de Civilisation et l'Environnement (S.I.R.M.C.E.) – einer Beraterorganisation der WHO, die unter den Auspizien der Kommission der Europäischen Gemeinschaft EWG arbeitet – v. 17.–20. 11. 82 in Wien
Sowie Teilnehmer des Round-Table-Gesprächs: „Vom Teil und vom Ganzen im Wissenschaftsdenken" am 19. 11. 82

Ziegelbecker, R. Wirkung und Nebenwirkung der Fluoridanwendung in der Kariesprophylaxe. Vortrag auf der Fluor-Enquete der Steiermärkischen Landesregierung am 30. 11. 82

Ziegelbecker, R., Ziegelbecker, R. CH.: On Water Fluoridation and its Relation to Cancer. Poster auf der XVIth Conf. of the International Society for Fluoride Research, ZYMA-Auditorium NYON (Schweiz), Aug. 31–Sept. 2 (1987)

Ziegelbecker, R., Ziegelbecker, R. C.: WHO Data on Dental Caries and Natural Water Fluoride Levels. Fluoride 26 No. 4 (1993) 263–266

Ziegelbecker, R. Belastung durch Fluorid im Trinkwasser – Zusammenhang mit Krebs und Leberzirrhose. Vortrag auf der Vth international conference „Bioindicatores Deteriorisationis Regionis" 23.–27. 5. 1988 Ceské Budéjovice, Czechoslovak Academy of Sciences

Ziegelbecker, R.: Belastung durch Fluorid – Zusammenhang mit Krebs und Leberzirrhose. Proceedings of the Vth international conference „Bioindicatores Deteriorisationis Regionis" 23.–27. 5. 1988 Ceské Budéjovice. Czechoslovak Academy of Sciences. Ceské Budéjovice 1989, p. 204–211

Ziegelbecker, R.: Brief an die Herausgeber. Betrifft: Stellungnahme zur Arbeit: Nell, A., Steinhauser, G., Schiestl, W., Sperr, W.: Messung des Trinkwasserfluoridgehaltes in Vorarlberg. [Wien Klin Wochenschr (1993) 105/6: 172–175]. Wien Klin Wochenschr (1994) 106/12: 401–405

Ziegelbecker, R. CH.: Lognormal distributions – a theoretical model for biomonitoring. Proceedings of the Vth international conferences „Bioindicatores Deteriorisationis Regionis" 23. bis 27.5.1988 Ceské Budéjovice. Czechoslovak Academy of Sciences. Ceské Budéjovice (1989) 37–43

Ziegelbecker, R.: Die Trinkwasser-, Kochsalz- und Tablettenfluoridierung in der Schweiz, ihre Wirkungen und Nebenwirkungen im Lichte wissenschaftlicher Kritik. Tagung der

Schweiz. Gesellschaft für ein Soziales Gesundheitswesen (SGSG), Bernoullianum Basel, 2. Dezember 1989

Ziegelbecker, R.: Eine Diskussion am Beispiel „Fluor-Prophylaxe": Kritik an Entscheidungsstrukturen im Gesundheitswesen, Soziale Medizin 16 Nr. 12 (1989) 16–23

Ziegelbecker, R.: Fluoridierung: Nutzlos und unverantwortlich – Krebs fördernd und schädlich für das Skelett. Soziale Medizin 17 Nr. 3 (1990) 25–26

Ziegelbecker, R.: Kurze Kritik zur Trinkwasserfluoridierung in Kassel. Städtehygiene 22 H. 3 (1971) 66–68

Ziegelbecker, R.: Natural Water Fluoridation: Multifactorial Influences on Dental Caries in 21 Cities Study. XVIIth Conference of the International Society for Fluoride Research, Budapest, June 22–25, 1989

Ziegelbecker, R.: Nichtöffentliche Schaverständigenanhörung „Pro oder Kontra Fluorid", AOK Wissenschaftliches Institut der Ortskrankenkassen, Bonn 6. Dezember 1985, Stenographisches Protokoll

Ziegelbecker, R.: Nichtöffentliche Sachverständigenanhörung „Fluoride". 10. Deutscher Bundestag, Ausschuß für Jugend, Familie und Gesundheit (13. Ausschuß), Bonn 25.9.1985, Stenographisches Protokoll des Bundestages Nr. 57

Ziegelbecker, R.: On the Problem of Data Selections in Fluoridation Statistics. XVIth Conf. of the International Society for Fluoride Research. ZYMA-Auditorium NYON (Schweiz), Aug. 31–Sept. 2 (1987)

Ziegelbecker, R.: Podiumsdiskussion zur Trinkwasserfluoridierung an der TU Berlin, 4. Dezember (1985) Veranstaltet vom Gesundheitsamt Berlin-Wilmersdorf und Berlin-Charlottenburg

Ziegelbecker, R.: Probleme der Wasserfluoridierung. Vortrag auf dem 90. Hygiene-Kongreß der Karls-Universität in Prag, 5. Dezember (1989)

Ziegelbecker, R.: Rechtfertigen kariesprophylaktische Erfolge in der Relation zur Schadensmöglichkeit Fluoreinsatz? In: **Rheinwald, U.:** Zahnkaries und Fluoride – ein Diskussionsgespräch. A. W. Gentner Verlag Stuttgart (1974) 53–106

Ziegelbecker, R.: Statement zur Fluor-Enquete der Steiermärkischen Landesregierung in Graz, Landhaus, am 24.1.1991, Anhang zum Wortprotokoll, Seite 1–13

Ziegelbecker, R.: Zum Problem der Fluoridierung. Nichtöffentliche Sachverständigenanhörung. Oberster Sanitätsrat Wien. 16.3.1983

Ziegelbecker, R.: Zur Beurteilung der Fluoridbelastung in der Umwelt. Proceedings of the IVth international conference „Bioindicatores Deteriorisationis Regionis" 28.6.–2.7.1982 Liblice near Prague. Czechoslovak Academy of Sciences. Ceské Budéjovice 1986, p. 335–371

Ziegelbecker, R.: Zur Beurteilung der Fluoridbelastung in der Umwelt. Vortrag auf der IVth international conference „Bioindicatores Deteriorisationis Regionis" 28.6.–2.7.1982 Liblice near Prague. Czechoslovak Academy of Sciences

Ziegelbecker, R.: Zur Frage eines Zusammenhanges zwischen Trinkwasserfluoridierung, Krebs und Leberzirrhose. gwf-Wasser/Abwasser 128 (1987) 111–116

Ziegler, H., Hauck, K., Hefti, A. F.: Fluoridausscheidung bei Schülern mit unterschiedlicher systemischer Fluoridversorgung. Schweiz. Mschr. Zahnmed. 101 Nr. 12 (1991) 1523–1534

Zyma-Blaes AG: Fluoride und Zahngesundheit. München 4. Dez. 1974, S. 19–22

Literatur zum Tumorwachstum Krebs

Beckenkamp, H.: Saarländ. Ärztebl. 34, 313 (1981)
Prothro Plans Year-Long Probe of City's High Chronic Disease Toll. The Grand Rapids Press, July 27, (1955). Und: Why is Gr.-s Death Rate Above Rest of State's? The Grand Rapids Herald, July 28, (1955)

Bittner, J. J. and Armstrong, W. D.: Lack of Effects of Fluoride Ingestion on Longevity of Micc. J. Dent. Res., 31: 495 (1952 Abstract). Cf. Armstrong W. D.: Statement before the Committee on Interstate and Foreign Commerce, U. S. House of Representatives, 83rd Congress, H. R. 2341 (1954), pp. 306–310

Burk, D.: Lord Jauncey and Justice Flaherty: Opposing Views on the Fluoridation-Cancer Link. (Original v. Schr. 28.3.84)

Burk, D., Graham, J. R.: Summary Statement of Facture. The Fluoridation-Oncer Link, February 1984. Fluorides April 1984

Burk, D., and Yiamouyiannis, J.: Fluoridation and Cancer. Congressional Record, U.S. House of Representatives, 94th Congress, First Session (July 21, 1975), pp. H 1773–H 7176: Yiamouyiannis, J. and Burk, D.: Cancer From Our Drinking Water? Ibid. (Dec. 16, 1975), pp. H 12731–12734

Castagna, M., Takai, I., Katbuchi, K., Sano, K., Kikkawa, U., Nishisuka, Y.: J. Biol. Chem. 257, 7847 (1982)

Cecilioni, V. A.: Letter to Gilbert S. Goldhammer, House Subcommittee on Intergovernmental Relations, Washington D. C. (Aug. 27, 1977). Reproduced in hearing record in Ref. above, pp. 258–261. Also Ref. Cecilioni V. A. above

Cecilioni, V. A.: Lung Cancer in a Steel City – Its Possible Relation to Fluoride Emmisions. Fluoride, 5: 172–181 (1972). Further Observations on Cancer in a Steel City. Fluoride, 7: 153–165, (1974)

de Villiers, A. J., Windish, J. P.: Lung Cancer in a Fluorspar Mining Community, Radiation, Dust and Mortality Experience. Br. J. Ind. Med. 21, 94–109 (1964)

Diringer, H., Frils, R.: Cancer Res. 37, 2979 (1977)

Diringer, H., Willems, W. R., Rott, R.: J. gen Viro, 40, 471 (1978)

Doll, R., and Kinlen, L.: Fluoridation of Water and Cancer Mortality in the USA. Lancet, 1: 1300–1302 (1977)

Duffey, P. H., Tretbar, H. C., and Jarkowski, T. L.: Giant Cells in Bone Marrows of Patients on High Dose Fluoride Treatment. Ann. Intern. Med., 75: 745–747 (1971)

Ericsson, J. D.: Mortality in Fluoridated and Non-Fluoridated Cities (Abstract). Ibid., p. 182. Trends in Urban Mortality in Relation to Fluoridation Status. Am J. Epidemiol., 107: 104–112 (1978). Cf.

Ericsson, J. D.: Mortality in Selected-Cities with Fluoridated and Non-Fluoridated Water Supplies N. Engl. J. Med. 298, 1112–1116 (1978) Int. Agency for Res. on Cancer: Monogr. Eval. Carcinogen. Risk. Chem. Hum. Vol. 27, 237 (1982)

Hagan, T. L., Pasternack, M. and Scholz, G. C.: Waterborne Fluorides and Mortality. Public Health Rep., 69: 450–454 (1954)

Heasman, M. A. and Martin, A. E.: Mortality in Areas Containing Natural Fluoride in Their Water Supplies. Mon. Bull. Minist. Health, 21: 150–160 (1964). Cf. Nixon, J. M., and Carpenter, R.G.: Mortality in Areas Containing Natural Fluoride in Their Water Supplies, Tanking Account of Socioenvironmental Factors and Water Hardness. Lancet, 2: 1068–1071 (1974)

Hirayama, T.: Epidemiology of Cancer of the Stomach with Special Reference to Its Recent Decrease in Japan. Cancer Res., 35: 3460–3463 (1975). For comment on the possible relationship of these findings to fluoride, see Taves, D. R. (1977) pp. 387–388

Hoover, R. N., McKay, F. W. and Fraumeni, J. F. Jr.: Fluoridated Drinking Water and the Occurance of Cancer. J. Natl. Cancer Inst. 57: 757–768 (1976)
Data obtained From Hoover R. N., NCI, by Yiamouyiannis J. Personal Communication (March 28, 1978). Calculations by Dr. Yiamouyiannis

Kanisawa, M., and Schröder, H. A.: Life Term Studies on the Effect of Trace Elements on Spontaneous Tumors in Mice and Rats. Cancer Res., 29: 892 – 895 (1969)

Ketner, H.: Staub, Reinhalt. Luft 38, 456 (1978)

Kinlen, L.: Cancer Incidence in Relation to Fluoride Level in Water Supplies. Br. Dent. Journ. 221–114 (1975)

Lanks, K. W., Kasabalides, E. J., Chinkers, M., Brugge, J. S.: J. Biol. Chem. 257, 8604 (1982)

Little, J. B., Radford, E. P., McCombs, L., Hunt, V. R.: New England J. Med. 273, 1343 (1965)

Litvinov, N. N., Goldberg, M. S., Kimina, S. N.: Morbidity and Mortality in Man caused by Pulmonary Cancer and Its Relation to the Pollution of the Athmosphere in the Areas of Aluminium Plants. Acta Unio Int. Contra Cancrum, 19: 742 – 645 (1963)

Lloyd, O. LL.: Respiratory-Cancer Clustering Associated with Localised Industrial Air Pollution, Lancet, 1: 318 – 320 (1978)

Marier, R., Rose, D.: Environmental Fluoride 1977, Nat. Res. Council Canada Publ. No. 16081, Ottawa Kanada 1978

Meiers, P.: Zur Toxidät von Fluor-Verbindungen mit besonderer Berücksichtigung der Onkogenese. (Vortrag anläßlich der Krebskongress der Deutschen Gesellschaft für Onkologie, Baden-Baden 5. 11. 1983)

Milham, S. Jr.: Cancer Mortality Patterns Associated with Exposure to Metals. Ann. N. Y. Acad. Sci., 271: 243 –249 (1976)

Mitchell, R. H.: Biochim, Biophys. Acta 415, 81 (1975)

Okamura, T., Matsuhisa, T.: The Fluorine Content in Favorite Foods of Japanese, Jpn. J. Public Health, 14: 41 – 47 (1968)

Oldham, P. D. and Newell, D. J.: Fluoridation of Water Supplies and Cancer – A Possible Association? J. Roy. Statist. Soc. Series C (Applied Statistics), 26 (2): 125 –135 (1977). Birmingham Health Report 1973

Rogot, E., Sharrett, A. R., Feinlein, M., and Fabsitz, R. R.: Trends in Urban Mortality in Relation to Fluoridation Status (Abstract). Reproduced in hearing record in Ref. above, p. 183. Cf.

Schepers, G. W. H.: Neoplasia Experimentally Induced by Beryllium Compounds Prog. Exp. Tumor Res. 2: 203 – 244 (1961). Cf.

Schepers, G. W. H.: Lung Tumors of Primats and Rodents. Ind. Med. Surg., 40: 48 – 53 (April), 23–31 (May), 8–26 (June 1971)

Schlesiger, E. R., Overion, D. E., Chase, H. C., and Cantwell, K. T.: Newsburgh-Kingston Caries Fluorine Study. XIII. Pediatric Findings After Ten Years. J. A. Dent. Assoc., 52: 296 – 306 (1956)

Schröder, H. A., Mitchener, M., Balassa, J. J. Kanisawa, M. and Nason, A. P.: Zirconium, Niobium; Antimony and Fluorine in Mice:

Effects on Growth, Survival and Tissue Levels. J. Nutr., 95: 95 –101 (1969)

Sullivan, W. D.: The In Vitro and In Vivo Effects of Fluoride on Succinic Dehydrogenase Activity. Fluoride, 2: 168 –175 (1969)

Taves, D. R.: Fluoride, in Drinking Water and Health. Safe Drinking Water Committee, National Research Council – National Academy of Sciences, Washington D. C. (1977), pp. 389 – 395, pp. 388 – 389

Taylor, A.: Statement before House Select Committee to Investigate the Use of Chemicals in Foods and Cosmetics. U. S. House of Representatives, 82nd Congress, H. Res. 447 (1952) pp. 1529 – 1543. Sodium Fluoride in the Drinking Water of Mice. Dent. Digest. 60: 170 –172 (1954). Effect of Sodium Bromide on Cancer Growth. Cancer Res., 24: 751 – 753 (1964). Letter to the Science Editor: Fluoride and Cancer. Saturday Review, Oct. 2, 1965 – p. 73

Taylor, A. and Taylor, N. C.: Effect of Sodium Fluoride on Tumor Growth. Proc. Soc. Exp. Biol. Med., 119: 252 –255 (1965)

Wagner, H. J.: Der Einfluß von Fluorid, Licht und 3,4 Benzpyren auf die Tumorinduktion bei NMRI-Mäusen. Diss., Erlangen-Nürnberg 1981

Yiamouyiannis, J.: Fluoridation and Cancer. Presented at the 143rd Natl. Meeting. Am. Assoc. Adv. Sci., Boulder, Col. (Feb. 1977); cf. pp. 10 – 11 and 317 – 318 in hearing record in Ref. above

Yiamouyiannis, J. and Burk, D.: Fluoridation and Cancer. Age-Dependance of Cancer Mortality Related to Artificial Fluoridation. Fluoride, 10: 102 –123 (1977). Yiamouyiannis J.: Letter to the Editor: Cancer Mortality and Fluoridation. Lancet, 1: 150 (1978). For comment, see Doll R., and Kinlen L., and Oldham P. D., Ibid., 1: 150–151 (1978). Hearing Record 95th Congress, First Session (Sept. 21 and Oct. 12, 1977)

Yiamouyiannis, J. and Burk, D.: Fluoridation of Public Water Systems and Cancer Death Rates (CDRs) in Humans. (Paper presented before the American Society of Biological Chemists, San Francisco, Cal., June 6 –10, 1976) Fed. Proc., 35: 1707 (1976)

485

Sachregister

487

489

Ein Verlag, ein Haus, eine Philosophie.

Millionen Bundesbürger kennen den kämpferischen Ganzheitsarzt Dr. Max Otto Bruker (1909 – 2001) aus dem Fernsehen, aus Vorträgen, durch den „Mundfunk" überzeugter Patienten. Vor allem lesen sie aber die rund 30 Bücher des schwäbischen Humanisten und Seelenarztes. Mit einer Gesamtauflage von über drei Millionen Exemplaren ist Max Otto Bruker der wohl bedeutendste medizinische Erfolgsautor im deutschsprachigen Raum. Der – in der Nachfolge des Schweizer Reformarztes Bircher-Benner scherzhaft „Deutschlands Vollwertpapst" genannte – Massenaufklärer, langjährige Klinikchef und Ernährungsspezialist lehrt zwei fundamentale Erkenntnisse Patienten wie Gesunden: Der Mensch wird krank, weil er sich falsch ernährt. Der Mensch wird krank, weil er falsch lebt.

Hinter den Erfolgstiteln des emu-Verlages steht ein bedeutender Forscher und Arzt, eine Bewegung, ein Haus und tausende Schüle-rinnen und Schüler. 1994 wurde das „Dr.-Max-Otto-Bruker-Haus", das Zentrum für Gesundheit und ganzheitliche Lebensweise, auf der Lahnhöhe in Lahnstein bei Koblenz bezogen. Es stellt die äußere Krönung des Brukerschen Lebenswerkes dar: Der lichte Bau mit seinem Grasdach, den Sonnenkollektoren, seinen Seminarräumen, dem Foyer mit der Glaskuppel, dem liebevollen Biogarten und der Kneippanlage ist als Treffpunkt für all jene konzipiert, denen körperliche und seelische Gesundheit, ökologische und spirituelle Harmonie Herzensbedürfnis und Sehnsucht sind.

Hinter dem eleganten Halbmondkorpus mit dem markanten Grasdach verbirgt sich eine Begegnungsstätte für Gesundheitsbewusste, Seminarteilnehmer, Trost-, Ruhe- und Anregungsbedürftige.

Feste Termine:

Jeden Dienstag, 18.30 Uhr: Vortrag Dr. phil. Mathias Jung (Lebenshilfe und Philosophie)
Jeden Mittwoch, 10.30 Uhr: Fragestunde mit Dr. med. Jürgen Birmanns (Ärztlicher Rat aus ganzheitlicher Sicht)

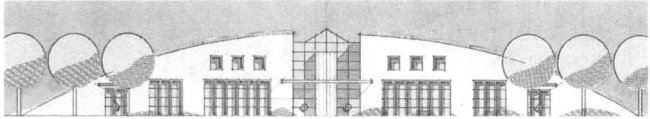

Das Dr.-Max-Otto-Bruker-Haus

Ausbildung Gesundheitsberater/in GGB
Lebensberatung/Frauen-, Männer- und Paargruppen

Die vitalstoffreiche Vollwertkost hat ihre Verbreitung, auch im klinischen Bereich, durch die unermüdliche Information und praktische Durchführung von Dr. M. O. Bruker gefunden. Um die Erkenntnisse gesunder Lebensführung und die durch fal-sche Ernährung provozierte Krankheitslawine ins öffentliche Bewusstsein zu rücken, bildet die von ihm 1978 gegründete „Gesellschaft für Gesundheitsberatung GGB e.V." ärztlich geprüfte Gesundheitsberaterinnen und Gesundheitsberater GGB aus. Über 5000 Frauen und Männer haben bislang die berufsbegleitende Ausbildung bestanden und wirken in Volkshochschulen, Bioläden, Lehrküchen, Krankenhäusern, ärztlichen Praxen, Krankenversicherungen und ähnlichen Bereichen.

Auf der Lahnhöhe erhalten sie durch das GGB-Expertenteam nicht nur eine sorgfältige Grundlagenausbildung über die vitalstoffreiche Vollwerternährung und den Krankmacher der „entnatürlichten" (denaturierten) Zivilisationsernährung (raffinierter Fabrikzucker, Auszugsmehle, fabrikatorische Öle und Fette, tierisches Eiweiß usw.), sondern gewinnen auch Einblick in die leibseelischen Zusammenhänge der Krankheiten.

Praxisseminare/Kochkurse

Das Dr.-Max-Otto-Bruker-Haus verfügt über eine Lehrküche sowie einen großen Kräutergarten. Hier werden zahlreiche vegetarische Koch- und Backkurse für eine moderne vitalstoffreiche Vollwertkost angeboten. Der Schwerpunkt liegt auf einer „alltagstauglichen" aber dennoch fantasievollen, gesunden Ernährung ohne Tiereiweiß.

Das Programm umfasst Einführungskurse in die vitalstoffreiche Vollwertkost, Brotbackkurse, Männerkochkurse, Weihnachtsbäckerei, einen Kurs „Kaltes Buffet" und seit 2011 auch Wildkräuterseminare (incl. Zubereitung von Wildkräutergerichten).

Anfragen zur Gesundheitsberater-Ausbildung wie zu allen weiteren Seminaren, den Selbsterfahrungsgruppen, Lebensberatung, Gestalt- und Paartherapie bei Dr. Mathias Jung und weiteren Tages- und Wochenendsemina-ren sowie Einzelberatung sind zu richten an die Gesellschaft für Gesundheitsberatung GGB e.V., Dr.-Max-Otto-Bruker-Str. 3, 56112 Lahnstein (Tel.: 0 26 21/91 70 10, 91 70 17, 91 70 18, Fax: 0 26 21/91 70 33).
E-Mail: seminare@ggb-lahnstein.de
Internet: www.ggb-lahnstein.de
Fordern Sie ebenfalls ein kostenloses Probe-Exemplar der Zeitschrift „Der Gesundheitsberater" an.

Dr. med. M. O. Bruker und Co.-Autoren

Bruker: **Unsere Nahrung –
unser Schicksal**
464 S., gebunden,
ISBN 978-3-89189-003-5

Bruker: **Lebensbedingte Krankheiten**
376 S., gebunden,
ISBN 978-3-89189-006-6

Bruker: **Idealgewicht**
128 S., gebunden,
ISBN 978-3-89189-005-9

Bruker: **Stuhlverstopfung**
144 S., gebunden,
ISBN 978-3-89189-004-2

Bruker: **Herzinfarkt**
184 S., gebunden,
ISBN 978-3-89189-007-3

Bruker: **Leber-, Galle-, Magen-,
Darm- und Bauchspeicheldrüsen-
erkrankungen**
376 S., gebunden,
ISBN 978-3-89189-008-0

Bruker: **Erkältungen**
168 S., gebunden,
ISBN 978-3-89189-009-7

Bruker: **Rheuma – Ursache und
Heilbehandlung**
184 S., gebunden,
ISBN 978-3-89189-010-3

Bruker/Gutjahr: **Biologischer
Ratgeber für Mutter und Kind**
360 S., gebunden,
ISBN 978-3-89189-011-0

Bruker: **Diabetes – Ursachen und
biologische Behandlung**
128 S., gebunden,
ISBN 978-3-89189-012-7

Bruker: **Allergien**
264 S., gebunden,
ISBN 978-3-89189-033-2

Bruker/Gutjahr: **Zucker, Zucker...**
336 S., gebunden,
ISBN 978-3-89189-034-9

Bruker: **Kopfschmerzen**
160 S., gebunden,
ISBN 978-3-89189-035-6

Bruker/Gutjahr: **Wer Diät ißt,
wird krank**
217 S., gebunden,
ISBN 978-3-89189-037-0

Bruker/Gutjahr: **Cholesterin**
144 S., gebunden,
ISBN 978-3-89189-036-3

Bruker/Gutjahr: **Osteoporose**
144 S., gebunden,
ISBN 978-3-89189-038-7

Bruker/Gutjahr: **Reine Frauensache**
248 S., gebunden,
ISBN 978-3-89189-042-4

Bruker/Jung: **Der Murks mit der
Milch**
240 S., gebunden,
ISBN 978-3-89189-045-5

Bruker/Gutjahr: **Fasten – aber richtig**
176 S., gebunden,
ISBN 978-3-89189-061-5

Bruker/Gutjahr: **Störungen der
Schilddrüse**
176 S., gebunden,
ISBN 978-3-89189-062-2

Bruker/Gutjahr: **Candida albicans**
176 S., gebunden,
ISBN 978-3-89189-069-1

Bruker/Gutjahr: **Krampfadern**
120 S., gebunden,
ISBN 978-3-89189-074-5

Bruker: **Ärztlicher Rat aus ganzheitlicher Sicht**
2 Bände im Schuber, 886 Seiten,
ISBN 978-3-89189-002-8

Bruker/Gutjahr: **Naturheilkunde**
320 S., gebunden,
ISBN 978-3-89189-072-1

Bruker/Ziegelbecker: **Vorsicht Fluor**
432 S., Broschur,
ISBN 978-3-89189-013-4

Sandler/Bruker: **Vollwerternährung schützt vor Viruserkrankungen**
160 S., Broschur,
ISBN 978-3-89189-017-2

Bruker: **Kleinschriften-sammelmappe**
33 St., 4 – 16 Seiten Umfang,
ISBN 978-3-89189-018-9

Bruker: **Aufmerksamkeiten**
149 S., gebunden,
ISBN 978-3-89189-014-1

Gutjahr: **Das große Dr. Max Otto Bruker Ernährungsbuch**
256 S., gebunden,
ISBN 978-3-89189-065-3

Gutjahr: **Vollwertkost zum Kennenlernen**
32 S., Drahtheftung,
ISBN 978-3-89189-075-2

Gutjahr: **Vollwertkost ohne tierisches Eiweiß**
64 S., Broschur,
ISBN 978-3-89189-019-6

Ilse Gutjahr: **Iss, mein Kind**
144 S., Broschur,
ISBN 978-3-89189-064-6

Ilse Gutjahr/Erika Richter: **Streichel-einheiten**
144 S., gebunden,
ISBN 978-3-89189-063-9

Ilse Gutjahr/Erika Richter: **Mehr Streicheleinheiten**
144 S., gebunden,
ISBN 978-3-89189-170-4

Ilse Gutjahr/Erika Richter: **Brot backen**
Broschur mit Klappen,
ISBN 978-3-89189-113-1

Waltraud Becker: **Korngesund. Das Getreidehandbuch**
124 S., Broschur mit Klappen,
ISBN 978-3-89189-105-6

Ilse Gutjahr: **… einfach raffiniert! Neue Vollwertrezepte ohne tierisches Eiweiß – schnell, lecker & gesund!**
120 S., Broschur mit Klappen,
ISBN 978-3-89189-099-8

Ilse Gutjahr/Werner Sonntag: **Sport und Vollwerternährung Vollwertig Sport treiben**
244 S., Broschur mit Klappen,
ISBN 978-3-89189-108-7

Waltraud Becker: **Lust ohne Reue**
192 S., gebunden,
ISBN 978-3-89189-068-4

Gertrud Gummerer/Wilma Taibon: **HochGenuss**
183 S., gebunden,
ISBN 978-3-89189-171-1

Margarete Vogl: **Wilde Köstlichkeiten**
188 S., Halbleinen mit Schutzumschlag
ISBN 978-3-89189-186-5

Helma Danner: **Das große Bio-Kochbuch für Kinder**
304 S., Broschur,
ISBN 978-3-89189-192-6

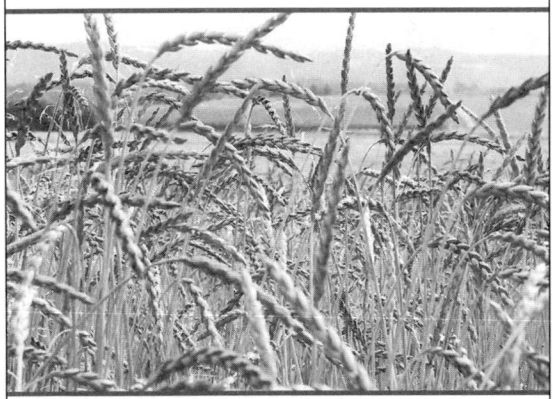

Unsere Nahrung
- unser Schicksal

Alles über Ursachen, Verhütung und
Heilbarkeit ernährungsbedingter
Zivilisationskrankheiten.

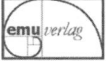

Dr. M. O. Bruker
Unsere Nahrung – unser Schicksal
464 Seiten, gebunden
ISBN 978-3-89189-003-5

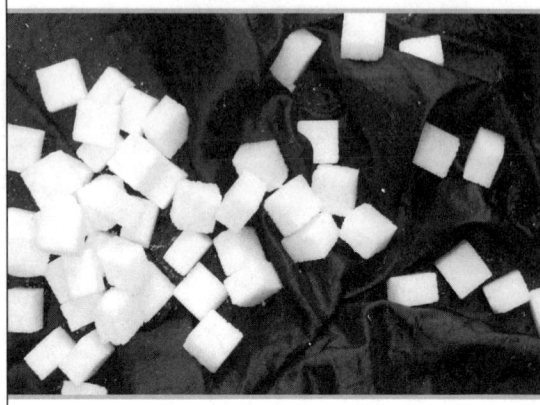

Dr. med. M. O. Bruker
Ilse Gutjahr

Zucker
Zucker

Krank durch Fabrikzucker

**Von süßen Gewohnheiten,
dunklen Machenschaften
und bösen Folgen für die Gesundheit**

Dr. med. M. O. Bruker/Ilse Gutjahr
Zucker, Zucker
Krank durch Fabrikzucker
336 Seiten, gebunden
ISBN 978-3-89189-034-9